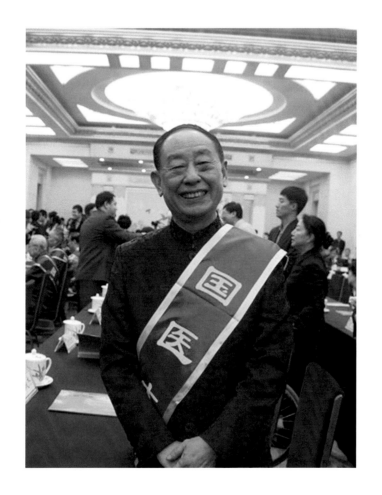

　　唐祖宣是我国第二届国医大师、著名中医专家、主任医师。历任全国第七届、九届、十届、十一届、十二届人大代表，河南省第八届人大代表。第一、二批全国老中医药专家学术经验继承工作指导老师，享受国务院政府特殊津贴。曾获河南省劳动模范称号，两次荣获全国卫生文明先进工作者称号，2010年被国务院授予全国先进工作者称号。2014年获中华中医药学会中医药学术发展终身成就奖。

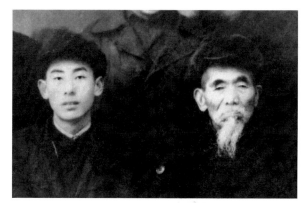

1963 年元宵节与老师周连三先生在一起

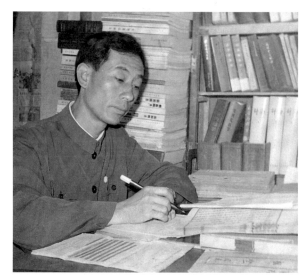

年轻时的唐祖宣在临床工作之余查阅大量资料

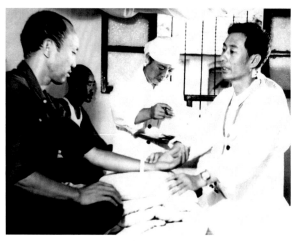

20 世纪 70 年代在门诊为患者诊病

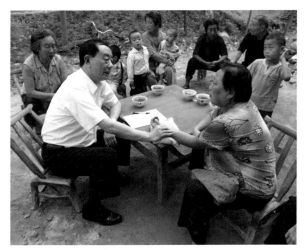

2009 年在农村为患者诊病

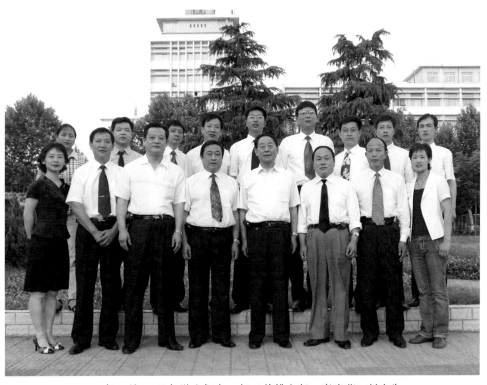

2006 年 5 月 30 日与学生们在一起（前排左起：唐晓燕、彭杰先、
唐文生、许保华、唐祖宣、李华安、桂明忠、唐丽；
后排左起：董云英、武圣奇、郑卫平、彭建华、崔松涛、
王振江、杨新建、王光涛、赵海波）

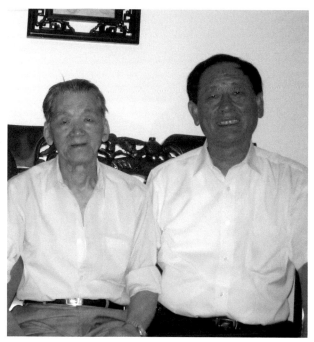

与国医大师路志正合影

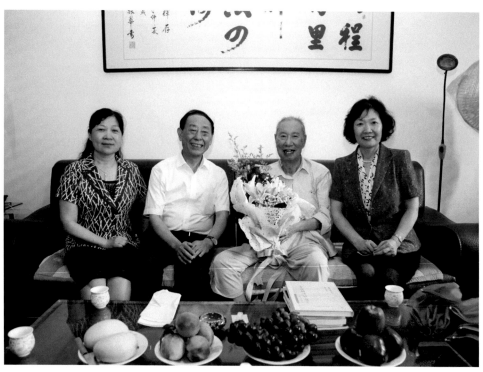

与国医大师李振华合影（左起依次为：河南中医学院第二附属医院院长韩丽华、
唐祖宣、李振华、河南中医学院院长郑玉玲）

国家出版基金项目 NATIONAL PUBLICATION FOUNDATION

"十二五"国家重点图书出版规划项目

中华中医药学会 组织编写

国医大师临床研究

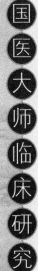

唐祖宣医学丛书

唐祖宣论老年病与益寿

王振江 唐晓燕 主编

科学出版社

北京

内 容 简 介

本书系国医大师唐祖宣 50 余年来在老年病及延年益寿方面的经验总结,系统介绍了中医传统延缓衰老的历史概况、理论及方药的应用,总结出了老年病的病因病机、辨证要点、治则治法及老年病的调养等。书中力求从实际出发,注重老年病的特殊性、复杂性及其治疗的多样性,选择实用有效的方药及其他治疗方法,并在总结前人学术经验的基础上,有针对性地吸收当代的研究成果,结合其数十年的临床经验,诠释了中医学及现代医学对老年急症及临床多发病的心得、研究及探索。

本书可供广大中医工作者尤其是从事老年病研究者阅读,书中的养生保健知识具有较高的临床参考及研究价值。

图书在版编目(CIP)数据

唐祖宣论老年病与益寿 / 王振江,唐晓燕主编 . —北京:科学出版社,2015.8

(国医大师临床研究·唐祖宣医学丛书)

国家出版基金项目·"十二五"国家重点图书出版规划项目

ISBN 978-7-03-045387-7

Ⅰ. 唐… Ⅱ.①王… ②唐… Ⅲ.①老年病–中医治疗法②长寿–保健 Ⅳ.①R259.92②R161.7

中国版本图书馆 CIP 数据核字(2015)第 193747 号

责任编辑:刘 亚 / 责任校对:桂伟利
责任印制:赵 博 / 封面设计:黄华斌 陈 敬

科 学 出 版 社 出版
北京东黄城根北街 16 号
邮政编码:100717
http://www.sciencep.com

北京虎彩文化传播有限公司印刷
科学出版社发行 各地新华书店经销
*
2016 年 1 月第 一 版 开本:787×1092 1/16
2024 年 5 月第四次印刷 印张:25 插页:2
字数:684 000
定价:138.00 元
(如有印装质量问题,我社负责调换)

《国医大师临床研究》丛书编辑委员会

《唐祖宣论老年病与益寿》编委会

主　　编　王振江　唐晓燕

副 主 编　王会玉　井自兴

编　　委　(按姓氏笔画排序)

马　会　王　冲　王新伟　刘金兰

许小静　李荣波　吴明志　张　旭

陈长云　赵宗权　桂玉谦　寇化佗

彭　勃　薛　晓

《国医大师临床研究》丛书序

2009年6月19日，人力资源和社会保障部、卫生部和国家中医药管理局在京联合举办了首届"国医大师"表彰暨座谈会。30位从事中医临床工作（包括民族医药）的老专家获得了"国医大师"荣誉称号。这是新中国成立以来，中国政府部门第一次在全国范围内评选国家级中医大师。国医大师是我国中医药事业发展宝贵的智力资源和知识财富，在中医药的继承创新中发挥着不可替代的重要作用。将他们的学术思想、临床经验、医德医风传承下来，并不断加以发展创新，发扬光大，是继承发展中医药学，培养造就高层次中医药人才，提升中医药软实力与核心竞争力的重要途径。

为了弘扬中华民族文化，广泛传播和充分利用中医药文化资源，满足中医药人才队伍建设的需要；进一步完善中医药传承制度，将国医大师的学术思想、经验、技能更好地发扬光大。科学出版社精心组织策划了"国医大师临床研究"丛书的选题项目，这个选题首先被新闻出版总署批准为"十二五"国家重点图书出版规划项目，后经科学出版社遴选后申报国家出版基金项目，并在2012年获得了基金的支持。这是国家重视中医药事业发展的重要体现，同时也为中医药学术传承提供良好契机。国家出版基金是国家重大常设基金，是继国家自然科学基金、国家社会科学基金之后的第三大基金，旨在资助"突出体现国家意志，着力打造传世精品"的重大出版工程，在"弘扬中华文化，建设中华民族共有精神家园"方面与中医药事业有着本质和天然的相通性。国家出版基金设立六年以来，对中医药事业给予了持续的关注和支持。

作为我国成立最早、规模最大的中医药学术团体，中华中医药学会长期以来为弘扬优秀民族医药文化、促进中医药科学技术的繁荣、发展、普及推广发挥了重要作用。本丛书编辑出版工作得到了中华中医药学会大力支持。国家卫生和计划生育委员会副主任、国家中医药管理局局长、中华中医药学会会长王国强亲自出任丛书主编。

作为中国最大的综合性科技出版机构，60年来科学出版社为中国科技优秀成果的传播发挥了重要作用。科学出版社为本丛书的策划立项、稿件组织、编辑出版倾注了大量心血，为丛书高水平出版起到重要保障作用。

本丛书同时还得到了各位国医大师及国医大师传承工作室和所在单位的大力支持，并得到各位中医药界院士的支持。在此，一并表示感谢！

本丛书从重要论著、临床经验等方面对国医大师临床经验发掘整理，涵盖了中医原创思维与个性诊疗经验两个方面。并专设《国医大师临床研究概览》分册，总括国医大师临床研究成果，从成才之路、治学方法、学术思想、技术经验、科研成果、学术传承等方面疏理国医大师临床经验和传承研究情况。这既是对国医大师临床研究成果的概览，又是研究国医大师临床经验的文献通鉴，具有永久的收藏和使用价值。

文以载道，以道育人。丛书将带您走进"国医大师"的学术殿堂，领略他们深邃的理论造诣，卓越的学术成就，精湛的临床经验；丛书愿带您开启中医药文化传承创新的智慧之门。

《国医大师临床研究》丛书编辑委员会
2013 年 5 月

《唐祖宣医学丛书》总前言

　　唐祖宣是我国第二届国医大师、著名中医专家、主任医师。历任全国第七届、九届、十届、十一届、十二届人大代表，河南省第八届人大代表。第一、二批全国老中医药专家学术经验继承工作指导老师，享受国务院政府特殊津贴。曾获河南省劳动模范称号，两次荣获全国卫生文明先进工作者称号，2010年被国务院授予全国先进工作者称号。2014年获中华中医药学会中医药学术发展终身成就奖。

　　唐祖宣师从河南省名中医周连三先生，得其真传。他按照老师的教诲，刻苦学习，勤求古训，博采众长，以治疗四肢血管病闻名，在中医界享有盛誉。他对仲景学说情有独钟，有深入研究，颇有心得。将四肢血管病按照中医特点分型，并确立治则治法。治疗血栓闭塞性脉管炎、静脉血栓形成、动脉硬化闭塞症等疾病，疗效显著。他研制的治疗血栓病的国家三类新药"脉络疏通颗粒"在临床广泛应用。1965年至今，发表学术论文106篇，出版发行了《四肢血管病的研究与治疗》、《唐祖宣医学文集》、《唐祖宣医学六书》等学术著作14部。

　　学有师承，唐祖宣一直不忘师恩，重视中医人才培养和学术经验继承。20世纪70年代，他承担河南省西医离职学习中医班的教学任务，培训300多位西学中人才；90年代开始，筹办农村中医培训班，为基层培训中医人才。作为全国老中医药专家学术经验继承工作指导老师，他言传身教、启迪后学，先后带徒46人，均已成为学科骨干。在2015年全国人大十二届三次会议上，他还建议要挖掘、保护、传承国医大师宝贵的学术思想和经验。他身体力行，把自己的学术思想和经验毫无保留地传授给弟子，国家为他组建了"唐祖宣学术研究室"，开展人才培养项目及教育工作。

　　为了进一步传承发扬唐祖宣学术经验，积极促进仲景学说发展，我们在日常的医、教、研之余，对唐祖宣教授的学术思想和临床经验进行了系统搜集、整理，历时多年，几经修改，编著了《唐祖宣医学丛书》，该丛书包括《唐祖宣四肢血管病论治精选》、《唐祖宣论老年病与益寿》、《唐祖宣温病解读》、《唐祖宣伤寒论解读》、《唐祖宣金匮要略解读》、《唐祖宣医话医案集》、《唐祖宣经方发挥》，共7册，约350万字。本丛书体现了唐祖宣教授对中医理论和实践的独到见解，是唐教授多年经验之结晶，实践之升华，智慧之集成，体现了唐教授在学术上师古不泥古，博采众长，融会贯通，临证胆大心细，高屋建瓴的特点，仔细研究，必有收获。

同时，我们也期盼本丛书的出版，能够使国医大师唐祖宣的学术经验造福人民健康，能够为振兴中医、发扬祖国医学做出积极的贡献。疏漏之处敬请读者斧正。

《国医大师临床研究·唐祖宣医学丛书》编委会

2015 年 5 月

目　录

第一篇　老年病总论

第二篇　老年常见疾病

第三篇　唐祖宣谈益寿

第一篇　老年病总论

人类的寿命现在已普遍延长，老年人在人口构成比例中迅速上升，老年人问题正在受到全世界的普遍关注。由于人口的老龄化，老年人的健康与长寿则成为医学界的重要研究课题。

当整个社会 60 岁以上的老年人占人口总数的 10% 以上或 65 岁以上的老年人占 7% 时，即进入人口老龄化社会。根据联合国的有关资料推算，目前我国老年人口占总人数的 13.2%，平均寿命预计为 73.9 岁。

我国 1990 年的全国人口普查资料表明，60 岁以上的老年人口已占总数的 8.5%，65 岁以上的占 5.58%，与联合国规定的老年人口占 10% 以上时国家称为"老年型国家"接近。到 2000 年，我国 60 岁以上的老年人已达到 1.2 亿，占总人口的 11%。1995 年的统计结果表明，北京、上海等城市已率先进入老龄化社会，因此，老年人的医疗、预防、保健问题及老年病的防治问题已摆在医学工作者面前，有待于医务工作者去进一步的探索。

老年病是指老年人的特发疾病和常见疾病。现代临床医学已证实，人类的健康与疾病，不仅受生物因素的制约，同时亦受心理和社会因素的制约和影响。因此，生物–心理–社会三者结合的多元性的综合模式已取代了单一性生物医学模式。在老年人的健康和长寿方面，祖国医学历来重视老年病的防治，积累了丰富的理论知识和实践经验。虽然有不少的老年医学专著，但有关老年病的防治理论和方药，大多散在于不同的医典篇章之中，没有较为系统的论著。为了更好地研究和发展中医老年病学，有必要对历代医家学术理论的源流和发展有一个概括性的认识，从中汲取经验和教益。

祖国医学有关老年病和延缓衰老的文献浩如烟海，总归起来，中医文献具有两重性，它即是历史文献也是应用文献。而绝大部分有关中国科技史的文献都属于前者，中医是唯一的例外。因此必须勤求古训，博采众方，掌握老年病的临证特点，掌握有关老年病证的病因、病机、辨证与治疗的一般规律，从而提高老年人的生活质量，起到延缓衰老和延年益寿的作用。

第一章 中医传统延缓衰老药物及方剂发展的历史概况

中医传统抗衰老(即延年益寿) 药物及方剂, 古代称之为 "益气轻身"、"不老增年"、"延年益寿" 或 "补益" 方药, 它属于老年保健医药的范畴。这类药物及方剂的应用, 通过补益或祛病, 直接或间接地增强老人体质, 激发老年人身体和精神活力, 调节机体内外环境的平衡状态, 消除病邪侵袭, 延缓生命的衰老过程, 从而达到 "尽终其天年, 度百岁乃去" 的目的。

在中华民族的五千年历史发展长河中, 传统的延缓衰老药物及方剂的研究, 自始至终都是在与 "金丹延年学说" 的不断斗争中发展起来的。它经历了萌芽、形成、徘徊、发展的阶段, 因此, 人们研究老年病的防治, 有必要温故而知新, 知常而达变。

第一节 中医延缓衰老药物及方剂的萌芽时期
——东汉以前的抗衰老方药 (公元前 475 ~ 公元 24 年)

用药物延缓衰老, 这一设想的提出最早可以追溯到战国时代。根据司马迁《史记·封禅书》中记载, 战国时有三个修仙道的人, 他们为了把齐威王、齐宣王、燕昭王的灵魂从身体中解脱出来, 对诸王说: 渤海里有三座仙山, 名叫蓬莱、方丈、瀛洲。山上的宫阙是用黄金、白银铸造的, 里面住着许多神仙, 藏着吃了不会死的灵丹妙药。……自此肇端, 人们蜂拥服药抗老, 且历代不衰。这种风气的延续过程, 正反映了科学与迷信、进步与愚昧不断斗争的坎坷历程。

一、秦皇、汉武与服药抗老

秦始皇晚年, 深信世上有长生不老药的存在。他不仅问计于方士安期先生, 还亲临丹崖, 求不死之术。为了赴渤海三仙求神药, 他先遣韩终 (一曰韩众), 后派徐福, 带领三千童男童女乘舟前往, 并造石鲸二百丈, 在我国及日本等地留下了不少遗迹。

汉武帝刘彻, 晚年崇信方士文成、武利、李少君等, "求神人采药以千数" (《汉书·祀效志第五》), 并在建章宫造承露盘, "高三十丈, 丈七围, 以铜围之, 上有仙人掌, 承露和玉屑饮之", 云可 "长生"。结果耗资巨万, 亦未逃脱生、老、病、死的自然规律。

由于秦、汉时期帝王推崇提倡, 研制延年益寿药物的方士充斥神州, 甚至取名叫 "延年"、"延寿" 者颇多, 抗衰老成了当时的一门时髦学问。从某种程度上, 它阻碍了传统中医学的发展。

二、抗衰老药物雏形的出现

据《史记》、《汉书》之龟策列传、货殖 (列) 传、司马相如 (列) 传记述, 秦、西汉时期延缓衰老常用药物有如下几种。

植物药：伏灵、兔丝、蕙、杜衡、杜若、白芷、射干、芎䓖、藁本、江蓠、蘼芜、庵闾子、厚朴、泽兰、菖蒲、甘柘、巴蕉、蕿、涠胡、莲藕、瓠卢、桂、椒、木蓝、黄檗、离（山梨）、朱（亦茎柳）、杨、栌、梨、橘柚（橙）、留夷、茈姜、蒋茅、亭奈（山梨）、枫树脂、卮（卮子）、茜（茜草）、女贞。

动物药：龟。

矿物药（金石药）：白垩、雌黄、雄黄、丹砂、青（空青）、赭石、白附（石英石）。

在以上药物中，有伏灵、兔丝等19种被东汉以后成书的《抱朴子内篇》列为延年之品。表明这些药物的出现，可能是抗衰老药物的雏形。

值得一提的是，那时为了扶衰抗老，还提倡养龟和饮酒。《史记·龟策列传》中说："江傍家人常养龟饮食之，有益于助衰养老。"《汉书·食货志》也说："酒者天下之养禄，帝王所以颐养，天子享祀祈福，扶衰养疾。"由此推知，在西汉时代的补益药中，此两者甚受推崇。

由于秦、西汉时期科学水平很低，对延年药物的探索被迷信职业者所把持，逐渐走上了歧途。史书中所称抗衰老药中最受欢迎者，莫过于丹砂（主要为硫化汞）和铅（道家称曰"金公"）。因为两药内服，均能产生明显的镇惊安神、镇逆定喘等作用，使那些整日花天酒地、醉生梦死的达官贵人，自觉神清气爽，飘飘乎有遗世独立、遽举飞升之感。以致使当权者轻信方士的狂言，不但竞服食炼制的"金丹"，而且在化妆品、餐具的朱红涂料、织物染料也多采用汞、铅等有毒化合物。更有甚者服丹石致命，竟被视为"尸解"而"仙去"。据湖南长沙马王堆一号墓出土的西汉女尸，经化验分析，她的肝、肾、骨，含汞、铅量超过正常人的几十倍至数百倍，肠道中还有大量含汞物质残留。死者只活了五十多岁。以此推测，可能与长期服用"金丹"，导致汞、铅中毒有关。

由此可见，东汉以前的延缓衰老药物，基本上说是尚处在萌芽状态，而且一开始即受到神仙和方士"不死之术"的严重诱惑。至于传统延缓衰老方剂，在那时已成书的《五十二病方》和《黄帝内经》中尚未发现，因此，估计其形成时间晚于西汉末年。

第二节　中医延缓衰老药物及方剂的形成时期
——东汉至南北朝的抗衰老方药（公元25～58年）

东汉、魏、晋、南北朝时期，自然科学有所进步，传统医药学得到了较大的发展，涌现出一大批著名医学家，如医圣张仲景、神医华佗等。但这一时期，封建社会由集权走向分裂，门阀地主阶级曾一度统治中国，谶纬迷信盛行，国外佛教传入并得到发展，道教兴起并得以开始传播。这些社会状况，对抗衰老药物的形成，有着较大的影响。

一、东汉时期与抗衰老药物相关的记载和《神农本草经》的产生

据《隶释》、《神仙传》等记载，汉中叶以后出现的"仙人唐公房碑文"叙述了一则药物延寿的典型传说。其文云："君子公房，成固人……耆老相传，以后五莽居摄二年，君为郡吏。□□□□，土域唻瓜，旁有真人，左右莫察，而君独进美瓜，又从而敬礼之。真人者遂与期谷口山上，乃与君神药曰：'服药以后，当移意万里，知鸟兽言语。'是时府在西城，去家七百余里，休谒往来，转景即至。……其师与之归，以药饮公房妻曰：'可去矣……'于是乃以药涂屋柱，饮牛马六畜。须臾，有大风玄云来迎，公房、妻、子、屋宅、六畜，倏然与之俱去也。"

此碑文有人认为当刻于金丹思想盛行之后。它描述的"一人得道，鸡犬升天"的神话，对后

世影响很大，反馈地推动了社会人士去探索抗衰老药物的奥秘。

东汉延光元年，在河南省新野县阴丽华（汉光武帝后妃）的故乡，出现了阴长生的《金丹要诀》。诀曰："不死之要，道在神丹。行气导引，俯仰屈神。服食草木，可得延年。不能度世，以至乎仙……能知神丹，久视长安。"这段话重点突出了金石药炼制的"神丹"在抗衰老药物中的地位，进一步将这一研究引上了邪路。

东汉桓帝中叶，魏伯阳的著作《周易参同契》问世。参者谓三，即大易、黄老、炼丹三道相同之书契。该书假《周易》以论作丹，成一家之言，开一说之先河，被称为"万古丹经之祖"。书中宣扬金丹之"灵验"，说："金砂入五内，雾散若风雨。熏蒸达四肢，颜色悦泽好。发白皆变黑，齿落生旧所。老翁复丁壮，耆姬成姹女。改形免世危，号之曰真人。"

《周易参同契》认为，人体中元气有限而易败，唯有服食金丹大药，方可化为无穷无尽不朽之元气，以续有限易蔽之形躯，才能得以"长生不老"。这些谬说，与研究传统延缓老药物的早期著作《神农本草经》的论点，有着相通之处。《神农本草经》约成书于东汉时期，是我国和世界上现存的第一部研究传统延缓衰老药物的著作。该书文字简古，内容多重视服石、炼丹、养生、神仙不老等，和这一时期的风气相吻合。该书记载了许多对老人确有健身益寿之效的动植物药，供今人研究，在抗衰老药物发展史上有很高的地位。但它无端地将一些金石药贴上"无毒"、"多服久服不伤人"的标签，给当时及后世也造成了很大的流弊。对此，东汉乐府诗"驱东上东门"曾一针见血地写道："浩浩阴阳易，年命如朝露。人生忽如寄，寿无金石固。万岁更相送，贤圣莫能度。服食求神仙，多为药所误。不如饮美酒，被服纨与素。"

二、后汉抗衰老方剂的产生和魏晋南北朝服食之风

据范晔《后汉书》记载，三国时期首先研究延年益寿方剂者，应是华佗及其弟子樊阿。《魏书·华佗传》中云："阿从佗求可服食益于人者，佗授以漆叶青粘散；漆叶屑一升，青粘屑十四两，是以为率。言久服去三虫，利五脏，轻体。阿从其言，寿百余岁"，另有鲁女生，"初饵胡麻及术，绝谷八十余年，日少壮，色如桃花"。这里所说的漆叶青粘散、胡麻及术，是早期的植物型抗衰老方剂。

与华佗齐名的医圣张仲景，对抗衰老方剂的产生亦有较大的贡献。张仲景在《金匮要略·血痹虚劳篇》中论述了少腹拘急、小便不利的肾气丸，成为后世补肾抗衰老方剂之祖。

一般认为由魏晋南北朝所撰之《华氏中藏经》，是收录传统延缓衰老方剂的早期著作。该书不仅对补阳抗老方剂的理论有所建树，在卷下更载有：疗百疾延寿酒、交藤园、左慈真人地黄煎、太上延年万胜追魂散、扁鹊玉壶丹五首抗衰老方剂。其中交藤园"驻颜长算，祛百疾"最先采用了交藤根，即何首乌。但扁鹊玉壶丹推崇服硫磺"驻颜补暖祛万病"，终未脱"服石延年"的窠臼。

值得注意的是，魏晋南北朝时期，服食金石方药之风更加盛行。"耽声好色"的士大夫阶层如魏尚书何晏等，是这股邪风的源头。何晏曾称，服五食散（又名寒食散，由石钟乳、硫磺、白石脂、赤石脂、紫石英组成）可使心情开朗，体力转强，有助于"肥泽不老"。服后身体烦热，须穿宽袍大袖，"寒衣、寒饮、寒卧、极寒益善"。何晏死后，服者弥繁，于时不辍。晋代针灸学家皇甫谧服食此方，致成风痹，终成残疾。他在《服食节度论》中述河东一位"处三公尊"的裴秀彦，服此方失度，以"冷水洗之，用水数百石，寒益甚"。由于解救不得法，逐"绝命于水中，良可悼也"。又谈到一位叫赵公烈的，其表亲戚之间，因服此方竟断送了六条性命。

魏晋南北朝时期也是释、道、儒三教昌盛的时代，"百法纷凑，无越三教之境"。西晋时沙漠汗的侍从务勿尘信奉道教，说是在伊厥山成了仙，道教的影响第一次带到了拓跋部。魏道武帝笃

信道教，置仙人博士，立仙人坊，煮炼百药求长生，结果他和他的儿子魏明元帝都被丹药毒死，成为服金石药丧命的最高统治者。

三、对抗衰老药物研究有突出贡献的人物

张华（公元232—300年），西晋武帝至惠帝时任大臣，以博洽著称。所撰《博物志》十卷，多取材于古籍，分类记载古代异境奇物及琐碎杂事，也宣扬神仙方术。他在卷五《方士》中云："太阳之草，名曰黄精，饵而食之，可以长生。"还说择大豆粗细调匀食之，十数日后可使"体力健壮"。这些论述中的合理内核，与现代研究结果有一致之处。

葛洪（公元284—364年），丹阳白容（今属江苏省）人，少好神仙导养之法，为东晋的道教理论家、医学家和炼丹家。所著《抱朴子内篇》二十卷，言"神仙方药，鬼怪变化，养生延年，禳邪却祸之事"。其中卷三对俗、卷四金丹、卷十一仙药、卷十三极言等，对当时延缓衰老的理论和方法阐述尤详。他在《金丹》篇说："余考览养性之书，鸠集久视之方，曾所披涉篇卷以千计矣，莫不以还丹金液为大要也。然则此二事，盖仙道之极也。"因此错误地企图通过服食金丹、铅、汞来炼人身体，"假求于外物以自坚固"，从而令人"不老不死"。基于这种思想，他在《极言》篇中总结保健延寿的方法说："是以善摄生者，卧起有四时之早晚，兴居有至和之常制，调利筋骨有偃仰之方，杜疾闲（间）邪有吞吐之术，流行荣卫有补泻之法，节宣劳逸有与夺之要。忍怒以全阴气，抑喜以养阳气。然后先将服草木以救亏缺，后服金丹以定无穷，长生之理，于此尽矣。"葛氏对传统延缓衰老药物的研究方法，继承了《神农本草经》上、中、下三品说而加以发挥，强调"仙药之上者丹砂，次则黄金，次则白银……次则松柏脂、茯苓、地黄"充分表现出他在抗衰老方面重金石而轻草木的偏见。他还著有《神仙传》十卷，对古代长寿者的传说初步做了整理。葛氏的著述，对当时和后世都有较大的影响，他进一步肯定了药物的延寿作用，推动了抗衰老研究的进展，但也将许多人引入歧途，使其成为金石药物的牺牲品。

陶弘景（公元456—536年），丹阳秣陵（今南京）人，南朝齐、梁时期道教思想家、医学家。他的延年益寿思想脱胎于老、庄哲学和葛洪的神仙道教，并杂有儒、释两家的观点。陶氏于5世纪末，对《神农本草经》进行整理，辑录了原书及《名医别录》药物各365种，撰著《本草经集注》，载药730种。在三品分类法的基础上，采用玉石、草木、虫、兽、果、菜、米食及有名未用等新的分类法。陶氏指出，"道经仙方，服食断谷，延年却老，乃至飞丹转石之奇，云腾羽化之妙，莫不以药导为先"。因此，书中增入传统抗衰老药颇多。如五加、草薢、石斛、柏叶、千岁、菱、粟、石决明、玉屑、石硫青、石硫赤、特生石、玉泉水料。原书已佚，其主要内容保存在《证类本草》等著作里。

第三节　中医延缓衰老药物及方剂的徘徊时期
——自隋至明朝抗衰老方药（公元 581～1644 年）

隋、唐、五代、宋、元是我国封建社会的鼎盛时期，自明代开始又产生了资本主义的萌芽。在这一阶段，自然科学逐渐得到发展，人们对服食抗衰老方药的经验教训有了进一步的认识。但是由于封建统治阶级迷信道教和方士的长生之术，阻碍了抗衰老方药的健康发展（即植物、动物药方面），以致这一研究徘徊不前，进展缓慢、悲剧丛生。

一、自隋至明朝服金石药物抗衰老所造成的悲剧

隋朝在历史上是一个短暂的朝代。年轻的隋炀帝由于想得到"长生药"，令道潘诞炼制金丹，历六年而一无所成，帝怒而杀之。

唐代的帝王将相服食金石药为数最多。唐太宗时，有印度方士那罗迩娑婆寐，云有长生术。太宗深加礼敬，馆之于金飚门内，造延年之药。令兵部尚书崔敦礼监之，发使天下，采诸奇药异石，不可胜数。延历岁月，药成，服竟不效，后放还本国。唐宪宗暮年锐于服饵，同平章事皇甫镈等荐道士柳铋于宪宗，晋封为台叫刺史，奉旨莅任，日驱百官吏及百姓采药，岁余不得一仙草。自恐得罪，逃匿山中，被捕送京。宪宗竟免其罪，反得待诏翰林，又令其合炼神丹进贡。宪宗服后，"日加燥渴，遂弃万国"；而命归西，柳铋也因之死于杖下。唐穆宗继位以后，仍效尤乃父，信用方士，专饵金石，以致燥烈不解，灼损真阴，也成了不起的证候。至唐武宗朝，同样没有汲取前代的教训，即位初年，召入道士赵归真、向授法等，称归真为道门教授先生。即在禁中筑一望仙观，令他居住。归真引入徒侣，为年武宗修合金丹。武宗服后，肤泽枯槁，渐渐形身瘦弱，力不从心，百病饶身，寿仅三十二岁而崩。唐代中叶的达官显要之人，因服金石药中毒折丧、暴死者更多，加上黎民百姓，有人认为因此而生病和毙死者不下数十百万人。唐代诗人白居易曾悲愤地写道："退之（韩愈）服硫磺，一病讫不全。杜子（杜元颖）得丹诀，终日断腥膻。崔君（崔群）夸药力，经冬不衣棉。唯余不服食，老病反迟延。"

宋代统治者崇尚道教，信奉方士，但有鉴于前朝皇帝服药丹暴崩的教训，不敢盲目跟从。而在民间服食金丹"延寿"之风，仍泛滥无已。政和年间，中医官通直郎寇宗奭在《本草衍义》中说："余不知服食说自何时起，杀人不可计，而世慕尚之益至，此其惑也。在文中所记及耳闻者不说，今直取目见亲与之游而以药败者六七公，以为世诫。"寇氏列举工部尚书归登和孟简、殿中御史李虚中、刑部侍郎李建、刑部尚书李逊、东川节度御史大夫卢坦、金吾将军李道古等，皆因服食水银炼制的丹药，导致慢性中毒，或狂呼怒号，唾血数十载；或疽发其背；或溺血肉痛，惨不忍睹。曾做过官吏的沈括，在《梦溪笔谈》中，介绍他的表兄李善胜，喜炼朱砂为丹，经岁余，因沐砂再入鼎，误遗下一块，其徒弟服之，"遂发懵冒，一夕而死"。

元初，太祖忽必烈之子阿鲁浑信奉方士，"言服金石药冀长年，不延接臣下"结果是"服药而病，既愈又服之，病遂剧"。

明朝嘉靖帝即位后，年逾弱冠，尚无太子，心中郁郁不乐。道士邵应节揣摩迎合，以植物药七宝美髯丹上进，嘉靖帝服饵有效，连生皇嗣。于是笃信道教，封邵应节为真人，陶仲文（道士）为礼部尚书，在宫廷炼制金丹、红铅、秋石，收集灵芝，企求长生。由于他吃丹铅和热补太多，身体虚弱，刚过六十不久，便命归黄泉。光宗朱常洛，登极四天不豫。服鸿胪寺丞李可灼呈"仙方"红丸二粒而夭折，这亦是受金石药物毒害的结果。

二、反对服金石，推崇用草木之剂抗衰老的呼声日高

由于服用金石药物能够招灾引病，其至死亡，从隋代开始，引起了医学界的极大关注。隋代医学家巢元方，在其所著《诸病源候论》中，对服食金石药物所产生的病候，专列一卷进行讨论。唐代医家孙思邈指出："余自识性以来，亲见朝野士人，遭者不一。所以宁食野葛，不服五石，明其大大猛毒，不可不慎也。有识者遇此方，即须焚之，勿久留也。"他还在《千金翼方》中列"服石丸散违失节度发病由状"45条，指出了解救办法，并一再告诫人们，金石药"宜审用之，未可轻也"。王焘《外台秘要》列出服石发动"热气上冲"等14组证候，制订"解散论并

法"49 条,以期补救时弊。甚至唐代某些炼丹本人,也怀疑丹药是否能延年益寿。如唐宣宗大中九年(公元 855 年)阴真人在其所著《解玄录》中谓:"点化药多用诸矾石,消(硝)、硇之类,共结成毒。金砂入五内有不死之兆,其错矣。世人岂不知以前服者未有不死之人。"

宋、元时期,人们对金石药物的毒性认识进一步深刻,产生了废金石、服草木的论文篇章。如当时北宋尚书左仆射司马光,就曾立论反对金石延寿之谬说。著名学者沈括指出:"神仙羽化之方,亦不可不戒也。"寇宗奭甚至强调:"水银烧成丹砂,医人不晓,研为药衣,或入药中,岂不违误,可不慎哉。"南宋·张杲著《医说》,列举服金石药发生脑疽死亡的案例,直截了当地指出"服丹之过",并提出"五石散不可服",还引刘颖叔《灵苑》云:"方书仍多为伪杂,如《神农本草经》最为旧书,其间差殊尤多,人不可以不知也。"宋代还有一位司仪郎蒲处贯(一曰蒲虔贯,生卒年代无考),自幼多病,留心养生,研究既久,对服金石药"延年"之说深恶痛绝,于是撰著《保生要录》一卷,"伏深战慄"地献给皇帝,劝说皇帝从衣食、饮食、养神气、调肢体等方面摄养,至于金石之药,则有"可服不可服之理"。他假设了五个问题提出来,并自己予以解答,说明金石药用于大虚积冷之人,"不妨暂服,疾愈而止"。指出:"夫金石之药,其性剽悍而无津液。人之壮岁,服且无益,及其衰弱,则毒发矣。"蒲氏说,壮年则气润而滑利,盛则能制石,滑则能行石,"故不发也"。及其衰弱,则荣卫气衰,不能行石,弱则不能制石,"石无所制,而行者留积,故为大患也。欲益而损,何住固之有哉"他坚信,若欲日久防患,不如服"草木之药"。因为这类药物服之不倦,势力相接,积年之后,必获大益。他说:"夫攻疗之药,以疾瘥而见功。驻(颜)固(气)之力,觉体安而是效。形神自宁,则寿命自永矣。"蒲氏用令人信服的充足理由,驳斥了服金石药"成仙"的种种谬论,将草木药物的延寿作用提到了突出的高度,对后世产生了深远的影响。直到清代,黄凯钧《友渔斋医治·橘旁杂录》还予转载,力劝老人服用草木延年之药。

明代批判金石、红铅之谬误,推崇无毒动植物药者,以医学家李时珍最著名。自李时珍总结16 世纪以前服药抗衰老的经验教训之后,动植物类的延缓衰老方药就逐步取代了金石方药,占据了主导地位。

三、自隋至明代传统抗衰老药物及方剂的研究进展

药物研究的进展。唐显庆二年(公元 657 年),由苏敬上言编著的《新修本草》,在《本草经集注》的基础上,新增抗衰老药物 11 种。其中金石药物有:握雪 1 种,植物药有茗、女萎、鳢肠、豨莶、蒲公英、诃黎勒、庵摩勒、山茱萸等 9 种,动物药有醍醐 1 种。该书在卷第二《解毒》篇中说:"服石药解毒,白鸭屎汁,人参汁。"表明已注意到金石药的毒害,并注意研究动植物延年益寿之品。宋元丰五年(公元 1082 年),唐慎微著《经史证类备急本草》,后几经修订,成为《本草纲目》问世以前的中药学范本。该书共收载药物 1746 种,新增抗衰老药物 27 种。其中金石药有:铁粉、铁华粉、(铅)、麦饭石 4 种,植物药有天麻、补骨脂、莎草根、何首乌、威灵仙、仙茅、枳实、乳香、苏合香、金樱子、仙人杖、益智子、南藤、盐麸子、胡桃、猕猴桃、海松子、马齿苋、覆盆子、栗、蒜 21 种,动物药有真(珍)珠、五倍子两种。该书在引用《太清服炼灵砂法》云:"锡俱禀北方之壬癸,阴极之精也。性濡滑,服之而多,阴毒伤人心胃。"书中转录寇宗奭等驳斥金石抗衰老之说亦多。本书在当时的历史条件下,注意收载植物和动物类抗衰老药物,并认为味甘性平的抗衰老药物有较大的实用价值,确属难能可贵。明代研究延缓衰老药物较有成就者,一为宣德中的宁献王朱权,著《庚辛玉册》二卷,载金石草木可备丹炉之品,内有"灵草"53 种,系服食延年之药,惜流传不广。一为祁门医士陈嘉谟,撰《本草蒙筌》,该书在论述何首乌、补骨脂、五加、仙茅等传统延缓衰老药物时,附己意,颇多发明。嗣后李时珍《本草

纲目》问世，汲取了前人的精华，集延年药物之大成，推崇辨证延缓衰老，为传统延缓衰老药物的研究，开辟了新的途径。

方剂研究的进展。在唐代，随着补肾益智抗衰老理论的发展，抗衰老方剂数量显著增多。现存较早的如《西陲古方书残卷·唐人方》中的秘泄津液方，由鮖（原）、蚕蛾两味药组成，具有补肾壮阳、"延年益性"之效。孙思邈《备急千金要方》、《千金翼方》，王焘《外台秘要》、日本人丹波康赖《医心方》载抗衰老方剂亦丰。以《千金翼方》为例，卷十二养性服饵载"茯苓酥"、"杏仁酥"等抗衰老方37首，卷十三辟谷载服"茯苓"、"松柏脂"、"云母"、"诸水"、"酒膏散"等抗衰老方61首，卷十五补益之后还载有"损益草散"、"补肾汤"、"马灌酒"、"九天太守膏散"、"槐实益心智方"等抗衰方。在这些抗衰老方剂里面，突出者如"损益草散"倡用小剂量缓投，"彭祖延年柏子仁圆"注重改善老人智力，令"久服强记不忘"，对后世延缓衰老很有启迪。此外明嘉靖皇帝所服"七宝美髯丹"相传亦是唐代之方，开填补阴精、抗老延缓方剂之先河。宋元时代，我国老年医学研究有了较大发展，宋神宗元丰中，陈直著《养老奉亲书》，强调补脾胃在抗老延年中的作用，南宋·窦材重集《扁鹊心书》，主张"保扶阳气为根本"的延缓衰老学说，陈无择《三因极一病证方论》，指定了一些益智延寿方药，元·邹铉《寿亲养老新书》不仅将补肾益气法抗衰老延寿放在重要地位，而且还辑录了申铁瓮先生降气汤方，认为"气滞而馁"是中老年患病短寿的重要原因。上述学说，推动了延缓衰老医方的研制。记载延缓衰老方较多的除上述诸书之外，尚有宋代的王怀隐《太平圣惠方》、陈师文《太平惠民和剂局方》、苏轼、沈括《内翰良方》、政和年间官纂《圣济总录》，元·许国祯《御药院方》等。如《太平惠民和剂局方》之"青娥圆"、"小菟丝子圆"、"三仙丹"、"上丹"、"玄菟丹"之类，均体现了这一时代注重扶阳和脾肾双补的特色。宋元时代又是食疗方剂的大发展时代，食疗著作如宋·林洪《山家清供》，元·忽思慧《饮膳正要》，也都记述了不少较好的抗衰老方剂。明代的抗衰老方药除老年医学专著徐春甫《老老余编》收载之外，大量出现在医学著作的"补益门"和养生类著作之中。由于气虚血衰和衰老相关学说、阴阳两虚和衰老相关学说有较多进展，故延缓衰老方剂多侧重于益气养血和补阴配阳。典型者如沈应旸《明医选要济世奇方》之"九仙丸"、《景岳全书》之"右归丸"等，皆体现了这一时的精神。记载抗衰老方剂较多的著作有：御医董宿、方贤的《奇效良方》、龚信的《古今医鉴》、龚廷贤的《寿世保元》、龚居中的《五福万寿丹书》、李梴的《医学入门》、李时珍的《本草纲目》、张时彻的《摄生众妙方》、吴旻的《扶寿精方》、高濂的《遵生八笺》、王肯堂的《证治准绳》、武之望的《济阳纲目》、洪基的《摄生秘剖》及朝鲜人金礼蒙的《医方类聚》等。以《摄生众妙方》为例，其《补益门》收集传统抗衰老方剂63首，如"仙传斑龙丸"之属，至今仍是老年健身所欢迎的药物。

第四节　中医延缓衰老药物及方剂的发展时期
——自清朝至新中国成立以后的抗衰老方药（公元1644年至今）

清代至中华人民共和国成立前，是封建专制制度没落、资本主义逐渐成长的时代。自然科学的发展，西方医学的传入，中西汇通派的产生，以及旧中国的废医存药政策，对中医传统延缓衰老药物及方剂的研究，都曾有过积极和消极的影响。新中国成立以后，改善了人民生活居住和卫生条件，控制和消灭了危害人民健康的传染病，使我国人民的平均寿命不断延长。随着全球人口老龄化步伐的加快，我国政府更加重视采取措施解决老年保健延寿问题，中医延缓衰老药物及方剂研究进入了一个大的发展时期。

一、清代至新中国成立前的抗衰老中药及方剂研究

清代统治者由于受《资治通鉴》、《本草纲目》等思想影响，并汲取了历代服金石药的教训，不再轻信"金丹延寿学说"。1689年，康熙皇帝南巡至江宁，有人献《炼丹养身秘书》一册，康熙对身旁诸医说："凡炼丹养长生，及巫师自谓前知者，皆妄诞不足信，但可期愚民而已。通经明理者，断不为所惑也。"并且说这些事，他从来不信，令将书掷还之。乾隆皇帝亦不相信有长生不死的灵丹妙药，坚持服用动植物抗衰老之剂，如人参、龟龄集等，寿89岁。这种观点在社会上传播，促进了传统延缓衰老动植物药的研究。

清代研究抗衰老药物成绩卓著者，当推钱塘人赵学敏。赵氏字恕轩，约生于康熙末年或雍正初年，殁于嘉庆十年左右，享年80余岁。他自幼聪明好学，专心医药事业。1765年著《本草纲目拾遗》10卷，收《本草纲目》未载之药716种，其中有"延年"记载者16种，动植物药占3/4。所列药物如七葛、洋虫、柳椹、草棉、仙掌子、刺菱等。七葛即酸马奶，赵氏在该书中提出的酸奶延寿之说，较前苏联生理学家契可夫早143年。

清初温病学派崛起，养阴以延缓衰老的学说得到较大发展，使动植物药为主的这类抗衰老方剂得以广泛流传。如乾隆年间董香光的延寿丹方，光绪年间陆九芝的首乌延寿丹（按："首乌"二字后人所加），以及宫廷中常用的生脉饮、琼玉膏等均是。此外，从补肾、健脾、益气着眼研制的方剂较明代以前更加丰富。载录较多的著作有：1682年汪昂《医方集释》，1723年蒋廷锡《颐养补益门汇考》，1724年年希尧《集验良方》，1737年石文鏻《卫生篇》，1759年赵学敏《串雅外编》，1785年青浦诸君子《寿世编》，1911年无名氏《仁寿录》，以及《谷水秋园漫笔》等。例如，《仁寿录》收载抗衰老剂109首，其中"蟠桃祝寿丹"、"五加皮酒"、"养元粉"，验之于临床，都有较好疗效。

自辛亥革命至新中国成立以前，由于旧中国废止中医的政策及战争、灾荒的影响，致使传统延缓衰老药物的研究进展缓慢。当时成立的中央研究院化学研究所、北平研究院药物研究所和生理研究所等单位，曾经对传统延缓衰老药物柴胡、淫羊藿、细辛、人参、川芎、党参、地黄、黄连、车前子等，进行了初步的生理、药理和化学研究。但由于废医存药思想的干扰，抗衰老中药方剂的研究工作尚未开展。

二、新中国成立至今的抗衰老重要药物及方剂研究

中华人民共和国成立以后，随着经济建设和社会的发展、稳定，传统延缓衰老药物及方剂的研究得到政府的大力支持。

1958年，中国科学院动物研究所成立了老年学研究室，进行老年生物学研究，整理传统延寿方药，并与北京医院一起，开始某些中医药抗衰老作用的研究。同年，武汉医学院（现武汉大学医学院）成立了长寿科研组，也着手从事这方面的工作。在此基础上，1964年11月，中华医学会在北京召开了第一次全国老年学及老年医学学术会议，会议制订了一系列继续开展工作的计划，其中包括了抗衰老研究。1981年10月，在桂林召开了第二次全国老年医学学术会议。1985年夏季，北京生理科成立了抗衰老研究筹备会。1986年4月，在北京召开了第一届老年学学术研讨会，并成立了老年学会。同年10月，在西安举行了第三次全国老年医学学术会议，推动了老年医学研究及抗衰老中药研究的进展。1981年以来，《中华老年医学杂志》、《中国老年学杂志》、《药学通报》、《中国老年》、《长寿》及各省市、国家级的中医杂志等，均报道了大量的有关抗衰老中药研究成果。随着中药药理成分、功效、主治研究的进一步发展，使提高和普及中药抗衰老知识、

提高老年人的健康长寿不再是一件可望而不可及的事情。

自 20 世纪 50 年代起，我国中医学研究单位在对抗衰老中药及方剂的研究方面，做出了大量的工作。1977 年，江苏新医学院编著出版了《中药大辞典》，收集了 1972 年以前中药 5767 种的研究成果，也对传统延缓衰老药物当时研究状况做了总结。但这部书是在十年动乱期间整理编修的，因此书中很多地方都避开了"延年益寿"的话题。1980 年 6 月，中国中医研究院西苑医院成立了岳美中学术经验研究室，在著名中医老年病学家岳美中教授的指导下，开始从事中医老年医学和抗老医药研究。曾先后发表了《补益类长寿植物药概述》、《抗衰老动物药概述》等论文。1982 年晚近，中国中西医结合研究会先后召开了三次全国虚证和老年病学术会议、两次补益药学术会，中华全国中医学会举行了首届学术交流会，加速了抗衰老中药及方剂研究的前进步伐。国内各种杂志，尤其是《中西医结合杂志》、《中医杂志》、《中国医药学报》等，对传统抗衰老药物及方剂的报道日见增多。进入 21 世纪以后，抗衰老及老年病的研究著作如雨后春笋一般，极大地丰富了传统延缓衰老药物及方剂的内容。通过现代研究证实有延缓衰老效能的新药"清宫八仙糕"、"清宫寿桃丸"、"春回胶囊"、"至宝三鞭丸"、"康宝液"、"人参果皂甙片"、"还精煎"、"活力苏"、"青春宝"、"阿胶补浆"、"清宫长春丹"、"施今墨抗老方"等先后问世，既满足了国内外不同阶层抗衰老健身的实际需要，又反过来推动了传统延缓衰老理论的深化。

20 世纪 80 年代，中国人口老龄化的速度进一步加快，随着全球一体化的进展和我国改革开放的进一步提速，对抗衰老药物及方剂的需要量显著增多。例如，有人在武汉市统计 300 例 65 岁以上老人的调查结果表明，服用滋补中药的老人大多寿命延长，内科疾病明显减少，听力减退较慢，可见中药延缓衰老是卓有成效的。因此，可以相信通过对中药和方剂在抗衰老方面整理分析和总结，一定会对我国和全人类老年人的药物保健带来更多的裨益。

第二章　老年病的病因病机特点

第一节　病因特点

病因是指导致疾病发生的原因,又称致病因素。中医学认为,任何疾病都有其发生的原因,并且在不断的临床实践中,逐步建立了自己的病因学。早在《黄帝内经》(简称《内经》)中即对病因有了一定的认识,并将各种致病因素概括分为阴阳两类,如《素问·调经论》云:"夫邪之生也,或生于阴,或生于阳,其生于阳者,得之风雨寒暑,生于阴者,得之饮食居处,阴阳喜怒。"至汉·张仲景在《金匮要略·脏腑经络先后病脉证》中指出:"千百疾难,不越三条:一者,经络受邪入脏腑,为内所因也,二者,四肢九窍,血脉相传,壅塞不通,为外皮肤所中也,三者,房室、金刃、虫兽所伤。以此详之,病由都尽。"宋·陈无择在张仲景三因分类的基础上进一步深化,明确地提出了三因学说:"六淫天之常气,冒之则先自经络流入,内合于脏腑,为外所因,七情人之常性,动之则先自脏腑郁发,外形于肢体,为内所因,其如饮食饥饱,叫呼伤气,尽神度量,疲极筋力,阴阳违逆,乃至虎狼毒虫,金疮踒折,疰忤附着,畏压溺等,有背常理。为不内外因。"为后世病因学的发展奠定了基础。

由于各种致病因素的性质不同,作用于机体后引起的病理变化也不一样,根据疾病反映出来的不同临床表现通过分析疾病的症状和体征来推求病因,从而为治疗提供理论依据,这就是"辨证求因"。然后再按不同的病因进行治疗,即"审因论治"。这是中医病因学的重要特点。它与现代医学的病因概念不完全相同。

老年人的发病原因与成人基本一致,总的来说,不外乎六淫、疫毒、七情、饮食、劳倦、外伤及其某些病理产物。

一、时令与六淫

自然界中有六种不同的气候变化因素,即风、寒、暑、湿、燥、火,它们是人类赖以生存的必要条件,在正常情况下称为"六气"。当气候骤变超越了人体的适应和耐受能力,或是由于做出适应性调整时,"六气"又成为致病因素,在这种情况下的"六气"又称之为"六淫"。中医学非常重视气候变化对发病的影响,如《素问·至真要大论》曰:"夫百病之生也,皆生于风寒燥湿火,以之化之变也。"同时,人与自然的密切关系为基本出发点,以四时大气为中心,把气候对人类健康的关系贯穿到生理、病理、诊断、治疗和预防等各个方面。另一方面,某些脏腑功能异常所致的疾病,其表现与外感风寒暑湿燥火所致的病证类似,为了区别六淫而称之为"内生六气",即内风、风寒、内湿、内燥、内火(热),而无内暑之称谓。

对于六淫病因和所致疾病的归类方法,均紧密联系真实自然气候环境的特性和现象加以推导,风有善行数变多动的特点,所以,病位游走不定,有向上向外趋向,病情变化迅速,反复无常,主观或客观上表现多动,均概之属于风,如外感风寒发热头痛、风湿痹痛、惊风、中风、眩晕、震颤等。寒为阴寒之气，能伤阳，性收引，所以卫外经脉受阻，阳气受伤，均可能与之有关，如恶寒肢冷疼痛、形寒肢冷、脘腹冷痛、呕吐痰涎等。暑性炎上，易伤津耗气，多兼湿，故常见口渴神疲、高热烦躁、脘闷身重等症。湿为阴邪，其性重浊黏滞，病势有向下向内的趋向，病情常缠绵难愈，且脾土多受累为先。燥性干涩，水津不足，故口鼻干燥、口渴、皮皱、干咳皆是。

六淫之邪均可使老年人感受为病，然而，由于老年人体质较弱，多为阳气不足，或阴津亏耗，生活上有深居简出，所以老年人多显内风、风寒、内湿、内燥之证，其次是外风、外寒、外湿、外燥亦常见，而感暑、感火则相对较少。

二、疫　毒

疫毒，是指使人致病以至于有传易作用的天地不正之气。在中医文献记载中，又有"瘟疫"、"疠气"、"戾气"、"异气"、"毒气"、"乖戾之气"等名称。相当于现代医学许多传染病及烈性传染病。

疫疠致病，具有发病急骤、病情较重、症状相似、传染性强、易于流行等特点。其发生与流行，多与下列因素有关：①气候因素，自然气候变化，如久旱、酷热、湿雾瘴气等；②环境和饮食，如空气、水源，或食物受到污染等；③没有及时作好预防隔离工作；④社会因素。

三、情　志

中医学上把人的精神情志活动分为喜、怒、忧、思、悲、恐、惊七类，故称为"七情"。它们是人的大脑（中医认为是"心"）对客观外界事物的反映，在一般情况下属于正常生理活动的范畴，不会引起身体的明显不适。但是，如果由于长期的精神刺激或突然的、剧烈的精神创伤，超过了生理活动所能调节的范围，就会引起脏腑的功能失调而致病。七情致病具有以下特点：①不同的情志刺激，可影响不同的脏腑功能而发生不同的病变，通过脏腑阴阳气血紊乱、气机升降失常而表现出来，如喜则气缓、怒则气上、思则气结、悲则气消、恐则气下、惊则气乱。②直接伤及脏腑，如喜伤心、怒伤肝、思伤脾、忧伤肺、恐伤肾。③某些慢性疾病，体内脏腑功能长期失调，可引起人的精神异常，如肝病可出现情绪抑郁不乐或烦躁易怒、心病可出现哭笑无常等。同时，七情为病，必与社会、环境、家庭、个人等因素有关，老年人随着体力、智力、技能的减退，社会交往减少，容易出现喜怒不定、孤伤、郁闷不乐等情感变化，因而，在七情致病中，尤以激怒、忧思致病较多。

四、饮　食

饮食是人体赖以生存的必须物质。有规律的进食，可以使机体摄取营养，保证生命活动的需要。如饮食失调，不但可以直接损伤脾胃，引起消化吸收功能障碍，而且还可聚湿生痰、化热或变生他病。饮食致病有以下几种情况。

（1）饥饱失常：摄食不足，则气血生化之源缺乏，日久则气血衰少，易感外邪，变生他病，暴饮暴食或过饱，超过了脾胃的消化、吸收和运输能力，则可导致脾胃损伤，出现脘腹胀满、食不知味、嗳腐吞酸、便溏等脾胃病证。脾胃为生冷寒凉所伤，又可聚湿生痰，食滞日久，又可郁而化热。

（2）饮食不洁：进食生冷不洁食物，可引起胃肠疾病和肠道寄生虫病，可见胃脘痛、泄泻、呕吐、下痢、便虫、吐蛔、蛔厥等。

（3）饮食偏嗜：过食生冷寒凉，可损伤脾胃阳气，导致寒湿内生，出现腹痛、腹泻等症，过食辛温燥热，则可使肠胃积热，出现口渴、腹满胀痛、便秘、痔疮等症，五味过偏，也一样能引起某些疾病，如《素问·五脏生成论》曰："多食咸则脉凝泣而变色，多食苦则皮槁而毛拔，多食辛则筋急而爪枯，多食酸则肉胝皱而唇揭，多食甘则骨痛而发落。此为五味之所伤也。"老年人本来脾胃较弱，饮食上更因注意避免过食肥甘、生冷寒凉、坚硬难化之物，同时要食有定时。

五、劳　倦

过劳可伤气、伤血、伤精，其内容主要包括以下三个方面：一是劳力过度，损伤脾胃，可见少气力衰、四肢困倦、神疲懒言、动则气喘等症；二是劳心过度，耗伤阴血，使心神失养，可出现心悸、失眠、健忘、多梦等症；三是房劳过度，耗伤肾精，出现腰膝酸软、神疲乏力、眩晕、男子遗精等症。劳倦致病，多为虚证。

六、外　伤

外伤包括枪弹、金刃伤、跌打损伤、持重努伤、烧烫伤、冻伤和虫兽伤等。老年人尤应注意跌打损伤，因老年人体质虚弱，气血不足，肝肾已亏，筋骨柔弱，一经外伤，容易出现筋伤、错臼、骨断（折），且难以愈合。

七、痰饮和瘀血

痰饮和瘀血是人体受某种致病因素作用后在疾病的过程中所形成的病理产物，这些病理产物形成后，又能直接或间接地作用于人体某个脏腑组织，发生多种病证，故又属致病因素之一。

（1）痰饮：痰和饮都是水液代谢障碍所形成的病理产物。一般以较稠浊者称之为痰，较清稀者称之为饮。痰饮为病，无处不在，阻滞经脉，可影响气血运行和经络的生理功能，停滞脏腑，则可影响脏腑的功能和气机的升降。

（2）瘀血：瘀血是指体内有血液停滞，包括离经之血积存体内，或血运不畅，阻滞经脉及脏腑内的血液。瘀血是疾病过程中形成的病理产物，又是某些疾病的致病因素。瘀血形成以后，不仅失去正常的血液濡养作用，而且反过来又会影响全身或局部血液的运行，产生疼痛、出血，或经脉瘀塞不通，内脏发生症积，以及产生"瘀血不去，新血不生"等不良后果。其病证特点常因瘀阻的部位和形成瘀血的原因不同而异。老年人由于脏腑衰弱，阳气不足，较青壮年更容易形成痰饮和瘀血，所以老年人痰饮和瘀血较为常见。

第二节　病 机 特 点

老年病的发病机理，突出表现在以下几个方面。

一、阴 阳 失 调

人进入老年，阳气渐虚，气血渐衰，体内阴阳只是保持在低水平的平衡，阴阳平衡的调节能力自然下降，一旦外邪侵袭，或内脏的调节功能病变，极易发生阴阳失调。具体表现在人与自然的失调和人体内部脏腑阴阳失调两个方面。在人与自然方面，祖国医学认为，体内阴阳消长必须适应自然界的变化，才能健康无病，故《素问·四气调神大论》云："夫四时阴阳者，万物之根本也。所以圣人春夏养阳，秋冬养阴，以从其根，故与万物沉浮于生长之门。"自然界各种气候变化都可直接或间接地导致人体内部的阴阳失调。具体有阳虚内寒、阳虚阴盛、阳损及阴、阴精不足、阴虚内热、阴虚阳亢、阴损及阳、阴阳两虚，其中尤以阳虚多见。

二、脏腑虚衰

随着年龄的增长，脏腑虚衰更加明显，其中又以脾、肾、心、肺的改变最为突出。

（1）胃虚弱：脾主运化，为后天之本、气血生化之源，胃主受纳，为水谷之海；脾主升清，胃主降浊，两者密切配合，共同完成食物的消化、吸收、输布，为各脏腑的功能活动提供物质保障。人到老年，脾胃功能渐衰，运化水谷精微能力下降，气血生化不足，常可表现为四肢无力、头晕目花、纳差、面色萎黄、大便溏薄或便秘等脾不健运、气血不足之证。脾气衰弱，又可聚湿成痰饮，出现浮肿、腹泻等症。

（2）气虚衰：肾藏精，主生长、发育、生殖和水液代谢，为"先天之本"，内寓真阴真阳。真阴为肾精，有濡润、滋养机体各脏腑组织器官的作用，与生长发育衰老过程及生殖功能有关，真阳为阳气之源泉，有温煦推动各脏腑组织器官的作用，机体温暖、水液代谢、保持消化吸收功能旺盛、摄纳肺气、平调呼吸等均与之有关。所以对肾又称为"水火之脏"。人年至"五七"、"五八"之后，肾气自衰。肾阳不足，阴寒自生，水湿泛滥，气不摄纳，可出现形寒肢冷、腰膝冷痛、五更泄泻、形体浮肿、气短气促、小便不利、尿频、尿闭、遗尿等症，肾精不足，髓海失充、虚热内生，可出现健忘、耳鸣、耳聋、潮热盗汗、五心烦热等症。而老年人以肾阳不足更多出现。

（3）气虚衰：肺主气、司呼吸，主宣发肃降。老年人肺气不足，直接影响呼吸功能和温养肌表及御邪能力，致呼吸无力、少气懒言、声低气短、不足以息，甚则呼吸难续或停止；间接影响真气虚弱，致全身虚弱、体倦无力等症。

（4）气虚衰：心主血脉，主神志。心气旺盛，则血液充沛，心脉运行有力，神清志爽。人至老年，气血不足，心气亦衰，常可表现为心悸、心慌、胸闷、脉搏无力及精神疲乏萎顿、反映迟钝、迷蒙多睡、少寝多梦等症。

三、升降失常

气机的升降出入是人体气化活动的基本形式。在生理状态下，脏腑循一定的规律不断地进行升降出入运动。肝升肺降，脾升胃降，心火下降于肾而温煦肾水，肾水上升于心而济心火，都是升降出入正常的具体表现。在人体脏腑气化过程中，清者上升，浊者下降，气机上下内外不断地运动，人身的阴精、阳气、营血、津液才能正常地进行新陈代谢，从而维持正常的生命活动。如果由于外界的或内生的某些原因而致气机升降失常，出入无序，则脏腑气血壅塞，表里内外闭阻，四肢九窍不通，而诸病蜂起。若气化活动停止，生命也就完结。

在病理状态下，由于机体自身调节控制功能失常，阴阳气血上下升降关系遭到破坏，从而造成上下虚实的种种不同病理变化。在老年人病变中，气机升降失常尤为常见，如肺气不降，则胸闷、气促；脾气不升，则出现内脏下垂、泄泻不止、脱肛等；肝火上炎，则出现头痛、面红耳赤、口苦、耳鸣、急躁等，肾气不能摄纳，则二便失禁，或呼吸困难、呼多吸少、动则喘甚。

第三节 老年病的发病特点

由于老年人体虚，阳气衰减，气血不足，适应能力下降，情志易于波动，饮食较难适应调理，加之社会环境等因素影响，使老年人更加具备发病的主观、客观条件，而易于发病。又因正气衰弱，祛病能力不足，所以发病以后自然痊愈的转归较少，而病邪向里转化、深化发展较多，因自身阳气偏虚多，故传里、深化中又以寒化伤阳为主、热化伤阴为次。年迈体弱，老病交并，因而发病过程中的隐匿波动状态更为常见。因此，老年病的发生往往具有如下特点。

（1）发病多表现为缓慢过程，往往缠绵难愈，经年反复，逐渐加重而告终。

（2）病变以退行性变为主，表现于形体脏器和功能的衰减、退化。

（3）往往具有多脏同病的情况，如脾肾两虚、心肺两虚，或一脏多种病理表现，如肺气虚和痰浊壅肺等。

（4）病理产物较盛，往往成为继发病因，更加促使疾病发展，如痰浊内盛、水饮内停、瘀血阻滞等。

（5）新、旧病交并者多，故一旦罹患急症，则极为危笃，甚则动辄而终。

第四节 老年病的转归

疾病的转归是疾病过程的最后阶段，老年人的任何疾病都离不开下列四种不同的归宿。

一、正胜邪退

在正气与邪气的斗争中，若老年人正气充实，抵抗力强，邪气就会很难发展，则疾病的反映轻浅而病程短暂；倘若老年人正气完全战胜了邪气，病邪对人体作用消失和终止，脏腑气血功能在较短时间内得到恢复，机体的阴阳两个方面在新的基础上获得了新的相对平衡，则疾病即告痊愈。人进入老年期，虽然精血已经耗伤，但是体内阴阳应是相对平衡、相互协调的，不过这种平衡和协调与青壮年相比，已处在一个较低的水平线上。正是如此，老年人对外界的适应能力减弱，自身平衡的稳定性较低。如果某些致病因素作用于机体，就会很容易发生疾病。因此，老年人顾护正气尤为重要，只要正气充实，邪气就难于发展。正胜邪退是疾病向好转和痊愈方向转归的一种结局，也是许多老年病中最常见的一种结局。

二、邪胜正衰

在邪正斗争的发展过程中，或由于正气之虚，或由于邪气之盛，病邪占据矛盾的主要方面。这时，邪气的致病作用没有停止，或继续增强，人体受到的病理损害仍在继续发展，正气对病邪虽然还在抵抗，但力量已经显示不足，因而病情趋向恶化。如在外感热病过程中，"亡阴"、"亡阳"等症候的出现，即是正不敌邪、邪胜正衰的典型表现。人进入老年期，常表现为脏腑虚损，气血阴阳不足，腠理不密，适应能力低下，容易遭受外邪的侵袭。外邪一旦侵入人体，往往容易形成邪胜正衰的局面，如果此时不及时采取扶正祛邪的方法，病情便会进一步发展，最终导致阴阳离决的结局。

三、邪去正伤（或邪正相持）

在疾病发展过程中，或因邪气虽去而正气大伤，或邪气虽未能完全消除，但正气还有一定的抵抗力，如疾病由急性转成慢性或留下后遗症，出现邪去正伤或邪正相持的局面。在这种情况下，如不采取扶助正气，或扶正祛邪的方法治疗之，则会使疾病恶化。

四、阴阳离决

死亡是生命活动的终止，也就是机体完整性的解体。中医学认为，阴阳维持相对平衡才能使人保持正常的生命活动，正如《素问·生气通天论》所言："阴平阳秘，精神乃治。"阴阳失调，机体便会由生理状态转化为病理状态，疾病便随之产生。如果阴阳相互依存关系破裂，机体内部的固有矛盾和互为维系就消失了。"阴阳离决，精气乃绝"，生命亦就终止了。

第三章 老年病的辨证要点与原则

第一节 老年病的辨证要点

一、综合分析病情

辨证和诊断是否正确取决于检查是否周详、准确，思维过程是否符合疾病本身的发展进程。要想对有关健康状况和疾病本质作出正确判断，必须全面收集符合实际的"四诊"资料、体格检查、实验室及特殊检查结果，再依据医学知识和临床经验，作出正确的辨证，否则很容易发生误诊。

全面分析病情，指导老年病临床辨证的整体观，是指人体本身和自然界环境对疾病的影响两个方面而言。老年人一旦发生疾病，不论局部和全身，全身的病可以反映某一局部；内部的病可以表现于外，外部的病也可以传变入里；情志变化可以影响内脏功能，内脏的病变也可以引起情志活动的异常。因此，临证时既要诊察局部，又要视察全身，两者缺一不可。

《灵枢·岁露论》指出："人与天地相参也，与日月相应也。"因此，在对老年病临床辨证时，应重视昼夜及四时气候与地理环境的影响。如《素问·金匮真言论》云："长夏善病洞泄寒中，秋善病风疟。"即是指夏季多病泄泻，秋季多发疟疾。临床所见，老年人某些宿疾，往往在气候骤变或季节更换的时候发作或加剧。昼夜的变化对老年病的影响也很大，老年性疾病大多在清晨较好，下午逐渐加重，正如《灵枢·顺气一日分四时篇》曰："夫百病者，多以旦慧昼安，夕加夜甚。"不同的地理环境对老年疾病的影响也不相同，如地处北方严寒地区，其气主收敛，人的腠理开少闭多，病者多寒在外而热在内；而南方温热地带，其气主疏泄，人的腠理开多闭少，所以病者多气泄于外而寒盛于中。正如《素问·五常政大论》曰："地有高下，气有温凉，高者气寒，下者气热。……西北之气散而寒之，东南之气收而温之，所谓同病异治也。"

症候的表现同样受体质的影响，这也是在运用整体观指导老年病辨证时应重视的内容。因为，每个老年病患者的禀赋有异，强弱有别，还有偏寒偏热和夙有痼疾等不同情况，因此，老年人虽患同一种疾病，其临床表现也不尽相同，治疗用药亦当有差别。

现代医学仪器和实验室检查在中医学中的应用，又为中医临床辨证提出了新的课题。部分老年人的甲状腺功能亢进、糖尿病、高脂血症、动脉硬化、隐匿性冠心病，早期肿瘤等临床症状不典型或无证可辨；又如，一些经中医辨证治疗后症状和体征消失，而用现代仪器检查或实验室检查的结果仍未完全恢复正常，仍需要继续治疗。对于此类疾病，应该尊重客观事实，根据疾病的发展规律，把握好舌象、脉象，尽可能地全面分析病情。

由于四时气候、昼夜变化、地理环境、生活习惯、人体禀赋及性别等不同，在辨证时应全面观察、综合分析，方可使辨证更为准确。

二、掌握老年病的辨证方法

老年人的生理功能逐渐趋于衰退，脏腑功能日渐减弱，病理产物增多，抵抗疾病能力越来越差；因此老年疾病临床多以虚证为主、虚实夹杂。总体来说，多表现为阴阳失调、营卫不和、脏腑虚弱、气血亏虚、阴液不足、虚实夹杂等情况。所以老年病辨证往往以气血津液辨证、脏腑辨证和虚实辨证为主。

（一）气血津液辨证

对于老年疾病而言，气血津液辨证应着重辨证虚证。

1. 气虚证　气为脏腑功能活动的重要物质，年老体弱、久病、饮食失调等，均可引起机体元气不足，脏腑功能衰退，从而表现为全身脏腑功能衰弱的症状。其辨证要点为：气短、乏力、少气懒言、自汗、动则益甚、脉虚无力。

2. 血虚证　血在人体经脉中循环不息，周流全身，以濡养脏腑经络、四肢百骸。血液亏虚，则脏腑百脉失养，从而表现全身虚弱的症候。其辨证要点为：面色无华或萎黄、唇色淡白，爪甲苍白、头晕眼花、心悸失眠、手足发麻、舌淡苔白、脉细无力。

3. 津液不足　人体五脏六腑、四肢百骸，无不懒于津液的濡养滋润，若汗、吐、下太过，或多尿、水火烫伤之津液外渗、热病伤津等，均可形成津液不足的症候。其辨证要点为：口燥咽干、唇燥而裂、皮肤干枯无泽、小便短少、舌红少津、脉细数。

（二）脏腑辨证

人进入老年期，脏腑功能逐渐减退，年事越高，脏腑虚衰的程度越甚。因此，老年脏腑病变不同青壮年，而以虚证为主。其辨证的要点则是辨明脏腑气血阴阳的虚衰。

1. 脾（胃）虚　脾为后天之本，气血生化之源；脾居中焦，禀胃气贯于四旁，是人体气机升降之枢纽；脾主升，胃主降。脾胃健运，则"清阳出上窍、浊阴出下窍；清阳行腠理，浊阴走五脏；清阳实四肢，浊阴归六腑"。老年人机体衰老与脾胃先衰极为有关。脾胃虚寒、中气下陷、脾不统血、胃阴亏虚。

（1）脾胃气虚证：脾胃气虚，健运失职，气机升降失常，气血生化不足，临床常表现为：食少纳呆、脘腹胀痛、食后尤甚、大便溏薄、倦怠乏力、少气懒言、面色萎黄、形体消瘦、舌淡苔白、脉微弱。老年人慢性胃炎、消化性溃疡、慢性结肠炎、胃肠功能紊乱、贫血、慢性支气管炎等疾病过程中，常可见到此证。

（2）脾胃虚寒证：脾胃虚弱进一步发展伤及脾阳所致，临床常表现为：食少纳呆、脘腹胀满冷痛、喜温喜按、大便溏薄清稀、口淡不渴、气怯形寒、四肢不温、或周身浮肿、舌质淡胖、苔白滑、脉沉迟无力。老年人慢性结肠炎、慢性菌痢、消化性溃疡、吸收不良综合征、慢性胃炎等疾病过程中可见到本证。

（3）中气下陷症：由于脾气虚弱、中阳升举无力所致，临床上常表现为：脘腹坠胀，食后尤甚，便意频频，大便溏泄，或便后脱肛，或尿如米泔，或子宫脱垂，常伴有纳差、神疲乏力、气短声低、头晕目眩、面色萎黄、形体消瘦等症，舌质淡、苔薄白、脉缓弱。老年人胃下垂、肾下垂、脱肛、子宫脱垂、慢性结肠炎、慢性痢疾、胃黏膜脱垂、低血压、长期低热等疾病过程中常可见到此证。

（4）脾不统血证：由于脾气虚弱、统血功能失司、血溢脉外所致，临床上常表现为：面色萎黄或苍白无华，食少纳呆，气短懒言，倦怠乏力，或便血、或呕血、或咯血、或溺血、或肌衄、或齿衄、或鼻衄等，舌质淡，苔白，脉细弱。老年人上消化道出血、血小板减少性紫癜、再生障碍性贫血、白血病等疾病过程中常见到此证。

（5）胃阴虚弱：由于胃阴不足、胃失濡润所致，临床常表现为：胃脘隐隐灼痛、嘈杂不适、饥不欲食、干呕呃逆、口干咽燥、烦渴思饮、大便干结、小便短少、形体消瘦、舌红少津、苔少或花剥、脉细数。老年人慢性萎缩性胃炎、消化道溃疡、胃肠功能紊乱、胃癌、食管癌、糖尿病、感染性疾病恢复期等疾病过程中常可见到此证。

2. 肾虚 肾为先天之本，藏精、主骨、生髓、上通于脑，主水、纳气、开窍于耳及二阴，其华在发。机体衰老，老年病的许多症状，其根本原因在于肾元亏虚。常见肾虚证有：肾阴虚、肾阳虚、肾气虚衰。

（1）肾阴虚证：由于肾脏阴液不足、虚火内生所致，临床表现为：腰膝酸软、头晕目眩、耳聋耳鸣、失眠多梦、形体消瘦、潮热盗汗、五心烦热、颧红便结、小便黄赤、遗精早泄、舌红少苔而干、脉细数。老年人慢性肾病、高血压、糖尿病、神经衰弱、结核病、某些血液病等疾病过程中常可见到此证。

（2）肾阳虚证：由于肾之真阳亏虚、温煦无力所致，临床常表现为：形寒肢冷、手足不温、腰膝酸软、精神委靡、神疲乏力、头晕目眩、小便清长、夜尿频多、排尿无力、尿后余沥不尽、或尿少浮肿、完谷不化，舌质淡胖苔白，脉沉弱。老年人慢性肾功能不全、慢性心力衰竭、甲状腺功能低下等疾病及久病重病过程中常可见到此证。

（3）肾气虚衰证：由于肾气虚衰，无力纳气，不能固摄二阴所致，临床表现为：咳喘气短、呼多吸少、气不得续、张口抬肩、动则喘息益甚、或小便清频、尿后余沥不尽、夜尿增多、遗尿或尿失禁、大便滑脱，腰膝酸软无力，舌淡、脉沉无力。老年人肺气肿、慢性心源性心脏病、心功能不全、慢性前列腺疾病、神经衰弱等疾病过程中常可见到此证。

3. 肺虚 肺为华盖，主一身之气，司呼吸，主宣发、肃降，通调水道。年老元气匮乏，或久咳久喘耗伤肺气，或因脾胃虚弱化生不足，以致肺气功能减弱，常见肺虚证有：肺气虚证、肺阴虚证。

（1）肺气虚证：由于肺气亏虚、肺的宣降功能失调、宗气化生不足所致，临床常表现为：咳喘无力、气短不足以息、动则尤甚、咯痰清稀、面色㿠白、声音低微、体倦乏力、自汗畏风、易于感冒、舌质淡苔白、脉虚无力。老年人上呼吸道感染、慢性支气管炎、肺气肿、支气管哮喘、肺结核等疾病过程中常可见到此证。

（2）肺阴虚证：由于肺的阴液不足、肺失滋润、清肃失司所致，临床常表现为：干咳无痰、或痰少黏稠难咯、甚或痰中带血、声音嘶哑、咽干口渴、形体消瘦、午后潮热盗汗、颧赤、五心烦热、舌红少津、脉细数。老年人慢性肺部疾患、慢性咽炎等疾病过程中常可见到此证。

4. 心虚 心藏神，主血脉。由于年老脏器虚衰，或久病体虚，或思虑劳心过度，使心之气血暗耗，常见心虚证有：心气虚证、心血虚证、心阴虚证、心阳虚证。

（1）心气虚证：由于心气不足、鼓动无力、血行不畅、心失所养所致，临床表现为：心悸怔忡、胸闷气短、动则尤甚、神疲乏力、自汗、面色淡白、舌淡、苔白、脉弱或数而无力，或促、结、代。老年人冠状动脉粥样硬化性心脏病、风湿性心脏病、各种心律失常、心功能衰竭等疾病过程中常可见到此证。

（2）心阳虚证：心气虚进一步发展，损及心阳，从而影响其鼓动温煦功能，临床表现为：心悸怔忡、胸闷或痛、气短、动辄尤甚、神疲乏力、自汗、畏寒肢冷、面色㿠白、舌淡胖嫩、脉迟、或弱、或微、或促、结、代。老年人冠状动脉粥样硬化性心脏病、风湿性心脏病、各种心律失常、心功能衰竭等疾病过程中常可见到此证。

（3）心血虚证：由于心血不足、血脉不充、无以濡养于心所致，临床常表现为：心悸怔忡、失眠多梦、健忘、眩晕盗汗、面色无华或萎黄、唇舌色淡、脉细弱或细数。老年人各种心律失常、慢性消耗性疾病、贫血等疾病过程中常可表现此证。

（4）心阴虚证：由于心阴亏虚、心失滋养、虚热内扰心神所致，临床常表现为：心悸怔忡、失眠多梦、五心烦热、潮热盗汗、颧红、咽干、舌红、少苔、脉细数。老年人各种心脏病、心律失常、贫血、甲状腺功能亢进症等疾病过程中常可见到此证。

5. 肝虚 肝藏血，主疏泄，喜条达而恶抑郁。五志化火或热病后伤阴，或肾水亏耗，水不涵木，均可使肝阴不足，肝脏虚证主要表现为肝阴不足。临床常表现为：头晕目眩、视物模糊、双目干涩、胁肋灼痛悠悠不休、面部烘热、口燥咽干、五心烦热、潮热盗汗、失眠多梦、舌红少津、脉细数而弦。老年人高血压、肝硬化、甲状腺功能亢进症等疾病过程中常可见到此证。

（三）虚实辨证

在老年疾病中，一般以虚证居多，但也有不少实证，因此，在着眼于虚证的同时，也不要忘记证实，老年病较多的常见实证如下。

1. 痰证 痰是人体脏腑功能失调，津液凝固而成的病理产物。外邪袭肺，肺失宣降，肺津可凝聚成痰；饮食不节，思虑劳倦伤脾，脾失健运，水湿可凝聚成痰；年老肾衰，或久病伤肾，或劳欲伤肾，开阖不利，水聚成痰；情志不遂，气郁化火，煎津成痰。痰之为病，无处不在，痰滞于肺，可见咳嗽咯痰；痰蒙于心，可见胸闷心悸、神昏癫狂；痰停于胃，可见胃脘痞满、恶心呕吐；痰在经络筋骨，可致瘰疬痰核，肢体麻木或半身不遂，或阴疽流注；痰蒙清窍，可见眩晕头痛；痰气郁结咽喉，可见咽喉有异物梗阻等。其辨证要点为：眩晕、痰壅气急、胸胁闷痛、肢体麻木或震颤、或半身不遂，口眼歪斜，或结节、肿块、苔腻、脉弦滑。

2. 瘀血证 中医认为久病必瘀，久痛入络。老年人由于各种慢性疾病，损伤阳气，以致气虚鼓动无力，或久病留痰阻遏阳气，或肝气郁结疏泄不利等，皆可影响血液的运行而致血瘀。瘀血形成以后，反过来又影响气血的运行。如瘀阻心络，可见胸闷心痛，口唇青紫；瘀血乘心，可致发狂；瘀阻于肺，可见胸痛咳血；瘀阻于胃肠，可见呕血；瘀阻于肝，可见胁痛痞块；瘀阻胞宫，可见少腹疼痛；瘀阻肢体，可见局部肿痛或青紫等。其辨证要点为：疼痛如刺或刀割、痛处固定不移或拒按、出血紫暗不鲜，或夹有血块，局部青紫或有瘀斑、瘀点、肿块、脉细涩。

3. 水湿证 老年人由于脾胃虚弱，运化无力；或肾元亏虚，气化不利；或肺气不足，肃降功能失常；或三焦水道失于通畅，影响了津液的正常运行，以致水湿内停。其辨证要点为：泄泻、浊淋、水肿、脘腹不舒、纳谷不香，厌食油腻、舌淡胖、苔腻。

4. 郁火证 老年人情绪不稳定，易于激动，或情志不遂；或忿恚暴怒，致使肝气郁结，进而化火。其辨证要点为：胸胁胀满、或胀痛、急躁易怒、头昏目眩、耳鸣如潮、面红耳赤、甚则发生晕厥、舌红苔黄、脉弦数。

5. 食滞证 老年人饮食不节，过食膏粱厚味；或脾胃虚弱，加之饮食不慎，受纳腐熟失职，使食不得化，停滞于胃所致。其辨证要点为：脘腹胀满，嗳腐吞酸、厌食、恶心呕吐、或吐出酸腐食物、矢气便溏、大便臭、苔厚腻、脉滑。

三、处理好辨证与辨病的关系

中医的辨证论治，既讲辨证，也讲辨病。汉代医家张仲景《伤寒论》是一部辨证论治的典籍，其《金匮要略》则是论述辨病的专著，书中所记载的中风、消渴等篇，开拓了老年病的诊治方法。

老年人往往多种疾病、多个脏腑病变集于一身，其病机往往因为气血阴阳同病，虚实夹杂。

所以临证时必须处理好辨证与辨病的关系，在辨病的前提下，才能作出符合于各个病证的正确辨证。如同时患有心、肺疾病的老人，因喘而就诊，临证时必须辨明其发病是以心为主或以肺为主；以心为主者多由内因所致，以肺为主者则多因之于外邪引发。同时，还应辨明其病是先从心起，或先从肺兴；由心而肺者应考虑心力衰竭，由肺而心者当注意感染性休克。如此这般，如果明确了以上的关系，在此基础上进行辨证论治，把握性就大得多了。这就是辨证与辨病关系在老年病中的具体应用的意义。

由于辨证与辨病是分别从不同的角度对疾病进行诊断，因此，在临证时应当做到辨病又辨证，辨证与辨病相结合。只有辨病-辨证，多次反复，才能作出正确的诊断，从而为正确的治疗打下基础。

四、周密观察、随症应变

基于老年人的生理、病理特点，老年病所表现的症状往往是错综复杂的。有些虽然表现为实证，但往往隐含着虚的一面；同样，老年虚证，也往往含有实证的表现，这自然给临床辨证带来了一定的难度。另一方面，疾病的发展不是一成不变的，往往随着时间的推移，治疗得当与否而发生相应的变化；如饮食停滞之呕吐，乃为饮食不节、食入过量所致，临床表现属实证；但由于老年人脾胃虚弱，运化无力，使食不得化，因而隐含有脾胃虚弱这一病机。治疗上往往在消食导滞之方药中加入健脾和胃之品。同样，如果呕吐失治或误治，久不得愈，呕吐频频，往往会损伤胃阴，而又可表现为胃阴不足之证。因此，临证时需周密观察，随着病情的变化，辨证也应发生相应的改变。

第二节　老年病辨证的一般原则

辨证的过程，就是检查、分析和处理疾病的诊断和治疗过程，除了要熟练地掌握中医的系统理论和诊疗外，还必须掌握和运用老年辨证的一般原则，才能达到辨证确切、处理得当的目的。

一、分析证的主次，注意证型的转化

老年疾病，主次夹杂，辨明而抓住主证，是辨证的关键。判断主证，不是从症状出现的多少和明显与否来决定，而是从病因病机来分析、比较，看哪一个证是反映病理本质，对疾病的发展变化起关键作用的，这个证便是主证。如老年黄疸病的病情较为复杂，既有黄疸、胁痛、头晕等肝郁症状，又有倦怠、纳呆、腹胀、泄泻等脾虚症状，甚至还有其他症状。按照一般内科辨证，可以根据患者的情况以脾虚为主证，治以健脾化湿退黄；也可以疏肝解郁、清热退黄。但是，对于老年病，由于脏腑功能减退、正气虚弱、脾虚运化失职为内因，因此，辨证时多抓住脾虚湿浊不化这一主证进行治疗，或是脾虚与肝郁共同治疗。

在疾病的发展过程中，一个主证并不是始终不变的，在一定条件下主次可以转化，寒热、虚实都是可以互相转化的。例如，老年人胃脘痛一般病程较长，多则数十年，大多起病缓慢，胃痛渐发，日渐加重，得食痛减，遇寒即发，乃属脾胃气虚证；若在治疗过程中出现胃脘刺痛，或见便血、脉涩滞，主证由脾胃气虚之虚证转化为瘀血内停之实证，或脾胃虚弱夹瘀血之虚实夹杂证。

二、辨明真假、断疾病的本质

在临床辨证中，典型症候容易辨认，但有时候症状并不典型，甚至还可互相矛盾，出现假象，疑似难以辨认。最为常见的有"真寒假热"证和"真热假寒"证，以及"大实有羸状"、"至虚有盛候"的虚实真假证即是这种类型。此时，必须克服片面性与表面性，从极其复杂的症候群中辨清真、假，反映疾病本质与非本质的症候，才不致被假象所迷惑，从而正确地辨证论治。要做到这一点，首先应抓住关键性症候，不要被假象所迷惑，有时候假象很多，而反映本质的症状或体征只有一二个，但这却是主要依据。一般来说，舌象和脉象是辨别寒热真假最有参考价值的指征，虚寒的脉象迟而无力、舌象淡而湿润，实热的脉象而有力、舌象多红而干。诊治老年疾病，在全面分析体征、年龄、病程、饮食、情志、服药过程等方面，对于辨认疾病真假，判断疾病本质也不可忽视。

三、审定标本，决先后逆从

审查病证标本，决定治疗之先后逆从，是辨证的主要内容。正如《素问·标本病传论篇》中指出："知标本者，万举万当，不知标本，是谓妄行。"所谓本，就是疾病发生的根本。疾病的标本不是固定不变的，它往往随具体疾病和具体患者各有不同。以病而论，引起疾病发生的病因为本，所表现于外的各种临床症象是标；以病变部位而论，原发病变部位为本，继发病变部位是标；以病变本身而论，原发症状是本，继发症状为标；以病之新旧而论，旧病是本，新病为标；病证虽多，但总离不开标本。审明标本，定出处理原则，即选用逆治或从治。

对于老年病，是先治标还是先治其本，应根据具体患者、具体疾病及疾病的轻重缓急而定。在本病重、本病急的情况下，应当先治其本，在标病急、标病重的情况下，又应当先治其标。鉴于老年人脏腑本虚，临证时往往标本同治的概率会更多。

四、识别虚实，定补泻增损

辨识邪正虚实，是对病邪和正气消长与病情发展演变关系的客观估价和分析，也是临证辨证的原则之一。

"虚"是精气亏损而不足，"实"是邪气盛而有余。"虚"是人体防御能力、代偿能力或修复能力不足的病理情况；"实"是指致病因素、病理产物旺盛所致的病理反映。邪气盛则正气受到遏抑或耗损，从而导致正气越虚，邪气越盛。由于人体变老，精血不断衰耗，脏腑生理功能减退，继之气虚神败，五脏皆虚，气血和体内阴阳平衡能力下降，这是正气虚损的一面，由于脏腑虚衰，气血失和，升降失常，或因外邪，或因饮食、劳倦内伤，或因痰饮、瘀血停滞体内，导致疾病的发生，这又是邪实的一面。老年人以虚衰为本，抗病能力低，因此，病多相兼，虚实夹杂，病情错综复杂，临证时需根据正虚、邪实、虚实夹杂的不同，确定补泻增损之法。

五、预测转归，拟养生防治

大体而言，病由表入里，由阳转阴，由实变虚，由热化寒是邪盛正衰、病情加重的表现；病由里出表，由阴转阳，由虚变实，由寒化热，是邪退正气恢复、病情好转的迹象。由此可见，决定病证转归的因素同样有邪与正两个方面，起决定作用的是正气盛衰。老年疾病属虚证、寒证、阴证多，且难治；这与老年脏腑功能衰退、正气虚衰是分不开的。

治疗是否及时和得当是影响病证转归的一重要因素。精神和情绪因素对病证的转归及预后也极为重要，常常处于激怒、忧郁、焦虑、恐惧心理者，往往能促使或加速病情向坏的方向发展。相反，开朗乐观的思想情绪有利于提高机体抗病能力，且有利疾病向好的方向发展。此外，饮食、劳逸、气候变化、居住环境、疾病护理也都影响疾病的转归，应予以重视。因此，老年人更应注意养生防病。

《黄帝内经》指出："正气存内，邪不可干"，"邪之所凑，其气必虚"。对于老年疾病的治疗应特别重视内在因素的作用，充分调动老年人机体内在的抗病能力，不能只靠药物。老年病多属慢性病，阴阳气血常常失调，脏腑虚弱，应注意治养结合，尽量少用或不用药物。《医学入门·保养说》明确指出："保养可勿药乎？曰：避风寒以保皮肤六腑，则麻黄、桂枝、理中、四逆之剂，不必服矣；节劳逸以保其筋骨五脏，则补中益气、劫劳、健步之剂，不必服矣；戒色欲以养精，正思虑以养神，则滋阴降火、荣养、凝神等汤，又何用哉？要之血由气生，气由神全。"可见，调养保健是防治老年人疾病的一个重要方面。

第四章 老年病的治疗原则与方法

老年病的治疗必须适应其生理、病理和疾病特点，在整体观念、辨证施治等思想指导下，确立老年病的治疗原则。在遣药组方、用药剂量及施治等方面，有一定的特点。

第一节 老年病的治疗原则

老年病的治疗原则是由老年人的生理特点和老年病的病理机制所决定的。大凡年老之体，身体抵抗能力低下者居多，有阴阳失调、气血不足、脏腑虚损之情况，因此，对于老年病的治疗，有其自身特点，主要有以下几个方面。

一、补虚重在脾肾

老年病与脏器组织功能减退密切相关。中医认为，五脏虚损、精气神渐减是老年发病的一个重要方面，如在《灵枢·天年》中论述了人自50岁以后，脏腑功能逐渐减退的征象。因此，五脏虚损是人体衰老的原因，也是疾病发生的重要因素，五脏之中，尤以脾肾最为关键。因为脾为后天之本，气血生化之源；肾为先天之本，水火之宅，能调节阴阳。治疗老年病，脾肾二脏功能保持正常，则其他脏腑病变就比较容易恢复。所以在治疗老年病，调补五脏，尤重调补脾肾，常以四君子汤、香砂六君子汤、参苓白术散等方以治脾，以肾气丸、六味地黄丸、左归丸等方以治肾。又因老年人脏腑功能逐渐老化迟钝，因此，用药不宜过重、过偏，宜调补，而不宜纯补，主张在辨证施治的基础上，适当加入调补脾肾，兼顾阴阳的药物，既可以促进补药的吸收，又可鼓舞人体正气，使邪不伤正。

二、祛邪宜攻补兼施

老年脏腑功能衰退，虚证固多，但因抗邪能力减弱，机体调节适应能力锐减，易受外邪袭侵，故病则寒热虚实夹杂，阴阳平衡失调，所以，治疗老年病应做到"寓攻于补"，攻补兼施。如治疗老年慢性喘息性支气管炎、久咳、咳痰、喘息者，常以补肾纳气之药，参以肃肺化痰方剂之中，常以肾气丸或六味地黄丸与泻白散、定喘汤化裁。再如治疗老年便秘，常以润下通便之麻子仁丸为主方，配以益气、滋阴增液之品，如黄芪、肉苁蓉、熟地、当归等药。总之，老年得病无外体虚而感，因病致虚，治疗宜攻补兼施，攻邪不伤正。若攻之过猛太过，则邪虽去而正不复也，达不到治疗的目的，甚至造成正虚不救之势。因此蒲辅周老专家提出要"补而勿伤，下而勿损，湿而勿燥，寒而勿凝，消而勿伐"。

三、扶正当用调脾

治疗老年病虽以补虚为主，但运用补法要恰到好处，适可而止，宁取循序渐进，不可竣补，

25

特别是不能一见补之有效，便求其速成，大剂猛补，补之太过，会适得其反。因为老年人脾胃功能不足，运化力弱，对补品耐受力也差，故宜调理脾胃，保护中州，缓缓调补。应用补益之剂，应当重在讲究法度，做到补而不滞、滞而不腻、守而不保、养而不燥，达到补虚疗疾之目的。古人组方亦十分重视药物的配伍，有补有泻，有升有降，有塞有通，有开有阖，如六味丸之三补三泻，肾气丸之桂附与六味并用。张锡纯用黄芪多佐知母以使黄芪补而不燥，就是生脉散也以麦冬、五味子制人参之燥，人参抑麦味之滋，二者相伍则达气阴双补，又无过偏之害。总之，对老人之补，不但要防止过偏，还要做到补而不滞，以气血流通、脾胃健运、阴阳平衡为度。

四、立方主次分明

老年病病情复杂，往往虚实夹杂，寒热并见，多脏亏虚，气血不足，矛盾错综复杂。因此，临证组方施治时，不仅要善于抓住主证，而且也要兼顾兼证。因为老年病变化迅速，有时兼证在一定的条件下，也会成为疾病的关键，成为主要矛盾，即主证。因此，在辨证的前提下，抓住主证、兼顾兼证，一次用药虽不能面面俱到，但主证和兼证之间，用药配伍，力求严谨，主次分明，强调君臣佐使，相互协调，使杂而不乱。如治疗老年气虚便秘，根据肺与大肠相表里的关系，常以通腑药中加补益肺气之品，以增肃降之力，腑病兼治脏，而对于痰火壅肺、气火盛实之哮喘，常于清热化痰药中配以酒大黄、草决明等通腑之品，以引火下行，相辅相成，效果颇佳。

五、用药以疏通为贵

年迈之人，气血多有郁滞，即所谓"老年多瘀"。盖因老年人脏腑功能衰退，气机升降出入不畅，气滞则血凝，或人入老境，性情多趋抑郁，致肝气不疏，百病皆由于气，致气血失于条达而为郁滞；或老年多病，致气血衰少而郁，如《素问·痹论》所云："病久入深，营卫之气行涩，经络时疏，故不通。"因此，临床治疗老年病多配以调理气血、解除郁滞之品，常用逍遥散、柴胡疏肝散、四逆散等方疏理气机，以达"疏其气血，令其调达，而致和平"的目的。

六、施治缓急得当

病有缓急之分，治从标本而论。老年病亦不外急、慢之分，治疗当宗"急则治其标，缓则治其本"的原则。老年人因身体虚弱，抵抗力差，易生突变，故其患病有时十分紧急，当争分夺秒。如老年胸痹发作，当迅速控制病情，阻断其向真心痛的演变。老年人病急则施治亦急，务求迅速，但攻邪也应注意切勿太过，并于邪去后扶其正气。若老年人病情不急，治应缓图。因为老年病大多属慢性病，兼正气不足，恢复较慢，太急则欲速而不达。

七、调养当重食疗

注重饮食调摄，不仅是健康长寿的一项重要措施，同时也是治疗老年病的一大疗法。正如《养老奉亲书》云："高年之人，真气耗竭，五脏衰弱，全仰饮食以资气血。"《太平圣惠方》也云："食能排邪而安脏腑。"故治疗老年病时不能忽视饮食在治疗和调养中的作用。重视食疗，首先要考虑食物在疾病治疗过程中，与药物的配合作用。其次，在病退邪去、正气尚弱时，以食疗进行调补。再次，老年人，身体虚弱，元气不足，通过食疗可以增强抵抗力，预防疾病的发生。

第二节　老年病的常用治法

老年疾病的治疗大法和青壮年基本相同，但由于老年人在生理、病理方面有其特点，故在治疗上也有一定的特殊性。

一、八　　法

（一）汗法

汗法即解表发汗法，又称解表法，是通过开泄腠理，调畅营卫，宣发肺气，致人体汗出，使外感六淫之邪由肌表随汗而解的一种方法。主要用于外感表证。因外邪有风寒、风热之分，故汗法又分辛温、辛凉之剂。辛温解表法适用于风寒表证，症见恶寒重，发热轻，口不渴，头身疼痛，无汗或有汗，舌苔薄白，脉浮紧或浮缓等，代表方剂为麻黄汤、桂枝汤、九味羌活汤、加味香苏散、荆防败毒散。辛凉解表法适用于外感风热表证，症见发热重，恶寒轻，头痛，口渴，咽痛，苔薄黄，脉浮数等。代表方如桑菊饮、银翘散等。

解表法是老年外感表证的常用治法，但老年人体质多虚，故临床上多与补益法配合应用，常有以下几种。

（1）益气解表法：即益气法与解表法合用，用于老年外感表证兼气虚者。

（2）滋阴解表法：即滋阴法与解表法合用，用于老年外感表证兼阴虚者。

（3）助阳解表法：即温阳法与解表法合用，用于老年外感表证兼阳虚者。

（4）养血解表法：即养血法与解表法合用，用于老年外感表证兼血虚者。

运用汗法的注意点：①汗液是人体内津液的一部分。汗出太多，会造成津液耗散。因此，汗法不可滥用。对于体内阴液不足者尤应慎用。如老年人有剧烈呕吐或腹泻，出血或出血倾向者。②若邪已入里，表证消失出现里证时，则不属于解表法的运用范围。对于老年心力衰竭或极度虚弱者，应禁用。

（二）吐法

吐法即涌吐法，是通过服药，使患者产生呕吐，以排除停留在咽喉、胸膈、胃脘等部位的痰证、宿食或有毒物质于体外的一种治法。由于吐法不仅易伤正气，而且刺激性大，不易为患者所接受，故在治疗老年病中很少应用本法。

（三）下法

下法即泻下法，是通过荡涤胃肠，泻出肠中积滞或积水、虾血，使宿食、燥食、冷积、瘀血、结痰、停水等从下窍而出，以祛除病邪的一种治法。主要用于邪在胃肠，便秘不通，燥屎内结，或热结旁流，以及停痰留饮、瘀血积水等邪正俱实之证。本法可分为寒下、温下、润下、逐下等，据病情轻重缓急，又有竣下、缓下之分。老年人体质虚弱，泻下法必须慎用，尤其是作用强烈的泻下剂。老年人应用下法，多采用缓下、润下与扶正药配合使用，常用以下几种方法。

（1）益气泻下法：用于老年人气虚便秘及其他实邪内留兼气虚而须泻下者。

（2）滋阴泻下法：用于老年阴虚便秘或燥热伤津及其他实邪内留兼阴虚而须泻下者。

（3）养血泻下法：用于老年血虚肠燥之便秘及其他实邪内留兼血虚而须泻下者。

（4）温阳泻下法：用于老年阳虚寒凝便秘及其他实邪内留兼阳虚而须泻下者。

运用泻下法的注意点：①下法主要用于病位在里，或具有胃肠道功能障碍或大便秘结的患者。如邪尚在表或邪在半表半里，则须表里同治，若单纯用下法，会引邪入里，损伤正气。②应用下法取效后，便须停药，不宜过量，或者适当配伍补益药。

（四）和法

和法即和解法，是通过和解或调和作用，以达到消除病邪的治法。它不同于汗、吐、下三法的专事攻邪，又不同于补法的专于扶正。它是专治病邪在半表半里的一种方法。适用于脏腑气血不和，或寒热错杂，或虚实互见的病证。凡邪在少阳、募原，以及肝脾不和、肠寒胃热、气血失调、营卫不和等致病时，都可使用和法，以祛其寒热，调其偏盛，扶其正气，使病去人安。老年人由于正气虚弱，感受外邪后易陷入半表半里，另外。老年人孤寡独居，情志抑郁，易于发生肝脾不和、胃肠失调等疾患，所以，和解法在老年病中应用较广，最常用以下几种。

（1）和解少阳法：用于邪在少阳胆经，症见寒热往来，胸胁苦满，心烦喜呕，默默不欲饮食等。

（2）调和肝脾法：用于肝气郁结，横逆犯胃，或脾虚不运，影响肝气疏泄的肝脾不和证。症见胸胁闷痛，脘腹胀满，不思饮食，甚则寒热等。

（3）调和肠胃：用于邪犯肠胃、寒热夹杂、升降失常之证。症见心下痞满，恶心呕吐，脘腹胀痛，肠鸣泻痢等。

运用和法的注意点：①凡属邪在肌表，或表邪已全入里，不宜使用和解剂，以免引邪入里或延误治疗。②脏腑极虚，气血不足之寒热，不宜使用和解剂。③七情内伤，肝脾不调者，除药物治疗外，宜配合心理治疗。

（五）温法

温法即温里法，是通过温中、祛寒、回阳、通络等作用，使寒邪去，阳气复，经络通，血脉和，以治里寒证的一种治法。由于寒病的发生，常常是阳虚与寒邪并存，所以温法又常与补法配合使用，常用的温法有以下几种。

（1）温中祛寒：用于中焦虚寒证。症见肢体倦怠，手足不温，脘腹胀满或冷痛，不思饮食，舌淡苔白润，脉沉细或沉迟等症。

（2）回阳救逆法：用于阴盛阳衰、阳气将亡之证。症见四肢厥逆，恶寒倦卧，精神委靡，下利清谷，脉沉微或沉细。

（3）温经散寒法：用于阳气不足、经脉受寒、血液运行不畅所致之证。症见手足厥冷，腰膝疼痛，舌淡苔白，脉沉细等。

运用温法的注意点：①热证、阴虚内热证、真热假寒证，以及热证引起的吐血、便血等出血证，均不宜使用。②某些大热药，对老年人体质极虚者慎用。

（六）清法

清法即清热法，是通过清火泻火，以清除火热之邪，适用于里热证的一种治法，由于火热之邪最易伤耗津液，大热又能伤气，加之老年人体质虚弱，气血阴阳不足，所以清法在老年病的运用中，常与益气生津、滋阴之品配伍应用，常有下面几种。

（1）益气清热法：用于气分热盛，兼气虚的病证。

（2）滋阴清热法：用于阴虚发热或邪热伤阴之证。

（3）清热生津法：用于肺胃热盛、耗伤津液之证。

运用清法的注意点：①清法主要用于里热证，应禁用于寒证、虚热证，更不可误用于真寒假热证；②清热药物性味多寒凉，如使用过量，可损伤脾胃功能，出现食欲缺乏等症。因此，除非病情确实需要，不宜久用。

（七）消法

消法即消导法，是通过消食导滞和消坚散结作用，使气、血、痰、食、水、虫等所结成的有形之邪，渐消缓散的一种治法。消法是老年病常用治法，有以下几种。

（1）行气法：用于老年气机郁滞的病证。一般以脾胃气滞和肝气郁滞为多见。行气剂大多辛温香燥，易于耗气伤阴，老年人多有气虚、阴虚，应用行气剂宜选用一些作用比较平和的药物，如香橼、佛手等。若用行气作用较强的药物，应少佐益气养阴之品。

（2）祛瘀法：用于血行不畅或血分淤滞所致的各种病证。"老年多瘀"、"久病多瘀"，瘀血广泛存在于许多老年病中，故祛瘀法在老年病的治疗中亦颇为常用。瘀证一般可分为寒、热、虚、实四大类，对寒证血瘀治宜活血化瘀配伍温经散寒；热证血瘀治宜活血化瘀配伍清热解毒、清营凉血或泻热通腑；实证血瘀治宜活血化瘀配伍理气行气；虚证血瘀则配伍益气、养血、滋阴或温阳等治法。老年人血瘀，多是因虚致瘀，补虚祛瘀尤为常用。

（3）利湿法：运用渗湿利水药使停滞的水湿由小便而出。临床应用可分为以下几种：①温化水湿用于脾阳虚或肾阳虚衰，水湿不能正常运行而停滞的寒湿证；②清热利湿用于具有湿热证候的病证；③利湿通淋主要用于各种淋证，表现为下腹部胀满、尿频、尿急、尿痛、小便黄赤等证候；④利水消肿主要通过利尿以排除体内潴留的水湿，用以治疗水肿。

（4）化痰法：主要用于痰邪所致的病证。痰即是脏腑功能失调的病理产物，同时也是引起许多老年病的致病因素。因此，化痰法亦为老年病所常用。治疗之法，湿痰宜燥湿化痰；寒痰宜温阳化痰；热痰宜清热化痰；燥痰宜润燥化痰；风痰宜息风化痰；食痰宜消食化痰；痰迷心窍宜豁痰开窍；痰结成核宜软坚消痰。肺虚有痰宜保肺以输布津液；脾虚有痰宜培土以化其痰湿；肾虚有痰宜补肾引起下行。若痰瘀同病，当化痰祛瘀，痰瘀同治。

（5）消导法：主要用于饮食积滞之证。老年人脾胃虚弱，脾失健运，胃失受纳，纳运失济，易造成饮食停滞，常用药物如山楂、神曲、麦芽、鸡内金等。如脾胃虚弱而见饮食停滞，则与益气健脾药同用；如积滞郁而化热，则宜消而兼清，配伍清解郁热之品；食积气滞者，宜配伍行气之品；食积便秘者，可配伍泻下导滞药。

（八）补法

补法即补益法，是通过滋养补益人体气血阴阳，治疗某一脏腑或几个脏腑，或气、血、阴阳之一，或全部虚弱的一种治法。补法的目的，在于药物补益，使人体脏腑或气血阴阳之间的失调重归于平衡，同时，在正气虚弱不能祛邪时，也可以用补法扶助正气，或配合其他治法，达到扶正祛邪的目的。老年人脏腑虚弱，正气不足，体弱多病，以虚为主，故补益法是治疗老年病、抗老延寿的常用方法。常用的补法可分为几下几种。

（1）补气：一般即补肺脾二脏之气，临床常用于气虚证（如乏力、气短、食欲缺乏等）。有时也用于血虚证（因为肺、脾、心等气血充足才能化生血液）。

（2）补阳：具有调整人体功能，改善新陈代谢的作用。临床主要用于肾阳虚证（如阳痿、浮肿），以及由肾阳虚引起的内寒证（腹泻、手足冷），脾阳虚引起的脾虚寒证。

（3）补阴：主要有调整人体功能，改善新陈代谢的作用，适用于阴虚证。

（4）补血：临床上常用于血虚证。

运用补法的注意点：①使用补法时，应注意脾胃的功能。对于脾胃虚弱的患者，应首先以调理脾胃为主，或于补益药中加入健脾助运之品；②应用补法，务必要辨清真虚假虚，不可贸然投补，以免犯虚虚实实之诫；③不可滥施补剂。补法主要针对虚证而设，无虚之证，妄加以补，不仅无益，反而有害。

二、脏腑的常用治法

（一）肝胆之治法

1. 疏肝　即通过解郁、理气、活血以疏畅肝郁之气滞血瘀的治法。主要包括疏肝调气、疏肝活血两法。

（1）疏肝调气法：适用于头部巅顶及两侧胀痛，胸胁胀痛、少腹胀痛、睾丸胀痛、行经胀痛等。以逍遥散、柴胡疏肝散、加味乌药汤为代表方。

（2）疏肝活血法：适用于肝气不舒而血瘀，胁肋刺痛、少腹胀痛拒按、月经量少而夹块等症。以疏肝解郁汤、膈下逐瘀汤为代表方。

2. 清肝　即以清热泻火为主，或佐以养阴，为消除肝胆火旺的治法，主要包括清解肝热、清肝止血两法。

（1）清解肝热法：适用于肝热所致的头昏、烦闷、目赤、阴囊肿痛，及肝热伤阴所致之烦热、咽干、便结等症。以丹栀逍遥散、黑逍遥散、滋水清肝饮及青蒿鳖甲汤之类为代表方。肝胆热重者宜选龙胆泻肝丸或当归芦荟丸之类。

（2）疏肝止血法：适用于肝火灼胃的吐血，肝火犯肺的咳血、衄血，以及肝经血热的血崩等症。以十灰丸、四生丸、槐花散、清经止血汤等为代表方。

3. 养肝　即通过滋阴、养血，以补肝之虚，缓肝之急，主要包括滋养柔肝、补养肝血两法。

（1）滋养柔肝法：适用于肝失柔润，以致拘挛、震颤、疼痛为主的肝阴不足证。以芍药甘草汤、一贯煎、滋补水清肝饮等代表方。

（2）补养肝血法：适用于肝血亏虚，症见头晕目眩、心悸耳鸣或妇女崩漏之证。以四物汤、当归补血汤为代表方。

4. 平肝　即通过泻火、滋阴、重镇，以平定潜镇肝阳。主要包括平抑肝阳、镇肝息风两法。

（1）平抑肝阳法：适用于肝阳上亢，以眩晕头痛，严重失眠，烦躁不安，或兼惊厥抽搐为主要见症者，以天麻钩藤饮、羚羊角散为代表方。

（2）镇肝息风法：适用于肝阳上亢、肝风内动，症见头晕耳鸣，抽搐震颤，甚则跌仆，口眼歪斜、半身不遂。以镇肝熄风汤、建瓴汤为代表方。

5. 温肝　即通过温阳散寒，以治疗肝寒病证。主要包括温散肝寒、温肝行气和温补肝阳三法。

（1）温肝散寒法：适用于寒邪伤肝，病势急骤，症见四肢厥冷，指甲青紫，腹冷痛，或囊卷阴缩，或腿肚转筋。以当归四逆汤、当归四逆加吴茱萸生姜汤为代表方。

（2）温经行气法：适用于肝寒气滞，小腹疼痛，或痛引睾丸之证。以天台乌药散、暖肝煎为代表方。

（3）温补肝阳法：适用于素体阳虚，复遭寒入伤肝，症见巅顶头痛，呕吐涎沫，脘腹冷痛，四肢不温，小腿拘挛。以吴茱萸汤、吴茱萸木瓜汤为代表方。

6. 清胆　即清除胆热的治法。主要包括清胆利湿、清胆和胃两法。

（1）清胆利湿法：适用于肝胆郁结而胁痛，湿热内蕴，胆汁外溢而发为黄疸者。以茵陈蒿汤为代表方。

（2）清胆和胃法：适用于胆虚痰湿所致的易惊、心悸、眩晕、呕吐、虚痫等证。以温胆汤、半夏白术天麻为代表方。

（二）脾胃之治法

1. 健脾 即通过补益脾气，以恢复其运化功能的治法。主要包括补气健脾、补气升陷两法。

（1）补气健脾法：适用于脾气虚弱，症见食欲缺乏、肠鸣便溏、短气懒言等。以四君子汤、香砂六君子汤和参苓白术散为代表方。

（2）补气升陷法：适用于脾虚中气下陷，症见少气懒言、阴挺、脱肛、泄泻、遗溺、带下、久痢、气虚发热、气虚便秘等。以补中益气汤、升陷汤、举元煎为代表方。

2. 温脾 即通过温补脾胃之阳，以消除中焦虚寒的治法。主要包括温运脾阳和温胃祛寒法。

（1）温运脾阳法：适用于中焦虚寒证之呕吐、泄泻、脘腹胀痛、喜温喜按等。以大建中汤、小建中汤、温脾汤为代表方。

温胃祛寒法：适用素体阳虚胃寒，经常呕吐，胃痛而喜温喜按；或寒邪伤胃，发病较急，症见呕吐、胃脘胀痛，且喜热者。以吴茱萸汤、良附丸为代表方。

3. 养胃 即滋养胃阴和脾阴两法。

（1）滋养胃阴法：适用于温病后期，胃液被劫，而见口干、咽燥、渴喜冷饮等症。以益胃汤、五汁饮、甘露饮为代表方。

（2）滋养脾阴法：适用于脾阴不足，运化失常之长期低热、口干舌燥、气短乏力、食欲缺乏、大便不畅等症，以参苓白术散为代表方。

4. 清胃 即清泻胃热之法。主要包括清泻阳阴胃热和清泻胃中积热两种。

（1）清泻阳明胃热法：适用于阳明热盛，或温病邪在气分呈现高热、汗出、烦渴引饮等症，以白虎汤为代表方。若热病后期，余热未尽，气阴两伤，呈现烦渴呕逆、少气虚烦者，宜竹叶石膏汤清热生津、益气和胃。

（2）清泻胃中积热法：适用于胃中积热，症见口臭、口疮、牙痛、喜凉畏热，或齿龈红肿溃烂，或唇口颊肿痛等。以清胃散为代表方。

5. 泻胃 即用通里攻下方药，以泻胃热、下积滞之治法。

适用于胃热与肠中积滞相结的腑实证，出现腑满胀痛、大便秘结，甚至神昏谵语等症。以三承气汤为代表方。

6. 和胃 即用消导食积的方药，消除气滞食积、以调和胃气的治法。

适用于饮食停滞或积滞中焦而生湿蕴热，症见脘腹痞满、嗳腐噫气、恶食吐泻或大便不畅者。以保和丸为代表方。

7. 降胃 即用顺气降逆之方药，以纠正胃气上逆的治法。主要包括温胃降逆法和清胃降逆法两种。

（1）温胃降逆法：适用于寒证所致的呕吐、呃逆。以大半夏汤、旋覆代赭石汤、干姜人参半夏丸、丁香柿蒂汤为代表方。

（2）清胃降逆法：适用热证所致的呕吐、呃逆。以橘皮竹茹汤、黄连苏叶汤为代表方。

（三）肺之治法

1. 宣肺 即宣畅肺气，恢复其肃降功能之治法。主要包括宣肺散寒、宣肺散热、宣肺降逆及宣肺行水四法。

（1）宣肺散寒法：适用于寒邪束表，肺失宣肃，症见恶寒发热、头身疼痛、鼻塞、咳嗽、胸闷不舒、吐痰清稀。以麻黄汤、荆防败毒散汤为代表方。

（2）宣肺散热法：适用于温邪侵袭，肺卫失宣，症见身热恶风、咽痛、流涕、咳嗽、舌尖红、脉浮等。以桑菊饮、银翘散为代表方。

（3）宣肺降逆法：适用于邪犯肺卫，肺失肃降而喘促、咳嗽而言。偏寒者，用三拗汤之类，偏热者，用麻杏石甘汤之类。

（4）宣肺行水法：适用于外邪侵犯，肺气不宣，不能通调水道，因而水湿内停，症见浮肿、小便不利，兼有恶风、发热、脉浮等。以越婢加术汤为代表方。

2. 温肺 即用温阳、祛痰、化饮、降逆的方药，以治疗因肺寒所致的痰、哮、喘、咳等症。主要包括温肺平喘、温肺止咳两法。

（1）温肺平喘法：适用于肺寒喘证与哮证。以小青龙汤、苏子降气汤、射干麻黄汤、苓甘五味姜辛半夏杏仁汤为代表方。

（2）温肺止咳法：适用于肺寒咳嗽、痰多而清稀、色白等症。以止嗽散为代表方。

3. 清肺 即通过清泻肺热，清热降逆，以消除热毒壅肺及肺热喘咳的治法。主要包括清肺降逆，清肺解毒两法。

（1）清肺降逆法：适用于肺热喘咳之证，以麻杏石甘汤、定喘汤为代表方。

（2）清肺解毒法：适用于热毒壅肺，症见发热、胸痛、咳唾脓血；或咽喉肿痛、腮颊肿痛。以千金苇茎汤、普济消毒饮为代表方。

4. 润肺 即用滋养肺阴的主药以润肺燥的治法。

适用于温燥伤肺，津液被灼，出现头痛身热，心烦口渴，干咳无痰，或痰少咳出不畅，咳甚则胸痛，鼻燥咽干，咽喉疼痛，既有肺热，又已伤津液等症。以桑杏汤、沙参麦冬汤、养阴清肺汤为代表方。

5. 补肺 即通过补肺气，养肺阴，以消除肺虚症候的治法。主要包括补气、滋阴、气阴双补三法。

（1）补益肺气法：适用于肺气虚弱的少气懒言、声低气短、动则气促、自汗等症。以补中益气汤、玉屏风散、人参蛤蚧散为代表方。

（2）滋养肺阴法：适用于肺阴不足，或肺痨阴虚的干咳无痰、痰中带血、午后潮热、盗汗遗精等症。以琼玉膏、百合固金汤为代表方。

（3）气阴双补法：适用于肺之气阴两虚的气短懒言、头昏少神、咽干口渴、久咳、汗多、唇舌干燥等症。以生脉散为代表方。

6. 敛肺 即通过收敛肺气，以止咳、平喘、止汗、止血的治法。主要包括敛肺降逆、敛肺止血、敛肺止汗三法。

（1）敛肺降逆法：适用于肺气耗散，肺虚不敛的久咳不止、脉细而数之证。以五味子汤、人参补肺饮为代表方。

（2）敛肺止血法：适用于久咳不愈并见咯血者。以五味子、白及、阿胶、海蛤粉等敛肺、止血药为主，辅以百合、百部、贝母等润肺、化痰、止咳之品，共收敛肺止血之效。

（3）敛肺止汗法：适用于气阴两虚，卫外失固的自汗、盗汗甚多，久汗不止等症。以生脉散为代表方。

7. 泻肺 即通过宣泄逐饮、通调水通，以消除和改善痰水壅肺的治法。

适用于痰水壅肺的喘息气促、胸胁疼痛等症。轻症用葶苈大枣泻肺汤，重症用十枣汤或大陷胸汤为代表方。

（四）肾之治法

1. 滋肾 即滋养肾阴，以改善肾阴不足的治法。主要包括滋养肾阴、滋阴降火、滋肾纳气三法。

（1）滋养肾阴法：适用于肾阴不足，症见腰酸、遗精、盗汗、头痛、耳鸣、咽干、舌燥等。以左归饮、左归丸为代表方。

（2）滋阴降火法：适用肾阴不足、虚火上炎，症见骨蒸潮热、头目眩晕、耳鸣耳聋、失眠盗汗、遗精梦泄、消渴淋漓等。以六味地黄丸、知柏地黄丸、大补阴丸为代表方。

（3）滋肾纳气法：适用于肾阴亏虚、阴虚阳浮，以致肾不纳气而喘促者。以都气丸、八仙长寿丸等代表方加减。

2. 温肾 即温补肾阳，以改善肾阳虚损的治法。主要包括温肾助阳、温肾救逆、固肾缩尿三法。

（1）温肾助阳法：适用于肾阳不足之阳痿、滑精、不育等症。以人参鹿茸丸为代表方。

（2）温肾救逆法：适用于肾阳不足、气化不行、水湿泛滥，症见面身浮肿、肢体沉重、小便不利、形寒肢冷等。以真武汤、济生肾气丸为代表方。

（3）固肾缩尿法：适用于肾虚不固，膀胱失约，小便频数不禁，淋漓不断，或小儿遗尿等症。以缩泉丸、桑螵蛸散为代表方。

（五）心之治法

1. 清心 即用清热、凉血、开窍的方药，治疗心经积热、热毒上扰、热蒙清窍的方法。主要包括清心泻火、清热凉血、清心开窍三法。

（1）清心泻火法：适用于心经积热的心烦失眠、口舌糜烂、小便短赤等症。以牛黄清心丸、清心莲子饮、导赤散为代表方。

（2）清心凉血法：适用于温病热入营的发热、入夜尤甚、神昏谵语、出血发斑等症。以清营汤、犀角地黄汤为代表方。

（3）清心开窍法：适用于温邪内陷心包，热闭清窍的神昏谵语、痉厥之证。以安宫牛黄丸、紫雪丹、至宝丹为代表方。

2. 温心 即用温补心阳的方药，治疗心阳虚损和心阳虚脱的方法。主要包括温补心阳和回阳固脱两法。

（1）温补心阳法：适用于心阳不足的心悸气短等症，可用桂枝甘草汤之类，若心阳痹阻症，见心前憋闷，甚则心痛、自汗、脉结代等，以瓜蒌薤白白酒汤加活血化瘀和益气之品以治之。

（2）回阳固脱法：适用于心阳虚脱之心悸怔忡、大汗淋漓、四肢厥逆、口唇青紫、上气喘促、呼吸微弱，甚则晕厥昏迷、脉微欲绝等证。当急煎参附汤或四逆加人参汤与服。

3. 补心 即用补益心之气阴的药物，以改善心之虚损的治法。主要包括补养心阴和补益心气两法。

（1）补养心阴法：适用于心阴不足的心悸、心烦、易惊、失眠、健忘、多寐、口咽干燥等症。以天王补心丹和酸枣仁汤为代表方。

（2）补益心气法：适用心气不足的心悸气短、自汗、倦怠乏力、面色少华、舌胖嫩、脉虚等症。以养心汤为代表方，若气阴两虚，可选用炙甘草汤。

4. 镇心 即用镇心安神的药物，以改善心神不安的治法。适用于一切心神不安的心悸、失眠、易惊等症。常用镇心丹、朱砂安神丸、磁朱丸等加减。

5. 开窍 即是用开窍的药物，使病苏醒的治法。开窍法一般分为温开和凉开两种。

　　温开主要适用于寒邪湿痰所致的中风、痰厥、气厥、突然昏倒、牙关紧闭、痰鸣不醒之症，以苏合香丸辛温醒脑为代表方。凉开乃邪热上扰，逆传营血，呈现抽搐昏迷等症，常用安宫牛黄丸、至宝丹、紫雪丹等"三宝"治疗。

第五章　老年病的调养

人到老年,身体各个器官和组织在生理功能和解剖形态学方面都会发生一定的变化,其反应能力降低,抵抗能力下降,容易得各种疾病,且既病以后,病势缠绵,迁延难愈,所以老年病必须注重调养。在医生治疗的同时,积极配合自我调养保健,更有利于老年慢性疾病的康复。

第一节　精神调摄

祖国医学强调精神因素对人体健康的影响,提出了"神形相因"之说。认为良好的精神状态可以增进健康和延年益寿,不良的精神刺激可使人体致病。因此调养精神、保持身心健康是预防疾病、延缓衰老的方法,是中医养生保健学的主要内容之一。

一、"神形相因"的含义

"神形相因"论认为,人类的形体与精神活动密切相关。这个观点,历代医家、文人及社会上层人士都十分强调,认为精神与形体是一个有机整体,养神必须养形,而养形必须调神,强调调节精神在养生保健中占有主导地位。"精、气、神"为人身之三宝,是健康长寿的内在因素,"养精、爱气、惜神",则精力充沛,五脏六腑就能各司其功能,人体才能健康。《素问·上古天真论》曰:"百岁,五脏皆虚,神气皆去,形骸独居而终矣。"《类经》云:"无形则神无以生,无神则形不可活","形者神之质,神者形之用","形伤则神为之消"。《吕氏春秋》中云:"精神安乎形,而年寿得长也。"这些都是"形神相因"论的精辟论述。说明"形"与"神"相互依存、相存影响。中医学在病因、病机及治疗方面,都贯穿着"神形相因"的朴素唯物主义思想,成为精神卫生与精神治疗的理论基础。

二、情志和调方能延年益寿

注重调养精神,是促进人类健康长寿的重要条件之一,历来受到人们的重视,认为"养生莫如养性"。所谓养性包括人之道德修养,排除杂念,不患得患失,不慕虚荣,保持乐观向上的态度,开朗的性格。《管子》云:"凡人之生也必以其欢,忧则失纪,怒则失端。忧悲喜怒,道乃无处。"指出忧悲喜怒有失养生之道,强调安神定志,方增福寿。《素问·阴阳应象大论》曰:"是以圣人为无为之事,乐恬澹之能,从欲快志于虚无之守,故寿命无穷,与天地终,此审人之治身也。"指出了善于养生的人,不做勉强的事情,不胡思乱想,有乐观愉快的志趣,常使人心旷神怡,过着宁静的生活,就能长寿命,尽享天年。《灵枢·本神》云:"故智者之养生也,必和喜怒而安居处,节阴阳而调刚柔,如是,则僻邪不至,长生久视。"指出了"和喜怒"是"长生久视"的重要措施。喻嘉言在论摄生之道时指出了"五志为心所使",心主宰着情志活动,只有"善养此心",才能达到志意和,精神定,忿怒不起,魂魄不散,五脏俱宁,邪不犯人。这说明了心境坦然、怡情放怀是健身延年的重要条件。

三、情志异常则疾病丛生

喜、怒、忧、思、悲、恐、惊七种情志变化，是常人都有的正常的情绪变化，一般不是病态，也不引起疾病。但是如果精神刺激太强，或持续时间太久，情志变化太过，它将破坏人体的健康状态，导致疾病的发生，正如《素问·阴阳应象大论》曰："人有五脏，化五气，以生喜怒悲忧恐。故喜怒伤气……暴怒伤阴，暴喜伤阳。厥气上行，满脉去形。"《灵枢·百病始生》云："喜怒不节，则伤脏，脏伤则病起于阴也。"说明情志异常，则损伤人体阴阳与脏腑，产生各种病证。《吕氏春秋》中亦有"大喜、大怒、大忧、大恐、大哀，五种接神，则生害矣"。《内经》将情志"生害"概括为导致气机的逆乱，如《素问、举痛论》指出七情所伤则产生"气上"、"气缓"、"气消"、"气下"、"气乱"、"气结"等病理变化，而致百病丛生。

四、"心病"、"心药"与"医心"

有关心病、心药与医心的问题，系指情志失调可以致病；既病之后，又可应用精神疗法予以治疗。

《青囊秘录》中指出："夫形者神之舍也，而精者气之宅也，舍坏则神荡，宅动则气散，神荡则昏，气散则疲，昏疲之身心，即疾病之媒介，是以善医者先医其心，而后医其身，其次在医其未病，若夫以树木之枝皮，花草之根蘖，医人疾病者，斯为下矣。"不仅说明了形与神的关系，指出了要讲究精神调摄，防止身心昏疲致病，而且强调了"善医者先医其心"，说明"医心"的重要作用。

"心药"一词源于佛学，系指佛的教法而言，心药可疗众生之心病。《秘藏宝钥》云："九种心药，拂外尘而遮迷。"何谓"心药"？古人曾解释为："凡可以满足人之心愿，解除其心中不可语人之愁闷者，谓之心药"，又谓："但善用之者，常能愈其他医药所不能愈之疾，而奏效其奇"。

有关"心药"治愈"心病"的事例，古籍中亦有不少记载，《晋书·乐广传》曰："何解，陈留人也，一日与河南尹乐广，会食于赵修武宅。酒至数杯，忽见杯底有似一小蛇，咽之入口，亦不责有物，但每每思而凝之，日久，责心疼，自思小蛇长久，食其五脏，医药不愈。久阔不复来，广问何故。答曰：'前在座，蒙赐酒，方欲饮，见杯中有蛇，意甚恶之，既饮而疾。'于是河南听事壁上有角弓，漆画作蛇，广意杯中蛇，即角弓影也。复置酒杯原处，谓解曰：'酒中复有见否？'答曰：'所见如初'。广乃告其所在，逐豁然意解，沉疴顿愈。"文中所述系一典型的"心病"，用针对性极强的"心药"治愈了"医药不愈"之疾。

所谓"医心"，就是治疗"心病"。"医心"疗法主要有以下三个方面。

1. 劝慰和启发患者的自知力 《灵枢·师传》曰："黄帝曰：且夫王公大人，血食之君，骄恣纵欲轻人，而无能禁之，禁之则逆其志，顺之则加其病，便之奈何？治之何先？歧伯曰：人之情，莫不恶死而乐生，告之以其败，语之以其善，导之以其便，开之以其苦，虽有无道之人，岂有不听者乎？"这里包括了说理开导式精神心理治疗的内容。所谓"告之以其败"，就是疾病的危害性，引起患者重视，以严肃认真的态度对待疾病，所谓"语之以其善"，就是向患者说明只要与医生充分配合，治疗及时，方法得当，疾病是可以治愈的，借以增强患者战胜疾病的信心，所谓"导之以其变"，就是告诉患者治疗和调养的方法，以便采取措施战胜疾病，所谓"开之以其苦"，就是解决患者的消极心理态度，有利于患者恢复健康。

2. 情志相胜的医心方法 以情胜情的医心方法源于《内经》。《素问·阴阳应象大论》中记载：悲胜怒、喜胜悲、恐胜喜、思胜恐、怒胜思等，提出了情志相互克制可达到治疗的目的。这种情志相胜的治疗方法对后世医家影响很大。《医方考》中曰："情志过极，非药可愈，须以情胜，内经一言，百代宗之，是无形之药也。明者触类而旁通之，则术在我矣。"《儒门事亲·九气感疾更相为治衍》曰："悲可以胜怒，恻苦楚之言感之……"其他几种情志治疗也作了相应说明。朱丹溪说："五志之火，因七情而起，郁而成痰，故为癫痫狂妄之证，宜人事制之，非药能疗也，须诊察其由以平之。怒伤于肝者，为痫为癫，以恐胜之，以怒解之。"提出了情志太过所致疾患及情志相胜的治疗方法，具有一定的临床意义。

3. 针对患者倾诉以解除其精神负担　《素问·移精变气论》曰："闭户塞牖，系之病者，数问其情，以从其意。"其意思是说，在治疗某些心病时，要选择一个僻静的处所，关门闭户，与患者密谈，使其信任，详细询问其心病的病因及病情，使其倾吐胸中隐讳之情，给予耐心的宽慰和开导，以解除其心中矛盾和苦楚，使患者从情绪压力中解脱出来，从而达到治疗疾病的目的。

第二节　古人精神调养之道

我国古代把调摄情志列为重要的养生防老之道，其论述精辟，史料丰富。古人认识到要使老年人身心健康，主要从两大方面入手：第一方面是建立良好的社会风尚和和睦的家庭关系，为老年人创造一个良好的生活环境。只要做到"尊老养老"，才能谈到老年人的"情志舒畅"。第二方面则强调人们情志的"自我修养"。这方面的内容十分丰富，其中涵盖了清心寡欲、注意养神、省思少虑、舒畅情志等方面，现归纳如下。

一、敬老养老

中华民族几千年以来一直倡导敬老养老的传统美德，为老年人的健康长寿提供了必要的客观条件。"敬老养老"包含着尊敬老年人、赡养老年人两个方面。只有尊重老年人，才会促进老年人的自我尊重；他们也会以友善的态度对待周围的人，从而形成良好的心理状态。

古人认为，敬老与养老应从社会和家庭两个方面来做。《礼记·礼运》中记载："大道之行也，天下为公，选贤与能，讲信修睦。故人不独亲其亲，不独子其子，使老有所终，壮有所用，幼有所长，鳏寡孤独废疾者皆有所养。"这是古人对理想社会的描述。主张天下为公，人们相互依赖，互相尊重，互相帮助。不仅尊重自己的老人，而且也要尊重别人的老人，不仅爱护自己的子女，也爱护别人家的子女。使老年人颐养天年，使无依无靠的鳏寡病残者能得到供养和照顾。

明·龚应园在《万寿丹书·养老》中曰："如虚子曰：人年五十以上，阳气日衰，心力渐退……心无聊赖，健忘嗔怒，情性变异……常须慎护其事，每日速称其须，不得令其意负不快。"这就是讲，老年人由于衰老变化，各种功能有所下降，甚至精神情绪有所变异，因此，作为晚辈的子女应该认识到老年人的这些特点，而精心养护老年人，使其精神愉快。

全社会和家庭尊敬老年人，关心老年人赡养老年人，是老年人健康长寿的基本保证。

二、自我修养

(一) 清心寡欲

我国历代医家及养生学家十分重视清心寡欲，认为这是调摄精神、益寿延年的重要环节。

春秋战国时代的老子特别强调养生要清心寡欲，节制嗜欲。他在《道德经》中说："罪莫大于可欲……咎莫大于欲得"，主张"见素抱朴，少私寡欲"。

晋·葛洪强调调摄精神要"含醇守朴，无欲无忧，全真虚器，居平味澹"，"恬愉澹泊，涤除嗜欲，内视反听，尸居无心"。

唐·孙思邈认为："养老之要，耳无要听，口无妄言，身无妄动，心无妄念，此皆有益老人也。"（《千金翼方》）

李东垣在《脾胃论》中讲："少思寡欲……得丧既轻，血气自然调和，邪无所容。"许惺初在《尊生要旨》中说："胡子云：天有三宝日月星，人有三宝精气神。善养者不太急，须要三全寡嗜欲、精全寡言语、气全寡思虑。"以上说明清心寡欲，戒除杂念，才能气血调和，精保神全，邪不能害，从而达到延年益寿的目的。具体来讲，清心寡欲应在以下几个方面加以节制。

（1）节制货财私欲：《万寿丹书》中讲："广惠子曰：欲未善言，不欲先计较钱财"，"财固人所必用，但以轻重较之，财则又轻于命也。何则，人既病火，则危如累卵，善调则生，失调则死，岂常病可例视乎，必静心寡欲，凝神定虑，毋以纤维扰心君，庶火息水恬，病或可廖"。说明不计钱财，静心寡欲，有利于养生却病，反之，则损年折寿。

（2）节制名利欲望：《万寿丹书》云："老子曰：名与身孰亲，我知之矣，我当既明且哲，深根固蒂，以保其身，不取虚名也。"《千金方》中曰："彭祖曰：口目乱心，圣人所以去之。"这些都说明远欲必须对于名利的欲望加以节制。只有这样，方能达到恬淡虚无、无为的作用，从而益养天年。

（3）节制色欲：《万寿丹书》中讲："夫四欲之中，惟色惟甚，虽圣贤不能无此。故孔子曰：吾未见好德如好色者也。孟子亦曰，养心莫善于寡欲。又曰，血气未定，戒之在色。若此观之，则色亦人所难制者。今之修真之士，须知寡欲保精为急务，修真若不保精，精虚则气竭，气竭则神游，譬之树木然，根枯则枝槁而叶落矣。"《寿世保元·保生杂志》中亦说："年高之人，气血既弱，阳事辄盛，必慎而抑之。不可纵心盗意，一度一泄，一度火灭，一度增高，若不制而纵欲，火将灭更去其油。"这些均指出节制色欲保精为摄生急务，若一味纵欲，则可导致精气耗竭，损伤生命之本。

对于节制色欲措施，古人亦提出了一些行之有效的方法。第一是要明理智，如《养心录集要》中指出："见理既明，节嗜欲自寡，嗜欲既寡，见理自明。"指出了明理智与节嗜欲的互为因果关系。第二是要存敬戒，如在《养心录集要》中云："常存敬心，嗜欲自然寡矣"，"戒惧是静中主敬，慎独是方动研几"，"静中用戒惧法克伐，怨欲不生矣，动时用克治放克伐，怨欲不存矣，仁远乎哉"。说明了常存敬心与戒惧之心，可以节制嗜欲。第三要有决心，《养心录集要》中云："练心如练将，制欲如制敌。"说明清心节欲，要如同克敌制胜那样。只有下定决心，方可节制嗜欲。第四要早觉速惩，对于不良的嗜欲要即早觉察迅速惩胜，使之不为大害。《万寿丹书》中云："晁文元公云：……不怕念起，惟恐觉迟，觉速止速，二妙相宜，知非改过，遽颜可师。今拟之复为六句语云：不怕忿生，却贵惩速，惩胜忿平，转祸为福。"说明早觉速惩是制欲良方。

（二）注重养神

注意调养精神，尤其是调养精神乃养生防老的重要方面。古人认为神浊则骨老，多情则骨衰；神在于养，情在于节。养神方法，可归纳有以下几个方面。

1. 虚静养神　老子在《道德经》中指出："致虚极，守静笃"，"清静为天下正"。包含了虚静守柔可以延年的思想。庄子进一步提出："抱神以静，形将自正，必静必清，无劳女形，无摇女精，乃可以长生。"作为虚静养神延年益寿的原则。此外庄子还提出了"吹呼吸，吐故纳新"的调息行气法，使静功成为虚静养神、抗老延年的重要方法。

老子、庄子学派的清静养神保健延年方面，确有可取之处。《内经》接受了这方面的观点，并采取了积极进取的态度，对虚静延年的机理，从形神与阴阳等方面进行了探讨。如《素问·生气通天论》中讲："清静则肉腠闭拒，虽有大风苛毒，弗之能害。"《素问·上古天真论》云："恬淡虚无，真气从之，精神内守，病安从来。"强调清静养神，即可"形与神俱"，邪不能犯。因为精为阴，神为阳，若"积精全神"，所以"阴平阳秘"，从而健康长寿，同时，《内经》也多次提到独立守神、静神咽气的静功，认为是防病与抗老的重要方法。

随后许多养生学家的延年养老理论，大都沿袭了庄子、老子及《内经》的思想并加以发挥。如《养生论》中有："修行以保神，安心以全身"，"呼吸吐纳，服食养生"。《医钞类编》讲："养心在凝神，神凝则气聚。气聚则形全。若日逐攘忧烦，神不守舍，则易于衰老。"指出了凝神敛思乃保静的良方。

《遵生要旨》云："广成子云：无视无听，抱神以静，神能守形，形乃长生。"《万寿丹书·安养篇》的"啬神"一节记载："老子曰：众人大言，而我小语；众人多烦，而我小记；众悖暴，而我不怒。不以俗事累意，不临时俗之仪，淡然无为，神气自满，以此为不死之道，天下莫我知也。"以上这些论述充分说明了虚静养神是抗老延年的重要方法之一。

2. 安心养神　安心养神之要有两个方面：其一是泰然处之。人的一生不会没有忧患，要养成理智和冷静的态度，凡事应从容对待，冷静思考，对于各种突然的变故，应该学会"处变不惊"，正确处理各种难题。"既来之，则安之"，这是人所共知的养生格言。正如《寿世青编·养心说》云："未事不可先迎，遇事不可过忧，既事不可留住，听其自来，应以自然，任其自去，忿憬恐惧，好乐忧患，皆得其正，此养生之法也。"指出遇事应泰然处之，以安心养神。其二为及时排遣。《千金方》中有："凡人不可无思，当以渐遣除之。"《友渔斋医治》云："遇逆境，即善自排解。"这些都说明人们应该以改善并及时派遣忧患，才能保证安心养神。古人中在"排遣"的方法中，至今仍有借鉴作用。此如医籍中引用的"塞翁失马，安知非福"的典故，就是告戒人们，世事皆有倚优，如意处常有大不如意之变，看到了事情的两面性，不可忘形一时的辩证法。

（三）省思少虑

过多的思虑则伤神气而损寿命。如《彭祖摄生养性论》曰："汲汲而欲，神则烦；切切所思，神则败。"《千金要方·调气法》云："彭祖曰：道不在烦，但能不思饮食，不思声色，不思胜负，不思曲直，不思得失，不思荣辱。心无烦，形无极……亦可得长年。"说明省思少虑，可以延年益寿。

《万寿丹书》谓："多思则伤神"，"夫心者，神之舍也，心静则神安，心动则神疲。神者，四肢之主，能少思虑，省嗜欲，扫除杂念，湛然不侵，则神自全。神全则身安，身安则寿永，是乃修身之大要也"。这里也指出了多思心动而伤神，少思心静则安神，因此思虑有节是养生的又一重要思想。

（四）舒畅情志

在调摄精神方面，古人十分重视舒畅情志。认为情志舒畅可以健身延年，情志不快可损年折寿。至于舒畅情志的方法，古人论述颇多，现仅录如下。

《养老奉亲书·古今嘉言》中引证了不少的舒畅情志方法。其曰："倪正父锄经堂述五事云：静坐第一，观书第二，看山水花木第三，与良朋讲论第四，教弟子读书第五"，"述齐斋十乐云：谈义理字，学法帖字，澄心静坐，益友清谈，小酌半醺，浇花种竹，听琴玩鹤，焚香煎茶，登城观山，寓意奕棋"。指出了老年人舒畅情志、修心养性的主要内容。读书吟诗，漫游山林，可畅情悦心，增添兴趣，有利于增寿。

清·马大年说："浇花种竹"可以"怡情"。说明老年人逍遥闲散地栽花种草或种菜植果。皆有益于怡养情志。

宋·陈直讲："至乐莫如读书，至要莫若教子。"说明品尝书籍是老年人怡养情志的一个重要方面。元·邹铉曰："（画）可供老人闲玩，供宾友高谈，人物山水，花木翎毛，各有品吟，咏亦广后生见闻，梅兰竹石尤为雅致……丹青装点，尤为其玩……阅此可以疗疾。"说明书画佳作的品尝与品阅，有益于老年人怡养情志。

古人云："诗言志，歌吟言。"诗歌与音乐皆可陶冶人情志。《前汉书》曰："威仪足以阅目，音声足以动耳，诗语足以感心。故闻其音而德和，审其诗而志正，论其数而法立。"指出了诗歌与音乐对人类生活的重要作用。此外古人亦指出了音乐具有矫治忧郁之疾的作用。欧阳公在《永乐大典》中云："予尝有幽忧之疾，退而闲居不能治也，既而学琴于友人孙道滋，受宫深数引，久而乐之，不知疾之其体也。"

奕棋也可以怡养情志，活跃神明。陈直说："养老之法，凡人平生为性，各有好嗜之事，见即喜之，有好书画者，有好琴棋者……"观尝四时景花，亦可涵养精神。如徐勉《怡情小录》云："冬日之阴，夏日之阳，良辰美景，负杖蹑履，逍遥自乐，临池观鱼，折林听鸟，浊酒一杯，弹琴一曲，求数刻之乐。"

由上可见，我国古代怡畅情感的养生之道，丰富多采，迄今仍有重要的现实意义。

第三节 养 性

养性，也称养德，系单指道德修养而言。养生专著《医先》、《遵生八笺》中就明确指出了"养德"一词，所以养性养德是中医摄生学中的重要组成部分。中华民族历来是一个讲道的民族，古代学者很早就提出"仁者寿"的理论，并对其机理作了深刻的探索。

一、"仁者寿"的提出及其发展

最早明确提出道德修养与寿夭关系的是春秋时期的大教育家孔子。他对当时鲁国国君哀公关于"仁者寿"的问题，作出了肯定的回答。所谓"仁者"，就是指有道德的人。以后，他又对其弟子多次强调指出："修身以道，修道以仁"（《中庸》第二章），"大德必得其寿"（《中庸》第十七章）。说明了有高尚道德修养的人，才可获得高寿。

孟子发展了孔子学说，对修身养性及道德修养的具体内容作了补充发挥。在修身养性方面，他倡导"内观功夫"，提出"不动心"、"寡欲"、"收心"。以达到养"浩然正气"的目的。他自己亦是这样做的，所以他又讲："我善养吾浩然正气。"所谓"浩然正气"，是指高尚的道德情操。他指出的"富贵不能淫，贫贱不能移，威武不能屈"，就是道德修养的具体内容。"大德必得其寿"，孟子在当时也称得上是有道德之士，因此，他活了85岁。

摄生注重道德修养，在古代，不单是儒家的孔孟；就是道家的老子、墨家的墨子、法家的荀子、医学家的歧伯等，都把道德修养列为摄生的首务。

老子在《道德经》中，反复强调"恬淡虚无"可以长生的道理。虽然他的道德规范有消极的一面，但他主张去私欲、去贪心，还是很可取的。正如他讲："祸莫大于不知足，咎莫大于欲得。"后人据此提出了"知足者常乐"的道德观。墨子提倡的道德修养，是讲仁兼言义，认为仁应以义为前提。"义"的内容是"有力者疾以助人，有财者勉以分人"（《墨子、鲁问》）。即助人为乐的意思。而且要求所助之人，"不避贫贱，不避亲疏，不避近远"（《墨子、尚贤上》）。他的

"义"，还包括坚持正义。提倡"以自苦为极"的吃苦耐劳精神。墨子自己亦实践他自己的那些主张，不仅在政治上取得了成功，而且赢得了八十余岁的高寿。

荀子主张养生与修身相结合。他在《修身篇》中指出："以治气养生，则后彭祖；以修身自名，则配尧禹。"他的道德规范是："以公义胜私欲"，并提倡积极的"制天命而用之"的养生观。这种养生与道德修养相结合的摄生理论和方法，是有益于健体益寿的。荀子的生卒年代，虽难考证，但据《史记·孟荀列传》记载"荀卿年五十，始东游学于齐"，尔后他又度过了六十春秋（公元前298年~前238年）的政治生涯，因此，他可能活了110岁。

医学家更是把道德修养放在养生的首位。《素问·上古天真论》云："嗜欲不能劳其目，淫邪不能惑其心，愚智贤不肖，不惧与物，故合于道，所以能年皆度百岁，而动作不衰者，以其德全不危也。"

后世的医家，无不重视养德。在养德的具体内容及方法上，不断有所补充。如汉代华佗的弟子吴普讲："善摄生者，要当先除六害，然后可以保性命，延驻百年。一者薄名利，二者禁声色，三者廉货财，四者损滋味，五者除佞妄，六者去妒忌。"吴普活到九十余岁，仍耳聪目明，齿牙完坚，除了他坚持练五禽戏外，与他注重养德很有关系。

历代医家中最注重道德修养，阐明养德与养生长寿的关系又身体力行取得实效的，当数唐代孙思邈。他在《千金要方·养性序》中指出："夫养性者，所以习以成性，性自为善。……性既自善，内外百病皆不悉生，祸乱灾害亦无由作，此养生之大经也。"认为当今百岁之人太少，就是不注重道德修养，"所习不纯正"而引起。因此他始终强调"古养性者，不但饵药飡霞，其在兼于百行。百行周备，虽绝药饵，足以遐年；德行不克，纵服玉液金丹未能延寿"，只有名利等"五者无于胸中，则信顺日跻，道德日全，不祈善而有福，不求寿而自延"。孙思邈不但要求人们这样做，而他自己也是一个很好的榜样。他从不为名利所缚，隋文帝曾召他去做国子博士，唐太宗、唐高宗都先后召见他进京，给他高官厚禄，他都一一谢绝，却立志专心致力医学研究，要解除患者的疾痛。他在七十岁写下了《千金要方》，百岁高龄时写下了《千金翼方》对祖国医学的发展作出了巨大的贡献。

在孙思邈的养性思想影响下，一些养生学家进一步提出了"养德"的问题。如明·王文禄在《医先》中提出"养德、养生无二术"，其意是养性与养德两者不可分割。高濂在《遵生八笺》中重申："君子心悟躬行，则养德、养生兼德之矣。"认为只有在养生中注重养德，才能"跻仁寿之域"。一些养生学家还把养德作为养生的前提，作为传授养生术的必须具备条件。如苏东坡将气功、叩齿、咽津术传与其弟苏辙时，再三告诫："至术有不可学者三：一急躁，二阴险，三贪欲。公雅量清德，无此三疾，窃谓可学，故献其区区……幸深加宝秘，勿使浅望者窥见，以泄至道。"

封建社会的道德观，总难免有历史和当时阶级的局限。今天生活在社会主义社会的人们，更应该重视个人的道德修养，并把道德修养放在高于一切的地位。无产阶级革命家更具高洁的道德情操，高尚的道德。如陶铸同志所倡导的"心底无私天地宽"；刘少奇同志的《论共产党员修养》；朱德同志，他为国为民，一生勤奋，胸藏江海，气量过人。他一生受过无数打击、挫折、诬陷。但他以无产阶级革命家的气魄，不管风吹浪打，胜以闲庭信步。他总是意志坚定地锻炼身体，89岁高龄时，还下海游泳。他之所以获得长寿，正如他身边工作多年的顾英奇所说："朱德同志一生为革命事业奋斗，锲而不舍，就象农民那样耕耘劳作，只不过他耕耘的是山河改造，播下的是幸福种子。他有理想，终生追求，无私心，少个人忧患；因此能豁达乐观，健康长寿。"改革开放的总设计师邓小平同志一生三落三起，如果没有豁达的性格，处事稳重有节，坚定必胜的信念，那么就不会在年近九十高龄南巡，为祖国的开放指明前进的方向。

二、"仁者寿"的机理

为什么注重道德修养，就能使人健康长寿呢？《素问·上古天真论》指出："内无思想之患，以恬愉为务，以自得为功，形体不敝，精神不散，亦可以百数。"说明一个人不谋私利，不患得患失，经常保持乐观态度，机体的各种生理活动就能按规律进行，如此，则形体健壮，精神饱满，形与神俱，便能尽终天年。庄子在《达生篇》中亦指出："一其性，养其气，合其德，以通于物之所造。若夫是者，其天守全，其神天却，物奚自入焉。"这也说明养德可以养气、养神，使形神不相离而得以长寿。后世医家还以正反两个方面来阐明养德与寿命的关系。如王文禄探讨养德长寿的机理时，认为"存仁完心也，志定而气从；集义顺心也，气生而志固；致中和也，勿忘助也，疾安由作，故曰养德、养生无二术也"。讲道德，重仁义，有利于心志安定，气机和调，血气生发。人体进行正常的生理活动需要"中和之气"，会不断地得到资助补充。于是人体正气旺盛，能防止邪气入侵，疾病则无由发生，自然健康长寿。元·李鹏飞认为，不修人道，损伤元气，元气耗损，必然损寿。如《三元参赞延寿书》中云："夫元气有根，人欲无涯。火生于木，祸发必克。但今之人不修人道，贪爱嗜欲，其数消灭只与物同也，所以有老病夭殇之患。"孙思邈也曾指出："割嗜肉欲以保血气，然后真一存焉，三一守焉，百病却焉。"

上述医学家和养生学家的论述，都说明养德可养神，能使"神与形俱"，能维护生命活动所必需的元气。《内经》说："得神者生，失神者死。"徐灵胎谓："元气不伤，虽病不死，元气或伤，虽病轻亦死。"养德能养神护正气，所以能使人健康长寿。

三、古人养性的几个方面

（一）仁礼

古人养性十分注意仁与礼。《孟子·离娄下》曰："仁者爱人，有礼者敬人。爱人者，人恒爱之；敬人者，人恒敬之。"说明为人要重视仁、礼的修养，一言一行都要注意礼仪，相互之间要注意仁爱。只有这样，才能利于健康长寿。所以孔子反复强调"仁者寿"。《养心录集要》也讲："身心严肃便是持敬，动作合宜便是集义"，"意诚则定，心正则静，身修则安"。

（二）性善

我国古代养生学者很注重"性善"，认为"性善"，不仅可以免除灾祸，而且可以却病延年。如《千金要方》曰："夫养性者，欲所习以成性，性自自善，不习无不利也。性既自善，内外百病皆悉不生，祸灾害亦无由作，此养性之大经也。"《寿世保元·延年良箴》亦谓："积善有功，常存阴德，可以延年。"

（三）知足

"知足"也是修身养心的重要内容。《道德经》云："祸莫大于知足，咎莫大于欲得。故知足之足，常足矣。"《庄子》曰："以其知之所知，以养其知之所不知，终其天年而不中道夭者。是知之盛也。"《遵生八笺·延年却病笺》谓："知足不辱，知止不殆。"这些论述，只有"知足"，才能"常乐"，而终其天年；反之则病祸即至，而夭其寿。

（四）忍让

古人认为，修身养性要注意"忍让"。我国古代十分注意忍让，把忍让看作美德。《彭祖摄生养性论》曰："神强者长生，气强者易灭。柔弱畏威，神强也；彭怒聘志，气强也。"《养老奉亲书》亦云："百战百胜不如一忍，万言万当不如一默。"《寿世保元·延年良箴》谓："谦和辞让，敬人持己，可以延年。"常言道："忍得一时之气，免得百日之忧。"这些，都说明注意忍让，敬人持己，可免除忧患，不使神形受伤，从而可获延年益寿。

上述"养性"的几个方面，虽有其历史的局限性和认识上的片面性，但其积极的一面可供修养道德、摄生延年借鉴。

第四节　饮食调节

祖国医学非常重视饮食调理，认为饮食是人体营养的主要来源，是维持人体生命的活动的必要条件。中医在长期的实践中积累了丰富而宝贵的饮食调理经验，并形成了完整的饮食调理理论，为我国人民的健康长寿作出了重要的贡献。

祖国医学不仅对饮食调理与健康长寿的关系有着深刻的见解，而且还提出了饮食调理的原则，并且还倡导了食疗、粥疗、药膳等独特的饮食调理方法，是中医养生学的一个重要组成部分。

一、饮食调理与健康长寿

饮食调理与健康长寿关系十分密切，人体通过摄取食物获得营养而养生。古语云："民以食为天"，又说"安谷则昌，绝谷则危"，"安民之本，必资于食"。说明饮食是生命活动的需要，是健康长寿的基本保证。饮食调理得当，不仅可以保持人体的正常功能，提高机体的抗病能力，还可以治疗某些疾病，饮食不足或调理不当，则可诱发某些疾病。此外，营养摄入过多也有不良的影响。

历代医家都很重视饮食调理与健康长寿的关系。《管子》曰："起居适，饮食节，寒暑适，则身利而寿命益；起居不时，饮食不节，寒暑不适，则形累而寿命损。"《素问·上古天真论》云："上古之人，其知道者，法于阴阳，和于术数，饮食有节，起居有常，不妄作劳，故能形与神俱，而尽终其天年，度百岁乃去。"这都说明，注意饮食调理，再配合其他摄生方法，则可使人体健康长寿；若饮食调理不当，则可致形体损伤，甚至寿夭。

《养生论》中指出了"修性保神"和"服食养身"的两类养生方法，而主张以"服食养生"为本。孙思邈虽然也提出了许多养生方法，但他也主张"安身之术，必资于食"。张从正在《儒门事亲》中论及各种养生经验时提出："养生当论食补。"李东垣在《脾胃论》中十分重视调理脾胃。他认为脾胃为后天之本，诸脏之母，气血生化之源，周身的精液与营养均靠脾胃供给，才能保证人体健康长寿。而脾胃的健运与否，又与饮食调理是否得当密不可分。

中医学十分重视饮食调理要食味得宜，因人而异，注重节制。这在老年人饮食调理方面尤为重要。如《千金要方》云："精以食气，气养精以荣色；形以食味，味养形以生力；精顺五气以灵，形受五气以成，若食气相反则伤精，食味不调则伤形……"《内经》曰："食养尽之，无使过之，伤其正也。"医圣张仲景曰："凡饮食滋味，以养于生，食之有妨，反能为害……所食之味，有与病相宜，有与身为害，若得宜则益体，害则成疾。"这些均说明只有饮食调理得当才有益于健康长寿，饮食调理不当则损体减寿。

年老之人，脾胃功能下降，消化吸收功能减弱，饮食调理尤为审慎。《寿亲养老新书》："高年之人，真气耗竭，五脏衰弱，全仰饮食以资气血，若生活无节，饥饱失宜，调停无度，动成疾患。……老人之食大抵宜其温热熟软，忌其粘硬生冷"，又"尊年之人不可顿饱，但频频与食使脾胃易化，谷气长存。若顿食饱满则多伤满，缘衰老人肠胃虚薄，不能消纳，故成疾患。为人子者深宜体悉，此养老人之大要也"。这些都阐明了老年人的饮食要慎重保护，仔细调养，反之则动生疾患，损体减寿。

饮食调摄是长生之道的一个重要环节，它涉及饮食的调配、烹调加工、进食的卫生，饮食前后的保养、饮食的节制、饮食的禁忌及食疗诸多方面，从理论到实践，都具有极其丰富的内容。因此，前人饮食调理的成就，为人类健康长寿作出了巨大的贡献，是我国传统医学的宝贵遗产。

二、饮食调理原则

饮食调理的原则，包括合理调配，烹调有方、饮食有节、食宜清淡、饮食有方等几个方面。

1. 合理调配

（1）合理配伍：古人早就认识到各种食物中所含的营养成分不同，只有做到各种食物合理搭配，才能使人体得到各种不同的营养成分，满足人体不同脏腑的生理功能。正如《素问·藏气法时论》中曰："五谷为养，五果为助，五畜为益，五菜为充，气味合而服之，以补益精气。"又《素问·五常政大论》云："谷肉果菜，食养尽之。"这就充分说明了粮谷、肉类、蔬菜、果品等几个方面，是饮食的主要成分，并且指出了他们在人体内有补益精气的主要作用。人们必须依据需要，兼而取之。只有主食与副食的合理搭配，方能称上合理的营养，有益于人体的健康。由于人体的生理活动需要多方面的营养，因此偏食则会导致机体的阴阳平衡失调。合理的饮食调配就是做到食品的多样化及合理的全面配伍。如《周礼·食医》云："牛宜稌，羊宜黍，豕宜稷，犬宜粱。雁宜麦，鱼宜苽。"就是说各种食物要合理调配，取其气味相成，如稌就是稻谷，牛味甘平，稻谷苦温，"牛宜稌"就是取其甘苦相成；犬味酸而温，粱味甘而微寒，"犬宜粱"就是取其温寒相成等。

（2）五味调合：所谓五味就是指酸、苦、甘、辛、咸。这五种不同类型的食物，不仅是人类饮食的重要调味品，而且可以促进食欲，帮助消化，也是人体不可或缺的营养物质。故《素问·生气通天论》中曰："是故谨和五味，骨正筋柔，气血以疏，腠理以密，如是则骨气以精，谨道如法，长有天命。"又《素问·至真要大论》云："五味入胃，各归所营，故酸先入肝，苦先入心，甘先入脾，辛先入肺，咸先入肾，久而增气，物化之常也，气增而久，夭之由也。"《素问·生气通天论》又云："阴之所生，本在五味，阴之五宫，伤在五味。味过于酸，肝气以津，脾气乃绝；味过于咸，大骨气劳，肌短而心气抑；味过于甘，心气喘满，色黑，肾气不衡；味过于苦，脾气不濡，胃气乃厚；味过于辛，筋脉沮弛，精神乃央。"说明五味入五脏，五味调和则滋养五脏；五味过于偏嗜，可致五脏之气偏胜或偏衰，诱发多种疾病，甚则使人夭寿。

2. 烹调有方 合理的烹调可以使食品色、香、味俱全，不仅可以增加食欲，而且有益于健康。除了一般的烹调技术外，中医学还十分重视在食物的制作过程中要注意保护营养成分和调和阴阳、寒热、五味等。老年人饮食还提倡温热、熟软，禁忌黏硬、生冷。

食物可按五味来分类，归纳为酸、甘、苦、辛、咸五种。五味有阴阳两种属性，其中"辛甘发散为阳，酸苦涌泄为阴，咸味涌泄为阴，淡味渗泄为阳"。它们"或收或散，或急或缓，或燥或润，或软或坚"，对人体产生不同的影响。因此，在食用阴阳两种不同属性的食品时，在制作过程中必须强调阴阳相调。既不会过于阴凝腻滞，又不会过于辛热燥烈。譬如在养阴食物中加入胡椒、花椒、茴香、八角、干姜、肉桂等辛燥的调味品，就可以调和或克制养阴品滋腻太过之偏。在助阳食物中，若加入青菜、青笋、白菜根、嫩芦根、鲜果汁及各种瓜类甘润之品，则能中和或柔缓温阳食物辛燥太过之偏。

饮食五味既然有阴阳的不同属性，那么它自然有寒热的不同特点。寒为阴，热为阳，一般来说，辛、甘味食品具热性，酸、苦味食品多具寒性，咸味食品也以寒、凉为多。根据中医"寒则热之、热则寒之"的原则，体质偏寒的人，烹调食物宜多用姜、椒、葱、蒜等调味；体质偏热的人，则应少用辛燥物品调味，并注意制作清淡、寒凉的食品，如素菜、羹汤、果汁、瓜类等。

食物的五味还有相互制约的和生化的作用，分别叫作"五味相胜"和"五味相生"。这一理论运用到烹调方法中，不仅使食品味道多样性，而且亦缓和了各种不同食品性味的太过，非常有利于营养和保健。例如，根据"酸胜辛"的原理，凡是辛辣食品中加入酸味，辛辣味就会减轻，且能起到收敛其辛燥的作用。又根据"甘和酸"的原理，在酸味食品中加入甜食，酸味梅汤或西红柿中加入白糖，就会产生这样的效果。五味过偏有损于健康，烹调中不宜使食品过酸、过甘、过辛或过咸。否则，将如《素问·至真要大论》中所言："气增而久，夭之由也。"

年老之人脾胃虚弱，尤忌五味、寒热不和。此外，亦应忌香炙燥煿，黏硬生冷。如《寿亲养老新书》谓："老人之食，大抵宜温热、熟软，忌黏硬生冷。"脾胃喜暖恶冷，经常烹制熟食，大益于老人。《灵枢·师传》云："食饮者，热无灼口，寒无沧沧。"《灵枢·邪气脏腑病形》又曰："形寒寒饮则伤肺。"因此，体虚胃寒的老年人尤应慎忌。黏硬食物最难消化，筋韧不熟之肉制品更易伤胃，胃弱年高之人，每因此而患病。所以，煮饭烹食及制作鱼、肉、瓜菜之类，均须熟烂方食。

3. 饮食有节　食物是供给人体营养的来源，脾胃是人体运化、吸收营养的重要脏器。因此，在日常生活及保健中，必须强调照护脾胃，调摄饮食。若能重视营养与节制饮食，这对延年益寿是具有重要的意义。

饮食有节，是指饮食应有节度和节制。老年人需要掌握先饥而食，先渴而饮，要有规律，也不要过分饥渴后方才进食和饮水。此外，饮食时间不要太长或过短，应定时定量，不过饥过饱，不暴饮暴食，食物的种类与调配要合理。如《素问·上古天真论》曰："饮食有节……故能形与神俱，而尽终其天年，度百岁乃去。"指出了不偏食、偏嗜，注意节食，营养适度，就能使老年人身强体壮，健康长寿。如饮食不节，饥饱无度，就会影响脏腑的正常功能，成为导致早衰的重要因素。

我国在古籍中有关对饮食不节的害处论述颇多。如《管子》中述："饮食不节……而形累而寿损。"《素问·生气通天论》中曰："因而饱食，筋脉横解，肠澼为痔，因而大饮，则气逆。"《博物志》云："所食逾多，心逾塞，年逾损焉。"《千金要方》云："饮食过多则聚积，渴饮过多则成痰。"《脾胃论·脾胃虚实传变论》云："饮食自倍，则脾胃之气既伤，而元气亦不能充，而诸病之由生也。"《东谷赘言》云："多食之人有五患，一者大便数，二者小便数，三者扰睡眠，四者身重不堪修养，五者食物多患食不消化。"凡此，皆说明饮食不节，可损脾胃，诸病丛生，折寿损命。因此，《寿世保元》特别指出："食唯半饱无兼味，酒至三分莫过频。"

有关饮食有节的重要意义，不仅散见于我国古典医籍中，而且在我国民间亦有大量的谚语和俗语，一再强调饮食有节。如俗语讲："少吃多滋味，多吃坏脾胃"；"若要身体好，吃饭不过饱"，"少吃香，多吃伤"，"狂欢伤身，暴食害胃"，"饥不暴食，渴不狂欢"；"暴食暴饮易生病，定时定量保安宁"；"每餐八成饱，保你身体好"；"贪得一时嘴，瘦了一身肉"；"忧多伤身，食多伤胃"；"要活九十九，每餐留一口"。这些都是我国人民强调饮食有节的名言，是长期实践经验的总结，至今仍有深刻的指导意义。

4. 食宜清淡　提倡食素和清淡是我国古代养生学家一贯的主张，对于保健和长寿具有不可忽视的重要意义。

早在《黄帝内经》中就特别强调素食的养生方法。如《素问·生气通天论》曰："高（膏）梁之变，足生火丁（疗）。"就是指嗜食肥美厚味容易引起痈疮一类疾病。又《吕氏春秋》中也有"肥肉美酒，务以自强，命曰烂肠之食"的记载。《韩非子》曰："香美脆味，厚酒肥肉，甘口而疾形。"这都说明了大量的食用肥肉，有害于健康。唐代医家孙思邈讲："食之不已，为人作患，是以食最鲜肴务令简少。饮食当令节俭，若贪味伤多，老人肠胃脾薄，多则不消，彭亨短气，必致霍乱。"《千金翼方》这里所讲的"鲜肴务令简少"，就是告诫人们少食荤食，不要贪味，尤其是老年人的消化吸收功能较弱，更应注意这一问题。孙氏还讲："老人所以多疾者，皆由少时春夏取凉过多，饮食太冷，故其鱼脍、生菜、生肉、腥冷物多损于人，宜常断之。"进一步说明老年人的饮食更应戒腥荤、生冷。

古代养生学家为什么要提倡食素呢？因为在长期的临床实践中发现贪食肥甘厚味，容易生痰化火，引起脂肪在体内的堆积，它附着在血管壁上，会促使血管硬化；附着在心脏和肝脏上，会导致脂肪心和脂肪肝，也是冠心病及肝硬化的前奏；积存在皮下和腹腔内，会造成过度的肥胖，从而引起一系列的变症（如高血压、高血脂、高血糖，俗称"三高症"等）。动物肉类特别是内脏含胆固醇较高，而胆固醇虽然是人体新陈代谢不可或缺的物质，但血中含量过高，就会沉着在动脉血管的内壁上，形成动脉硬化。由此可以看出，中医学及中医养生学强调老年人食素有一定的科学道理。

据不完全统计，世界各地所发现的长寿地区的人，大多以谷类、蔬菜、瓜果为主食。如前苏联的格鲁吉亚有一些著名的长寿地区，他们的饮食以蔬菜、小麦、玉米面包、酸牛奶、奶油、干酪等为主，当然亦不排除牛肉、鸡肉等。又如我国长寿之乡巴马，也是以素食为主的地区。科学家普遍认为，新鲜蔬菜、干果、浆果等食物的生物活动极高，是延年益寿的可取食品。

根据古人的养生经验，老年期间，应该注意控制荤食，而多食一些富有营养的清淡食品，如豆油、菜油、青菜、水果、粗粮、豆类、乳酪、海洋植物等，以保持大便通畅，脾胃和健。正如《千金翼方》所谓："惟乳酪酥蜜常宜温而食之，此大利益老年"，并指出："卒多食之，亦令人腹胀泄痢"，宜"渐渐食之"。这实乃饮食养生的经验之谈。

在提倡素食的同时，还应提倡"淡食"。所谓淡食，并非是不吃有滋味的食品，而是说饮食五味均不要太过，特别是要控制盐的摄入量。饮食五味不可偏亢，五味太过各有所伤，正如《素问·五脏生成篇》曰："多食咸则脉凝泣而变色，多食苦、则皮槁而毛拔，多食辛则筋急而爪枯，多食酸则肉胝皱而唇揭，多食甘则骨痛而发落。"由此可见，节制饮食，多食淡味，则于健康大有益处。这样素、淡结合的饮食，则对人体更为有利。于是古人有歌曰："厚味伤人无所知，能甘淡薄是吾师，三千功行从此始，淡食多补信有之。"

现代医学研究发现，高血压、动脉硬化、心肌梗死、肝硬化、脑卒中及肾脏病、糖尿病的增加，与饮食厚甘及过量盐都有密切的关系。据统计，喜食过咸食品的人，患食管癌的可能性比正常人高 12.3 倍。另外，人们在日常生活中，若过多食盐，轻则口渴，胃部灼热而疼痛，重则呕吐、下利、牙齿龈肿而出血，且能伤肾损肺。正如《素问·生气通天论》曰："味过于咸，大骨气劳，短肌，心气抑。"这样的见解很有科学道理。中医认为，"盐多促人寿"，一贯强调淡饮食为主，这是一个具有重要意义的重要原则。

5. 饮食有方 饮食与健康密不可分，而进食过程是否合乎卫生也与健康密不可分。因此古人十分强调饮食有方。

（1）饮食以时：饮食定时而有规律，是饮食制度的基本原则，我国人民几千年以来逐渐形成了一日三餐的饮食规律，而由时安排日常工作、学习的过程。在一日三餐的安排上，古人应主张区别对待，后人根据古人的经验，总结出"早饭宜好，午饭可饱，晚饭宜少"的原则，是符合饮食养生之道的。所谓"早饭宜好"，是指早餐的营养价值宜高一些，精一些，便于机体吸收，提供充足的能量；"午饭可饱"，是指午饭要保持一定的饮食量，当然，不宜过饱；"晚饭宜少"是指晚餐进食要少一些，热量要低一些。饮食以时还包括进食亦有固定的时间。有规律的定时进食，可以保证消化、吸收功能有节奏地进行活动，脾胃则可协调配合，有张有弛，使食物在机体中有条不紊地被消化、吸收，并输布全身。如果食无定时，或零食不离口，或忍饥不食，打乱了肠胃消化的正常规律，都会使脾胃失调，造成消化吸收功能减弱，食欲逐渐减退，则有损健康。正如《尚书》谓"食哉惟时"，《千金要方》也有"饮食以时"的记载。说明定时进食能胃肠功能正常，保持身体健康，老年人更应注意饮食以时。

（2）因时调节：春、夏、秋、冬四个不同的季节，对老年人的影响颇大，除了随时注意增减衣服，谨防寒暖骤变之外，还要特别注意饮食保健。一般来讲，春天天气由寒变暖，草木生长，万物复苏，一派生机勃勃的景象。对人体而言，春属木，在五脏属肝。根据以脏补脏的理论，宜食用猪肝、羊肝、鸡肝等动物肝脏。勿多食酸味，以助养脾气。如猪肝羹、猪肝黄瓜汤、枸杞叶猪肝汤等，都是保肝养肝的保健佳肴。此外，春天也是百病萌生的季节，对于原有胃病、过敏性哮喘、偏头痛等慢性疾病的老年人，更要格外小心，少食生冷、油腻的食品。胃寒着可早晚喝点生姜汤；哮喘者可服蜂蜜、生姜汁等。

夏季天气炎热，人体容易出汗，汗出过多，则耗伤津液，而气随津泄易造成气阴不足。对于老年人来说，由于有气血不足，唾液、胃液及各种消化腺酶的分泌下降，胃肠蠕动缓慢等生理性变化，加上大量出汗和氯化钠的丢失，又会使胃液中酸度降低，大量饮水更稀释了胃液，从而促进消化吸收功能降低。因此，年老之人的夏季饮食保健，应以清热、补气阴为主。如梨、西瓜、木耳、椰子汁、豆腐、绿豆、鸭肉、兔肉、鸽肉、小麦等，都是比较适宜的。全鸭冬瓜汤、雪梨羹、绿豆汤等均适宜于老年人的夏季保健饮食。天热勿多食苦味，以养肺气。此外，夏秋之交的"长夏"季节，阳热下降，气候潮湿，是一年中湿气最盛的季节。湿热的气温环境，正是各种病菌繁殖的最好时机，饮食一定要注意卫生，以清淡、温软为宜，不可食得过饱，更不能过多地进食生冷瓜果、肥腻食物，以免加重老年人的胃肠道负担，否则会引起呕吐、腹泻、腹痛等胃肠道疾病。由于湿为阴邪，易伤阳气，脾主运化水湿，性喜燥而恶湿，因此，如果湿邪困脾，则阳气受损更甚，故长夏的饮食保健应以淡补为主。可选用党参、白术、茯苓、山药、大枣、苡米、莲子、芡实、猪肚、黄花菜、香菇等。例如，苡米炖鸡、参芪冬瓜鸡丝汤、芡实莲子汤等都适宜长夏食用的保健膳食。

秋季气候干燥，燥邪干涩，易伤肺之津液，故易出现口鼻干燥、咽干口渴、皮肤皲裂、毛发不荣、大便秘结、小便短少、喉痛咳嗽等症。因此，仲秋之时，"润燥"是保持肺脏生理活动的重要措施。常用的养阴润燥的食物及中药有白木耳、百合、蜂蜜、燕窝、梨、银杏、鸭肉、玉竹、沙参、麦冬、川贝等。秋季宜少食辛辣食物。秋季常用的保健膳食：有蜜饯雪梨，冰糖银耳、银沙百合汤、沙参心肺汤、川贝冰糖炖汤等。

冬季气温较低，天气寒冷，老年人在冬季摄取食物总量可比夏季增加25%，因此，冬令时节是老年人进补的最好季节。冬天气宜深藏，在五脏属肾，寒为阴邪，易伤肾阳，故应以温补阳气类作为保健膳食。常用的食物和中药有羊肉、狗肉、鹿肉、韭菜、麻雀蛋、鹿茸、紫河车、党参、黄芪、山药、山萸肉、蛤蚧等。以这些食物和中药搭配，烹制成各种保健膳食，如红烧肉、山药羊肉汤、鹿肉汤、核桃仁炒韭菜等，均为老年人冬令滋补佳肴。

（3）食宜熟软：食宜熟软、切忌生冷。老年人肠胃功能低下，尤应审慎。如《五十二病方》指出，凡用鹿、羊、鸡肉及各种粮谷，都必须煮熟，强调："炊五谷，兔口肉……稍沃以汁，令下孟中，孰（熟），饮汁。"《金匮要略·果实禁忌并治》曰："杏酪不熟，必伤人"，"勿食生菜，发百病"，"食生肉……变成百虫"。说明食物生吃，伤脾碍胃，不易消化，且有"发百病"、"变白虫"之虑。《医学入门·保养说》云："人至中年，肾气日衰，加之伖欲，便成虚损……戒一切生冷时果，时菜，恐伤脾也。"说明老年人肾气已衰，若再食生冷，则损伤脾胃，有碍寿康。

（4）调节寒热：注意调节食物的寒热，使其得宜，也是古人饮食调理的一个重要方面。《周礼·天官》曰："凡食齐眡春时，羹齐眡夏时，酱齐眡秋时，饮齐眡冬时。"眡犹比也。这就是说，饮食宜温，比如春天的气候；汤类宜热，比于夏天的气候；酱类可凉吃，比如秋天的气候；饮料可冷以解渴，比如冬天的气候。说明各种食物均有宜温宜凉的不同，应寒温得宜。《素问·阴阳应象大论》："水谷之寒热，感则害于六腑。"表明饮食过寒过热，皆可损害五脏六腑。《千金翼方》亦云："热食伤骨，冷食伤肺，热无灼唇，冷无冷齿。"说明了调节饮食的要点。

老年人饮食宜温暖，忌寒凉。即使夏季饮冷也要适度，并佐以暖食；秋冬更应忌食生冷而暖腹温胃。如《千金翼方》曰："秋冬间，暖里腹。"《寿世保元》曰："凡以饮食，无论四时，常令温暖，夏日伏阴在内，暖食尤宜。"由上可见，古人对调节饮食的寒热十分重视。

（5）忌食秽物：饮食卫生，是中医饮食保健的重要原则之一。它不仅包括食物清洁、新鲜，同时，又包括饮食环境的干净、安静，进食者情绪良好等许多饮食养生之道的内容。古人亦很注意忌食不洁之物。如《论语·乡党》曰："鱼馁而肉败不食，色恶不食，嗅恶不食"，"沽酒市脯不食"。《金匮要略·禽兽鱼虫禁忌并治》曰："秽饮、馁肉、臭鱼，食之皆伤人。"都指出腐败变质的食品，食后必会致人损伤。《金匮要略·果实禁谷禁忌并治》载："果子落地，经宿虫蚁食之者，人大忌食之"，"诸肉及鱼，若狗不食，鸟不啄者，不可食"。这都说明，古人对于不洁之物主张"大忌食之"的。老年人对疾病的抵抗力较弱，因此，更应该注意饮食卫生。例如，坚持饭后漱口；吃饭后不要立即卧床，也不要做剧烈运动；在食物的选择上，保证清洁、新鲜，除了食物清洗、煮沸加工消毒外，还必须排除食物的腐烂变质、病毒损害等。

（6）食时所宜：所谓食时所宜，即是进时应注意的问题。首先是食宜专攻，进食时若"三心二意"，边吃边看书或沉思考问题，既不能品尝食物的滋味，又妨碍了消化吸收，影响人体健康。因此，古人提倡食宜专攻，如《论语·乡党》云："食不语，寝不言。"《千金翼方》曰"食勿大言"等，都强调了食宜专攻。其次是食宜畅情，良好的情绪有利于食物的消化吸收，情绪被动、健康不佳、思虑过度、环境恶劣等都可影响食欲，进而妨碍健康。故古人谚云："食后不可便怒，怒后不可便食。"此外古人还认识到音乐有助于食物的消化及吸收。如《寿世保元》曰："脾好音声，闻声即动而磨食。"最后是食宜细嚼慢咽，是促进消化吸收的重要环节。如《千金要方》云："食当熟嚼。"《养病庸言》曰："不论粥饭点心，皆宜嚼得极细咽下。"《医说》云："食不欲急，急则损脾，法当熟嚼令细。"皆说明古代医家提倡食宜细嚼慢咽。

（7）饭后保养：古人重视饭后保养，提倡饭后缓行与饭后摩腹，切忌饱后急行。饭后缓行，稍事活动，有利于消化吸收。常言道："饭后百步走，活到九十九。"《千金翼方》云："食毕行走跔蹰则长生。"《摄生枕中方》云："食止行数百步，大益人。"皆说明饭后散步，可以健身延年。食后忌卧：饱后即卧可招致宿食停滞，脾失运化，不利消化，因而强调食后忌卧。如《千金翼方》云："饱食即卧乃生百病。"《寿世保元》曰："食后便卧令人患肺气、头风、中痞之疾，盖营卫不通，气血凝滞故尔。"饱勿急行：饱食后便卧不好，但饱后急行亦不利。例如，《寿世保元》云："食饱不得速步走马，登高涉险。恐气满而激，致伤脏腑。饭后摩腹数百遍，仰面呵气数百口，趑趄缓行数百步，谓之消化。"《千金翼方》曰："平旦点心饭讫，即自以热手摩腹，出门庭五、六十步，消息之"，"中食后，还以热手摩腹，行一二百步，缓缓行，勿令气息，行讫，还床偃卧，四展手足勿睡，顷之气定"。都强调将食后摩腹列为重要的饭后保养方法之一，对于促进食物的消化吸收，具有重要的作用。

第五节 食 疗

饮食疗法，简称食疗，是我国人民在长期同疾病的斗争中利用食物防治疾病的经验总结。随着我国综合国力的进一步加强，人们对食疗保健的认识上升到一个新的高度。根据第五次全国人口普查的结果，我国已进入老龄化社会，2020 年老龄人口将达 4 亿，因此作为老年人，食疗的好坏将会直接影响健康长寿。

一、食疗的渊源

我国食疗，根文字记载源于夏朝，距今有三千多年的历史。商朝宰相伊尹精于烹调，通晓药性，所著的《汤液论》就是采取烹调方法疗疾。早在周朝时就设有"食医"的官职，专事营养保健。《伤寒杂病论》中用"猪肤汤"和"当归生姜羊肉汤"治疗少阴咽痛和产后腹痛，都是典型的食疗方剂。《千金要方》中专辟"食治"一卷，认为"药性刚烈，犹若御兵，兵之猛暴，岂客妄发"而"食能排邪而安脏腑，悦神爽志以资气血"。因此，主张"凡欲治疗，先以食疗，即食疗不愈，后乃用药尔"并推崇食疗着重于老年病。孟诜撰有食疗药物的专著《补养方》，后经张鼎增补，更名为《食疗本草》，为食物治疗学的开端。《养老奉亲书》着重于食治及四肢养老，认为"是以一身中之阴阳运行，五行相生莫不由于饮食也"。书中对老年医药饮食保健论述甚详。《老老恒言》为老年人养生专著，主张"以方药治未病，不若以起居饮食调摄未病"。还根据老年人脾胃虚弱的特点编制粥谱，用于老年病的预防和治疗。

由上可以看出，历代医家通过长期的临床实践，在饮食摄生方面积累了丰富的经验，对指导人们养生防老、却病延年起了很大的作用。20 世纪 70 年代以来，由于现代医学和营养学的发展，有关食疗的理论和方法日臻完善，遵古而不泥于古，研发了一系列宜于老年人的保健食品。随着基因工程及海洋生物品工程的进一步发展，人类的平均寿命将大大延长。据报道，日本目前每400人即有一位营养师，而我国每百万人中有 3 人从事营养师专业，且该类人才大多在一些综合性医院及星级酒店执业。营养师人才极其缺乏，这与我国传统食疗养生的历史很不相称，因此，目前我国中医院校及西医院校应广泛开设专门的营养学人才。只有这样，才能提高人们的整体身体素质，也为老年人的健康长寿带来福音。

二、补 充 营 养

老年人脾胃功能衰退，消化吸收功能下降，往往造成因营养物质的缺乏而产生许多疾病。因此，运用食养法，既可调理脾胃的功能，又可补充营养物质，达到治病强身的目的。如葛洪《肘后方》所载的"还藻酒"方，即用海藻、昆布等药治疗"瘿病"。《寿世保元》中的阳春白雪糕，以白茯苓、淮山药、芡实、莲肉等共研细末，加入陈仓米、糯米及白砂糖做成小饼，晒干收贮，妇老小儿，任意取食，大有补脾益肾的功效。

中医学常以动物内脏来治疗调整相应脏腑的功能不足，如用牛或猪的胰脏治疗糖尿病，猪肺用于肺痿，猪肝、羊肝治疗雀目，羊靥（甲状腺）用于治疗甲状腺肿，猪心治疗心悸、失眠等，这些都体现了"以脏补脏"的治疗方法，且通过临床验证，行之有效。

以药物的功效结合现代工业的先进工艺，配制成保健品，或以药物、食物的合理搭配制成菜肴，既美味可口，又不失其药效，老年人易于接受，并能坚持经常服用而又无毒性作用，达到改善肠胃功能、增强营养物质吸收。这样，对老年人的身体健康，延缓衰老大有益处。

三、调整脏腑功能平衡协调

人体脏腑功能的衰减、阴阳平衡的丢失是导致疾病发生的主要原因。因此，饮食疗法与药物疗法一样，也要依据人体阴阳的偏盛与偏衰，辨证食疗，以调整脏腑功能的平衡。

老年人食疗，要因人、因时、因病而变。根据不同的体质特点、药物属性的不同及证候的差异，宜按"寒者热之"、"热者寒之""虚者补之"等治疗原则辨证施食，才能达到预期的效果。一般来说，气辛而腥者多助火散气，气重而甘者多助湿生痰；体柔而滑者，多食之不化，烹调不熟者，服之多气壅。因此，对老年人来讲，尤应注意。

四、老年人饮食忌宜

所谓"忌宜"，就是适宜和禁忌。"适宜"就是有利于健康，对治疗有帮助的食物，可食或可多食之。"禁忌"就是"忌口"，这类食物对健康有损或对治疗疾病不利，应少吃或不吃。老年人脾胃功能虚弱，尤其是在患病以后，饮食忌宜更为重要。

1. 食物的属性和饮食忌宜 食物的属性和药物属性一样，也有寒热温凉的不同，因此，应该以食物所胜而纠病之偏，以达到治疗、预防、保健的目的。现将日常惯用的药效食物按其不同的属性列举如下。

（1）性温类

1）龙眼肉：补心安神，养血益脾。

2）饴糖：补中缓痛，润肺止咳。

3）扁豆：健脾养胃，化湿解暑。

4）山楂：消食健胃，活血化瘀。

5）荔枝：甘温养血，益人颜色。

6）胡桃：补肾助阳，敛肺定喘，润肠通便。

7）谷食类：面、蚕豆、酒曲、豆油、酒醋。

8）蔬菜类：生姜、大蒜、大葱、韭、胡荽菜、芥子、胡萝卜、薤白。

9）果品类：李子、橄榄、木瓜、乌梅、栗子、葡萄。

10）食糖类：蜂蜜、白糖、砂糖。

11）禽兽类：鸡肉、鸭肉、雉肉、犬肉、羊肉、牛肉、鹿肉、猫肉。

12）鳞介类：鲫鱼、鲥鱼、海虾、鳝鱼、鲢鱼。

（2）性寒类

1）苡米：健脾止泻，久服轻身益气。

2）绿豆：清热解毒，消暑除烦。

3）荸荠：化痰消积，清热生津。

4）菊花：清肝明目，疏风散热。

5）桑椹子：滋阴养血，用于肝肾阴虚、须发早白等证。

6）百合：润肺止咳。

7）柿霜：清热除烦，健脾化痰。

8）梨：生食清热止渴，消暑利尿。以西瓜汁徐徐饮之，治肾炎浮肿。

9）谷食类：小米、荞麦、豆腐、豆豉、豆浆。

10）瓜菜类：苋菜、油菜、白菜、黄瓜、甜瓜、竹笋、芋头、茄子。

11）果品类：菱、藕、甘蔗、白果、柿饼。

12）禽兽类：兔肉、鹿肉。

13）鳞介类：黑鱼、鳗鱼、田鸡、螃蟹、鳖龟、蛤子、牡蛎等。

（3）性平类

1）莲子：安心养神，健脾止泻，益肾固涩。

2）芡实：益肾固精，健脾止泻。

3）莲子：与芡实煮粥治遗精与泄泻。

4）黑芝麻：滋养肝肾，润燥滑肠。

5）小麦：养心安神。常配合甘草、大枣用于神志不宁、失眠多梦。

6）山药：健脾益胃，补益肺肾。

7）红枣：补脾益胃，养血安神。

8）谷食类：糯米、粳米、黑豆、黄豆、豌豆、豇豆。

9）瓜菜类：葫芦、南瓜。

10）果品类：枇杷、青梅、花生。

11）禽兽类：猪肉、雁肉、凫。

12）鳞介类：鲤鱼、银鱼、乌贼。

年老之人的饮食应根据体质和疾病的不同而加以选择。兹就食物的不同属性和所宜所忌分类介绍如下。

（1）辛辣类：如葱、姜、蒜、辣椒、胡椒等，性味温热，少食能通阳和胃，适用于脾胃虚寒的胃痛、腹痛、泄泻的老年人。多食生痰、动风、生火、损目。对于肝肾阴虚、肝阳上亢之证及血证、痰喘、目疾、疮疡、痈疽等都属于禁忌证。

（2）生冷类：各种瓜果及生食蔬菜、冷饮等，性多寒凉，能清热生津，适用于热证口渴、咽痛、便秘、尿短赤等。对于脾胃虚寒之腹痛、泄泻、呕吐、胃痛等都属禁忌证。

（3）油腻类：动物脂肪及煎炸食物，味厚腻滞，能生痰生热而伤及脾胃，外感热证及泄泻患者禁忌。对肝胆疾病、消渴、慢性肠胃病及中风患者皆不相宜。

（4）发物类：包括鲤鱼、虾、蟹、带鱼、狗肉、猪头肉、公鸡、牛羊肉及蔬菜中的蘑菇、黄花菜、香椿、南瓜、芫荽等，均属动风、生痰、助火之品。高血压、冠心病、动脉硬化患者不宜多食，多食则助火动风；对疮疡、痈疽、风疹块，食后易复发；对肺痨、咯血等证易升火动血。

2. 常见老年病的饮食宜忌

（1）糖尿病：祖国医学文献中，虽无糖尿病的病名，亦无糖尿病的专篇论述，但消渴证的临床表现，基本上概括了糖尿病的特征，可以说在世界医学史上对糖尿病的记载，以我国为最早。祖国医学对糖尿病的饮食宜忌十分重视。如《古今医统大全》述："清心寡欲，薄滋味，减思虑，则治可瘳。若一毫不慎，纵有名医良剂，必不能有生矣。"指出本病的治疗要点在于饮食调理和节制欲性。而节制饮食对糖尿病者既是一项治疗措施，又是一切其他治疗的基础。对年老体胖的轻型患者，单用饮食治疗，病情即可得以缓解。重型患者，在药物治疗的同时，也必须配合饮食治疗，才能达到理想的效果。

糖尿患者的饮食应在医生的指导下严格控制主食、糖和水果的食量，在限制主食期间，如有饥饿感，可增加蔬菜和瓜类的食用量。宜食含碳水化合物量少的蔬菜，如芹菜、黄瓜、西红柿等，也可食用含蛋白质较多的食物如黄豆及豆制品，赤豆、鸡蛋、瘦肉等。

根据现代中药药理学发现，中药人参、黄芪、茯苓、山药、黄精、生地、麦冬、首乌、枸杞子、葛根、花粉等均有降低血糖的作用，可选用适当的药物与适量的米谷同煮为粥，常服之，对于老年性糖尿病的防治颇有益处。

本病患者应尽量少食脑髓、鱼子、蛋黄、肥肉及动物内脏等含胆固醇较高的食物。忌食各种糖果、果酱、食糖、藕粉等。

（2）高血脂、动脉硬化、冠心病及高血压病：饮食不节、恣食膏粱厚味是造成这类疾病的主要原因之一。因此，如能合理调配膳食结构，对预防和治疗以上疾病是行之有效的。

这类疾病的主食宜粗细粮搭配，如米、面、玉米、荞麦、高粱等混合食用。副食宜芹菜、洋葱、茭白、各种豆类、瓜类、海藻、海带、紫菜等。食用油宜大豆油、花生油、玉米油、芝麻油、菜油等植物油。据文献报道，洋葱、芹菜、海带、海蜇皮、海参、绿豆等均有降血压作用；玉米油、海藻类、山楂、荷叶、茶叶、银杏叶等有降血脂的作用。

该类疾病忌食含胆固醇高的食物，如蛋黄、动物内脏、脑髓、某些甲壳类动物如蚌、螺、蟹等。少食纯糖，忌烟酒及辛辣刺激性食品。

（3）老年慢性支气管炎：本病多表现为脾肺气虚和肺肾两虚证型。饮食上宜选用具有健脾、益气、补益肺肾的食物，可多食白菜、萝卜、菠菜、胡萝卜、西红柿、黄豆及其制品，这样既可以补充维生素、蛋白质及无机盐类，又可以化痰、清热、通便。并可食用枇杷、橘子、梨、百合、大枣、杏仁、莲子、核桃、山药、荸荠、蜂蜜及猪、牛、羊肺等，取其有助润肺、补肺、健脾化痰的作用。

本病忌烟酒、忌食油腻及辛辣刺激食物。虚寒患者，可适当食用生姜、胡椒等温热之品。

（4）消化道疾病："脾为后天之本"，是摄取食物营养的重要脏腑。脾胃功能失常，可引起消化不良、胃脘疼痛、腹胀、腹痛、泄泻、便秘等一系列病证。

1）慢性胃炎、溃疡病：饮食宜富含蛋白质、维生素及铁质较多的食物。饭菜细软，勿过冷过热，宜少食多餐。主食以大米、糯米、面粉、玉米煮粥食用。多食豆制品、蔬菜、新鲜水果及猪肝、猪血、蛋类等补血食品。如胃酸缺乏者，可食酸牛奶、糖醋拌食豆制品和蔬菜及酸性水果等。忌食烟酒、浓茶、辛辣、香燥、煎炸之品及寒凉生冷硬食物。

2）慢性肠炎：宜食清淡细软少油腻易消化食物。可选用具有健脾和中、涩肠止泻的山药、莲子、芡实、茯苓、扁豆、砂仁等煮粥或磨粉蒸食；或常服生大蒜、糖醋大蒜。忌辛辣厚味。

3）便秘：老年人气血亏虚，常出现大便干结难下。这类便秘，应多给予含纤维丰富的食物，以保持大便通肠。如新鲜蔬菜、水果、粗粮、豆类及其制品。必要时可用些理气食物如洋葱、黄豆、萝卜、蔗糖等刺激肠管蠕动。于每日清晨饮淡盐水一杯，增加肠管内的水分，促使排便。也可服蜂蜜、决明子等通便润肠。辣椒、浓茶、酒等不宜食用。

（5）胆囊炎、胆石症：本病因胆汁瘀滞而影响脂肪消化。其饮食特点在于控制脂肪摄入量，宜清淡少油脂饮食。如青菜、萝卜、西红柿、瓜类及新鲜水果等。萝卜有利胆作用，可生食或做熟食用。生山楂泡茶服用，能帮助脂肪的消化和吸收。鸡内金研粉吞服既助消化又有化石之功。植物油有利胆作用。饮食的烹调方法以炖、烩、蒸、煮为主，勿用刺激性或浓烈的调味品。

本类疾病忌食肥肉、油炸煎炒食品及含油脂的干果、子仁类食物。适当控制含胆固醇高的食物如蛋黄、动物肝、脑、肾及鱼子等。少食产热食物。

（6）慢性肝炎：肝与脾的关系至为密切，在临床上，肝病患者往往表现有腹胀、纳差等脾虚的见证。因此，饮食调理亦是治疗肝病的手段之一。该类患者宜多食新鲜蔬菜、鱼类、蛋类、豆制品、西红柿等清淡易消化且富含营养（蛋白质、维生素）的食品。山楂有消食健脾作用，可加糖煮水服用。绿豆清热利湿，现代医学研究绿豆含蛋氨酸、赖氨酸及维生素等，可煮粥常服，有强肝健脾之功。本病患者严禁饮酒，忌辛辣刺激食品。

（7）肺结核：本病为一种慢性消耗性疾病。治疗应从整体出发，扶正固本，药疗与食疗相互并用。宜食含蛋白质较高的蛋类、奶类、鱼类（忌鲤鱼）、瘦肉及豆制品等。多食绿叶蔬菜及水果、五谷杂粮以补充较多的维生素及矿物质。肺结核患者属阴虚火旺之体，因此，当忌食烟酒及辛辣、刺激、助火生痰之品。

第六节　酒　和　茶

一、饮　酒

　　适量饮酒对人体健康十分有益。早在春秋战国时代，《周礼》中就有记载时常招待客人时要"饮酒而奉之"，并有"酒政"这样的人来"掌酒之政令"。《诗经》中有"为酒为醴"的诗句。《梦辞》亦记载有"奠桂酒兮椒浆"。相传古时"仪狄始作酒醴，变五味，少康作秫酒"（《世本》）。可见酒的历史在我国可以追溯至很久远的年代。

　　酒性温，味甘、辛，少饮有疏通血脉、活血祛瘀、驱风散寒、行药祛邪的功效。《内经》中已有关于古代用酒治疗的记载。《千金要方》中收集了大量的药酒方，用于各种疾病的防治。如独活酒治痹、牛膝酒治拘急、附子酒治胀满、紫石酒治虚冷、杜仲酒治腰痛等。《新修本草》载酒"主行药势，杀百邪恶满毒气"。又引陶弘景注云"大寒凝海，惟酒不冰，明其热性，独冠群物。药家多须，以行其势。人饮之，使群弊神昏，是其有毒故也。昔三人晨行触雾，一人健，一人病，一人死。健者饮酒，病者食粥，死者空腹。此酒势辟恶，胜于食"。

　　酒除了有防治疾病的作用外，还可用于延年益寿。老年人阳气渐衰，血脉不畅，易受风、寒、雾、露的侵袭，如能合理适量饮酒，可以疏风通络，轻身延年。《千金要方》中有"秋冬间，暖里腹"的主张，并认为"冬服药酒两三剂，立春则止，此法终身常尔，则百病不生"。《保生月录》中记载："夏月清晨炒葱头饮酒一二杯，令血气通畅"，"冬日早出宜饮酒，以却寒，或嚼姜以辟恶"。酒与药物配合使用能增强保健益寿的功效。清·徐沅青《医方丛语》中转引《归田琐录》载有"周公百岁酒"（又名"梁火酒"），此方"治聋明目，黑发驻颜"，曾有甘肃的一位姓齐的军门，服四十年，寿逾百岁，他家三代服之，"相承无七十岁以下人"。历代益寿延年的药酒方不下数百种，有很多已在实际应用时发挥功效，如枸杞酒、生地酒、人参酒、白术酒、薯蓣酒、阳春酒、百补延龄酒等，不胜枚举。

　　酒的种类很多，作用也不尽相同。浸药多用白酒，做药引多用米酒，活血止痛多用黄酒。葡萄酒少量饮用，可强心提神。《新修本草》谓其"能消痰破癖"。啤酒以大麦芽发酵而成，营养丰富又可健胃消食。饮酒的数量及方法宜据各人不同的体质情况而定，不能一概而论。总的原则是少饮、淡饮，反对暴饮杂饮。如《养生要论》中引阮坚之的话讲："淡酒、小杯、久坐细谈，非惟娱客，亦可养生。"《清异录》指出："酒不可杂饮，饮之，虽善酒者，亦醉。"此外，古人还主张酒后漱口，并忌饮茶过多。如《养生要论》曰："酒之毒在齿，饮后吸水用盐漱之良。酒后啜茶过多，引入肾脏，令腰脚重坠，兼患痰饮水肿，挛躄诸疾。"

　　饮酒过量则损害健康，导致病患发生，甚至引起死亡。早在《吕氏春秋》中即有"肥肉厚酒，务以相强，命曰烂肠之食"的记载。《韩非子》中讲："香美脆味，厚酒肥肉，甘口而疾形。"《管子》中载，齐桓公让管仲饮酒，管仲倒掉一半，并说："弃身不如弃酒。"三国时，著名才子曹植在《酒赋》中把酒称为"荒淫之源"。梁·陈宣嗜酒如命，以"不饮为过"，最后还是说："譬酒犹水也，可以济舟，也可以覆舟。"宋代学者杨文忠喜常醉，贾存道赠诗一首，其中有"酒如成病悔时迟"句，文忠蘧然起谢，不再醉。陆龟蒙《中酒赋》中还讲："书编百氏，病载千名，将有滨于九死，谅无敌于余醒。"历代医家对于过量饮酒的害处亦是有一致的认识。如《饮膳正要》谓酒："少饮为佳，多饮伤形损寿，易人本性，其毒甚也。饮酒过度，丧生之源。"《本草纲目》云："少饮则活血行气，壮神御风，消愁遣兴；痛饮则伤神耗血，损胃亡精，生痰动火。"又说："过饮不节，杀人顷刻。"

现代研究证实，酒的主要成分是酒精，化学名称为"乙醇"。白酒、大曲、白兰地、威士忌等烈性酒含乙醇量达 40% ~ 60% 。此外，新制成的酒还杂有毒性较大的异戊醇、甲醇等。酒精的代谢主要是通过肝脏的代谢来完成的，它对肝脏有一定的侵害，且使肝细胞变性。酒精的另一害处是具有成瘾性，过量可引起急性、慢性酒精中毒，对人体损害极大。实验表明，当人体内血液中酒精达到万分之五到千分之二的时候，就会出现醉酒的状态。当达到千分之四时，就会造成急性中毒，甚至死亡。因此，长期过量饮酒可以引起慢性中毒而招致一些疾病的发生。老年人脾胃虚弱，饮酒更应该节制。

二、饮 茶

饮茶具有保健防病、延年益寿的作用。我国自古以来，人们就有饮茶的良好习惯。唐·陆羽著过《茶经》三篇，卖茶人被奉祀为茶神，于是有人讲饮茶始于唐朝。《三国志·吴书·韦曜传》记载：孙皓请群臣饮酒，"率以七升为限"，"曜饮不过二升"，孙皓常为他裁减，"或赐茶茗以当酒"。于是又有人把饮茶之风推至三国或西汉，其实，《晏子春秋》中即有"婴相齐景公时，食脱粟之饭，炙三弋五卵，茗茶而已"的记载。《神农本草经》亦有关于茶的记述。

茶味甘、苦，性微寒，有消食下气、泻热清神、明目益思、除烦去腻、祛暑止渴、利尿解毒的功效。《本草经》曰："茗茶苦，生益川谷，微寒无毒，治疗五脏邪气，益思，令人少卧，能轻身明目，去疾消渴，利小便。"相传"神农尝百草，日遇七十二毒，得茶而解之"。《唐本草》载："茶味甘苦，微寒无毒，去痰热，消宿食，利小便。"《本草纲目》云："茶苦而寒，最能降火……火降则上清"，"茶主治喘急咳嗽，去痰垢"。由于茶有上述很多益处，因此它作为人类最早的饮料之一，千百年来备受人们的欢迎，成为人们日常生活中不可或缺之物。顾元庆在《茶普》中曰："人饮其茶，能止渴，消食除痰，少睡，利尿道，明目益思，除烦去腻，人固不可一日无茶。"

老年人脾胃虚弱，服食常不易消化，经常饮茶，能帮助消食去腻。如有的老人由于肾气不足，常致头昏目暗、记忆力下降、心神不安或虚火上炎，经常饮茶可提神醒脑、降火明目、宁心除烦。夏季暑盛，老人易受湿热所困，饮茶能清暑解毒、生津止渴。夏季易患肠炎、痢疾等肠道疾病，饮茶可有防治作用。医圣张仲景曰："茶治便脓血甚效。"如果制成姜茶饮用，则对痢疾的效果更好。如果与其他食物或药物配合使用，则能提高保健防病的功效，如藕茶、荷叶茶、绿豆茶、香薷茶之用于防暑，薄荷茶、槐叶茶之用于清热，橘红茶之用于止咳，莲心茶之用于失眠、多梦，柿蒂茶之用于止呃，三仙茶之用于消食，藿佩茶之用于除腻，柿叶茶之用于理脾，杞菊茶用于补肝肾等。另外，通过现代工业改良的各种饮料，它从不同角度补充人体的各种营养元素，经常饮用亦有保健强身之功。

现代研究证明，茶叶中所含的药物成分非常丰富，有芳香油、咖啡因、茶碱、鞣酸、维生素及铁、锌、钙等微量元素。芳香油能使脑和心血管系统的神经兴奋，使人精神振作，心情愉悦。咖啡因是一种血管扩张剂，除兴奋大脑外，还能加强呼吸功能，提高肌肉细胞的工作量，促使汗腺分泌，并有强心、调胃、解毒的作用。茶碱能促使脂肪的消化及代谢，与咖啡因协同作用，可防体内胆固醇的沉积，预防心脑血管疾病的发生。鞣酸有收敛的作用，可防治腹泻。茶中含的营养成分为糖类、蛋白质、氨基酸、维生素及少量的矿物质，如铜、氟、铁、锌、铝、锰、钾、钙、镁等。科学家们通过观察发现，茶区的人们很少得癌症。这充分证明，茶有一定的抗癌功效，可抑制或预防癌细胞的产生。实验证明，如果把茶叶掺在饲料中，喂饲带有癌细胞的小白鼠，三周后，其癌细胞有明显的抑制，甚至减少。

　　茶叶的种类很多，其特点和作用也存在一些差别。《本草纲目拾遗》记载有：福建武夷茶色黑味酸，最消食下气，醒脾解酒，徽州松萝茶专于化食；江西瓜片降火利痰；徽州角刺茶逐风治血，绝育如神。目前我国的主要茶类有乌龙茶、绿茶、红茶、白茶、花茶、砖茶等。各类茶中又有很多花色品种，仅乌龙茶就有一百多种。绿茶茶色碧绿，有生津止渴、去暑消炎的功效，适用于夏季饮用。如杭州的龙井茶以"色、香、形、味"四大特点而最享盛名。此外有珍眉、贡熙、珠茶及太湖碧螺春、黄山毛峰、六安瓜片、四川蒙顶黄芽和峨芯等。《本草绿原》谓六安茶"能清骨髓中浮热，陈久者良"。《遵生八笺》认为剑南的蒙顶石花为茶品最上。红茶汤色红亮，滋味醇浓，适用于疲倦困乏的饮用，夜间宜少饮或不饮。云南滇红、四川川红为著。白茶香气清新，汤色淡黄，滋味甜醇，以"银针白毫"为最。另有"白牡丹"性质清醇，能退热降火，适合于虚火偏旺之人饮用，并可防暑。《大观茶论》曰："白茶自为一种，与常茶不同，其条敷阐，其叶莹薄。"《本草纲目拾遗》载有滇南雪茶"治胃气积痛，痢疾如神"。花茶以绿茶为坯，加茉莉、玉兰、珠兰等鲜花窨制而成，能解酒、止渴、祛暑、助消化，以福建茉莉花茶为最。砖茶长于消食，是少数民族不可缺少的饮料。

　　茶叶的收藏宜密封，畏香药，喜温燥，忌湿冷。煮茶宜择水，如《茶经》中说："其水用山上水，江中水，井下水。"沏茶以泉水为佳，河水须经煮沸，自来水须储存过夜或延长煮沸时间。沏茶时可先以热汤洗茶，去其尘垢，冷气。煎茶宜缓火、活火，活火谓炭火有焰者，当使汤无妄沸，渐渐由"鱼目散布，微微有声"，至"四旁泉涌，累累连珠"，"鹏波鼓浪，水气全消"。此谓"老汤三沸之法"，非活火不能成。煎茶最忌柴叶烟熏，《清异录》谓这样煎出的茶为"五贼六魔汤"。

　　饮茶的时间以白天口渴、疲乏之时，工作、休息之余为宜。如《瑞草论》曰："茶之为用，味寒，若热渴、闷胸、目涩、四肢烦、百节不舒、聊四五啜，与醍醐甘露抗衡也。"此外，古人还主张饭后用茶漱口，如《遵生八笺》云："人固不可一日无茶，然或有忌而不饮，每食已，辄以浓茶漱口，烦腻即去，而脾胃不损。凡肉之在齿间者，得茶漱涤之，乃尽消缩，不觉脱去，不烦刺挑也。而齿性便苦，缘此渐坚蜜，蠹毒自己矣。然率用中茶。"饭前或刚用过饭时不宜饮茶，乃由于茶叶中所含鞣酸遇到蛋白质能凝固成颗粒，影响消化吸收。饥饿时不宜饮茶，是由于茶能促使胃的蠕动，并使血管扩张，增加饥饿感，并使胃酸增多。睡前不宜饮茶，因为茶中的咖啡因、茶碱、可可碱都有兴奋作用，会影响睡眠，茶碱的利尿作用也使夜尿增多，不利于休息。如《博物志》云："饮真茶，令人少眠睡。"《桐君录》云："煎饮令人不眠。"

　　饮茶过量或滥饮、强饮对人体有害。如每天喝一升以上茶水，可能出现维生素 B_1 缺乏症，这是因为鞣酸与维生素 B_1 结合，使其含量下降。勉强饮茶可加重胃的负担，引起消化不良。如《抱朴子养生论》曰："不饥强食则脾劳，不渴强饮则胃胀。"咖啡因可增强胃液的分泌，胃溃疡患者不宜多饮茶。茶碱能提高体温，有抗阿司匹林作用，服退热药时，不宜饮茶。茶有升高血压、加快心率、减少乳汁分泌及收敛的作用，因此，高血压、心脏病、产妇、习惯性便秘的人不宜饮茶。《本草纲目》还记载，服用某些药物时应忌茶，如土茯苓即不能与茶同用。在服用中药人参、党参等补养药及西药奎宁、铁剂、麻黄碱、阿托品时，不宜用茶送服，以免降低疗效。此外，不宜饮用凉茶或隔夜茶。如《遵生八笺》中述："热则茶面聚乳，冷则茶色不浮。"所以饮茶必须保持温热，放凉则不宜再饮。茶叶不应与韭同食，《壶居士食忌》载有："苦茗久食羽化，与韭同食，令人身重。"又《姚希同经验方》云："凡患眼服羊肝者，忌服松萝茶，以沙苑蒺藜煎汤代茶。"《本草纲目拾遗》又载："患痨损得失血过多之人，腹胃必寒，最忌食茶。"

　　总之，饮茶要人体适宜为度，分时饮服，不要以为茶有健身防病、延年益寿的作用，而不论茶的属性妄加饮服。

第七节　运动保健与起居调理

一、运动保健

　　运动保健是养生防病的重要方法。运动能促进气血循环的畅通，增强脏腑功能，使心脏耐劳，稳定血压，降低血脂，从而有利于预防和控制动脉硬化，预防冠心病。运动可以使肺活量增加，提高肺的换气功能，增强机体的卫外功能，从而达到适应气候变化，有助于减少呼吸道疾病的发生。运动还可以增强脾胃的消化吸收功能，华佗曾曰："动摇则谷气得消，血脉流通，病不得生。"此外，运动还可增强肝肾功能，改善睡眠，使人精力充沛，筋骨强壮，浑身舒展，体魄强健。老年人体质较弱，各脏腑功能日衰，因此，更应该加强运动保健。正如清·颜习斋说："一身动则一身强，一家动则一家强，一国动则一国强。"有说"养生莫善于习动"，明确指出了运动能增进健康，强壮体质。

　　运动保健的原则是动静相结合，因人因时因地制宜，顺其自然，循序渐进。常言道："生命在于运动。"《后汉书·华佗传》曰："人体欲得劳动，但不当使极耳。动摇则谷气得销，血脉通畅，病不得生。譬如户枢，终不朽也。"清·曹庭栋在《老老恒言·卷一·散步》中讲："饭后食物停胃，必缓行数百步，散其气以输于脾，则磨胃而易腐化"，又曰："散步者，散而不拘之谓，且行且立，须得种闲暇自如之态"。洪昭光云："步行运动坚持下去，可以代替很多保健品。"明·高濂在《遵生八笺·延年却病笺》中曰："运动以却病，体活则病离。"蔡元培在《蔡元培合集·运动会的需要》中说："人的健全，不但靠饮食，尤靠运动。"清·张应昌编《清诗铎·徐荣〈劝民〉》曰："不见闲人精力长，但见劳人筋骨安。"清·梁章钜在《履园丛话·水利》中讲："善养生者必使百节不滞，而后肢体丰腴，元气自足。"无产阶级革命家朱德元帅讲："锻炼身体要经常，要坚持，人同机器一样，经常运动才能不生锈。"邓小平同志在1978年11月16日亲笔题词："太极拳好。"由此可见，运动健身，强壮身体是贯穿人的一生的重要措施，不可偏废。正如一位名人所言，最好的医生是自己，最好的药物是时间，最好的心情是宁静，最好的运动是步行。老年人的运动保健人所共知，但贵在坚持。

　　运动保健要有一个合理的运动量。运动量是指运动给人体带来的生理负荷量。运动量的测定，往往是以运动者的呼吸、脉率、心跳、氧气消耗量等作为一些客观指标，并结合运动者自己的主观感觉来加以全面测量。有人以脉率及心率来作为运动量的指标。如果运动量大，心率及脉率就快。一般认为，正常成人的运动量，以每分钟心率（或脉率）增加20～40次最为合适。一般情况下，在锻炼以前，可先测1分钟的脉搏数，锻炼后再测一次，如果运动量适宜，正常健康老年人运动后的最高心率不要超过170次/分钟。譬如，年龄在60岁，则运动后最高心率应控制在110/分钟的水平。而且在1小时以内能恢复正常。如果运动之后，锻炼者食欲增加，睡眠良好，情绪轻松，精力充沛，这是运动量适宜的表现。反之，如运动后食欲减退、头昏脑胀、自觉劳累汗多、精神疲倦者，说明运动量大，应当减少。如减少运动量后，仍有上述症状或出现极度疲劳，则应作身体检查。

　　运动的时间，一般来讲早晨最好。如在饭前锻炼，至少要休息半小时后方可进食；饭后则至少要90分钟以上才能锻炼。为了避免锻炼后过度兴奋而影响睡眠，应在临睡前2小时左右结束锻炼。每个人要根据自己的身体状况、年龄阶段及体质来选择相应的运动方法和运动量，对一些患有慢性疾病的老年人应有针对性的方法来锻炼。

运动的方法可谓不拘一格，散步、导引、气功、太极拳、划船、舞剑、打门球、老年迪斯科及健身操等，条件允许者可在健身房或家庭健身器械锻炼。另外，老年人自我按摩，简便易行，安全可靠。若能与气功锻炼相结合，应用运气加强按摩的力量效果更好。

二、起 居 调 理

起居调理也是强身延年的一个重要方面。早在《内经》就有："……食欲有节，起居有常，不妄作劳，故能形与神俱，而终其天年，度百岁乃去。……"这就是说，除了饮食有节以外，起居亦要有常。这样才能健康长寿；反之，如果起居无常，生活无规律，不善于保养，就会损寿。

自然界的气候变迁，在四季及昼夜之间，都是在变化的；人体的气血运行，脏腑经络的生理功能，亦是随之发生变化，矛盾是在对立和统一中交错，因此人们的日常起居生活应与之相适应。如《素问·四时调神大论》曰："阴阳四时者，万物之始终也，死生之本也，逆之则灾害生，从之则苛疾不起。"认为人们必须顺应四时气候，老年人起居更应顺应四时之变。在起居调养方面，祖国医学提出了"春夏养阳，秋冬养阴"的原则。因此古人强调了不同的季节应有不同的作息时间。不仅一年的四季作息时间因季节而异，而且昼夜晨昏亦应有所不同。正如《素问·生气通天论》云："平旦人气生，日中而阳气隆，日西而阳气已虚，气门乃闭。"指出了一日之内不同时间消长不同，人体的各种生理活动要顺应昼夜晨昏的变化。作为老年人，在日常生活中，要保持一定的节奏，合理安排一天的劳动、饮食、锻炼和睡眠对健康有重要的作用。如《养老寿亲新书》云："行处坐卧，晏处居处，皆须立制度。"强调了作息时间的重要性。

古人十分重视睡眠卫生，认为安卧有方，睡眠良好，是保健和摄生的重要方面。祖国医学以阴阳学说为依据，对睡眠的机理作了论述。如《灵枢·大惑论》云："故阳气尽则卧，阴气尽则寤。"《灵枢·口问》曰："阳气尽阴气盛，则目暝，阴气尽而阳气盛则寤。"说明睡眠是人体阴阳平衡的需要，是生命活动的需要。然而年高之人，往往"气血减，其肌肉槁，气道涩，五脏之气相薄，营气衰少而卫气内伐"，"昼不精而夜不眠"（《针灸甲乙经》），"少寐乃老年人大患"（《老老恒言》）。因此对于如何保证老年人有一个良好的睡眠质量，应颇为注意。

一个人的睡眠质量好坏，首先要调理好自身的精神状态。喜怒无常，悲忧不解，思虑过度，皆可影响心神而致睡眠不安。如《老老恒言》曰："邵子曰，寤则神栖于目，寐则神栖于心。……神统于心，大抵以清心为切要。"《彭祖摄生养性论》曰："喜怒过多，神不归室；憎爱无定，神不守形。汲汲而欲，神则烦，切切所思，神则败。"因此若至情绪平稳，定神思睡，必先静神。宋·蔡季通云在《睡诀》中讲："先睡心，后睡眼。"只有"先睡心"，才能"后睡眼"。如果情绪烦躁不安，思念种种杂事，往往难以入睡，甚至导致失眠而有损健康。其次是节食，古人早就指出了"饱食而卧"的害处。强调"夜膳勿饱……饱余勿便卧"（《修龄要旨》），如果晚上食得过饱，必然会增加胃肠道负担，影响正常睡眠，对健康有害。最后是适当的活动，往往有促进睡眠的作用。俗语云："饥饿是最好的厨师，疲倦乃良好的睡眠剂。"因此，白天从事一定量的体力活动，晚上困倦，自然容易进入梦乡。如《紫岩隐书》云："每夜入睡时，绕室行千步，始就枕。……盖行则身劳，劳则思息，动极而返于静，亦有道理。……行千步是以动求静。"说明睡前稍事活动，散心、休闲，使精神舒缓，情绪稳定，则有助于睡眠。然而，在睡前半小时以内不宜作剧烈运动，否则会难以入睡。

睡眠姿势是否正确，直接影响睡眠的效果。古人主张的睡姿是向左侧卧，双腿微曲，全身放松。如《修龄要旨·起居调摄》曰："侧曲而卧，觉正而伸。"《华山十二睡功总决》指出，睡眠时应该"松宽衣带而侧卧之"。《老老恒言》曰："卧宜右侧以舒脾气……卧不欲左胁。……今宵敢叹卧如弓。"一般认为，睡眠的姿势最好不仰着睡，以免双手压胸，引起恶梦；更不能俯卧，使胸部、腹部都受到压迫，呼吸不够通畅，因而妨碍睡眠，影响健康。最好的睡姿为"右侧曲卧"。

老年人睡眠尤宜避风防冻，不可当风而卧。因风为百病之长，人在熟睡以后，易受风邪所袭；即使是盛夏酷暑季节，亦应注意。"不得乘月露外，乘便睡著，使人扇风取凉，一时虽快，风入腠理，其患最深"。《千金要方》云："赤露眠卧，宿食不消，未逾期月，大小皆病。"《孙真人卫生歌》曰："坐卧防风吹脑后，脑后受风人不寿。更兼醉饱卧风中，风入五内成灾咎。"均指出了当风而卧的害处，必须引以为戒。

睡眠切忌蒙头而卧，而一定要露首，宜独卧为佳。《寿亲养老新书》所记录《三叟长寿歌》中即有"暮卧不覆首"的记载。一般认为，蒙头睡觉，使人呼吸不畅，而且还会吸入自己呼出的浊气，因而有碍身健康。为了平息静心，深沉熟睡，古人主张独卧。如《养性延命录》曰："彭祖曰：上士别床，中士异被，服药百里，不如独卧。"《类修要决》云："服药千朝，不如独宿一宵。"都指出了老年人为了平稳安睡，最好能独卧。

古人对醒后及晨起的保养亦很重视，倡导了许多保健方法。如《老老恒言》中有："醒时当转动，使脉络流通，否则半身板重，或腰胁痛，或肢节酸者有之。"《遵生八笺》云："夜后昼前睡觉来，瞑目叩齿二七回，吸新吐故无令缓，咽数玉泉还养胎。摩热手心熨两眼，仍更揩擦额与面。中指时时摩鼻频，左右耳眼摩数遍。更能乾浴遍身间，按擦暗须纽两肩。纵有风劳诸冷气，何忧腰背复拘挛。嘘呵呼吸吹及泗，行气之人分六字。果能依用力期间，断然百病皆可治。"所述醒后叩击、吐纳、咽津、按摩等保健方法都具有保健作用，可以借鉴。

起居调理还应注意劳伤。劳伤是指过度劳累引起的疾病而言。老年人由于年龄增长，脏腑生理功能逐渐减退，因而更易招致劳伤。劳伤不仅是指劳累过度，还包括情志伤、饮食伤、色欲伤、风湿伤等。欲求寿康，当慎防劳伤。如《养性延命录》曰："养寿之法，但莫伤之而已"，"是以养性之士，唾不至远，行不疾行，耳不极听，目不极视，坐不久处，立不至疲，卧不至懵；先寒而衣，先热而解，不欲极饥而食，食不过饱，不欲极渴而饮，饮不过多。不欲甚劳，不欲甚逸，不欲流汗，不欲多唾，不欲奔走车马，不欲极目远望，不欲多啖生冷，不欲饮酒当风，不欲数数沐浴，不欲广志远愿，不得观造异巧，冬不欲极温，夏不欲穷凉，不欲露卧星月，不欲眠中用扇，大寒大热大风大雾皆不欲冒之"。古人慎防劳伤的论述范围极广，但归纳起来有以下几个方面需加以注意。

第一是防劳作伤，形体过度劳累或过度安逸均会引起劳作伤。《素问·举痛论》曰："劳则气耗。"指出了形体过度劳倦主要伤及肺脾的生理功能，导致脾不健运，肺气不充。《素问·宣明五气篇》云："五劳所作，久视伤血，久卧伤气，久坐伤肉，久立伤骨，久行伤筋，是谓五劳所伤。"强调了久视、久卧、久坐、久立、久行都会引起劳倦致病。又《彭祖摄生养性论》曰："力所不胜而极举之则形伤也。"为了防止劳作所伤，历代医家总结出了一系列的方法。如《素问·上古真天论》及《寿亲养老新书》均主张老年人应在"四肢气候和畅之日，星其时节寒温，出门行二三百里，及二三百步为佳。量力行但勿令气之喘而已。亲故相访，间同行出游百步，或坐，量力谈笑，才得欢通，不可过度耳"。凡此皆可参考。

第二是防止情志所伤。《医说》云："多记损心，多怒伤精。"《勿药元诠》曰："暴喜伤阳，暴怒伤肝，穷思伤脾，极忧伤心，过悲伤肺，多恐伤肾，善惊伤胆。"《彭祖摄生养性论》云："积忧不已则魄神伤矣，愤怒不已则魄神散矣。喜怒过多，神不归室；憎爱无定，神不等形。汲汲而欲，神则烦；切切可思，神则败。"以上皆说明七情过度，可伤人脏腑，损精耗神。故欲长寿，必须谨防情志所伤。正如《琐碎录》所讲"勿使悲欢极"；《摄生四要》所谓"少思以养神"，方可延年益寿。

第三是防止饮食所伤。《素问·痹论》曰："饮食自信，肠胃乃伤。"《老老恒言》云："太饥伤脾，太饱伤气。"《勿药无诠·饮食伤》谓："膏粱之度，足生大疔；膏粱之疾，洞痹痿厥；饱食太甚，筋脉横解，肠澼为痔；饮食失节，损伤肠胃，始病热中，末传寒中。……饮食过度，则脏腑受伤。"这都强调了饮食太过肠胃乃伤，于健康不利。故俗语有："饥不饱食，渴不狂饮"，"要想身体好，吃饭莫太饱"。说明防饮食所伤，才有益于健康。

第四是防色欲伤。《养性延命录》谓："人生而命有长短者，非自然也，皆由将身不谨，饮食过差，淫泆无度，忤逆阴阳，魂神不守，精竭命衰，百病萌生故不终其寿。"又《勿药元诠·色欲伤》云："不知节啬，则百脉枯槁，交接无度，必损肾元。"指出了贪色嗜欲的危害性，因而必须有所节制。《寿世保元》曰："年高之人，血气既弱，阳事辄盛，必慎而抑之。不可纵心盗意，一度一泄，一度火灭，一度增油，若不制而纵欲，火将灭更去其油。"说明老年人养生必须注意慎防色欲伤。

第五是防风湿伤。《素问·风论》曰："风者百病之长也。"《勿药元诠·风寒伤》云："沐浴临风，则病脑风痛风；饮酒向风，则病酒风漏风；劳汗暑汗当风，则病中风暑风；夜露乘风，则病寒热，卧起受风，则病痹厥。"说明风邪易伤人，致病多端，故当慎防。如《内经》强调"谨候诸风而避之"；《摄生消息论》则指出："不得于星月下露卧，兼便睡着使人扇风取凉。"外湿致病与季节、气候、环境等因素有关。若阴雨连绵或身居潮湿处所，皆易感受湿邪。外湿袭侵人体，既伤及皮肉筋脉，亦可损伤脏腑，损身减寿。如《勿药元诠·湿伤》曰："坐卧湿地，则病痹厥疬风；冲风冒雨，则病身重身痛；长著汗衣，则病麻木发黄；勉强涉水则病脚气挛痹；饥饿澡浴，则病骨节烦痛；汗出见湿，则病痤痱。"因此，保养延寿之道，必须慎防湿伤。

第二篇 老年常见疾病

第六章 老年急症

第一节 高 热

一、定 义

高热是指体内温度上升，热势渐高，多在39℃以上，大多在两三日内突然而起，偶有身感慢性疾患，经久不愈，逐渐有低热缓缓上升，致成高热。本病证以身灼热、烦渴、脉数等为主要临床特征。老年人出现高热，是一种急性信号，是机体对病邪的一种全身性反应，是机体正邪相争和阴阳失调的必然现象。高热又能消耗津液，损害机体，甚至造成不良后果。

凡因外感邪毒所致者，起初多见恶寒、口渴、脉数等症状者，称外感高热；凡以内伤为病因，脏腑功能失调、气血阴阳亏虚为基本病机的，临床可表现为低热，也可表现为高热者，称为内伤发热。

现代医学的急性、慢性感染性疾病，血液病，内分泌系统病，肿瘤，结缔组织疾病，某些原因不明的发热，符合本症临床特点者，均可参照本证辨证论治。

二、唐祖宣诊治经验

（一）病因病机

老年高热，由于其自身的特点，多属虚中夹实，单纯的实证及纯粹的虚证均少见。年岁高之人多虚，对外界环境的温差变化较敏感，因此患病的机会较青壮年要多。由于机体反应能力较差，机体邪正相争亦较弱，因此，表现为高热的机会相对较少。就临床表现而言，新感高热，其病在表、在肺、在卫、在气，经治不愈，易传变入里，在肝胆，或在肾，或膀胱，或在营，或在血，或在络，或涉及多个脏腑。在病因上，主要是六淫之邪及疫毒，其次是劳倦过度、饮食失调、情志抑郁、瘀血内停、湿热滞留、阴虚血虚、阳虚气虚等方面引起。其病机，一是阴不足，阳乘之，此为"阳盛则热"；二是毒随邪来，热由毒生，毒不除则热不去，此为"邪毒致热"；三是邪入于人体，卫外阳气奋力相争相斗相搏，此为"邪正相争"。现将老年高热的主要病因病机分述如下。

1. 外感发热

（1）外感六淫：风、寒、暑、湿、燥、火异常六气，在外感发热中均可致病。其中以火热、外湿、暑邪为主要病邪，而风、寒、燥入里也可化火。六淫之邪引起的多种外感发热，又与气候、季节、时令的变化密不可分，因此可出现明显的季节性及区域性。另外，六淫之邪可以单独致病，又可以两种以上的病邪相互兼夹，如风寒、暑湿、风热、燥火等。

（2）感受疫毒：疫毒之邪也是外来的致病因素之一，是一种传染性极强的致病邪气。疫毒的特点具有一定的季节性和传染性，疫疠之毒，其性猛烈，一旦感受，则发病急骤，传变迅速，卫分症状短暂，很快出现高热。

外感发热，其传入人体的途径，多由皮毛或口鼻而入。一般情况下，六淫之邪由皮毛肌腠而入，先滞经络，由表而里，传至脏腑，发为热病。高热急症，多属实热，或本虚标实之热。有表里之分，有寒热多少及有无恶寒之别，以及卫气营血和太阳、少阳、阳明等浅深之不同，又有夹湿、夹暑、兼燥之差异。因此，其病机是外邪入侵，人体正气与之相搏，正邪相争于体内，或热毒充斥于人体而发热。至于邪热、疫毒，因其起病急，传变快，故出现高热多以实证常见。发热病变，以阳胜为主，其病机变化最易化火，火热充斥体内，继而伤津耗液，故在整个热病中，都以温热伤津、阴液损耗为特点，易产生一系列火炽伤阴的病理反应。另外，邪毒内陷，入营、入血，耗伤营血，导致神昏、谵语、出血等变证，预后较差，应高度警惕。

2. 气郁发热 情志抑郁，气郁化火，或恼怒过度，肝火内盛，以致发热，称为五志化火。《景岳全书》认为气郁发热为阴虚，"伤于七情而为热者，总属真阴不足，所以邪火易炽"。提出了情志郁结，可引起机体阴虚而发热。汪绮石《理虚元鉴·虚火伏火论》认为七情内伤，久则精亏内燥，内而五心烦热，外而营卫不和，便发生骨蒸之证。由此可见，郁而化火及耗阴精为气郁发热的主要病机，老年人性格孤僻，多伤感，多忧虑，多郁闷，郁而少火变壮火，故见发热。

3. 湿郁发热 关于湿热邪郁而化热所致的发热，外感湿邪者属外感发热的范畴，内伤者则有脾虚引起，脾胃阳气不足，不能运化水谷，水湿停留，久则郁而化热引起内伤湿郁发热。吴鞠通在《温病条辨》上焦篇湿温描写的"舌白不渴，脉弦细而濡，面色淡黄，胸闷不饥，午后身热，状若阴虚，病难速已"。中焦篇湿温所描写的"秽湿着里，舌黄脘闷，气机不宣，久则酿热"。虽系针对外感热病而言，但内伤湿邪，湿郁化热所致发热的病机与临床表现也与其有相似之处。

4. 气虚发热 年至垂老，长久劳倦，五脏已柔弱，饮食失调，导致脾胃气虚，因而引起发热。其病机是：或为气虚而虚阳外越，或为气虚而阴火上冲，或为气虚而卫外不固，营卫失和。如《景岳全书·火证》说："气本属阳，阳气不足，则寒从中生，寒从中生而阳无所依，而浮散于外，是即虚火假热之谓也。"《脾胃论·饮食劳倦所伤始为热中论》中讲："脾胃气虚，则下流于肾，阴火不得以乘其土位"、"无阳以护其荣卫，则不任风寒，乃生寒热"等是。

5. 瘀血发热 "六十岁，心气始衰"，"血瘀则荣虚，荣虚则发热"，气滞不行、气虚不运、寒凝经脉、热邪熏灼、跌仆损伤及血证等多种因素均可导致瘀血内结。瘀血停于体内，使气血不通，营卫壅遏，从而引起发热。《灵枢·痈疽篇》指出："营卫稽留于经脉之中，则血泣而不行，不行则卫气从之而不通，壅遏不得行，故热。"说明气血不通，卫气亦因之不行而发热。

6. 阴虚发热 素体阴虚，或热证日久伤阴，或误用、过用温燥，导致阴液亏损，不能制火，阳亢乘阴，阳虚发热。"男子向老，下元先亏"，《景岳全书·火证》曰："阳虚者能发热，此以真阴亏损，水不制火也。"

7. 阳虚发热 平素阳气不足，或因寒证日久伤阳，或误用、过用寒凉，以致肾阳虚衰，阴寒内盛，或为戴阳，或为格阳，虚阳浮于外而发热。如《景岳全书·火证》曰："阳虚者，亦能发热，此以元阳败竭，火不归原也。"脾胃气虚发热日久，也可引起脾肾阳虚，成为阳虚发热。

从以上病因病机可以看出，老年性高热，是以外感发热为主，内伤发热为辅，但矛盾的双方是对立统一、相互转化的，因此，在临证中，因六淫之邪、疫毒、气郁、血瘀、湿郁所致的发热为实证。老年人的高热往往是由脏腑气血阴阳的失调，造成正虚邪实的局面，因此在临床上必须加以重视。

（二）诊断与鉴别诊断

1. 诊断

（1）体温在 39℃ 以上者称为高热：高热在临床上是一个病名，同时也是一个症状，由于老年人的自身多虚特点，一些人难于表达自己的痛苦，因此，对于发热之初的一些不适症状，应高度重视。患者的发病病史及临床特点应仔细询问并加以判断，这样才能对老年高热患者诊断明确。老年人的体温宜用体温计测之，即是体温不高，也应隔 1 小时再测量，如体温稍有异常，更应连续多次测量观察。这是因为低热与中度发热、中度发热与高热，常在顷刻之间相互转变，在反常之时移行，故不可不慎。

（2）依靠局部的症状可以定位：老年人的高热多有兼症，如兼咳嗽、咯痰，病位在肺；兼昏迷、抽搐，病位在头；兼胁肋疼痛、黄疸，病位在肝胆；兼脓血便，病位在大肠；兼小便频数涩痛，病位在下焦等。

（3）借助现代科学技术从多方面提高对老年高热的认识，现代科学技术的进步极大地丰富了中医四诊的内容，增加了对疾病认识的信息量，对提高诊断水平大有裨益。如血、尿、大便的常规化验，B 超、X 线、CT、MRI 检查等方面的辅助检查，能合理地解释与高热有关的老年多虚、多瘀、多火的病机内涵，指导临床遣方用药。

2. 鉴别诊断

（1）外感发热与内伤发热相鉴别：老年高热虽然易相互转化，但在发病之初必须泾渭分明。外感发热因感受外邪（六淫、疫毒）而起，发病急，病程短，发热时常伴有恶寒，其寒得衣被而不减；疫毒引起者不分老幼，症状相似，起病急骤，且有明显的季节性等特点。而内伤发热，以李东垣对外感及内伤疾病的鉴别最有价值，可以作为鉴别内伤发热与外感发热的参考。李东垣说："外感寒热齐作而无间，内伤寒热间作而不齐；外感寒热虽近火不除，内伤寒热则就温即解；外感恶风乃不禁一切风寒，内伤恶风唯恶些少贼风；外感证显在鼻，故鼻气不利而壅盛有力，内伤显在口，故口不知味而腹中不得和；外感邪气有余，故发言壮厉，且先轻后重，内伤元气不足，故出言懒弱，且先重后轻；外感手背热，手心不热，内伤手心热，手背不热；外感头痛不止，至传里方罢，内伤头痛，时作时止。"（转引自《杂病源流犀烛·内伤外感门》）

（2）辨寒热真假：真寒假热对于老年之体，不乏因阴寒过盛而致的格阳于外。假热的特点是：身热但喜近衣被，口渴而饮水不多，手足躁扰但神志安静，舌苔黑但滑润，脉洪大但按之微弱。真热假寒是一种阳极似阴的一种证候，其特点是：手足冰凉但胸腹灼热，恶寒但不近衣被，伴有口干口臭、大便臭秽、尿黄量少，苔黑而干，脉细有力。在这里需要说明的是，老年人在剧烈运动后，或饮茶喝汤后，或在高温地方逗留，自觉身热，立即测量体温可能有所升高，但热无所苦，移时即可降至正常，而且有明显的原因可察，则不属于老年高热的范畴。

（三）辨证论治

1. 辨证要点

（1）辨热型、分内外：诊断老年高热，必须分清热型及内外。一般来说，病程长者多由低热演变而来，慢慢加重，且反复发作，经久不愈，且低热时间长，高热时间短，高热时候少，多为机体内部原因而致，是内伤发热；进入老年期以后，气血津液及脏腑功能衰退，或因痰饮、瘀血等因素，故内热发热的机会较常见。病程短、发病急、传变快、热势高者，邪热不退，热在皮肤、灼热不已，且发病之初有恶寒、流涕、身痛、头痛，多是感受外邪，为外感发热。

（2）定部位、知脏腑：从高热的证型，时间的长短，热势的急缓，汗出的有无，斑疹的有无及多少，口渴程度的轻重，出血的甚微，即可判定邪在何处，病至何方，属脏属腑。仲景的六经辨证及温病卫气病势较轻，在肺在胃，抓紧合理遣方用药，则效果比较理想；如邪内陷营血，治疗就比较困难。老年高热的病位特点是容易由上焦肺系传变至下焦肝肾，而且在同一时间内可有两个或两个以上的脏腑俱病。

（3）辨证候虚实及进退：老年高热是以本虚为主，邪实为辅，常常虚实并见。在感邪以后，症见高热，传变容易，脉实且数，属于实证；如高热过后，邪热未尽，低热不退，迁延日久，反复无常，脉虚且细，属于虚证。病邪由轻至重则是病进，病邪由重至轻则是病退。

（4）辨病邪轻重及预后：老年高热，如有一般的外感症状，病程轻，来势缓，病因明确，纳食不减，体质尚可，则病轻。倘若伴有厥脱，吐泻如注，神昏谵语，病因不明，汤水难进，阴伤液竭，那么就病重。老年高热，易出现急危重症，即易内陷营血逆传心包，出现清窍蒙蔽现象，因此高热以后，常一蹶不振，如细寻病因，就可发现其隐忧的难治之证。辨别高热是轻时重，特别是危候，就可以掌握疾病的发展规律，制订相应的应对措施，就能够达到"逆流挽舟"的作用。

2. 论治原则

（1）退热为首：其方法可循《景岳全书》所讲的"治热之法，凡微热气，宜凉以和之；大热之气，宜寒以制之；郁热在经络者，宜疏之发之；热结脏腑者，宜通之利之；阴虚之热者，宜壮水以平之；无根之热者，宜益火以培之"。

（2）注意养阴：老年高热的治疗应把清热与养阴始终贯穿于整个治疗过程中。一般情况下，本法无直接的解热作用，但热毒之邪，必伤阴液，又易耗气，如有宿疾或年老体弱者，因其正虚邪实，气阴损伤，易发生逆变，因此，清热养阴或益气是治疗寒热证扶正法的重要内容。

（3）顾护胃气：年老之体，胃气已弱。过度使用苦寒之清热药，最易伤中气，故应尽量少用或不用。如病情需要，应当加入顾护胃气之品。

（4）综合处理：年高之人，高热不退，退热是第一要务，因此刮痧、针灸、鼻饲、灌肠等法都可依据病情而采用，其目的是尽快退热。

3. 应急措施

（1）退热

1）柴胡注射液：每次2～4ml，肌内注射。适用于卫气、气分发热，如病情需要可间隔2～4小时重复使用。

2）双黄连粉针剂或注射剂：粉针剂60mg/kg体重，加入灭菌注射用水或5%～10%葡萄糖或生理盐水适量，静脉滴注，每日一次。适用于气分高热之症。

3）穿琥宁注射液：每次40～80mg，肌内注射，每日3次；或400～600mg加入5%葡萄糖或葡萄糖盐水500～1000ml中以每分钟30～40滴的速度滴入。适用于气分高热症。

4）清开灵注射液：每次用40～60ml加入10%葡萄糖生理盐水中静脉滴注。适用于营分高热症。

5）刮痧：采用刮华佗夹脊穴及曲池、风府、腘窝等穴位。本法适用于高热而不恶寒者。

6）针刺：一般选穴，上肢取曲池、合谷，配内关、手三里；下肢取足三里、阳陵泉、三阴交。手法均用泻法。

（2）增液

1）用10%养阴针或10%增液针500～1500ml静脉滴注，适用于高热伤津。

2）增液灌肠液。

（3）止痉：凡高热伴抽搐，牙关紧闭，颈项强直，角弓反张者称为痉，急则治其标，可选用如下治疗。

1）针刺：百合、人中、大椎、少商、委中。

2）止痉散：1.5g，每日1~2次。

3）至宝丹：1粒，每日3次。

4）紫雪丹：1支，每日3次。

5）醒脑注射液：10~20ml加入5%葡萄糖500ml静脉滴注。

（4）开闭：高热闭证，即热陷心包，每见神昏谵语，口噤目闭，两手握固，痰涌气盛，治宜开窍醒脑。

1）针刺：用三棱针刺十宣放血，或刺人中、曲池、委中，使之出血，亦可针刺内关、涌泉。

2）安宫牛黄丸：每次1丸，每日3次鼻饲。

3）醒脑注射液：10~20ml加入5%葡萄糖500ml静脉滴注。

4）鲜竹沥水：每次20~30ml，每日3次，或加入人工牛黄3g鼻饲。

（5）固脱：脱证多为高热炽盛，热毒内陷，阴精耗竭，阳气欲脱。常见大汗淋漓、四肢厥逆、脉微欲绝。

1）针灸：凡阴脱者用针法，阳脱者用灸法。取神阙、关元、气海，用灸法，每穴灸15~30分钟；内关、少冲、少泽、中冲、涌泉，用刺法，一般用中强刺激留针，间断捻转。

2）参麦针：以50~100ml加入5%葡萄糖液100ml静脉滴注，用于阴脱。症情需要可重复。

3）参附针：以10~20ml加入5%葡萄糖液100ml静脉滴注，用于阳脱。

（四）病案举例

1. 刮痧疗法的临床应用　刮痧疗法是常用的简易急救方法之一。其操作简单，收效迅速，无不良反应。在近年临床实践中，唐祖宣采用刮痧疗法经治58例患者，取得满意疗效，兹介绍如下。

（1）一般资料：58例中，中医分型属寒痧者21例，热痧者8例，痧症危候者2例；现代医学分类急性胃肠炎32例，中暑及日射病15例，煤气中毒8例，窒息3例。

（2）临床表现：痧症的形成，多因感受暑热之邪或秽浊之气，使人体气机受阻，升降失常所致。临床表现为高热、头晕脑胀、胸腹痞闷、全身胀痛等症，在腋窝、腘窝、颈前两旁出现青紫色痧点。临床可分为以下几型。

1）急痧（包括寒痧和热痧）：高温下作业或冒暑行走或卒冒秽浊，突然出现头昏目眩，高热，心胸痞闷或脘腹满胀，欲吐不吐，欲泻不泻，全身酸胀，四肢麻木，肢体青筋外露或胸腹背部斑点隐隐。寒痧者脘腹冷痛，喜温喜按，舌淡苔白，脉沉数；热痧者四肢逆冷而胸腹灼热，舌红苔黄，脉沉数有力。

2）绞肠痧：卒然发病，以腹中绞痛为主，高热，欲吐不吐，欲泻不泻，肢麻拘急或酸胀不适，唇甲青紫，四肢不温，脉沉伏有力。

3）痧症危候：起病急暴，卒然昏仆，口噤不语或昏厥如尸，目闭口开或牙关紧闭，刮痧不起，放痧无血，面青唇紫或唇舌色青，脉浮无根或沉微欲绝。

（3）操作方法：民间刮痧时多用铜铁之类，唐祖宣在临床上多采用水牛角代替之。操作时首先用生理盐水清洗刮痧部位，继之75%乙醇消毒，涂适量液体石蜡或植物油，用专备较厚的水牛角自上而下按同一方向进行刮痧，力量由轻而重，刮至皮肤出现赤色痧条为度。一般每分钟刮至40余次，每部位可刮5~10分钟，若病情需要，可刮至20~30分钟。

因五脏之俞皆于于背，故刮痧常用的部位是脊背正中线两侧，颈项、胸腹、肋间、肋窝、腋窝、腘窝等部位亦可施术。若病情较重，可配合放痧疗法，方法是由于三棱针点刺所需穴位，放血数滴，以助邪毒外出。放痧部位常为少商、委中、曲泽、十指尖、咽喉两旁，亦可开四门（人中、委中、金津、玉液）。放痧、刮痧后可让患者饮适量淡盐水或白糖水以通利阳明经气，有助祛邪外出。

（4）治疗结果：58 例中，痊愈（经 1~2 日治疗，病情迅速好转，诸症消失，留观 2 日无反复）34 例；好转（经 3~5 次治疗，诸症减轻，有轻度头晕胸闷或脘腹胀痛，留观 2 日病情稳定）12 例；有效（经数次刮痧治疗，症状部分消失，并配合药物治疗）5 例；无效（经用刮痧、放痧治疗 1 小时以上，病情无好转者或加重，改用其他方法治疗）7 例。总有效率达 88.2%。

2. 经方应用体会 在多年的临床实践中，唐祖宣在治疗发热病（包括高热）方面独辟蹊径，特别是经方的应用颇有心得。兹就临床上的数个典型案例介绍如下。

（1）大青龙汤的应用：大青龙汤由麻黄、桂枝、杏仁、生姜、大枣、石膏、甘草 7 味药物组成。方用麻黄汤增麻黄峻发表邪；石膏清热除烦；姜枣和中气而调营卫。共奏发汗解表、清热除烦之功。

在临床上发热之症颇多，有"壮热"、"灼热"、"恶热"、"发热恶寒"、"寒热往来"等，描述其发热程度及性质的不同。大青龙汤应用于发热之症，主要是由风寒束其表，外寒未解入里化热所致。其临床表现主要以无汗烦躁，高热寒战，肢体困痛，舌红苔黄，脉浮数，或兼见呼吸增快，痰声漉漉，咳嗽喘憋等。唐祖宣常用此方加减治疗肺炎多取卓效，但石膏需 3 倍以上于麻黄、桂枝，方可制其辛温。

大青龙汤为一发汗峻剂，实有解外清内之功。历代医家握此立意，立审证要点为：无汗烦躁，身痛脉浮紧，为不使本方运用受限，唐祖宣教诲"伤寒脉浮缓，身不痛，但重，乍有轻时，无少阴证者，大青龙汤发之之论，乃补述此方剂的应用范围，尤其'无少阴'四字，实为本方辨证的一把要尺"。《伤寒论》中仲景论述虽简，以候测证，证治亦远不限于此，临床辨其无汗恶寒，发热烦躁，头身疼痛，咳嗽喘促，心胸憋闷，舌苔薄白或薄黄，脉浮紧、浮缓、浮数等证均可以此方施治。掌握禁忌，知常达变，势所必须。对于年迈体虚，久病失治，或有少阴证者，虽有无汗烦躁之症，亦当慎用。临床必须紧扣病机，不受中西医病名所限，投之能使血压下降，红细胞沉降率（简称血沉）降低，炎症消退和有抗过敏的功效。

掌握药物的加减，乃是提高疗效的关键。唐祖宣常在临床中对恶寒咳嗽者加贝母、半夏；胸闷不食加枳实、瓜蒌、陈皮；身痛项强加葛根；若身疼痛，脉浮缓兼寒者加附子、白术。余则观其脉症，随证治之。

细审仲景在煎服法上亦有巧妙之处，论中说："以水九升，去滓服一升……一服汗者，停后服。"方中麻黄为发汗峻品，用之得当，汗出表解，用之失宜，能致大汗亡阳。本应后下，而仲景嘱其先煎，意在减其烈性，并嘱其得汗即止，更无过汗亡阳之忧。临床中只要辨证确切，大量用到 30g，亦无过汗之忧。石膏质坚性沉，非久煎难取其效，但仲景未言先煎，乃只取其性，无求其力。如属风寒外袭，无汗恶寒烦躁症，则宜二药先煎频服，使表解，烦躁除，其病自愈。唐祖宣曾治一患者，大青龙汤证悉俱，以本方治之，烦热减而汗出不畅，复以此法煎服，汗出表解烦除，诸症痊愈。服药后饮稀粥一碗，既助药力，又有谷气守中助正，以防过汗之逆。

（2）麻黄细辛附子汤的应用：六经皆有发热，杂病亦多常见。麻黄细辛附子汤证是由寒邪外侵，肾阳不足，寒客脉络，阴阳相争所引起的发热。方中附子温经助阳，麻黄发汗解表，细辛温经散寒，可内散少阴之寒、外解太阳之表，成为表里双解之法。仲景组方颇有巧妙之处，附子配麻黄，助阳解表，使邪去而不伤正；细辛伍附子，温经通络，增强气化，通达上下，温利冷湿；麻黄细辛合用，温散太阳经腑，使经气通利，邪自表解，则无忧过汗亡阳，尿多伤阴之弊。三味相伍，可温可散，可表可里，可通可利，可升可降，以药测症对于阳虚寒盛、水不化气、表寒湿阻等症，投之多能取效。

此方证之发表临床中常兼见：低热无汗，偶有高热，恶寒倦卧，面色㿠白，精神委靡，口淡不渴，苔白多津，四肢欠温，脉沉细或浮而无力等症。

唐祖宣常以此方加减治疗阳虚发热，尤其是对老年体弱者，感受寒邪，用之多能取效。临证时深深体会到，病邪在表，内夹阳虚，麻桂柴胡之方不宜解其外；入里而不深，外兼表邪，真武四逆之法不能温其内，所以此方发表温经最为合适。附子麻黄需用 9～15g 为宜，临床运用甚多，从没有出现过麻黄发汗亡阳之反应，服药仅为微汗出。

（3）竹叶石膏汤的应用：由竹叶、石膏、半夏、麦冬、人参、甘草、粳米 7 味药物组成，功能清热和胃、益气生津。仲景论述本方的适应证为：虚羸少气，气逆欲吐。此乃温热病后期，余热未清，肺胃津伤，元气未复，故呈虚弱消瘦之体、少气不足以息之象。

方中竹叶、石膏清热除烦，人参、麦冬、粳米、甘草益气生津，半夏和胃降逆止呕。妙在石膏配半夏，清热而不凉，降逆而不燥。竹叶轻清解上，既可清热除烦，又能安神止痉。对温热病后期虚烦不眠，热伤气阴之发热烦渴，体虚受暑所致霍乱吐泻，只要辨证确切，用之得当，多能奏效。

发热之症，有外感发热、内伤发热之别，本证乃热邪伤津，阴液不足，胃有燥热，虚气上逆，故见发热之象。仲景论中虽未提发热一证，但以药测证，临床实践，发热诚属临床常兼之证。

仲景论中论述发热之证颇多，太阳有发热恶寒，阳明有发热谵语、身黄发热，少阳病有呕而发热，少阴有手足厥冷反发热，厥阴有发热而利，在程度上有其共同点，但在病机上则有本质的区别。本证乃热邪伤阴，胃失津液，余热未清而发热。

临床辨证中常兼见：面红目赤，低热绵绵，午后加重，头晕头痛，心烦失眠，口干喜饮，得凉则舒，舌红苔薄黄，脉细数。

唐祖宣常用本方加减治疗肺结核之发热，多能取效。临床体会：竹叶用量在 15～20g 为宜。应酌加贝母、桔梗共组成益气生津、清热除烦、宣肺止咳之剂。

（4）竹叶汤的应用：竹叶汤出自《金匮要略·妇人产后病脉证治》篇，由竹叶、人参、附子、甘草、桔梗、葛根、防风、桂枝、生姜、大枣 10 味药物组成，功能扶正祛邪、温阳解表。

此方证之发热乃正气虚衰、复感外邪、卫表不固所致，临床辨证中常见：发热恶寒，头项强痛，大汗淋漓，面赤气喘，口淡不渴，脉象虚浮，舌淡苔薄白或微黄。唐祖宣常用此方治疗产后发热、习惯性感冒发热，收效颇佳，临床中面赤重用竹叶，口渴重用桔梗，项强重用葛根，大汗淋漓者加黄芪，重用附子、人参。

（5）小柴胡汤的应用：小柴胡汤由柴胡、黄芩、半夏、人参、甘草、生姜、大枣 7 味药物组成。方中柴胡疏肝，解少阳在经之表寒，黄芩清解少阳在里之邪热，半夏、生姜和胃降逆止呕，人参、甘草、大枣补气和中、调和营卫，共奏调达上下、宣通内外、和解少阳之功，为少阳病的代表方剂。凡病邪既未在表，又未入里，禁用汗、吐、下者，均适用应用。仲景在《伤寒论》中论述小柴胡汤的主治证用"口苦，咽干、目眩、往来寒热，胸胁苦满，默默不欲饮食，心烦，喜呕"，又云："伤寒中风，有柴胡证，但见一证便是，不必悉具"。本方药物平和，辨证正确，用之得当，每收卓效。

此方证所治之发热乃风寒之邪乘虚入里所致。临床辨证中常见：寒热往来，胸胁苦满，干呕心烦，舌红苔黄，脉弦数等。

（6）茯苓四逆汤的应用：茯苓四逆汤由茯苓、人参、甘草、干姜、附子 5 味药物组成，功能回阳益阴，方中干姜附子回阳救逆，人参、茯苓益气生津，甘草补气益气，对四肢厥冷、恶寒倦卧、下利烦躁、心下悸、小便不利、身瞤动之阳虚阴耗之证用之多效，仲景论中云："发汗，若下之，病仍不解，烦躁者，茯苓四逆汤主之。"论中虽有仅一条，唐祖宣在临床运用时，其指征颇多，凡具有四逆汤主证，而见有寒湿之证者，皆可以本方治疗。

此方证所治之正虚亡阳乃阴寒内盛、虚阳上浮所致。临床辨证中常见：发热恶寒，寒多热少，语言低微，四肢厥逆，六脉欲绝等症。此为阳虚欲绝之危候，需急煎频服。

第二节 厥 脱

一、定 义

厥脱证，是内科常见的急症，并非单纯之厥或脱证。它是指邪毒内陷，或误食毒物，或大汗、大吐、大泻、大失血，以及劳倦内伤，心气衰微，心阳不振等原因所引起的气血内乱、正气耗脱的一类病证。其临床表现以神志淡漠或烦躁不安或神志不清，面色苍白，四肢厥逆，出冷汗，欲呕欲便，脉微欲绝或乱，甚至不醒人事，卒然昏仆等为特征。由此可以看出，厥脱证可见于临床各科，是多种疾病在其发展过程中的一个严重阶段。

厥脱之证，最为危险，尤其对于老年人更容易发生，而且一旦发生，其病势必危。盖因年老之体，气血阴阳之损，各脏器功能亦虚，而痰、瘀诸病理产物渐形成，经脉阻滞，如偶感邪毒，或他疾失治，均可引起气血逆乱，脏器受损，阴阳耗脱而发厥脱之证。如在本证的发生之初就采取有效的应急措施，或可挽回将倾之势，否则厥脱之证已显，而医治不力，抢救不得法，甚或误虚为实，误寒为热而投错他药，终将使患者阴阳离决而致生命完结。

现代医学所称的感染性休克、心源性休克、失血性休克、过敏性休克、代谢性及内分泌等所引起的临床征象与本症极为相似者，均可参阅本篇所列的理法方药，进行辨证施治。

二、唐祖宣诊治经验

（一）病因病机

厥脱的发生原因颇多，凡外感六淫之邪、七情内伤、汗吐下致亡津失血、久病失治及中毒、剧毒等，均可引起机体元气耗竭，气血逆乱，阴阳之气不相顺接而致厥脱证。老年之体，脏气功能衰退，卫外力弱，正气日衰，阴阳偏损，在上述病因的作用下，更易发生邪毒内陷，或脏器受损，而至气血逆乱，或阴损及阳，或阳损及阴，以至阴阳不相维系，而出现厥脱之证。

1. 外感六淫邪毒致阴阳气不相顺接 老年之体较虚，卫外功能锐减，易感外邪，加之抗争无力，外邪之毒每易内陷脏腑。若为温疫火热之邪，内陷脏腑，耗伤气阴，劫津耗液，那么轻者郁遏阳气不能外达，致阴阳之气不相顺接，重者造成气血津液的耗竭而致阴竭阳亡。

2. 亡津失血致阴阳相离 大汗亡阳，吐泻伤阴，大凡汗、吐、下之后，以及崩漏不止，创伤失血，气随血脱，均可使真阴大伤，阳气外越，阴阳相离而见亡阴、亡阳之危候。

3. 情志过极致气血逆乱 七情过极，心火暴盛，或风阳内动，肝阳上亢，气血并走于上，悖逆而乱之，清窍被阻，气道被壅，致使气血逆乱不循常度，阴阳之气不相顺接，而见厥脱。

4. 久病虚衰气阴两伤阴阳欲绝 年高久病，脏气日衰，最后可见脏腑衰竭，元气大亏，阴阳偏败，阴损及阳，阳损及阴，终至阴阳之气不能相互维系而阴阳离绝，此为厥脱之证中的最危之候。

（二）诊断和鉴别诊断

1. 诊断

（1）患者早期出现神志淡漠、但欲寐或烦躁不安或神志不清，面色苍白，或潮红、发绀，四肢厥冷，汗出不止，气息微弱，或气促息粗等症状。

（2）脉沉细无力或脉微欲绝或不能触及，血压下降（收缩压小于 80mmHg），脉差小于 20mmHg；有高血压者，收缩压低于平时血压的 1/3 以上或收缩压降低 30mmHg，尿少（每小时少于 30ml），指压再充盈时间大于 3 秒。

（3）有感受邪毒，内伤脏气，亡津失血，创伤剧痛等病因。

（4）根据不同病因可参考必要的特异性实验检查，如血气分析、血流动力学及血液流变学等指标。

凡具备以上（1）或（2）项，参考（3）、（4）项即可诊断。

2. 鉴别诊断

（1）与厥证相鉴别：厥证是以突然昏倒，不省人事，或伴有四肢逆冷为主要表现的一种病证。发病以后一般在短时间内苏醒，醒后无偏瘫、失语和口眼㖞斜等后遗症，但特别严重者，则昏厥时间较长，甚至一蹶不振而导致死亡。厥脱证者兼见大汗淋漓、脉微欲绝等症，虚多实少，且病势更为危重。至于《内经》中提出的阳气衰于下之寒厥、阴气衰于下之热厥，以及后世医家所论述的气虚、血虚之厥，可视为厥变脱的厥脱证。

（2）与痫证相鉴别：痫证是一种发作性神志异常的疾病，其特征为发作性精神恍惚，甚则突然昏倒，昏不知人，口吐白沫，两目上视，四肢抽搐，或口中如作猪羊叫声，移时苏醒。病有宿根，反复发作，每次发作，症状相似。可见厥脱证与痫证虽然皆有神志不清，但病作之后喉中发出的异常叫声和反复发作的特点，为痫证所特有，因此与厥脱证大不相同。

（3）与闭证相鉴别：闭证是邪闭于内，症见牙关紧闭，口噤不开，两手握固，大小便闭，肢体强痉，多属实证，急宜祛邪。厥脱是阳脱于外，症见口张目合，鼻鼾息微，手撒遗尿，这是五脏之气衰弱的表现，多属虚证，急宜扶正。闭证和厥脱均为急危重症，治法不可混同，因此在临床上必须分辨清楚。在闭证中，又有阳闭和阴闭之分。阳闭是闭证兼有热象，为痰热郁闭清窍，症见面赤身热，气粗口臭，躁扰不宁，舌苔黄腻，脉象弦滑而数。阴闭是兼有寒象，为湿痰闭阻清窍，症见面白唇黯，静卧不烦，四肢不温，痰涎壅盛，舌苔白腻，脉沉滑或缓。阳闭和阴闭的辨别，以舌诊、脉诊为主要依据，其中阳闭和阴闭可相互转化，因此可依舌象、脉象结合症状的变化来判定。

（4）与中风相鉴别：中风以突然昏倒、口眼㖞斜、半身不遂为主要特征。虽然中风急性发作期也可表现有四肢逆冷、汗出、遗尿、脉微细之脱象，易与本证相混淆，但中风脱证发作之前多有肝阳上亢病史，继则阳气暴脱，且昏仆多在先，继之肢冷，汗出等，并见口眼㖞斜、半身不遂等主证，故可与本证相鉴别。

（三）辨证论治

1. 辨证要点

（1）详审病因，知脱阴脱阳厥脱证既可发生于其他疾病的最后阶段，又可发生于温热病的发展过程中；既可经过较长病程的演变，又可无明显原因而骤然发生。病因不同，其症候特点及病机亦不尽相同。一般情况下，因于热病者，多以阴脱为先，继而阴损及阳而成阴阳俱脱；因于内科杂病者，多以阳脱为先，后损及阴，最终也可发生阴阳俱脱。

（2）分期分级，知病深浅：厥脱证早期以气阴耗伤为主，病情相对较轻；中晚期多以真阴衰竭或阳气暴脱为主，病情多重。手撒、目开、息止、脉绝之候者，则多为死证。老年之体，一旦发生厥脱，其证必属险恶，常并发出血、喘证、痉证、心悸、水肿等症，对此若救治不力，可加速厥脱的发展而成难治之候。

根据其临床特点，可将厥脱证分为轻度、中度、重度。

轻度：神清或烦躁不安，手足不温或肢端寒冷，汗出过多，脉沉细（数）无力，血压下降（收缩压小于80mmHg，脉差小于20mmHg）。有高血压病史者，收缩压低于平时血压1/3以上或收缩压降低30mmHg。

中度：神志淡漠，手足冷至腕踝，大汗淋漓，脉微弱或虚大，收缩压在45mmHg以下，脉差小于20mmHg。

重度：意识朦胧或神志不清，肢冷超过腕踝2寸以上或全身皮肤冷，冷汗如珠，脉微欲绝或不能触及，收缩压在30mmHg以下。

2. 治疗原则

（1）救厥脱须急、准、快、细：老年人厥脱，急而多变，临床救治必须反应迅速，不可延误治疗时机，辨证须准确，所使用的药物制剂及给药途径要求方便快捷，高效速效，如参麦针等。同时，在抢救厥脱的全过程中，工作要细致，记录不可遗漏。

（2）救厥脱当以固脱为先、后审因而治或证因同治：厥脱证不论其病因如何，其根本病机在于气血内乱，阴阳耗脱而致成急危之候，故救治厥脱当以固脱为先，或救阴固脱，或回阳固脱。厥脱得以纠正之后，宜积极审明病因，治疗原发病。根据病性的寒热虚实，采取相应的措施，否则，诱因不除，一脱再脱，终成绝症。

（3）救厥脱莫忘攻法：老人厥脱，虽然虚多实少，但厥脱之所成，有以邪毒内陷者，"热由毒生，变由毒起；毒不除，热不退，厥必见，脱必生，危几现"。然究竟如何使用攻法，则需依据患者的具体情况，全以辨证为根本，除邪务尽。

3. 应急处理

（1）输液

1）救阴：养阴增液注射液2000～4000ml静脉滴注；或用等渗葡萄糖盐溶液、葡萄糖溶液、平衡氯化钠溶液等，每日视病情需要而用3000～5000ml静脉滴注。

2）回阳：用参附注射液20ml加入25%葡萄糖溶液20ml静脉缓慢注射，每15～30分钟1次，连续3～5次。

3）救逆固脱：脉微欲绝或不能触及者，立即用参附青注射液20ml加25%葡萄糖溶液20ml静脉缓慢注射；或枳实注射液5～10ml加25%葡萄糖溶液20ml静脉缓慢注射。

4）开窍醒神：用清开灵注射液10ml加25%葡萄糖溶液20ml静脉注射，每隔1～2小时可重复1次，连续3～5次；或用清开灵注射液40～60ml加入500ml葡萄糖溶液中静脉滴注，每日2次。

（2）针灸：神昏者，针刺人中、涌泉、足三里穴；阳脱者，用艾条灸关元15分钟，艾条与患者皮肤表皮的距离以患者能够耐受为度。

（3）吸氧：喘促者，鼻导管或面罩氧气吸入。

（四）病案举例

关于厥脱证，它散在内科疾病中的许多病种中，因此，唐祖宣临证时综合分析，宜从点到面，或从面到点，力求辨证准确、用药到位，舍繁从简，抓住疾病的本质方能收到奇效。多年来，虽然不是以厥脱证病名来治疗内科中的急危重证，但是从某些疾病的一个症状就能预测其以后转归，为此挽救了众多的厥脱证早期患者。现将唐祖宣多年来的临床经验点滴列举如下。

1. 大汗出 《伤寒论》中对汗出的论述颇多，六经皆有汗出，内科杂病多常见，若阳气亢盛，内蒸外越，汗出必多，阳气衰微，卫阳不固，汗出亦多。阳盛之大汗多伴蒸热发汗，口干舌燥，烦渴引饮，舌红苔燥，脉洪大或数等证，因此唐祖宣善用四逆加人参汤治疗真阳欲绝、阴翳充斥、卫阳不固、浮阳外越所致的大汗出。

　　临床辨证常兼见"汗出发凉，四肢逆冷，皮肤苍白，指端发绀，烦躁欲死或甚至昏迷，舌淡少津，脉细弱或虚数等证"。

　　临床中常用四逆加人参汤加味救治冠心病、高心病、风湿性心脏病等循环系统疾病所致的休克期的冷汗淋漓多能获效。实践体会：参附汤抢救休克患者人所共知，但不知此方回阳止汗之效，此方有干姜之辛燥，炙甘草之甘温，且参附汤效速而持久，并有使血压迅速回升的功能。但仍以参附重用，大量浓煎，频服，其效更捷。

　　此方为温热竣剂，功专力猛，加之方中大量运用附子，故多望而生畏，较少运用。故唐祖宣时常谆谆教导"仲景大量运用附子意在取其竣而救命于顷刻，附子虽有大毒，而用之得当实有起死回生之效。先煎频服，毒去而力出。干姜虽燥烈，而是无毒之品，常食姜辣调味，尚没有害，对于中寒阳败之证焉有不用之理，况仲景用干姜三倍于附子，有制附子毒之功，对于阳败阴竭之证，换回一分阳气，就有一分生机，不用竣剂，怎起沉疴"。唐祖宣之谈乍似片面，验之临床，多能收效。故对于纠正心源性休克患者附子、干姜常用9～15g为宜，若对外周血管病，用15～30g，大剂复方，取其回阳救逆、益气通脉之功。

　　要得提高疗效，尚须注意药物的加减，呕甚少加黄连，酌加半夏；渴甚加花粉；喘甚加五味子，对于外周血管疾病引起的四肢厥逆、脉搏消失之症酌加当归、黄芪、红花、桂枝等益气活血通络之品。

　　煎服法是提高疗效的关键，唐祖宣常嘱其先煎附子以去其毒，再纳诸药，三煎兑于一起，大剂频服，疗效更佳。

　　2. 柴胡加龙骨牡蛎汤中用铅丹　柴胡加龙骨牡蛎汤，方中铅丹一药，系有毒之品，历代多作外用，内服者甚少，有的畏其有毒而以他药代之；即使嘱其内服时"一次用量一般不超过五分，以防中毒"，实失仲景之原意。临床中此药与龙骨、牡蛎相伍，有坠痰镇惊之功。和桂枝配合，有通心阳、安心神之效。若弃之不用，殊为可惜，用量过小，亦不能起到药到病除之效。唐祖宣治疗惊狂、癫痫、厥脱等证，选用此方治疗，收效甚捷。

　　体会　柴胡加龙骨牡蛎汤由柴胡、黄芩、半夏、人参、生姜、大枣、龙骨、牡蛎、茯苓、铅丹、桂枝、大黄12味药物组成，功能和解泻热、重镇安神，对惊悸不安、厥证、胸满谵语、癫痫等，若辨证确切则如水投石，可收立竿见影之效。唐祖宣应用此方较多，对铅丹一味体会尤深，常谓："此药乃本证之主药，镇惊安神，多能收效，涌吐痰涎，可立殊功，若摄于有毒，畏而不用，乃失仲景原意，临床中体质强壮可用9至15克之间，仲景方中用量和龙骨、牡蛎等药物同铅丹大量运用，为我们重用本药开创了先河"，并谓："少用有止呕之效，量大有催吐之功，癫宜量少，狂宜重用"。

　　为避免中毒，必须和铅粉等药分开，以色红为准，要得提高疗效，必须掌握药物的煎服法，铅丹难溶于水，作煎剂时须边搅边煎，先煎半小时，再纳诸药，这样大剂量频服，中病即止，则无中毒之忧。

　　3. 乌梅汤　乌梅汤是由乌梅丸改做汤剂是也，方中由乌梅、当归、桂枝、人参、蜀椒、附子、细辛、干姜、黄连、黄柏10味药物组成。方中桂枝、细辛、附子、干姜温экран散寒，人参、当归补气养血，黄连、黄柏清热止呕，乌梅、蜀椒酸敛安蛔、温中止痛。虽酸苦辛温寒热并用，实能解除阴阳错杂、寒热混淆之邪，共组成清上温下、补虚扶正之法。

　　此方证所治之呕吐亡阳乃胃逆脾陷、肾阳衰微、寒热错杂所致，临床辨证中常见：呕吐清水，下利黄水，四肢厥冷，汗出而烦，脐腹疼痛，若加半夏、茯苓、吴茱萸其效更佳，现举临床治验。

姬某，男，63岁，于1978年8月14日诊治。

由于饮食不洁，盛暑贪凉，诱发腹痛吐泻不止，大便呈黄水样，服中西药无效，吐利增剧，静脉滴注补钠钾后吐利稍减，但血压下降，脉搏细数，烦躁不止，就诊于我院。

症见：面色苍白，目眶凹陷，精神疲惫，舌质红苔黄，脐腹疼痛，呕吐清水，下利黄水，日十余次，烦躁不能眠，小便短少，汗出，四肢厥冷，脉细数如线，此肾阳衰微，胃逆脾陷，寒热错杂，治宜：清上温下，益气回阳。

方用：乌梅24g，黄连、黄柏各9g，炮姜、炮附子、制半夏各15g，人参4.5g，细辛、蜀椒、桂枝各6g，茯苓30g，吴茱萸12g。

频频服用之，口服2剂，呕吐止，冷汗愈，四肢转温，烦躁减，脉搏有力，但大便仍十余次，上方去黄连、黄柏，继服4剂而愈。

按 吐利频作，阴阳俱伤，阳邪郁上则呕吐，寒邪下盛则利作，呈现面色苍白、汗出肢冷、脉细数之症，故急以姜附桂温阳散寒，连柏清热止呕，细辛、蜀椒、吴茱萸以暖胃通经，乌梅酸敛止利，人参合附子以固正回阳，使邪去呕利止，阳回正气复，加半夏茯苓以降逆止呕、淡渗化湿，故能取效。

体会 自仲景论述乌梅丸后，历代医家治蛔方多以此方化裁而出。由于疗效卓著，故多认为此方是驱虫方剂，其实仅是乌梅丸的作用之一。

程应旄说："本方名曰安蛔，实是安胃，故并主久利，可见阴阳不相顺接，厥而下利之证，皆可此方括之也。"说出了乌梅丸的治疗范围。厥脱之病，证情较杂，矛盾多端，病情重笃，故仲景在乌梅丸的组方中选用人参、附子、干姜补脾而温肾阳，细辛、蜀椒、桂枝温经而祛脏寒，佐以黄连、黄柏苦寒泻火而清热，所以不但是驱虫之良方，而且亦是治疗肝脾肾虚寒杂病的圣剂，故除脏寒蛔厥证之外，凡属寒热错杂的见证，均可选用此方加减治疗。

本方的辨证要点在于寒热错杂，热则心中烦闷、痛热、呕吐、苔黄脉数，寒则四肢厥冷、冷汗出、躁烦、下利不止、脉多沉细欲绝，但四肢厥冷，心烦上热，脉沉细或细数是其辨证要点，余证不必悉俱。若抓其机要，亦可达到异病同治之效。临床中尚要注意加减法，热重者重用黄连黄柏，寒甚者重用姜附，无论从虫疾吐泻，新病旧疾，乌梅性味酸温，功能涩肠生津，对于久利滑泻虚热消渴、蛔虫之病，用之均有卓效，故仲景以乌梅为首，对于寒热错杂证候均可投之，黄连干姜为臣，对于此两味药物的运用妙在寒热之辨。早年唐祖宣随周连三先生临床中诊治一久痢不愈患者，腹痛后重，厥逆脉沉，投此方服之不愈，周先生辨其寒重热轻，去连柏之苦寒，增干姜之量而愈，后取名减味乌梅丸，论治虚寒之剂，屡获捷效。又治一患痢者，厥逆烦躁，利下灼热，周先生减干姜之量，重用黄连黄柏而应手取效，热重用连柏，寒甚加姜附。当归、桂枝、细辛取当归四逆之半，以利阴阳之气、开厥阴之络，桂枝之辛以补肝，以达温经复营，四肢得温，姜附合奏，其效更著，蜀椒温中散寒，既能杀虫，又能治腹痛，在驱虫时，临床体会其用量可用15～20g，其力更著，若加大黄，通其腑实，每多取效。对于急病用此方，可随其寒热，辨证施治，大剂频服其效更速，对于病延日久，可改汤为丸，慢奏其功，以防复发。

4. 瓜蒂散 瓜蒂散由"瓜蒂一分（熬黄），赤小豆一分"二味药物组成。仲景在配制其方中说"右二味，各别捣筛，为散已，合治之，取一钱匕，以香豉一合，用热汤七合，煮作稀糜，去滓，取汁和散，温，顿服之，不吐者，少少加，得快吐乃止"。详述了其配制方法和服用方法，还告诫了"诸亡血虚家，不可与瓜蒂散"的禁忌证。

方中瓜蒂味苦，性升催吐，赤小豆味酸性泄，二味合用，有酸苦涌泄之功，再加上香豉轻清宣泄，助其发越，共组成发越涌泄推陈之方。此方为涌泄竣剂，对于痰涎宿食、填塞上脘、胸中痞硬、烦躁不安及厥证等，用之得当，实有立竿见影之效。

体会 瓜蒂散是涌吐竣剂，功能催吐痰食，凡宿食酒积上脘者，或痰在胸中者，用此方加减治疗，可获良效。对于卒中痰迷、厥证、痰涎壅盛、癫狂烦乱、神识昏迷、失语不言、风眩头痛、懊恼不眠、五痫痰壅、火气上冲、发狂欲走者皆可加减运用之。其辨证要点为胸满烦躁，欲吐不能，饥不能食，气上冲咽喉不得息，舌苔白腻多津，脉滑数或弦数，两寸独盛，如兼见四肢厥逆，此乃邪气结于胸中，阳气不能达于四末，与阳衰厥逆的鉴别在于：前者脉滑数有力，两寸独盛，后者则脉多沉细或沉微欲绝，以此为别。

为了提高疗效，必须注意本方的加减，对于痰湿重者，可加白矾，痰涎壅塞清窍者酌加菖蒲、郁金、半夏，对于风痰盛者，可加防风、藜芦，其余加减，不多赘述。

服用方法，亦是提高疗效的关键，此方为散剂，每服以3g为量，若不吐者可逐渐加至5g，中病即止，不必尽剂，以免矫枉过正，笔者于临床改散为汤，效果更佳，但不宜久煎。

此方是催吐竣剂，对诸亡血家和脉沉细迟，病弱气衰，自利不止，亡阳血虚列为禁忌。唐祖宣在初学时周先生治一气喘痰盛患者，喘息欲死，实属危候，但其体壮年轻，服之即愈。一老太太年过七旬，久病体弱，某医投之，吐后即亡。所以仲景的告诫实为经验之谈。

张从正说"必标本相得，彼此相信，真如此理，不听浮言，审明某经某络，某脏某腑，某气某血，某邪某病，决可吐者，然后吐之。是予之所望于后君子也，庶几不使此道理湮微"。他之所以语重心长，惟恐后人不敢用吐法而已。由于其药物性味峻烈致使对此方剂的运用望而生畏，其实只要辨证确切，治投病机，多取卓效。

5. 茯苓四逆汤 茯苓四逆汤由茯苓、人参、甘草、干姜、附子5味药物组成，功能回阳益阴，方中干姜附子回阳救逆，人参、茯苓益气生阴，甘草补中益气，对四肢厥冷、恶寒倦卧、下利烦躁、心下悸、小便不利、身目眴动之阳虚阴耗之证用之多效。仲景论中云："发汗，若下之，病仍不解，烦躁者，茯苓四逆汤主之。"论中虽仅一条，但唐祖宣临床运用，其指征颇多，凡具有四逆汤主证，而见有寒温之证者，皆可以本方治疗。

烦躁有表、里、寒、热、虚、实之不同，表证烦躁，宜用桂枝、麻黄等以解表，里证者，当以大小承气诸法，热证当用白虎等法，虚证应以桂甘龙牡汤，实证应以大青龙。

此方证所治之烦躁（厥脱）乃阳虚水停，虚阳上浮所致。临床辨证中常兼见：四肢厥逆，脉微欲绝，气喘不足以息，汗出肢冷，烦躁欲死。临证中人参、炮附子需大剂应用，每用10～30g，方能挽命予顷刻。

第三节 昏 迷

一、定 义

昏迷是以神志不清为特征的一种常见病证，其发病与心、脑有关。中医历代文献所述的"神昏"、"昏蒙"、"昏厥"和"谵昏"等，均属于昏迷的范畴。本病系多种时行温病或中风、厥脱、痫证、消渴和喘逆等发展到严重阶段而出现的一种危急证候。

昏迷可作为急危重症单独存在，如中暑、卒冒秽浊等，但是，大多数见于某些疾病发展的危重阶段。对于老年人来讲，由于年老体弱，正气不足，一旦感受到外邪或内伤脏腑，往往酿成严重后果。许多老年人在患急性传染病和急性感染性疾病，在出现中毒反应的病程中，常可出现昏迷；肺性恼病、心肌梗死、糖尿病并酮症酸中毒、肝性脑病、高血压脑病、急性脑血管意外（包括出血性和缺血性）、尿毒症、癌症晚期、药物和食物中毒等均可出现昏迷。

在临床中，无论什么疾病，一旦出现昏迷症状，均可参阅本章内容，进行急救处理。

二、唐祖宣诊治经验

（一）病因病机

昏迷属于心、脑病证。心藏神，主神明。人的精神、意识、思维活动均与心有关；脑为元神之府，为清窍所在，亦主精神思维活动，《素问·脉要精微论》曰："头者，神明之府。"因此，凡外感时邪或内伤脏腑为致病因素均可导致昏迷。作为老年人，由于其体虚素弱，腠理不固，因此，对时邪、痰湿、痰火、秽浊之气、瘀血等诱因更易诱发神志昏蒙。虽然昏迷的病位在心、脑，但在不同症候分类中，可与中下焦之脾胃或肝肾有密切联系。其病机特点是痰、热、瘀等病邪扰及神明，或阴闭窍机，以及阴竭阳脱、心神耗散、神无所倚等，而致昏迷。常见昏迷的病因病机总结归纳有以下几点。

1. 阳明腑实 阳明腑实证为邪热传入肠腑，与粪便相结而成为有形实邪结聚之证。燥屎内结，肠腑传导失常，则大便秘结或纯利清水；实邪内聚，腑气壅滞，则腹满胀痛拒按；阳明实热郁蒸，上乘心神，则潮热谵语而见神昏。正如《温病条辨·中焦篇》云："阳明温病，面目俱赤，肢厥，甚则通体皆厥，不瘛疭，但神昏，不大便七八日以外……大承气汤主之。"又如陆九芝所谓："胃热之甚，神为之昏，从来神昏之病皆属胃家。"由此可见，阳明腑实是热性病而致昏迷的重要因素，临床上应用通腑泻下法在救治昏迷患者中占重要地位。

2. 热闭心包 热闭心包在温病学上有两个传变途径。一是顺传，即由卫分证经气分而传入心营致昏迷；另一种逆传，是有卫分不经气分而直陷心营，闭阻心包，致神明失守而昏迷。

3. 痰湿蒙蔽心窍 湿热之邪外袭，弥漫上焦津液蒸酿为痰，遮蔽神明；或饮食不节，恣食肥甘厚味，以致脾胃损伤，痰浊内生，郁而化热，上蒙清窍，神明不用，发为昏迷。正如叶天士所说："湿与温和，蒸郁而蒙蔽于上，清窍为之壅塞，浊邪害清也。"又如《温病条辨·中焦篇》所云："吸受秽湿，三焦分布，热蒸头胀，身痛呕逆，小便不通，神识昏迷，舌白不渴……。"

4. 瘀阻心窍 温热病证，邪热内陷，多与痰浊、瘀血交阻，所谓"热陷包络神昏，非痰迷心窍，即瘀阻心乱"（何秀山《重订通俗伤寒论》）；或热入血室，瘀热结于下焦，所谓"太阳病六七日，表证仍在，反不结胸，其人发狂者，以热在下焦，少腹当鞭满，少便自利者，下血乃愈，抵当汤主之"（《伤寒论》）；或瘀热结合，堵塞心窍，如叶香岩所谓："再有热传营血，其人宿有瘀伤宿血在胸膈中，夹热而搏，其舌必紫而暗，扪之湿，当加入散血之品，如琥珀、丹参、桃仁、丹皮等。不尔，瘀血与热伍，阻遏正气，遂变如狂发狂之证。"以上几点，反映了瘀热交阻、扰于心神而致昏迷。

5. 阴枯阳竭 素体羸弱，久病元气耗竭，心神耗散；或热灼津伤，亡阴失水，津竭气脱，心神失养，神无所倚，表现为阳气欲脱或真阴欲绝的昏迷脱症。

（二）诊断与鉴别诊断

老年性昏迷，其诊断与内科昏迷相类似，其诊断要点是神志不清为主要特征，围绕神志不清之主证进行四诊合参，详细询问发病病史、疾病的演变过程、目前的症状，以此来作为诊断的基础。临床上须分清是外感引起或杂病引起的昏迷，老年性昏迷以杂病昏迷较为常见。

1. 外感热病昏迷

（1）热闭心包：症见高热、烦躁，其昏迷程度深，常表现为昏迷谵妄，或昏愦不语，或循衣摸床，撮空理线，或衄血、斑疹，舌质红或红绛，脉滑数或细数。

（2）中暑昏迷：在高热及强烈阳光的环境，及高温下工作或暑天烈日下长途行走、劳动的诱因，症见高热、大量汗出、胸闷。恶心、呕吐，以后出现昏迷、神志不清，或有肢体强直、角弓反张、抽搐等症。

（3）热结胃肠：昏迷，兼有大便干结，小便短赤，面红心烦，或有身热，口干口臭，腹胀满而痛，舌质红，苔黄燥，脉沉实有力。

（4）湿热痰蒙：表现为昏迷较轻，时清时寐，间有谵妄，兼有身热不扬，恶寒身重，头胀如裹，胸脘痞闷，口不渴或渴不欲饮，苔白腻，脉濡缓等。

（5）瘀热交阻：身灼热，昏迷谵语或其人如狂，但欲嗽水而不欲咽，少腹硬满剧痛，大便秘结，口唇爪甲紫黯，舌质深绛而黯紫，脉沉涩。

（6）急黄昏迷：热毒侵犯肝胆，昏迷谵妄，表现为起病急骤，变化迅速，身黄如金，高热尿闭，衄血便血，皮下斑疹，或躁动不安，甚则狂乱，抽搐等，舌质红绛，苔秽浊，脉弦细而数。

2. 杂病昏迷

（1）脏躁昏迷：表现为在精神刺激下突然发病，症见抽搐、失语、暴喘、瘫痪等多种状态，发作时有神志丧失或不丧失，发作后常有情感反应，如哭笑不能自制，或忧郁寡欢等，每次发作症状基本类同。此类病状青壮年女性多见，老年较少出现。

（2）中风昏迷：表现为突然昏仆，口眼㖞斜，半身不遂。其昏迷多为中风中脏腑，但中经络早期亦可出现。

（3）痫证昏迷：发作时突然昏倒，不省人事，伴见四肢抽搐，牙关紧闭，口角流涎，并有异常声音，如猪羊鸡叫，少顷即苏醒如常，发无定时，且每次发作相似。

（4）厥证昏迷：不省人事，其发于暴怒气逆，昏迷时口噤拳握，呼吸气粗者为"气厥"；牙关紧闭，面赤唇紫为"血厥"；气息室塞，脘腹胀满为"食厥"；素多痰浊，忽然上壅气闭，喉中有痰声者为"痰厥"；自汗，面色㿠白者多为"晕厥"。

（5）消渴昏迷：多有多饮、多食、多尿、形体消瘦等病史，昏迷早期有尿量增多，恶心呕吐，视力减退，头痛；有的表现为心烦不安，口渴引饮，甚则昏迷谵语；有的则昏迷兼见四肢逆冷，脉微欲绝。

（三）辨证论治

昏迷是一种常见的临床危候，其表现多为不易逆转的神志不清，且有原发性疾病最后均可诱发昏迷，这与年老之人的自身体质有明显关系。因此，在辨证时应首先分闭证和脱证，治疗时应依据不同的症情，并结合老年人的特点，纵览全局，恰当处置。

1. 辨证要点

（1）首先辨外感与内伤：外感热病及某些内科感染病严重阶段，均可出现昏迷。但温病昏迷多由邪热扰心，随病情加剧，逐步演变而来；内伤杂病昏迷，多由清窍闭塞，突然发作。

（2）仔细询病史：判断昏迷的病因和性质极有价值。疫病起初或开始阶段，可有昏迷，又无慢性和相关的疾病者，多属风、火、秽、气；在外感热病、急黄、消渴、喘逆、急黄等病程中出现昏迷，多属热毒、瘀血、痰浊，或属浊阴冲逆；在久病的前提下，或在大汗、大下、失血、过饥、暴泻等情况下出现昏迷，多属正气亡脱。

（3）详查神志：温病邪陷心营，表现为神昏谵语，或昏睡不语，呼之不应；湿热痰蒙，表现为神志呆滞，时昏时醒，或半明半寐状态；阳阴腑实，神昏谵语，烦躁不已；瘀血交阻，则表现为神昏狂躁。

（4）辨热型与舌苔：温热陷心营，多高热灼手；湿热痰蒙，多为身热不扬；阳明腑实，为日晡潮热；痰瘀交阻，为壮热夜甚。温热病热入心营，舌质红绛，苔黄燥；湿热痰蒙，舌苔白腻或黄腻垢浊；阳阴腑实，舌苔黄厚干燥，或焦黑起芒刺；瘀热交阻，舌质深绛带紫暗。

（5）辨闭与脱：闭证和脱证是昏迷患者虚实的两大类型，在急诊时治疗迥异，且对治疗预后影响极大，故应首辨闭证与脱证。闭证是邪闭于内，症见牙关紧闭，口噤不开，两手握固，大小便闭，肢体强痉，或见面赤气粗，痰声拽锯，舌质红苔黄，脉洪滑数或沉实为特征。脱症是虚证，阳脱于外，症见目合口张，鼻鼾息微，手撒遗尿，汗出肢冷，脉虚大或微弱为特征。闭证有阳闭、阴闭之别；脱证有阴脱和阳脱之异。

2. 论治原则

（1）开窍与固脱：昏迷患者，多为急危重症，当务之急是促使患者苏醒，然后依据中医辨证论治原则进行救治。临床上开窍与固脱是治疗昏迷患者的两个重要法则。对于"痰"、"湿"、"瘀"、"热"等病因引起的，可用开窍法通过涤痰、化湿、活瘀、泻热等具体治法以体现；而对亡阴、亡阳引起的，可用固脱法以救阴敛阳或回阳救逆以固其根本。

（2）后期调养：昏迷患者，特别是老年性昏迷患者，经过一系列的抢救措施而复苏后，其虚证症状往往比较明显，因此，后期的康复更应细心，缓而图之。临床上应积极地进行后期的调理，以期扶助正气，特别是益气养阴期间，更应注意胃气功能的养护和脑功能的恢复。正如《养老奉亲书》所云："年高之人，真气耗竭，五脏衰弱，全仰饮食以资气血。"合理的饮食对后期调养亦很重要，饮食宜清淡富有营养，忌食辛甘厚味，切忌暴饮暴食，以期达到体内阴阳平衡精神乃治的目的。

3. 急救外理

（1）开窍醒脑：外感时邪，邪气郁闭于内，阻塞清窍，神明不用，常见神志昏迷、口噤不开、两手握固、痰声拽锯、面赤气粗等闭证，治宜开窍醒脑。

1）针刺：选用十宣、曲池、大椎、少商等穴以驱邪外出，亦可选人中、涌泉、内关、外关等穴以醒脑开窍。

2）选服三宝：依据不同证型可服安宫牛黄丸，每日 1～2 丸；至宝丹每日 3 粒；紫雪丹，每日 3 支。

3）清开灵注射液（本品由安宫牛黄丸改制而成）20～40ml 加入 100～200ml 等渗葡萄糖注射液内静脉滴注，每日 1～2 次；或选用醒脑静注射液 10～20ml 加入等渗葡萄糖注射液 500ml 内静脉滴注。

4）卒冒秽浊或痰湿上蒙清窍者，可用嚏法开窍。以生半夏末或用搐鼻散（细辛、皂角、生半夏共为末）吸入鼻中取嚏。

（2）扶正固脱：脱证是正虚致极，脱越于外，无所依附。症见目合口张，鼻鼾息微，手撒遗尿，形寒肢冷，汗出如油，脉微欲绝，这是五脏之气衰弱欲绝的表现，故治宜回阳固脱。

1）针刺：基本穴位为手十二井穴、百会、水沟、涌泉、承浆、神阙、关元、四神聪等。亡阴神昏，上基础方减神阙，着重补涌泉、关元、绝骨，其余诸穴平补平泻，阴阳俱亡，则用凉泻法针涌泉，加灸神阙，温针关元，用烧山火针涌泉、足三里，余穴平补平泻。

2）亡阴者，用参麦注射液 50～100ml 或生脉注射液 50～100ml 加入 5% 葡萄糖注射液 250～500ml 中静脉滴注，或用生脉散煎汁或西洋参煎汁频服。

3）亡阳者，用参附注射液 20～40ml 或丽参注射液 20～40ml 加入 5% 葡萄糖注射液 500ml 中静脉滴注。

（3）伴发热者

1）穿琥宁注射液 400mg 或鱼腥草注射液 20～60ml 加入 5% 葡萄糖中静脉滴注。

2）清开灵注射 20～60ml 加入 5% 葡萄糖 500ml，静脉滴注。

3）柴胡注射液 2～4ml，肌内注射或穴位注射（常选合谷、足三里）。

4）刮痧，适用于中暑或卒冒秽浊，常选华佗夹脊穴及腋窝部位。

（4）伴抽搐者

1）针刺人中、百合、少商、通穴等穴。

2）至宝丹1粒，日3次口服。

3）醒脑静注射液10～20ml加入5%葡萄糖液500ml中静脉滴注。

（四）病案举例

多年以来，唐祖宣在治疗昏迷一证方面，取得了令人满意的疗效，只要辨证准确，用药严谨，遵古而不泥古，融伤寒、温病与一体，就会取得佳效。现简要举例以飨读者。

中风神昏

郑某，男，69岁，1976年4月12日就诊。

患者有高血压病史20余年。一周以前因与亲人团聚，过度兴奋，先出现肢体麻木，旋即出现昏迷不醒，入某市人民医院，确诊为"脑溢血"，经抢救5日苏醒。今日上午患者再次出现意识障碍，遂求助于唐祖宣。症见：神志模糊，时清时寐，哭叫谵语，舌强语塞，心烦急躁，循衣摸床，右半身僵硬不遂，小便失禁，大便干燥，舌质红，苔黄腻，脉弦滑数。查心率96次/分，血压180/100mmHg。经辨证为痰热蒙蔽清窍、阳明燥热、经络瘀阻所致，治宜清热化痰、宣利清窍、活瘀通络为法，方用涤痰汤加减：川黄连6g、枳实12g、竹茹10g、陈皮10g、半夏12g、云苓15g、石菖蒲12g、胆南星10g、川芎9g、郁金12g、血参15g、当归9g、红花10g、甘草6g。

患者服上方10剂，神志较以前清楚，心烦症状明显减轻，语言较以前流利，便不干，小便能控。现睡眠较差，自觉有痰不易咯出，舌质红，苔黄少津，脉弦滑有力。守上方加炒栀子10g、麦冬6g以助清热养阴安神之功。

上方共服20剂，神志完全转清，语言流利，下肢知觉渐复。鉴于患者痰热已清，后改用益气活瘀通络之黄芪桂枝五汤加减调理2个月而病告馨。

体会　中风是一种严重危害人民健康的疾病，尤其对老年人更应重视。应贯彻"防重于治"的观念，加强中风预报和预防的研究，是减少病死率、降低病残率的关键。本病常于急性期病情恶化，进而威胁生命。因此，及时采取救治措施，精心护理，严密地观察病情，把握病势的顺逆，关系到抢救的成败。中风一证，论其病因病机，多以风、火、痰、气、血立论；论其病位在肝，而与心脾肾密切有关；论其证候属本虚标实，而急性期侧重在标实，常以痰热、腑实、瘀血的症状表现突出，至恢复期以后侧重于本虚，又常以气虚为主，且属气虚血瘀证较多。治疗方面，应重视辨证分析，恢复期的功能锻炼与瘫痪肢体恢复的好坏关系密切，此时还宜采取综合治疗措施，配合针灸、按摩争取尽早地恢复肢体功能。

第四节　出　血

一、定　义

出血为内科常见之急症，属于中医"血证"范畴。凡血液不循常道，上溢于口鼻诸窍之鼻衄、齿衄、呕血、咯血，下出于二阴之便血、尿血，以及溢于肌肤之间的肌衄等均属该证范围。出血多由邪热灼络，迫血妄行；或饮食所伤，助火动血；或肝气横逆，血随火升；或劳倦内伤，瘀滞脉络等而发。西医的各种内外出血，以及紫癜、急性弥漫性血管凝血，可参阅本篇的内容辨证论治。本节讨论上述较大量和较紧急的出血和出血倾向。

二、唐祖宣诊治经验

（一）病因病机

老年性出血是一种常见疾病，每与外感、内伤和饮食劳倦等诸多因素有关，常引起脏腑功能受损、气血寒温失调，脉络损伤，血液溢于脉外或血液在脉道运行不畅而瘀滞，从而导致全身多部位广泛出血及瘀血。

1. 气虚不摄　老年人气血虚弱，若因劳倦过度，或因饮食不节，或因情志内伤，或因外邪不解，耗伤人体正气，以致气虚而血无所主，血不循经而错行，积为瘀血，进而引起广泛性的出血。

2. 血热血寒　血液之运行赖心气心阳之推动，若外邪入里化热，或机体脏腑功能失调，阴阳偏盛，则病邪袭入血脉。若邪热迫血妄行，或火邪伤津耗液，致血液浓缩，积为瘀血进而出血；又寒主收引，其性凝滞，外感寒邪，或寒从中生，深入血脉，则血脉拘急收缩，使血流运行缓慢或凝滞，从而引发瘀血和出血。

3. 外伤出血　老年人由于行动迟缓，跌仆损伤较为常见。外伤致使血脉破损，血溢脉外，形成了所谓的瘀血，而瘀血又形成了新的致病因素，影响血液的正常运行，使血液不循常道，继而诱发出血。

（二）诊断与鉴别诊断

1. 诊断　老年性出血所涉及的面比较广，必须综合四诊，客观作出评价，结合现代实验室相关检查，综合分析，方能作出正确的诊断。

（1）临床表现

1）出血症状：血证中的咳血、吐血、便血、尿血、鼻衄、齿衄、紫斑及不显性的出血等，均是一个独立的症候，出现上述任何一种，必须从全身整体去考虑，由点到面，再从面到点，这样才能及早诊断，以免延误救治时机。

2）厥脱症状：老年人出血症情多危重，如出现以下情况，应立即施救。如神志淡漠甚至昏迷，精神委靡，或烦躁多动，四肢厥逆，尿少便秘、或二便失禁，或下利清谷，血压下降，脉微欲绝等。

3）瘀血症状：瘀血和出血是一对对立而又统一的矛盾。老年人出血易见全身紫斑、瘀斑，亦可出现脏器内瘀血，表现为头痛、胸痛、腹痛，口干而饮水不欲咽，舌质紫黯、瘀点，脉细涩等。

4）伴随症状：老年人出血多是由多种疾病发展到晚期的表现，所以临床表现较为复杂，除以上典型证候以外，还有发热、黄疸、尿短赤等症状。另外，根据受累脏腑的不同，可以有不同的临床症状。如病损及肺，可有呼吸困难，咳嗽等症状；病损及心，可有心悸、胸闷、憋气等症状。

（2）发病特点：老年出血急症多由原发病发生到最后引起，但亦不完全排除急性发病者。这类疾病发病突然，变化迅速，常可导致阴阳离决，故应高度警惕。

（3）诱发因素：老年人出血急症，多由于原发病失治误治，或外感热毒之邪，或跌仆损伤引起，故了解原发病是治疗前的当务之急。

（4）实验室检查：出血是一个表面现象，找出其本质（出血部位、原因）最为关键。实验室检查为人们正确处理老年性出血指明了方向，如血液常规、凝血四项、骨髓穿刺、X线、B超、胃镜、肠镜、CT、MRI等均可在抢救老年出血急症中运用。

2. 鉴别诊断　出血证病情危重，临床表现错综复杂，故应注意和类似病证相鉴别。需注意的是，鉴别诊断应综合分析，临床表现与实验室检查相结合。

（1）与温病发斑相鉴别：温病发斑与血证的皮肤表现的斑块相类似。但通过对病情的全面观察、分析及对病史的详细了解，可以两者作出鉴别。温病发斑是病情危笃，热入营血，耗血动血时出现的证候。发斑之前，一般均有卫分及气分热炽的临床过程。发斑时常呈一派气血两燔或热深动血的证候，症见高热、烦扰不宁、神识不清，甚至昏狂谵妄；与此同时，常伴有衄血、吐血、便血等广泛出血现象，舌质红绛。而本病可不随有明显的全身症状，或伴有内伤发热，身体虚弱等症，或因接触某物而发作，可伴发热、头痛等症；一般神识清楚，也不似温病发斑之急骤。另外，出血证与温病发斑的实验室检查亦不同，以资鉴别。

（2）与局部出血证相鉴别：老年性出血证往往不是局限一个部位出血，涉及的范围较广，它是综合性的，因此需与单独的咳血、衄血、吐血、便血、尿血等相鉴别。老年性出血是全身性病变，是多系统脏腑功能失调，气血阴阳逆乱，生命危在旦夕。而实验室检查可确定出血部位、性质及预后转归等。

（三）辨证论治

1. 辨证要点

（1）辨虚实：老年性出血一证从病因病机及临床表现均有虚实之别。在辨证论治过程中，首先应按八纲辨证为宗旨，分清虚实。正是内科及各科的辨证纲领。辨虚实，就是要分清临床症状是以邪实为主，还是以正虚为主。正虚有气虚、血虚、阴虚、阳虚之分，邪实又有寒、热、痰、瘀之别，故临床上应详细辨。虚证一般病程较长，起病缓慢，临床上表现为面色少华，倦怠乏力，少气懒言，呼吸微弱，形寒肢冷，甚则四肢厥逆，小便清长，大便溏泻或下利清谷，神志昏迷或撮空理线，舌质暗淡，脉沉细或脉微欲绝。而实证多表现为病程较短，起病急骤，临床上以面红身赤或紫红，烦躁多动，呼吸气粗，高热口渴，小便短赤，大便干结或臭秽，舌质暗红，脉滑数或弦数。另外，虚证出血量少，色较淡；实证出血量较多，色较浓。

（2）辨缓急：老年性出血大多起病急骤，症情复杂，但亦有少部分症情起病缓慢，多在原发病的基础上演变而成。且多见于年龄较大者、体质较弱者，因此应注意辨别。前者除起病急、变化速的特点外，常症情凶险，有高热神昏，大面积大量出血；后者症情相对缓和，以出血为主要临床表现，甚至是唯一表现，出血量较少，不伴发热及神志改变。

2. 论治原则

（1）急则治其标，缓则治其本：老年性出血为临床上的一重症危症，如不及时抢救，生命就将危在旦夕。当务之急是分清标本缓急，先针对危及生命的主证及时治疗。譬如大量出血、神昏、厥脱等都对生命构成了极大的威胁，应立即进行救治，使生命得以延续，心肝脾肺肾五脏的基本功能得以维持，为进一步的治疗争取治疗先机。正如《血证论》中所谓："此时血之原委，不暇究治，惟以止血第一要法。"正是急则治其标这一原则的诠释。而对危及老年生命的出血症控制或缓解以后，应针对不同的病因，采取相应的治疗方法，使疾病从缓解走向痊愈。

（2）善后调理：出血控制以后，鉴于年老之人的气血阴阳不足表现，且大病之后必有虚的表现，故应给予后续治疗，勿使变生他证，延长患者寿命，提高生存质量。《血证论》中的治血三法均可应用（消瘀、宁血、补虚等），其中尤以补虚最为重要。正如唐容川所谓："邪之所凑，其正必虚，去血既多，阴无有不虚者矣。阴者阳之守，阴虚则阳无所附，久且阳随而亡，故又以补虚为收功之法。"

3. 应急措施

（1）固脱：若患者昏迷不醒，四肢厥冷，气息微弱，脉微欲绝，是为厥脱之证，为人体气血阴阳衰竭之危症，当及时采取固脱之法。

1）针灸法：阴脱用针法，阳脱用灸法为主。针法多取内关、素髎、人中、中冲、足三里、涌泉等穴位；灸法多取神阙、百合、气海、关元，每穴灸15~20分钟；另外还可用耳针，取肾上腺、升压点、皮质下、心穴等。

2）丽参注射液4~8ml，或参附注射液20ml加入50%葡萄糖液中缓慢静脉滴注。然后用丽参注射液20~40ml加或参附注射液40~60ml加入5%葡萄糖或5%葡萄糖盐溶液500ml，维持静脉滴注，直至症状改善，主要适用于阳脱患者。而对于阴脱或气脱患者，首先用参麦注射液或生脉注射液20~30ml加入50%葡萄糖溶液中缓慢静脉滴注，然后再用以参麦注射液或生脉注射液40~60ml加入等渗5%葡萄糖溶液或5%葡萄糖盐溶液中静脉滴注。

（2）开窍

1）安宫牛黄丸，每次1丸，每日3次，神志不清者可通过鼻饲管灌服。

2）醒脑静注射液10~20ml，加入5%葡萄糖溶液500ml，静脉滴注，每日1~2次。

3）针刺：可针刺人中、涌泉等穴。

（3）止血

1）三七粉3g，每日3次，口服或鼻饲管灌服。

2）云南白药1~2g，每日3次，口服或鼻饲管灌服。

3）紫珠草注射液2~4ml，肌内注射，每日2次。

4）金不换注射液2~4ml，肌内注射，每日2次。

（四）临证经验

多年以来，唐祖宣在治疗血证治疗方面积累了大量的临床一手资料，颇有心得。出血证属于热者居多，而属于寒者亦并不少见，特别是对老年性出血更是多见。因此，在临床时必须辨证准确，知常达变，这样才能达到临床治疗游刃有余。现将唐祖宣在治疗虚证方面的经验介绍如下。

甘草干姜汤治疗吐血案

患者孙某，男，64岁，1981年1月23日诊治。自述久有胃病史，1975年胃病发作，吐血近1000ml，曾就诊于唐祖宣，予甘草干姜汤治愈。该次发病因食生冷突发胃疼，旋即吐血近500ml，色呈咖啡色，急诊于唐祖宣。

症见：形体消瘦，面色苍白，腹胀，胃中觉冷，短气懒言，咳嗽吐涎沫，今日晨起至就诊时又吐血3次，每次20~30ml，不思饮食，四肢欠温，舌淡苔白多津，脉沉细无力。观其症状，以止血为第一要务，急处仙鹤草针4ml加入50%葡萄糖液中静脉注射，三七粉5g冲服。脉诊合参，证属胃阳虚寒，故予甘草干姜汤加味：甘草15g，干姜30g，半夏15g，鲜柏叶30g。嘱先将鲜柏叶煮沸5分钟，留汁800ml，然后纳诸药，取汁200ml，分温服。

服上方1剂，血止阳回，四肢转温，纳食增加，精神好转，继上方加减调治而愈。

体会 《伤寒论》中此方为阳虚阴盛、阴阳格拒而设，《金匮要略》则为治肺痿而用，仲景既辨病又辨证，症状虽异，病机相同，辨证属阳虚阴盛、津不上承之烦躁、四肢厥冷、遗尿等症，均可以此方加减施治。

方中干姜味辛性燥，为温中燥湿、祛寒助阳之佳品，凡脾胃虚寒、中气下陷可医，肺虚咳嗽、胃寒呕血可治，温中须生，止血须炮，仲景方中干姜每用1~2两，亦用至4两，虽燥烈而属无毒之品，有干姜之燥，方能祛湿健脾，中阳得补也。对阳虚阴盛者，每用15g，亦可用至30g，未见任何不适。

甘草味辛性平，唐祖宣在总结几十年临床用甘草时常讲："考仲景《伤寒论》、《金匮》250余方中，用甘草有120方之多，很多方剂以甘草为君，焉只起调和诸药之功能；可知药只要用之得当，建功非浅，仲景方中此药为君，用至4两，为我们大剂运用开创了先河。"笔者在临床中大量运用，个别患者见到服后面目虚浮、尿少者，停药即消。

掌握药物的加减，乃是提高疗效的关键。以上案例有巧妙之处，在吐血案中用鲜柏叶煎汁再加它药煎煮，一方面加强其止血作用，另一方面反佐干姜的过燥之僻。但尚须掌握：脉数、舌红绛、苔黄燥、发热等热证，此方在禁忌之列。

第五节　暴　　喘

一、定　　义

暴喘是以突发性的喘息，以气息喘促、张口抬肩、不得平卧、唇肢青紫，甚则昏厥痰壅、四肢厥冷、大汗淋漓为特征的急危重症。暴喘是一个发病急、来势凶险的急危症，如不及时抢救，常危及生命。老年人由于其自身体质弱，脏腑功能失调，多有宿疾，因此，可因外感病邪袭肺引发该病，亦可有宿疾逆变，或久病气竭引起。

暴喘是许多急危重症中并发的危笃急症，老年人患者中多见于慢性阻塞性肺部疾患、喘息性支气管炎、心源性哮喘、细支气管炎、自发性气胸、纵隔气胸、心肌病、肺源性心脏病、高血压性心脏病、电解质紊乱及酸碱平衡失调等引起。临床上只要符合该症的临床特征，均可参照该症辨证施治。

二、唐祖宣诊治经验

（一）病因病机

暴喘的发病原因较为复杂，六淫外感、七情所伤、水饮停留、痰热内蕴、饮食劳倦等因素均可诱发暴喘。正如何梦瑶《医碥》所说："有由于外感者，六淫外邪，壅闭肺气，以致胸满上喘也；有由于内伤者，七情五志之动火，酒食痰湿之郁热，上壅于肺而喘也。"年高之人，脏腑功能下降，机体抗病能力下降，多有咳喘宿疾，常夹有痰浊、瘀血为患，与青壮年人相比，其病证以虚实夹杂为多见。病变发生的根本原因在于脾、肺、肾三脏的功能失调，或由于上述致病因素作用这些脏器所引起，或因为这些脏器本身虚损而发病。结合历代医家论述并结合临床实践，归纳老年暴喘的病因病机如下。

1. 六淫外感　六淫之邪或侵犯人的肌表肺卫，或从口鼻而入。皮毛为肺之合，肺开窍于鼻，外邪侵入，表卫闭塞，肺气失于宣发，气壅于肺，肃降不行，因而奔迫为喘。

老年人由于体虚肺弱，卫气不固，抵抗能力弱，在气候骤变的情况下，风寒或燥热之邪最易侵袭肌表，外郁皮毛，内壅肺气，使肺气郁闭，气道痉挛，发为暴喘。正如《简易方》所说："肺为五脏六腑之华盖，主行气温于皮毛，形寒饮冷则伤肺，肺一受邪，安能统摄诸气？气乱胸中而病生焉，重则为喘，轻则为嗽。"总之，外邪致喘，有寒热之异，正如张景岳所说："实喘之证，以邪实在肺也，肺之实邪，非风寒即火耳。"

2. 痰饮壅盛 痰和水饮都是人体的病理产物之一，稠浊者为痰，清稀者为饮。痰从火化，饮从寒凝。但痰有寒痰、湿痰，饮亦可化热，而且两者之间往往互为因果，所以前人说"痰即煎炼之饮，饮即稀薄之痰"。

饮邪迫肺，可使气上逆而为喘，如《素问·平人气象论》说："颈脉动，喘疾咳曰水。"《伤寒论》说小青龙汤证"伤寒表不解，心下有水气"，皆指水饮为患作喘。《病机汇论》讲："夫肺气清肃，不容一物，若痰饮水气上乘于肺，则气道壅塞而为喘。"水饮久蓄体内，受阳气煎熬，或阴虚火旺，或肺有蕴热，或饮食厚味积热，皆能蒸炼津液为痰，而形成痰火胶结于肺，阻闭肺络，使肺气的宣降失常。正如《仁斋直指方·喘嗽方论》曰："惟夫邪气伏藏，痰涎涌浮，呼不得呼，吸不得吸，于是上气促急。"以上这些均是痰饮壅盛而发为本病。年高之人，多有咳喘宿疾，久病则肺脾肾亏损，阳气虚弱，不能化气行水，素有痰浊潴留，或饮邪内伏。若失治，以致宿疾逆变，痰浊壅盛，阻塞气道为喘；或饮邪壅塞于肺，迫逆于心，肃降失常，形成喘逆、心悸、倚息不得平卧。

3. 脏腑功能失调 老年人随着年龄的增长，机体脏腑功能明显衰减，尤其以肾气虚为主。由于脏腑之间的相互影响，互为因果关系，因此，肾病可病及心、肺、脾诸脏，出现诸脏的功能失调。

肺主气，司呼吸，所以《素问·至真要大论》说："诸气膹郁，皆属于肺。"平素劳倦汗出，或久咳不已，或痰热信羁，或水饮内停，或频感外邪，或久病不愈，皆能引起肺气、肺阴不足，令气失所主，而为短气、喘促。如《素问·玉机真脏论》说："秋脉不及则令人喘，呼吸少气。"《证治准绳》亦谓"肺虚则少气而喘"。

脾虚不能运化水湿，湿聚成痰，可致痰浊、水饮内停，壅塞于肺而喘促；心阳受损，鼓动无力，则心脉不畅，瘀血阻滞而引起喘促。而肾居下焦，为气之根，主纳气。不唯房劳伤肾，同时久病不已，穷必及肾。肾虚则摄纳无权，故症见呼多吸少，动则喘急。如《医贯》说："真元耗损，喘出于肾气之上奔。"又肾主水，主命门火，火衰不能暖土，水失其制，上泛而为痰饮。卫出于下焦，肾阳既衰，卫外之阳亦不固。如《医学六要》曰："中年人病后，气促痰嗽，腿足冷肿，腰骨大痛，面目浮肿……悉属命门火衰阳虚之候。"

4. 七情所伤 气喘的发生，与精神因素亦有关系。因为七情关乎内脏，七情太过，就会影响脏腑正常生理功能，使脏气不和，营卫失其常度，气迫于肺，不得宣通而为喘。即《病机汇论》所说："若暴怒所加，上焦郁闷，则呼吸奔迫而为喘。"

七情太过亦是痰饮产生的原因之一。忧思、郁怒、惊恐、喜乐过度，皆可引起营卫痞阻，气血败浊，而为痰、为涎、为饮。如《儒门事亲》说："愤郁不得伸，则肝气乘脾，脾气不化，故为留饮。"七情之病，多从肝起，盖肝主疏泄，郁怒伤肝，肝气横逆既能乘脾土，影响脾的运化功能，肝郁化火，或肝阴虚而肝火亢盛，又可炼液为痰，甚至反侮肺金，暗耗肾水。另外，《医学入门》还认识到该病与瘀血有一定的关系，其谓："肺涨满，即痰与瘀血碍气，所以动作喘息。"

5. 正气衰竭 赵献可《医贯·喘证》曰："真气耗损，喘出于肾，气之上奔。"日本医家丹波元坚《杂病广要·喘》提出："……亦有下元气虚，根本不固，致气泛壅，上气喘息。"各种危笃病证，正气衰竭之时亦可出现该症。老年人肺肾素虚，若出现气阴耗竭，肺肾衰败，则气失所主，摄纳无权，气逆于上，肺之呼吸功能严重障碍，发为暴喘。

（二）诊断与鉴别诊断

1. 诊断 暴喘起病突然，凡是以突发的喘息，症见呼吸急促，张口抬肩，不得平卧，唇肢青紫，甚则四肢厥冷，大汗淋漓，神志昏迷者，即可诊断为此病。由于暴喘的发病原因涉及许多疾病，因此，临床上必须通过详细询问病史，分析相应的伴随症状，以及借助现代医学的全面体验、必要的辅助检查等手段，方可明确暴喘的成因，这样才能为抢救赢得时间，对该病的预后及转归十分关键。

2. 鉴别诊断　暴喘应与哮病、短气相鉴别。哮病是一个独立的疾病，哮必兼喘，故称哮喘。但哮病以反复发作，喉间痰鸣有声的特点而区别于喘。如《医学正传》说："哮以声响名，喘以气息言。"而短气往往是喘证之渐，既有区别，又有联系。如《丹溪手镜·短气》言："短气，乃气急而短促，呼吸频数而不能相续，似喘而不能摇肩，似呻吟而无痰。"

（三）辨证论治

1. 辨证要点

（1）辨虚实：老年暴喘，其病证虽以虚实夹杂为多见，但有偏实与偏虚的不同，临证时务必辨别清楚。在病史方面，需了解患者的既往健康状况，有无心跳气短（心）、腰膝酸软、尿少身肿（肾）、咳嗽咯血等病史和其他出血病史。大致老年多虚证，但既往健康佳良，以前甚少有类似情况者，多属实证；既往健康状况不佳，常有气喘发作，遇劳遇寒即发，多为虚证。了解患者在发病前有无感受寒凉、精神紧张、过劳或饮食不当等明显的致病诱因也很重要。一般受寒或饮食不当而喘者，多属于实。

临床症状与体征方面，喘而呼吸深长，面赤身热，舌质红，苔厚腻或黄燥，不消瘦，无浮肿，脉象浮大滑数者为实证；呼吸微弱表浅，呼多吸少，慌张气怯，面色苍白或青灰，额有冷汗，舌质淡，舌上无苔或有苔而白滑、黑润，全身明显消瘦或浮肿，脉象微弱或浮大中空者为虚证。如出现气喘痰鸣，气不接续，张口抬肩，不得卧，四肢厥冷，面色㿠白，汗出如珠如油，六脉似有似无，即为元气欲脱的危候。

（2）辨寒热：年老人多脏腑亏虚，阳气不足，"阳虚生内寒"，故其病以寒证居多。但是，如素体阴精不足，阴虚生内热，或感受温热之邪，其发病以热证居多。然而有外寒内热，或饮郁化热等寒热错杂之证，因此，临证时需四诊合参、仔细斟酌。一般情况下，属寒者其痰清稀如水或痰白有沫，面色青灰，口不渴或渴喜热饮，舌质淡，苔白滑，脉象弦紧或弦迟。属热者症见痰黄，稠黏或虽色白而黏，咯吐不利，面色赤，口渴引冷，舌质红，苔黄腻或黄燥，脉滑数。

2. 论治原则

（1）吸氧祛痰为先：暴喘大都由于邪盛正衰，其痰涎壅盛，水饮上犯，造成气道阻塞；或因邪热迫肺，宣肃失常；或正气欲绝，肺肾衰败，以上诸因素均可引起肺之呼吸功能严重障碍，可使病情急剧加重。对老年人来说，积极采用有效的急救措施，帮助排痰，畅通气道（如吸痰、气管切开等），并给予吸氧，以改善肺之呼吸功能。这样才是抢救治疗的要务。

（2）定治则：由于暴喘之发病及脉证，均与一般咳嗽、哮喘有别，因此必须根据其临床的不同证候，选用下列不同的治则。

1）清热解毒：对邪热壅肺、腑结肺痹之暴喘，治宜清热解毒，力挫其势，使其外泄，喘促方能渐平。

2）祛痰平喘：肺气壅塞，常由痰致，治宜祛痰平喘，因祛痰既可平喘，又能通降肺气。

3）逐瘀固脱：一些外伤气脱之暴喘，乃系瘀血内滞、痹阻肺气而发，治宜逐瘀固脱，暴喘方可得缓。

4）温阳行水：对心肾阳虚、水泛于肺之暴喘，治宜温阳行水，水去则暴喘可平。

5）补益肺肾：对气阴两竭之暴喘，治宜补益肺肾，方能定喘防脱。

（3）明标本定补泻：老年性暴喘以邪实正虚为多见，但在疾病的发展过程中邪正盛衰的变化不是一成不变的，因此临证时应详细分析病机、症候表现，四诊合参，权衡虚实标本的孰重，制订相应的治则。治疗暴喘，既可先治其标，以缓其急；亦可先治其本，去其治喘之因而缓其急。孰先孰后，当视临床具体病情而定。邪气壅盛者，以祛邪肃肺为主，使肺气得以肃降，但又须顾及本虚，用药切忌攻伐太过，中病即止，另外，还须根据病性的寒热、饮痰、瘀血及脏器虚损等灵活应用补泻。

3. 应急处理

（1）输氧祛痰：对神志清楚者，应鼓励患者咳嗽或行深呼吸，尽量将痰咳出，及时持续低流量给氧；呼吸痰分泌物多的患者，应行气管插管或气管切开，以便及时吸出呼吸道分泌物，并给氧与辅助呼吸；在紧急情况下，为争取时间，可先行气管插管，估计人工通气需维持 72 小时以上者，则需要作气管切开。

（2）解痉平喘

1）热参气雾剂：每毫升含总生物碱 10mg，每次 10 ~ 20mg，每日吸入 2 ~ 3 次。

2）艾叶油气雾剂：每瓶含艾叶油 3ml，每次 3 ~ 6ml，每日吸入 3 次。

3）针刺疗法：一般选大椎、肺俞、风门、定喘、天突等穴，用强刺激手法。喘脱者，加内关、三阴交，手法为平补平泻。

4）穴位注射：可取曲池穴，两侧交替注射洛贝林 3mg；或取足三里穴（或三阴交），静脉注射二甲弗林 8mg；或取列缺、中府、合谷等穴，静脉注射氨茶碱 0.5 ~ 1.0mg。

（3）化痰开窍

1）石菖蒲针：每次 20 ~ 40ml，加入等渗葡萄糖注射液 100ml 内静脉滴注，每日 1 ~ 2 次，适用于暴喘神昏之证。

2）中麻 I 号注射液：每次 1 ~ 2ml，加入等渗葡萄糖注射液 100 ~ 150ml 静脉滴注，每日 1 ~ 2 次，适用于瘀血暴喘之证。

3）醒脑静注射液：每次 20ml 加入等渗葡萄糖注射液中静脉滴注，每日 1 ~ 2 次，适用于痰热壅盛之暴喘。

4）安宫牛黄丸：每次 1 丸口服或鼻饲，每日 1 ~ 2 次。

5）苏合香丸：每次 1 丸口服或鼻饲，每日 2 ~ 3 次。

（4）益气固脱

1）蟾力苏注射液：每次 1ml，溶于等渗葡萄糖注射液 20 ~ 40ml，缓慢注射，每日 1 ~ 2 次，适用于暴喘欲脱之证。

2）参麦注射液：每次 10 ~ 20ml，加入 50% 葡萄糖注射液 20ml 中静脉注射，适用于各种虚证和实证的喘脱之证。

3）参附注射液：每次 10 ~ 20ml，加入 50% 葡萄糖注射液内静脉注射；或丽参注射液 10ml 加入 50% 葡萄糖注射液中静脉注射，适用于阳气欲脱之暴喘。

（5）清热解毒：这类针剂较多，临床上较常用的有清开灵注射液 40 ~ 60ml 加入 5% 葡萄糖注射液中静脉滴注；或双黄连粉针剂 3.0g 加入 5% 葡萄糖注射液中静脉滴注；或穿琥宁注射液 400mg 加入 5% 葡萄糖注射液中静脉滴注。适用于邪热壅盛，热毒内攻所致的暴喘。

（四）病案举例

唐祖宣在治疗喘证疾病方面，积累了许多成熟的临床治验。尤其擅长运用经方治疗该病，为临证提供了不同的诊治思路，值得探索、挖掘及提高。现举临床治验，以供参考求证。

1. 芍药甘草附子汤治验

毛某，男，72岁，1981年3月24日诊治。主诉：经常胸闷，咳嗽气急已十年余，每次外感，症状加剧。现症见：形体消瘦，面色青黄，恶寒身倦，汗出稍减，旋即如故，呼吸喘促，腹中觉冷，四肢不温，舌淡苔白，脉细弱无力，体温36℃，血压90/60mmHg。此属阳从外汗泄，阴气耗损。治宜：回阳固表，益气养阴。

方用：炮附片、白芍各15g，炙甘草、防风各12g，黄芪30g。服药2剂后，恶寒减轻，又服4剂后，恶寒消失，上方加五味子、红参各10g，继服6剂，心悸喘促症状明显好转，追访3个月身冷恶寒未再复发。

体会　此方证所治之虚喘乃阳从汗泄、阴气耗损所致，临床辨证中常见：呼吸喘促，恶寒身倦，汗出稍减，四肢不温，腹中觉冷，舌淡苔白，脉细弱无力。唐祖宣常用此方加五味子、防风、红参、黄芪治疗支气管炎、心肾阳虚之虚喘疗效显著。

芍药甘草附子汤证，仲景在论中云："发汗病不解，反恶寒者，虚故也，芍药甘草附子汤主之。"可知"反"字是辨证的枢要，"虚"是此方的主要病机。论中虽只提"反恶寒"一症，但从药物的协同分析上，治证尤为广泛，药虽三味，方小药竣，能回阳敛液，酸甘化阴，益气温经，临床宜浓煎频服，收敛可速。

掌握药物的煎服法，亦是临床取效的关键，方中附子为温阳竣品，辛热有毒，应先煎半小时以祛其毒，三煎兑于一起，浓煎频服，则无中毒之忧。阴虚火旺，发热恶寒，阳盛之证在此方禁忌之列。

2. 麻子仁丸治验

马某，男，74岁，1981年6月18日就诊。患肺源性心脏病已十余年，常感胸闷，咳喘气短，常服止哮平喘、益气温阳之剂，症情时轻时重。近半年来，大便秘结，咳喘加剧，夜难入眠，用止咳化痰药物多剂无效，服可待因只能维持片刻。

症见：形体消瘦，面色潮红，口干咽燥，头晕气短，胸胁痞闷，喘咳痰少，大便秘结，小便频数，舌质红，少津，苔薄黄，脉细数。此属阴液耗伤，宣降失司，虚热内盛，大肠失于濡养，大便闭瞥，邪无出路，壅遏于上，肺与大肠相表里，浊气上逆则喘咳。治宜：宣肺养阴，润肠通便。

方用：杏仁、麦冬、厚朴、白芍各15g，大黄12g（后下），蜂蜜60g（冲服），火麻仁30g。服上方2剂，大便通畅，饮食增加，又服5剂，胸闷喘咳减轻，继以它药调治，肺源性心脏病症状明显减轻。

体会　麻子仁丸证治，仲景论中仅为脾约而设，实际功能远不限于此。实践体会，凡邪在肠胃，津液不足引起的烦躁、失眠，由大便干燥、浊气不降所致的高血压、喘咳、小便频数之消渴、便秘等症，皆可投以此方加减施治，辨证要点为肠燥、便秘。抓其要领，不受中西医病名之限，投之能收异病同治之效。

麻子丸乃属缓下之剂，凡津液枯竭、肠燥便秘、邪郁胃者用此方多能取效，尤其对年老体弱者，此方既可祛其邪之有余，又可补其津之不足，于祛邪之中兼"扶正之义"，临床中，唐祖宣常改丸为汤，其效更捷。掌握药物的煎法，是提高疗效的关键，麻仁、杏仁质润多脂，不易久煎，大黄宜后下为宜，蜂蜜煎好后，溶于药汁内混匀频服，方能取得预期的效果。

对于用此方治疗哮喘，唐祖宣认为必须抓住了小便频数与大便秘结并见这一特征。因此，在治疗此类老年性气喘病方面，收到了奇功。此方主治肠胃燥热，脾约便秘之证。《伤寒论》云：

"趺阳脉浮而涩，浮则胃气强，涩则小便数；浮涩相搏，大便则硬，其脾为约，麻子仁丸主之。"《素问·经脉别论》云："饮入于胃，游溢精气，上输于脾，脾气散精，上归于肺，通调水道，下输膀胱，水精四布，五经并行。"汪琥云："以胃中之邪热盛为阳强，故见脉浮，脾家津液少为阴弱，故见脉涩。"由此可见，脾主为胃行其津液，也体现了喘与脾肺的关系。趺阳脉为胃脉，在足背上，是胃经冲阳穴位处，也是诊脉部位之一，常用以诊察脾胃病变，浮脉为阳脉，见于趺阳为胃热气盛，涩为阴脉，见于趺阳为脾阴不足。由于肺与脾胃属母子关系，今胃燥热有余，脾阴（津液）不足，脾虚胃强，脾为胃所约束，津液不得四布，但输膀胱，故小便频数脾不能为胃输布津液，胃气更盛，加上小便数；过于分利，脾津液不足，且肠为传导之官，肠失濡润，而致大便秘结；胃肠燥热，浊气上逆，壅塞于肺，肺失肃降与宣发，故喘咳而作。

第六节　关　　格

一、定　　义

小便不通名曰关；呕吐不止名曰格；小便不通与呕吐不止名曰关格。张仲景在《伤寒论·平脉法第二》中谓："关则不得小便格则吐逆。"关格病属于危重病证，多见于水肿、癃闭、淋证等证的晚期。老年人关格病大多由脾阳亏损，肾阳衰微，阳不化水，水浊逗留，浊邪壅塞三焦，气化功能不得升降所致。

《证治汇补·癃闭·附关格》："既关且格，必小便不通，且夕之间，陡增呕恶；此因浊邪壅塞三焦，正气不得升降。所以关应下而小便闭，格应上而生呕吐，阴阳闭绝，一日即死，最为危候。"这里说明了浊阴不降，清气不升，进一步加重脾肾阳虚，日久阴损及阳，形成气阴两虚或阴阳两虚，最终形成五脏俱败，阴阳离决，因而说关格是危及老年人生命的危急重症之一。

西医学泌尿系统疾病引起的慢性肾功能不全，如肾性尿毒症，包括慢性肾炎、肾盂肾炎，肾小球动脉硬化性肾病、肾结核、糖尿病性肾病、肝肾综合征及肾先天性遗传性疾病（最常见为多囊肾）等；肾后性尿毒症，包括肾、输尿管多发性结石，各种原因引起的尿潴留等；其他如休克、挤压伤、溺水、烫伤及流行性出血热、败血症等疾病的晚期引起的急性肾衰竭，多属于此症的范畴，是急诊中老年性疾病之一。

二、唐祖宣诊治经验

（一）病因病机

关于老年人关格的病因与青壮年相类似，《内经》认为"阴阳相盛，不得相营"。《伤寒论》认为"邪气隔拒三焦"。《诸病源候论》认为"三焦约"。《兰室秘藏》宗《难经》之说，认为"邪热为疾"。《丹溪心法》认为"有痰"和"中气不运"。《景岳全书》则认为"肾虚"等。根据历代医家论述，结合近代认识，关格的病因病机如下所述。

（1）脾阳亏损，肾阳衰微：引起脾肾阳虚的原因颇多，但最常见的有风邪外袭，肺气不宣，不能通调水道，下输膀胱，溢于肌表，水肿日久不愈，水湿浸渍，损伤脾阳；或因居住湿地，涉水冒雨，水湿内侵，留滞中焦，使脾运失调，过食咸味，脾气受伤，健运失司，湿浊内生，湿困中焦，亦可损伤脾阳；或因劳倦过度，酒色无度，肾气内伤，肾虚则水气内盛，湿为阴邪，最易伤阳，肾阳不足，命门火衰，均可造成关格。正如张景岳在《景岳全书·杂证谟·关格》中所言："总由酒色伤肾，情欲伤精，以致阳不守舍，故脉浮气露，亢极如此。此则真阴败竭，元海无根，是诚亢龙有悔之象，最危之候也。"

在疾病的发展过程中，脾阳虚损，可影响到肾阳衰微；肾阳不足，命门火衰可影响脾阳，因脾阳无肾阳之温煦，可使脾阳更亏。而脾肾阳亏，气不化水，阳不化浊，使水湿之邪更甚，进一步地更加损伤阳气。疾病发展的最后，往往阳损及阴，真阴败竭，阴阳离决。

（2）浊邪壅盛，三焦不行浊邪的产生，是由于三焦通道不利，与肺、脾、肾三脏气化功能有密切关系。当肺脾肾三脏虚损时，饮食不能化精微，而为浊邪。浊邪壅塞三焦，使正气不得升降，正如《金匮钩玄·关格》言："关格者，谓膈中觉有所碍，欲升不升，欲降不降。"《沈氏尊生书·关格》言："关格，即《内经》三焦约病也。约者不行之谓，谓三焦之气不得通行也。惟三焦之气不行，故上而吐逆曰格，下而不大小便曰关。"

浊邪的产生，虽然与肺、脾、肾三脏有关，但与脾阳亏损、肾阳衰微更有密切关系。当浊邪产生以后，又可以侵犯心、肝、脾、肺、肾五脏。其中湿困中焦最先出现，因脾阳不振，则阳不化湿；而脾气或脾阳亏损，湿浊之邪也易侵犯脾胃。病邪也可以侵犯到上焦肺，因为脾是生痰之源，肺为贮痰之器，脾阳亏损，湿浊内生而困于脾，脾不散津，津凝为浊，上贮于肺，使痰浊壅肺。同时痰浊也可以蒙蔽心窍，或痰蕴化热，痰热内陷心包，甚至发展到心阳欲脱、阴阳离决。疾病也可侵及下焦肝肾，因阳损及阴，阴分耗亏，虚风内动，最后产生肝肾耗竭，阴阳离决。

由上可知，关格的病位在脾肾三焦，涉及心、肺、肝。其兼证较为复杂，病程分前期和后期两个阶段，脾肾阳虚是前期阶段的主要表现，以虚证为主，部分患者可见阴虚之象。后期阶段以浊邪壅塞三焦为主要表现，邪实较为突出，病在血分，可出现心阳欲脱或命门火衰等阴阳离绝的现象。关格病进展缓慢，常在原发病的基础上，由外邪诱发而使病情恶化，疾病一般从前期向后期阶段发展，但亦有不经前期阶段而突然出现关格病的后期阶段。

（二）诊断与鉴别诊断

1. 诊断　临床上出现呕吐及小便不利两大病状时，即可诊断为关格病。现代医学属于肾衰竭，根据全国中医学会内科分会制定标准，肾衰竭阶段诊断依据为：面色萎黄，尿少甚至尿闭，恶心呕吐，大便秘结或溏泄，腰痛、心悸、气喘，有时抽搐。舌质淡胖，脉沉细或弦滑。关格病的兼症极为复杂，但归纳起来，大致可分为以下两个阶段。

（1）前期阶段：由于关格病是多种疾病转化而来，从病情来说，已属危重阶段。除了原发疾病的主要症状外，还有面色㿠白或晦暗，唇淡，神疲乏力，四肢不温，两腰酸痛，食欲不佳。白天尿量减少，其小便不通，但休息后或夜晚尿量增加。一般有恶心症状，以早晨较为明显，偶然有呕吐，但并不严重。这一时期，有一个特殊的舌象表现，即舌苔薄，苔微有光泽，舌质淡而胖，边有齿印，称玉石舌，伴有口秽，甚至有尿味，脉沉细，或濡细。本阶段以脾阳、肾阳亏损为主要表现，但也有部分患者可见有头晕、头痛、目花、舌质偏红、脉细数等阴虚征象。

关格病一般进展缓慢，往往在原发疾病的基础上，由于外邪诱发，如外感风寒、风热或温毒等，而使疾病恶化，乃从前期阶段向后期阶段发展。表现出典型的关格症状。但也有一部分关格病缺少前期阶段，在某些病因的作用下，如温毒、霍乱、急腹症、疮疡、手术等，可突然出现关格病的后期阶段。

（2）后期阶段：除前期阶段的主要症状有所加重外，常见的症状有尿量减少，甚至少尿或无尿；恶心、呕吐频作；便秘或有腹泻；或有气短懒言，开始在活动时气急，然后晚上加重，不能平卧，呼吸低微，或缓慢而深；或有咳嗽，痰白有尿味，甚至痰声漉漉，呼吸急促；或有手足瘈疭，开始在睡觉时或受寒时出现，偶然发作，逐渐地发展为两手抖动，甚至出现手足抽搐；或有胸闷心悸，甚则胸前区疼痛，有的突然出现气急，面色惨白，汗出不止，四肢厥冷；或有鼻衄、咯血、皮下出血；或有水肿，皮肤甲错，甚则皲瘪凹陷；或烦躁不安、狂乱、谵语、昏迷等。舌苔由薄转厚，由白变黄，由腻转干，然后出现剥苔；脉象以细数、沉细、结代为主。这一阶段以浊邪壅塞三焦为主要表现，病在血分，可以突然出现心阳欲脱或命门火衰竭等阴阳离决的危象。

为了区分现代医学所说的急慢性肾衰竭，这里有必要加以分述。

急性肾衰竭的诊断要点：在有诱发急性肾衰竭的因素存在时，突然发生少尿，每日尿量减少400ml 以下；蛋白尿和血尿，比重为 1.010～1.016 等张尿；厌食、恶心呕吐、昏睡、血压升高等；血清尿素氮、肌酐、钾、磷酸盐、硫酸盐进行性增加，钠、钙、二氧化碳结合力降低。

慢性肾衰竭的诊断要点：有慢性肾脏病史，出现食欲减退，恶心呕吐，头痛或意识障碍；原因不明的贫血、高血压、血尿素氮升高，二氧化碳结合力降低，出血倾向或心包摩擦音等。

2. 鉴别诊断

（1）走哺：主要是指呕吐伴有大小便不通利为主证的一类疾病，很相似于关格。往往是先有大小便不通而后出现呕吐，呕吐物可以是胃内的饮食痰涎，也可带胆汁和粪便，常伴有腹痛，最后出现小便不通。走哺是属于实热，《备急千金要方》说："若实，则大小便不通利，气逆不续，呕吐不禁，故曰走哺。"而关格则属于脾肾阳虚，兼有水浊壅滞三焦，是虚中夹实的病证。正如《医阶辨证·关格》曰："走哺由下大便不通，浊气上冲，而饮食不得入；关格由上下阴阳之气倒置，上不得入，下不得出。"在病理机制上，走哺与关格也不相同，如《三因极一病证方论》把走哺放在呕吐篇，认为呕吐是主证，因呕吐不禁而致大小便不通利；《兰室秘藏》把关格放在小便淋闭篇，是由小便不通利而引起呕吐。一般来讲，关格属于危重疾病，预后较差；走哺只要治疗得当，预后一般良好。

（2）转胞：是小便不通利或有呕吐等症，既相似于淋证，又相似于癃闭，亦相似于关格。从主要症状上分析，应属于癃闭的范畴。《仁斋直指附遗方论·诸淋方证》说："转胞证候，脐下急痛，小便不通，凡强忍小便或尿急疾走，或饱食走马，忍尿入房，使水气上逆，气迫于胞，故屈戾而不得舒张也。"这里说明，转胞病位在膀胱，以气化功能失常所致，一般无呕吐。而关格病位在肾，主要为脾肾衰败，无尿可排，病情危重，预后差。同时，转胞可发展为关格，而关格不一定由转胞发展而来。

（三）辨证论治

关格病的早期表现属虚证，主要是脾肾阳损，虽兼有浊邪，但并不严重。至后期阶段虽然虚实兼夹，而脾肾更亏，浊邪壅盛，正邪相比，邪实较为突出。因此，在临证时必须四诊合参，结合西医诊断，依据病史长短，辨明脾阳、肾阳的虚损情况，浊邪在气分、血分，还是在上焦、中焦和下焦。

1. 辨证要点

（1）辨明脾肾虚损：关格病的本质是脾阳亏损，肾阳衰微，在整个疾病发生和演变过程中，病情与脾肾虚损的程度有密切关系。即脾肾虚损较轻，预后良好，否则，疾病日趋恶化，预后较差。辨明脾肾虚损情况，首先应辨明是以脾阳虚为主，还是以肾阳虚为主。脾阳虚为主，而导致浊毒壅塞水道，以尿少、尿闭为主要症状，常伴有腰酸、肢冷、形寒、水肿等症。

脾肾虚损虽然以阳虚的表现为主，但亦有少部分人常常兼有脾肾阴虚，只是阴虚没有阳虚表现明显而已。阴虚也可以分为脾阴虚和肾阴虚，但以肾阴虚较为常见，常见的症状有腰酸、午后潮热、五心烦热、咽干痛、舌质红、脉细数等。而脾肾阳虚与阴虚的程度，与原发疾病有密切关系。水肿反复发作而发展到关格病者，以脾阳虚为主，很少兼有阴虚；淋证迁延日久而发展到关格病者，虽以脾肾阳虚的症状较多，但由于淋证以下焦湿热为主，湿可以化热，热可以伤阴，故常常兼有肾阴虚症状。

诊察舌质变化对脾肾虚损的辨证亦很有帮助。舌质淡，甚至淡如玉石，舌体胖，边有齿龈，脾肾阳损较为严重；若舌质淡而有红刺，舌体不胖，边无齿龈，虽有一派阳虚症状，表示阳虚兼有阴亏。

（2）区别在气、在血：关格病的前期阶段在气分，后期阶段可以见到牙宣、鼻衄及肌衄等血证，表示病入血分。一般情况下，感受风寒、风热、寒湿、湿热等外邪，病变在上焦肺和下焦肾时，则多为血分。而关格病只要出现出血症状，则无论是否有外邪存在，病变皆在血分。

（3）辨别浊邪部位：关格病的后期阶段由于浊邪侵犯上、中、下三焦的脏腑不同，所表现的症状，预后亦不相同，处理的原则也不同。因此，细察上中下三焦是关系辨证论治的关键问题。

1）浊犯上焦：痰浊壅肺见有咳嗽气急、痰声漉漉或呼吸缓慢深长，痰迷心窍则见烦躁不安，甚则神昏谵语。

2）浊邪中焦：浊邪侵犯中焦最为常见，虽然有脾和胃之分，但是因为脾和胃互为表里，故常常并见。浊邪困脾见有面色㿠白，乏力身重，水肿兼有恶心呕吐；浊邪困胃见有恶心频作，呕吐不止，兼有纳呆、腹胀等症。

3）浊犯下焦：肝风内动见有尿闭，头痛，狂躁抽搐等症；命门火衰见尿少或无尿，全身浮肿，气急不续，四肢厥冷，脉微欲绝等。

（4）必要的辅助检查：如血尿便三大常规、抗链球菌溶血素"O"、血沉、血尿素氮、肌酐、内生肌酐清除率、二氧化碳结合力、电解质、血糖、肝功能、B超、心电图等，对于了解病因，指导治疗及判断预后很有帮助。

2. 论治原则　关格病的治疗应遵循《证治准绳·关格》提出的"治主为缓，治客当急"的原则。所谓主，即关格之本（脾肾阴阳衰急），也就是治本应长期调理，缓缓图之；所谓客，即关格之标（浊邪），浊为阴邪最易伤阳，浊不去，则阳不复，浊邪瘀久成毒，所以要尽快祛除。祛法包括升清除浊，通腑泄浊，芳香化浊，常见热毒内盛宜清热解毒，浊邪寒化者宜温化燥湿。在临证时应注意以下几个方面。

（1）重在通利小便：该症以少尿或无尿为主要特殊，因此在治疗上应着重在利小便上下功夫。实证宜清湿热散瘀结而通水道；虚证宜补脾肾，助气化而利小便。

（2）适时通腑泻下：若利小便不能奏效，则应及时通腑泻下，使湿浊邪毒从大便而出，以免水湿内潴，尿毒内攻。

（3）血瘀是该症的一个重要病理因素，治疗时应在辨证的基础上加入活血化瘀之品。

（4）慢性肾衰竭脾肾亏虚的阴阳属性有主次之分，脾肾阳虚者应注意补脾肾之阳气，气阴两虚者应注意益气和营。

3. 应急处理

（1）丹参注射液20～30ml加入5%～10%葡萄糖注射液250ml，静脉滴注，每日1次，用于关格夹瘀者。

（2）川芎嗪注射液120～160mg加入5%～10%葡萄糖注射液250ml，静脉滴注，每日1次，用于关格夹瘀者。

（3）复方大黄灌肠液（大黄、槐花、崩大碗）100～150ml加温水至300ml，高位保留灌肠，每日1次，连续灌肠10日为一个疗程，休息5日后再进行第二个疗程，用于关格浊邪内犯者。

（4）安宫牛黄丸1丸，温开水化服，每日1～2次，用于关格出现神昏谵语、舌苔黄腻者。

（5）醒脑静注射液2～20ml，加入5%葡萄糖注射液250ml中，静脉滴注，每日1次，用于关格出现神昏谵语者。

（6）至灵胶囊4～5丸，温开水送服，每日1～2次，用于关格脾肾两虚者。

（7）玉枢丹15g，温开水送服，或用生姜汁少许滴舌，用于关格呕吐不止者。

（8）取中脘、内关、足三里针刺，神昏者加刺人中、涌泉，抽搐者加曲池、阳陵泉、太冲，尿少、尿闭者加肾俞、中极、阳陵泉。

（9）灸法：关格见吐逆而小便不利，急宜灸气海、天枢等穴各7壮，然后服用六一散。

（10）丽参、参附注射液，用于关格合并喘脱、厥脱者。

（11）清开灵注射液30～40ml，加入10%葡萄糖注射液250～500ml，静脉滴注，每日1次，用关格浊犯三焦者。

关格病是老年性急危重症，病情危急之际，不能完全拘泥于纯中医中药治疗，应采取中西医结合的方法进行救治，以免延误抢救时机，必要时可进行血液透析。

（四）病案举例

1. 五苓散的临床治验

周某，男，65岁，1985年9月12日就诊。

患者5年前因患化脓性扁桃体炎，经治痊愈，而后出现眼睑及面部浮肿，小便不利，在当地治按"急性肾炎"治疗，经用青链霉素及利尿药治疗多时未根治，反复发作，某地级医院最后确诊为"肾病综合征"。经常服用泼尼松、中药及西药消炎等维持。1985年8月20日因外感引起上症加重，小便量少，每日300～500ml，全身浮肿，纳呆，随即住院治疗，经用抗菌、消炎、利尿、降压等措施无效，且症情进一步加重，其家属欲放弃治疗，后经其友人介绍求治于唐祖宣。

现症见：小便量少（每日尿量小于200ml），全身浮肿，腹胀如鼓，恶心呕吐，纳呆，面色苍白，心慌气短，四肢无力，大便稀溏，舌质淡，苔白厚，脉沉弱，尤以尺脉为甚。经尿常规、肝功能、肾功能、电解质等检查，最后诊断：中医关格；西医慢性肾衰竭、肾病综合征。经辨证为脾肾两亏，阳不化气，水湿停蓄而致。治宜健脾补肾，温阳利水，兼以和胃。方药：肉桂6g、熟附子10g（先煎）、白术15g、茯苓30g、猪苓30g、泽泻15g、黄芪90g、淫羊藿15g、菟丝子30g、半夏12g、陈皮10g、大腹皮15g。3剂水煎服。

二诊（1985年9月15日）　上药后小便较以前通畅，尿量明显增加，浮肿有所减轻，食欲渐增，守上方5剂继服。服毕后，尿量基本恢复正常，食量大增，浮肿退，余症均减轻，唯觉口干欲饮，夜晚入睡差，唐祖宣认为方中桂附过于温燥，宜在原方基础加生地10g、山萸肉10g以纠药物之温燥。

以上方出入，服药30余剂，后更用益气活瘀、健脾补肾之剂，方用黄芪防己茯苓汤加减调治3个月而获愈。追访：1998年3月因车祸去世，其病并未复发。

体会　运用经方治疗此病，只要辨证的准确，因药合理，常获奇效，乃至痊愈。方中以五苓散为主，加健脾补肾和胃之品，体现了有是证、用是药的原则。该患者首先是小便不利引起的，故用五苓散化气行水、健脾祛湿；用附子、淫羊藿、菟丝子温阳补肾，以助温阳利水；重用黄芪体现了现代药理对黄芪的研究应用，即提高免疫力、利尿、修复肾小球功能等作用；辅以陈皮、半夏、大腹皮以增强和胃健脾利湿之功。全方配伍合理，用药剂量有轻有重，相得益彰，故能奏效。正如唐笠山在《吴医汇讲》中所云："此治小便不利之方，乃治三焦水道而非太阳药也。素问经脉别论曰，饮入于胃，游溢精气，上输于脾，脾气散精，上归于肺，通调水道，下输膀胱，水精四布，五精并行，此方用桂以助命门之火，是釜底加薪，而后胃中之精气上腾，再用白术健脾以输于肺，而后用二苓泽运水道之升已而降，其先升后降之法，与内经之旨滴滴归流，复与太阳何涉。"

五苓散方中桂为桂枝，而唐祖宣在此患者中应用肉桂，其意何在？张仲景立五苓散原方用桂枝来温化膀胱而利小便，又能疏表邪而治表证，因为五苓散证虽偏重于腑证，但表证仍在，故用桂枝。但历代医家对"桂枝"或"肉桂"持有不同的看法。如左季云曰："本散重在内烦外热，用桂枝是逐水以除烦，不是热因热用，是少发汗而解表，不是助四苓以利水。"（《伤寒论类方汇参》）吴仪洛曰："……膀胱者，津液藏焉，气化则能出矣，故以肉桂辛热为使，热因热用，引入膀胱，以化其气，使湿热之邪皆由小水而出也。"（《成方切用》）认为桂在五苓散中的作用，主要是暖肾而通利水道，故用肉桂；而罗东逸云："伤寒之用五苓，允为太阳邪犯本，热在膀胱，故用五苓利水泻热，然用桂枝者，所以宣邪而仍治太阳也。杂症之用五苓者，特以膀胱之虚，寒冰为壅，兹必肉桂之厚以君之，而虚寒之气，始得运行宣泄。二症之用稍异，不可不辩。"（《名医方论》）认为用桂枝或肉桂，须辨证选用。

由上可以看出本案在应用五苓散时用肉桂的奥妙所在。另外，据现代药理研究，桂枝和肉桂的挥发油都含有桂皮醛，具有扩张血管而促进血液循环的作用，都有助于利尿，故两者都可选用。若有表证恶寒发热及呕吐的，用桂枝通阳解表引水，若无外邪，湿邪在里，腹痛腹泻明显者，或体质偏虚偏寒者，则用肉桂温阳化气行水。

2. 已椒苈黄丸的临床治验

文某，男，70 岁，1982 年 11 月 20 诊治。患者有肺源性心脏病病史约 20 年，每年冬春季节加重，咳喘气促，不得平卧。两周以前因气候骤变，咳喘加重，呼吸困难，唇舌青紫，心慌气短，活动后加重，随由家属陪同入住我院呼吸内科。3 天以来上症加重，且出现恶心呕吐，小便量少，每日尿量小于 200ml，大便干结难下，请泌尿外科会诊排除前列腺增生，查肝肾功能、电解质、心电图，会诊为："肺心病合并急性肾功能衰竭"，中医诊断为：喘证、心悸、关格病。邀请唐祖宣前去诊治，经辨证为正虚阳衰，清浊易位，肺失宣降所致。治宜扶正回阳，化痰降逆。

方用：汉防己 15g，椒目、葶苈子各 12g，大黄 9g（后下），炮附子、干姜各 12g，云苓 30g，半夏 12g，川黄连 3g，潞参 30g，炙甘草 15g。

服上方后，便黑色脓液样粪小半盂，小便量增加，恶心呕吐止，咳喘气逆诸症亦明显减轻，后更用纳气温肾之剂而调治好转。

体会 已椒苈黄丸为肃肺荡饮、通腑坠痰之竣剂，仲景用以治疗腹满、肠间有水气等症，以苦寒之剂逐饮通腑，能使饮从小便而出，邪从大便而下，能逐上焦之饮，又泻中焦之热，兼利下焦之湿。临床体会：凡痰饮、悬饮、支饮等，只要其病机与此方证相照，均可用该方加减治疗。

本案患者，二便不通是其辨证的要点。因其年老体弱，病史较长，病情危重，是正虚邪实之证，呈现虚不受补、实不受攻之体，妄用攻伐，则正气必伤，滥用滋补，则助邪为患。因此，用扶正祛邪之法而获效。

仲景方中 4 味药药量相等，唐祖宣在实践中体会，邪郁于上者以葶苈为君，邪郁于中，以大黄、椒目为君，邪结于下，重用防己通其壅滞。改丸为汤，频频服之，其效更速。

第七节 急 黄

一、定 义

急黄是指短时间如数日之内，出现身黄、目黄、小便黄，伴有发热、呕吐、恶心、纳呆、乏力等症的急性病证。多因时疫毒热之邪伤及肝胆，脾胃功能失调，从而出现热毒炽盛，扰乱神明及热伤营血，血热妄行，或湿痰夹瘀、蒙蔽清窍之变证，病情发展迅速，易致阴竭阳脱，危及生命。

急黄是黄疸病中的急症。其发作色黄鲜明如橘子色者，属于急症阳黄之范畴；发作时色晦暗如烟熏者，属急症阴黄的范畴。

现代医学所称的急性重症肝炎、亚急性和慢性重症肝炎、溶血性黄疸、胆石症、胆囊炎、钩端螺旋体病等疾病。另外，如败血症等，如出现急症黄疸，也可参照该病施治。

二、唐祖宣诊治经验

（一）病因病机

老年急黄的发生，初起以实证为主，中期虚实兼夹，后期阴竭阳脱，以营阴亏损、气耗阴浮之虚衰证为主。一般来讲，急黄初期，病在肝胆脾胃，若正虚邪实，病势进展，则可伤及心肾，其中热毒炽盛，扰乱神明可致神昏痉厥；热入营血，血热妄行则可出血发癍；湿痰闭阻，夹热蒙窍则致昏蒙呕恶。究其病因，以疫、毒、湿、热为主，其常见的病因病机有以下几个方面。

1. 湿热蕴结 又可分为感受湿热或温热和饮食不节两个方面。

湿热或温热之邪：由表入里，内阻中焦，郁而不达，使脾胃运化失常；湿热蕴蒸，不能泻热，以致肝失疏泄，胆汁不循常道，浸渍肌肤，下流于膀胱，发为急黄。

饮食不节或不洁：恣食辛甘厚味，酗酒或饥饱无常，皆能损伤脾胃，以致运化功能失常，湿浊内生，郁而化热，湿热熏蒸于肝胆，胆汁不循常道，熏染肌肤而发黄。

2. 肝胆瘀热 由于情志不舒，气机怫郁，或经受大惊大怒，均能伤及肝胆，致使肝失条达，胆失疏泄，郁而化热，久经煎熬，结成砂石，阻塞胆液，使其不循常道，泛溢于肌肤而发为急黄。

3. 疫疬侵袭 疫疬大毒内攻脏腑，熏蒸肝胆，逼迫胆汁外溢的发病。疫疬之邪，其性酷烈，人若感之，发病迅猛，故称瘟黄。

4. 脾胃虚寒 劳伤太过，脾胃虚弱，也可引起发黄，其病机有二。

一是脾虚不能运化水湿，湿从寒化，以致寒湿阻滞中焦，胆液排泄受阻，渍于肌肤而发黄。正如《临证指南医案》所讲："阴黄之作，湿从寒水，脾阳不能化湿，胆液为湿所阻，渍于脾，浸淫肌肉，溢于皮肤色如熏黄。"

二是脾虚不能运化水谷以生气血，由于气血亏虚，血败而不华色，亦可引起发黄。张景岳在其《景岳全书·黄疸》中曾有论述，他认为阴黄证"则全非湿热，而总由血气之败，盖气不生血，所以血败；血不华色，所以色败"。

总之，急黄发病原因颇多，但其发病则是诸多综合因素作用的结果。从外邪来说，以湿邪为主。故《金匮要略·黄疸病》篇有"黄家所得，从湿得之"的说法。湿与热合，引起湿热发黄；湿与寒合，引起寒湿发黄。感受热毒、瘟毒则引起急黄重症。若具有流行性、传染性，则称为

"瘟黄"，此即吴又可《温疫论》中所谓"疫邪传里，移热下焦，小便不利，其传为疸，身黄如金"之证。若客入营血，迫血妄行，则致吐衄发斑；内陷心包，上蒙清窍，则神昏谵语；下注伤肾，气化失司，则少尿或无尿。最终引起内闭外脱，脏腑衰竭，阴阳离决而死亡。该病病位在脾胃肝胆，前人曰："脾胃无病则不湿，肝胆无病则不黄。"但该病不局限在脾胃肝胆，心肾受损为该病的重要病理特征。

（二）诊断与鉴别诊断

1. 诊断

（1）黄疸的判定：检查黄疸需在充足的自然光线下观察，黄疸在巩膜下上表现为均匀离心性分布。应注意长期服用阿的平，进食过多的胡萝卜、南瓜、西红柿、柑桔和菠菜等食物引起的假性黄疸。黄疸还需要和老年性的结膜下脂肪沉着区别。上述患者中其血清胆红素正常。隐性黄疸则需依赖于有关实验室检查诊断。

（2）辨急症阴黄和阳黄：急症阳黄由疫毒湿热引起，起病最急，发展尤快，黄色鲜明如橘子色，口干发热，小便短赤，大便秘结，舌苔黄腻，脉弦数；急症阴黄由湿痰所致，起病相对缓慢，黄染程度较轻，而其色晦暗如烟熏，脘腹胀闷，畏寒神疲，口淡不渴，舌质淡，苔白腻，脉濡缓或沉迟。

（3）辨病位之所在：如黄疸急发伴口苦、胁痛、呕恶、纳差、乏力者，病在肝胆，以肝为主；若伴右上腹痛，或有寒战、高热，则以胆为主；伴神昏谵妄，为热陷营血，热入心包；伴面色晦暗昏蒙，苔白腻，脉弦滑为痰湿蒙蔽清窍。总之，老年性急黄病位以肝胆为基础。

（4）借助现代实验室检查确病性：可选用生化及物理检查以进一步明确急黄之所在。如查肝功能、生化代谢，血尿粪常规、肝炎病毒抗体测定，B超、X线、CT检查，可为具体病机提供诊治依据，以便于临床处理。

2. 鉴别诊断

（1）与一般黄疸之鉴别：病因方面，急黄以疫毒为主，一般黄疸以湿热缠绵为主；病势方面，急黄来势迅猛，数日内迅速出现重度黄染，并伴见热入营血、心窍被蒙或血热妄行之证，一般黄疸则发病相对迟缓，短期内无心神被扰及热迫血行之证。

（2）与钩虫病（黄胖病）、萎黄病、湿病之鉴别。

1）钩虫病：是因钩虫匿伏肠中所致，如日久耗伤气血而引起面部肿胖色黄，全身皮肤色黄带白，则称为"黄胖病"。《杂病源流犀烛·黄胖》对这两个病的鉴别诊断有明确的论述"黄胖宿病也，与黄疸暴病不同。盖黄疸眼目皆黄，无胖块；黄胖多肿，色黄中带白，眼目如故，或洋洋少神。虽病根都发于脾，然黄疸则由脾经湿热郁蒸而成；黄胖则湿热未甚，多虫与食积所致，必吐黄水，毛发皆直，或好食生米茶叶土炭之类"。

2）萎黄病：多因大失血或大病之后，气血亏耗，致使身面皮肤呈黄色的病证。《临证要诀·五疸证治》有云"诸失血后，多令面黄……亦黄遍身者，但黄不及耳目"与黄疸眼目全身皆黄、小便黄短可作鉴别。

3）湿病：湿邪郁蒸也可出现面色黄的情况，当作鉴别。《医学入门》曰："又湿病与黄病相似，但湿病在表，一身尽痛；黄病在里，一身不痛。"《医学纲要》亦指出："色如烟熏黄，乃湿病也，一身尽痛；色如橘子黄，乃黄病也，一身不痛。"

（三）辨证论治

1. 辨证要点

（1）辨证候性质：老年急黄由于其发病急骤，变化迅速，因此在临证时必须四诊合参并借助实验室检查，明确病变的部位，分清阳黄与阴黄之不同，以便分析症情，合理辨证论治。一般情况下，阳黄起病速，病程短，色鲜明，属实证热证；阴黄起病缓，病程长，色晦暗如烟熏，属虚证寒证；急黄身如黄金，属虚实错杂、寒热交纵之证。

（2）辨病势轻重：主要是以观察黄疸的色泽变化为标志。如黄疸逐渐加深，提示病势加重；黄疸逐渐变浅淡，表明病势好转。黄疸色泽鲜明，神清气爽，为顺证，病轻；颜色晦暗，烦躁不宁，为逆证，病重。

（3）辨虚实，宜于攻补施治：老年急黄之证，由于年高体弱，机体气阴亏虚之因素已存在，又被湿热疫毒所伤，虽在初期阶段或中期表现以实象为主，但病情很快会出现气阴亏虚之象，因此，密切应注意虚实兼杂或转变情况，合理地采取攻补兼施的治疗法则。

2. 论治原则

（1）清热解毒，凉血养阴：老年急黄，针对其病因病机，上述治则可贯穿于病证治疗的全过程，至于中后期的调理，可根据症情虚实情况或虚实转变情况，灵活施用攻补之法。

（2）利湿退黄，固护脾胃：祛邪必须遵循一定的排出途径，黄疸之清利，必须以利小便方能获效，因此应用清利水湿之品对此证是治疗的又一大法，并且在用药剂量上应足。清利湿热之品大多苦寒，易伤脾损胃，加之老年人脾胃素弱，故在应用清利湿热之品时，应酌情用健脾和胃之品，以护胃气。

（3）随机防变，综合治疗：老年急黄最易出现变证，因此，临证时应注意观察病情的逆从，灵活掌握治则，并采取综合救治措施，如口服、鼻饲、肌内注射、静脉滴注、针灸等多种手段综合处理，最大限度地改善病情。

3. 应急处理

（1）清解

1）清开灵注射液 40～60ml 加入 10% 葡萄糖注射液中静脉滴注。

2）茵栀黄注射液 20～40ml 加入 10% 葡萄糖注射液中静脉滴注。

（2）开窍

1）醒脑静注射液 10～20ml 加入 10% 葡萄糖注射液中静脉滴注。

2）安宫牛黄丸：每次 1 丸，每日 2 次，口服或鼻饲。

3）针刺：用三棱针于十宣放血，或刺人中、曲池、委中，使之出血；亦可针刺人中、涌泉。

（3）固脱

1）参脉注射液：用 50～100ml，加入 5% 葡萄糖注射液中静脉滴注，以防脱证初期。

2）参附注射液：用 10～20ml，加入 5% 葡萄糖注射液中静脉滴注，用于脱证晚期。

3）针灸：灸神阙、气海、关元，刺三阴交、内关、足三里，中强度刺激，适时留针捻转。

第七章　老年循环系统疾病

第一节　冠状动脉粥样硬化性心脏病

　　冠状动脉粥样硬化性心脏病(简称冠心病)是指冠状动脉粥样硬化使血管腔阻塞导致心肌缺血缺氧而引起的心脏病,它和冠状动脉功能性改变(痉挛)一起,统称为冠状动脉性心脏病,亦称缺血性心脏病。非冠状动脉性血流动力学改变引起的缺血缺氧,如主动脉瓣狭窄或关闭不全、动静脉瘘、甲状腺功能亢进、严重贫血等则不包括在内。自20世纪50年代以来,人群冠心病的患病率和死亡率呈逐年上升趋势,在发达国家尤为突出。我国冠心病的患病率和死亡率明显低于欧美等发达国家,但近年有增多的趋势。从1990年全国疾病监测系统获得的疾病报告看,在城市死亡顺序第一至第三的疾病分别为心血管病、肿瘤和呼吸道疾病,而在农村则是呼吸道疾病、心血管病和肿瘤。

　　冠心病是老年人常见的一种疾病,从其发病特点上来看,男性多于女性,且以脑力劳动者为多,且随着年龄的增高而增长。在欧美国家是最常见的一种心脏病,在美国因心血管病致死者72%发生于65岁以上的老年人,其中主要是冠心病。根据北京市冠心病协作组,急性心肌梗死60岁以上年龄组病死率明显高于60岁以下各年龄组。由北京、天津和沈阳等25个单位组成的病理普查协作组的分析资料显示,冠状动脉粥样硬化病变始于0～9岁,检出率为1.17%,以后随年龄而增高,60～69岁检出率最高,80岁以后检出率在95%以上。

　　由于冠状动脉病变的部位、范围、血管阻塞程度和心肌供血不足的发展速度、范围、程度的不同,因此,该病可分以下五种不同的临床类型。

　　(1)隐性或无症状性冠心病:无症状,但有心肌缺血的心电图改变。心肌无组织形态改变。

　　(2)心绞痛型冠心病:有发作性胸骨后疼痛,为一时性心肌供血不足引起。心肌多无组织形态改变。

　　(3)心肌梗死型冠心病:症状严重,为冠状动脉阻塞、心肌急性缺血性坏死所引起。

　　(4)心肌硬化性冠心病:表现为心脏增大、心力衰竭或心律失常,为长期心肌缺血导致心肌纤维化所引起。

　　(5)猝死型冠心病:突发心搏骤停而死亡,多为心脏局部发生电生理紊乱或起搏、传导功能发生障碍引起严重心律失常所致。

　　本节仅讨论"心绞痛"和"心肌梗死"两种类型。

心　绞　痛

一、定　义

　　心绞痛是冠状动脉供血不足,心肌急剧的、暂时的缺血或缺氧所引起的临床症候。其特点为阵发性的前胸压榨性疼痛感觉，主要位于胸骨后部，可放射至心前区与左上肢，常发生于劳动或情绪激动时，持续数分钟，休息或用硝酸酯制剂后消失。此病多见于男性，多数患者在 40 岁以上，劳累、情绪激动、饱食、受寒、阴雨天气、急性循环衰竭等为常见的诱因。与中医学的"胸痹"、"心痛"、"厥心痛"等症和临床主要表现相似。

二、唐祖宣诊治经验

（一）病因病机

1. 西医认识 心绞痛的病因绝大多数为冠状动脉粥样硬化，但少数也可以由非冠状动脉粥样硬化性疾病引起。如严重的主动脉瓣狭窄或关闭不全，梅毒性主动脉炎，代谢增高（如甲状腺功能亢进），严重贫血，阵发性心动过速，冠状动脉栓塞，炎症或痉挛等。其机理是心肌对氧和营养物质的需求与冠状动脉的供求发生矛盾，导致相对或绝对的心肌缺血或缺氧。可发生以下四种情况：①冠状动脉供氧不足；②心血量增加，心脏负荷加重；③心肌需氧增加；④冠状动脉痉挛使心肌血供减少。其中值得提出的是冠状动脉痉挛减少心肌血供，此时即使心肌需求并未增加，也可以引起心肌缺血产生变异性心绞痛甚至梗死。虽然无粥样硬化性病变的冠状动脉可以发生痉挛，但冠状动脉痉挛多发生在冠状动脉有狭窄的病变中。

心绞痛发作中疼痛的直接因素，可能是在缺血缺氧的情况下，心肌内积聚过多的代谢产物，如乳酸、丙酮酸、磷酸等酸性物质；或类似激肽类物质，刺激心脏自主神经的传入纤维末梢，经 1～5 胸交感神经节和相应的脊髓段，传至大脑，产生疼痛感觉。这种疼痛反映在与自主神经进入水平相同脊髓段的脊神经所分布的皮肤区域，即胸骨后及两臂的前内侧与小指，尤甚是在左侧，而多不在心脏部位。

2. 中医认识 由于此病的病位在心，但其发病与肝、脾、肾诸脏的盛衰有关，并且有痰浊、血瘀、气滞、寒凝等病变，因此，对于老年性心绞痛的病因病机，应立足于其自身的生理病理特点，主要表现为本虚标实、虚实夹杂。

（1）寒暑犯心：素体心气不足或心阳不振，复因寒邪侵袭，"两虚相得"，寒凝胸中，胸阳失展，心脉痹阻。《素问·举痛论》曰："寒气入经而稽迟，泣而不行，客于脉外则血少，客于脉中则气不通，故卒然而痛"，又曰："寒气客于脉外则脉寒，脉寒则缩踡，缩踡则脉绌急，绌急则外引小络，故卒然而痛"。《素问·调经论》曰："寒气积于胸中而不泻，不泻则温气去，寒独留则血凝泣，凝则脉不通。"故患者常易发生于气候突变，特别是遇寒冷，而致寒性凝滞，胸阳不振，血行不畅，而发为本病。至于酷暑炎热，犯于心君，耗伤内气，亦每致血脉运行不畅而诱发该病。

（2）七情内伤：由于忧思恼怒，心肝之气郁滞，血脉运行不畅，而致心痛。《灵枢·口问篇》曰："忧思则心系急，心系急则气道约，约则不利。"沈金鳌《杂病源流犀烛·心病源流》认为七情"除喜之气能散外，余皆足令心气郁结而为心痛也"。《薛氏医案》也认为肝气通于心气，肝气滞则心气乏。所以七情太过，是引发该病的常见原因。

（3）饮食失当：过食肥甘厚味，或饥饱无常，日久伤及脾胃，运化失司，饮食不能化生气血，聚湿生痰，上犯心胸清旷之区，清阳不展，气机不畅，血脉闭阻，遂成该病。正如《圣济总录》所谓："虚劳之人，气弱胃虚，饮食伤动，冷气乘之，邪正相干，则腹痛不已，上于心络，故令心腹俱痛也。"又如明·龚信《古今医鉴》亦云："心脾痛者，亦有顽痰死血……种种不同。"再如张子和在《儒门事亲·卷四》中强调："夫膏粱之人，起居闲逸，奉养过度，酒食所伤，以致中脘留饮胀闷，痞膈醋心。"

（4）肝肾亏虚：年老体衰或心阴心阳不足，久而及肾。如《素问·阴阳应象大论》曰："年四十，而阴气自半也"，"年六十，阴痿，气大衰，九窍不利，下虚上实"。肾阳不足，不能鼓舞心阳，心阳不振，血脉失于温运，痹阻不畅，发为心痛；肾阴不足，则水不涵木，又不能上济于心，因而心肝火旺，更致阴血耗伤，心脉失于濡养，而致心痛，而心阴不足，心火燔炽下汲肾水，又可进一步耗伤肾阴。同时心肾阳虚，阴寒痰饮乘于阳位，阻滞心脉，也是该病的重要病机之一。

（二）诊断与鉴别诊断

1. 诊断　心绞痛是以发作性胸痛为主要表现，故诊断主要根据胸痛的发作特征的诱因、疼痛性质、疼痛部位及范围、疼痛持续时间和疼痛缓解方式等。发作时心电图可见缺血性 ST 段下移或 T 波倒置，可进行心电图运动试验。冠状动脉造影可以了解冠状动脉病变的程度、部位及侧支循环情况，了解心室壁运动情况，二尖瓣反流情况及左心室功能，是诊断冠心病的"金指标"。老年人体力差，易患多器官疾病，在不能耐受运动试验和冠状动脉造影的病例，动态心电图、超声心动图及核素显像也可提供诊断的辅助依据。

2. 鉴别诊断

（1）心脏神经症：该病患者常诉胸痛，但为时短暂的刺痛或持续几小时的隐痛，患者常喜欢不时地深吸一大口气或作叹息样呼吸。常伴有其他神经衰弱的症状，如头晕、失眠、心悸等，对含用硝酸甘油无效或有不典型反应，心电图多正常。

（2）急性心肌梗死：该病疼痛部位与心绞痛相似，但性质更剧烈，持续时间可达数小时，常伴有休克、心律失常及心力衰竭，并有发热，含用硝酸甘油多不能使之缓解。心电图中梗死部位的导联 ST 段抬高，并有异常 Q 波。实验室检查白细胞计数及血清酶增高，血沉增快。

（3）肋间神经痛：该病疼痛常累及 1～2 个肋间，但并不一定局限在前胸，为刺痛或灼痛，多为持续性而非发作性，咳嗽、用力呼吸和身体转动可使疼痛加剧，沿神经行经处有压痛，手臂上举活动时局部有牵位疼痛，故与心绞痛不同。

（4）其他疾病引起的心绞痛：包括严重的主动脉瓣狭窄或关闭不全、风湿性冠状动脉炎、梅毒性主动脉炎引起的冠状动脉口狭窄或闭塞等病，均可引起心绞痛，要根据其他临床表现来进行鉴别。

（5）不典型疼痛：还需与食管病变、膈疝、溃疡病、肠道疾病、颈椎病等相鉴别。

（三）辨证论治

1. 辨证要点

（1）辨疼痛的性质：心痛有闷痛、刺痛、绞痛、隐痛之别，临床中应根据伴随症状明辨其性质。一般情况下，闷痛是临床最常见的一种症状，闷重而痛轻，无定处，兼见肋胀痛，善太息属气滞者多；兼见多唾痰涎，阴天易作，苔腻者，属痰浊为患；心胸隐痛而闷，由动而发，伴气短心慌者，多属心气不足之证。灼痛则由火热所致，若伴有烦躁、气粗、舌红苔黄、脉数，而虚象不明显者，由火邪犯心所致；痰火者，多胸闷而灼痛阵作，痰稠，苔黄腻；灼痛也可见于心阴不足、虚火内炽的患者，多伴有心悸、眩晕、升火、舌红少津等阴虚内热之证；刺痛是由血脉瘀涩所引起，表现为痛处固定不移，或伴舌质紫暗、瘀斑；绞痛表现为疼痛如绞，遇寒则发，得冷则剧，多伴畏寒肢冷，为寒凝心脉所致，若兼有阳虚见证，乃阴寒内盛，乘于阳位。

（2）辨疼痛轻重顺逆：一般情况下，心痛轻重的判别，大致可依据以下几点。包括：①心痛发作次数：发作频繁者重；偶而发作者轻。②每次心痛发作持续时间：瞬息即逝者轻；持续时间长者重。③心痛发作部位固定与否：疼痛部位固定，病情较重、较深；不固定者，病情较浅，较轻。④心痛证候的虚实：证候属实者轻；证候虚象明显者重。⑤病程长短：一般来说，初发者较轻；病程呈迁延日久者较重。

2. 论治原则

（1）急则治标、缓则治本：基于该证的病机是本虚而标实，故治疗原则总不外"补"、"通"二义。然而在具体应用时，则又须根据症情的虚实缓急而灵活掌握。实证者，当以"通脉"为主，当度其寒凝、热结、气滞、血瘀等不同而分别给予温通、清热、疏利、化痰、导瘀等法；虚证者，权衡心脏气血阴阳不足，有否兼有肝、脾、肾等脏之亏虚，调阴阳，补不足，纠正有关脏腑之偏衰。该证多虚实夹杂，故在治疗上尤须审度证候之虚实偏重，抑或虚实并重，而予补中寓通、通中寓补、通补兼施等法，此时不可一味猛攻，总以祛邪而不伤正，扶正而不碍邪为要务。正如张璐在《张氏医通·诸血门》中所谓："但证有虚中挟实，治有补中寓泻，从少从多之治法，贵于临床处裁。"

（2）急救药物的应用：心绞痛发作时应立即休息，停止任何活动。同时可选用下列药物，以终止心绞痛：①及时舌下含服硝酸甘油0.6mg，效果不佳时可追加剂量；也可嚼碎含服硝酸异山梨酯或使用硝酸酯类的口腔喷雾剂。严重或反复发作者，可静脉滴注硝酸甘油（常用剂量20μg/分钟）或硝酸异山梨酯（静脉用硝酸异山梨酯又名异舒吉，初始剂量为1～2mg/小时）。②严重和持续胸痛或用药物效果不佳者，可予吗啡3～5mg静脉注射，必要时5～10分钟后重复注射，总量不超过10mg。③速效救心丸10～15粒含服。④麝香保心丸1～2粒含服。

（四）病案举例

1. 四逆汤治验

> 张某，男，64岁，1973年7月18日诊治。
>
> 自述有"冠心病"病史3年余，每遇劳累或精神不佳时即有发作，经多家医院诊治获效不佳。一周前复因劳累而诱发，经医院抢救而脱险，但仍觉胸闷憋气，自汗出，心慌心跳不能自抑，遂求治于唐祖宣。症见：形体肥胖，面色萎黄，胸闷憋气，心慌自汗，心前区彻痛，手足逆冷，失眠烦躁，头晕目眩，纳差食少，便难溲淋，舌紫胖，苔白腻，脉结代。
>
> 此乃心阳不振、脾肾两虚、痰湿内阻、气机不利所致，治宜调补脾肾、温阳化痰、疏通气机，方选四逆汤加味。药用：炮附片30g（先煎），甘草12g，干姜15g，丹参、黄芪各18g。服方3剂，心悸自汗，胸闷憋气，心前区彻痛消失，余症皆轻。药中病所，前方加减调服两周，诸症悉除，以后每欲发作时均给予四逆汤加味调治而愈。

体会　四逆汤是张仲景特为回阳救逆而设，主治阳气式微，四肢厥逆的重要方剂。临床体会是：凡是循环系统之心绞痛、心源性休克、失血性休克等出现阳虚之证者，均可用四逆汤加味，投入能挽命于顷刻，救治于危重。

具体本案患者，由于年事已高，病史较长，表现为心脾肾三阳俱虚。阳虚阴盛之证，非纯阳之品不能破阴气而复阳气。经云"寒淫所胜，治以辛热"，故方中以附子为主，大辛大热以壮肾阳祛寒救逆。陈修园曰："附子味辛性温，火性迅速不到，故为回阳救逆的第一要药。"肾阳得复则一身之阳皆足，又辅以干姜，两者相辅相成，干姜助附子壮肾阳，附子助干姜健脾胃，两者一走一守，气味雄厚，使温阳之力更雄厚，故前人有"附子无姜不热"之谈。脾肾阳复，则心阳为之鼓舞，鼓动有力，则血脉通畅、胸闷憋气、心前区彻痛消失，更用黄芪以益气，丹参以益血活血，通补兼施，以补为主，故诸症自解。

关于四逆汤中用甘草之意，唐祖宣的体会是：第一方面用其调和诸药之功，制约附、姜大辛大热之品重劫阴液之弊；第二方面用其甘缓之能，使姜、附续发挥温阳作用；第三方面甘草配干姜可温脾阳。姜、附温肾阳，草、姜温脾阳，肾为先天之本，脾为后天之本，肾阳充足，则脾阳得运。而水谷精微运转正常，才能不断补充和生化肾精，肾阴肾阳又均以肾精为物质基础。故先后天相互滋助，蕴藏着"阳得阴助则生化无穷"的道理，故前人有以"甘草为君"之说，说明甘草在本方中的作用不可忽视。

四逆汤中附子生、熟运用，看法不同。《伤寒论》中四逆汤原用生附子，但后世医有人认为生附子有毒，取其回阳之力更强，其理由是，本方用汤剂，生附子久煎可减少毒性，经现代研究证实，附子与干姜、甘草同煎，可减少毒性，并可使附子强心效应增强（可参考《岳美中医论集》和《广东医药资料》1974年第1期）。

2. 大承气汤治验

李某，男，76岁，1981年10月21日诊治。

患者10年以来反复性出现心前区刺痛，每次发作均3～10分钟，每因劳累或情绪激动而诱发，每服冠心苏合香丸或舌下含服硝酸甘油而缓解。一周前因暴食而诱发心前区疼痛发作，含服速效救心丸、硝酸甘油无效，遂求治于唐祖宣。症见：心前区刺痛如掀，并向左肩胛及后背放射，表情痛苦，烦闷欲死，伴见脘腹胀满，不欲食，小便短黄，大便秘结5日未下，舌质暗红，苔黄燥，脉弦数。心电图提示：心前壁及侧壁供血不足。经辨证为上虚下实，即心气痹阻、阳明腑实所致的"胸痹"病（西医诊断为心绞痛）。治宜益气定痹，通腑泻下。方用：红参9g（先煎），麦冬12g，五味子15g，大黄10g（后下），枳实12g，厚朴12g，甘草6g。

服上方1剂，心前区疼痛不减，反而加剧，大便未解，腹胀益甚，且出现频繁干呕，腹痛拒按。仔细分析病情后认为，此乃阳明腑实所致，燥屎内结为标，治疗刻不容缓，急投大承气汤：生大黄30g（后下），枳实15g，厚朴12g，芒硝15g（兑服），甘草9g。

服上方2剂，两日内大便6次，先干后溏，继而稠浊腐臭，最后稀而黄黏，泻后腹胀消失，心前区疼痛亦随之豁然而消，全身倍感轻松，欲进饮食，舌质红，苔薄黄有津，随以生脉散合香砂六君子汤加减调服10剂，益气复脉，健脾和胃，以善其后。随访3年未再复发。

体会　本案病例虽年事已高，但其阳明腑实证较明显，故以攻伐为主。治疗初期合用生脉饮，恐其年事已高，伤其正气，但结果适得其反，不仅起不到扶助正气的作用，反而起到"闭门留寇"的作用，故其病情反而加重。通过本案病例告诉人们，辨证准确，有是证用是药是临证时必须把握的。

中医认为，六腑以通为用，热邪弥漫阳明，尚可清解，若有形热结壅于阳明胃肠，则应遵循《素问·阴阳应象大论》"其下者，引而竭之；中满者，泻之于内……其实者，散而泻之"之旨，急下邪热积滞，以存阴于内，故其治当以攻坚破结，荡涤胃肠实热积滞，承顺胃气下行，使闭塞通畅，一鼓荡平。故用大黄苦寒"泻热毒，破积滞，行淤血"，能泻热通便、荡涤胃肠以泻其实，既能挫其热势，消除致病之因，又可泻下通便，治其主要症状。同时，阳明为多气多血之腑，大黄不仅能泻热通便，荡涤胃肠之积垢，且能活血行淤，从而有利于推陈致新。该病用大黄主要是取其活血行瘀之效，从而起改善心肌供血的目的。本方中大黄生用并后下，其气更锐，然而大黄长于泻热推荡，软坚效果欠佳，若之用大黄荡涤，仍不能速下，故辅以芒硝之咸寒，经云"热淫于内，治以咸寒"，咸能软能下，咸寒增液，方中以芒硝泻热、软坚润燥，实属"增水行舟"之义，而后大黄才能奏泻下荡积、推陈致新之功，两药相须为用，则增强了泻下热结作用。积滞内阻，每致气滞不行而气机不畅，使实热积滞更难下泄，故以厚朴宽肠行气、化滞除满，枳实下气消痞。《本草衍义》云："张仲景云治伤寒仓卒之病，承气汤中用枳实，此其意义；皆取其疏通、决泄、破结实之义。"两药合用，就能调畅气机。气机畅通，则气血循环流畅，心脉痹阻即通，故心前区及肩背刺痛消失。

该方为泻下竣剂，中病即止，过用会损耗正气。同时，该方煎法应特别注意，大黄、芒硝煎煮时间不宜过久，否则会引起缓泻作用，从而降低疗效。正如柯韵伯所说："生者气锐而先行，熟者七钝而和缓，仲景欲使芒硝先化燥屎，大黄继通地道，而后垢、朴除其痞满。"（《古今名医方论》）说明了先煎枳、朴，后下大黄，再下芒硝的道理。

据现代药理试验研究证明：大黄在不同煎煮条件下，所含的蒽醌成分有所变化，生药在加热水煮过程中，其结合状态蒽醌苷是不稳定的，随着温度的增高和时间的延长，逐渐减其含量，即使在复方的条件下，这种降低程度只是稍微减弱，这种变化，一方面是结合苷通过水解过程逐渐产生游离蒽醌苷元，它具有挥发性，可能是减少含量的主要因素。无论从单味和复方实验为例，都说明鞣质在煎煮过程中，其含量并不受加热因素的影响，它又易溶于水，因此，测定结果的高低，与加水量和次数多少，有密切关系。水量越大（生大黄在药液中的稀释倍数越大），则煎出含量亦越高。大承气汤的大黄是后下法，所测得的大黄蒽醌苷总量较高，尤以结合状态成分保留的多，而鞣质的煎出率较低。

心肌梗死

一、定　义

心肌梗死是冠状动脉闭塞，血流中断，使部分心肌因严重的持久性缺血而发生局部坏死。临床上有剧烈而较持久的胸骨后疼痛、发热、白细胞增多、血沉加快、血清心肌酶活力增高及进行性心电图变化，可发生心律失常、休克和心力衰竭，是冠心病中的一个较为严重的临床类型。与中医学所说的"真心痛"、"卒心痛"、"厥心痛"等临床症状相近似，少部分老年患者症情发展快，在短时间内并发心力衰竭、休克及脑循环障碍，可参阅"厥证"的辨证治疗。

二、唐祖宣诊治经验

（一）病因病机

1. 中医认识　中医认为此病系本虚标实之证。虚是指气虚、阳虚、阴虚、血虚、阴阳两虚，甚则阳微阴竭、心阳外越等；标是指气滞、血瘀、痰阻、寒凝等。其病位在心，与肝脾肾密切相关，发病诱因有外邪及内伤。

1）寒邪内侵：寒邪侵犯人体，脉管受寒，或寒凝胸中，心阳不振，鼓动血脉之力不足，心脉瘀阻。

2）饮食所伤：过食厚甘或恣食膏粱厚味，损伤脾胃，致使痰浊内生，上犯心胸，导致心脉闭塞不通。

3）七情内伤：情志抑郁或思虑过度，大怒或过喜等，均可使心肝之气郁结，气行不畅而气滞血瘀，或气郁化火，火灼阴液，炼液为痰，阻滞心气，运血不畅，则血脉循环瘀滞。

4）年老体衰：肾阳虚衰，不能鼓动心脾之阳，脾阳不足，寒湿内生，阴乘阳位，致心阳不展，气机不畅，心脉瘀阻；肾阴不足致心肝之阳偏盛，津液受熬，导致气滞血瘀。

以上因素均可使心脉瘀阻，不通则痛，而发为心痛之证。心痛一旦发展为真心痛，则为重症。疼痛剧烈者，多表现为邪实；疼痛不甚或不典型者，则以虚证为主。真心痛易出现各种变证，如气虚血少，心失所养可出现各种心律失常；心阳不足，水气内停，凌心射肺，可出现心悸、咳喘不得平卧等心力衰竭症状；心气心阳衰微，可骤然出现心阳暴脱之心源性休克。

2. 西医认识 该病的基本病因为冠状动脉粥样硬化。在此基础上发现冠状动脉内血栓形成、粥样斑块内或动脉内膜下出血，或者是动脉持续性痉挛，管腔迅速发生持久而完全的闭塞时，如无良好的侧支循环，则可导致由该动脉供血的心肌严重而持久的缺血，超过1小时即可致心肌坏死。在冠状动脉病变引起管腔狭窄的基础上，发生心排血量骤降（如出血、休克、严重心律失常），使冠状动脉灌流锐减，或左心室负荷急剧增加（如重体力活动、情绪激动、血压剧升、用力大便等），冠状动脉供血不能随心肌需氧和需血量的增加而增加，使心肌严重持久缺血，导致心肌坏死。饱餐后（尤其是进食大量脂肪后）血脂增高，引起局部血流缓慢，血小板易于聚集而致血栓形成。

心肌梗死以后发生的严重心律失常、休克或心力衰竭，均可使冠状动脉灌流量进一步降低，导致心肌梗死范围扩大。在临床上，虽然冠状动脉三大分支均可发生闭塞，但以左前降支最为常见，它易导致左心室的前间隔部分的梗死。其次为右冠状动脉闭塞，它导致左心室下壁或后壁梗死。最少见的是冠状动脉左回旋支闭塞，其导致前侧壁梗死。在冠状动脉左主干发生完全闭塞时常导致左心室广泛梗死。

（二）诊断与鉴别诊断

1. 诊断 根据典型的临床表现、特征性的心电图改变和实验室检查，诊断该病并不困难。无痛的患者，诊断较困难。凡老年人突然发生休克、严重心律失常、心力衰竭、上腹胀痛或呕吐等表现而原因未明者，或原有高血压而血压突然降低且无原因可寻者，手术后发生休克但排除出血等原因者，都应想到心肌梗死的可能。此外老年人有较重且持续较久的胸闷或胸痛者，即使心电图无特征性改变，也应考虑该病的可能。都宜先按急性心肌梗死处理，并在短期内反复进行心电图观察和血清酶测定，以确定诊断。

2. 鉴别诊断：急性心肌梗死应与以下疾病相鉴别。

（1）心绞痛：心绞痛的疼痛性质与心肌梗死相同，但发作频繁，每次发作历时短，一般不超过5分钟，发作前常有诱发因素，不伴有发热、白细胞增加、血沉增快和血清心肌酶增高，心电图无改变或有ST段暂时性压低或抬高，很少发生心律失常、休克或心力衰竭，可资鉴别。

（2）急性心包炎：尤其是急性非特异性心包炎，可有较剧烈而持久的心前区疼痛，心电图有ST段和T波改变。但心包炎患者在疼痛的同时或以前，已有发热和白细胞计数的增高，疼痛常于深呼吸或咳嗽时加重，体检常可发现心包摩擦音，病情一般不如心肌梗死严重，心电图除aVR外，其余导联均有ST段弓背向下的抬高，无异常Q波出现。

（3）急性肺动脉栓塞：肺动脉大块栓塞常可引起胸痛、气急和休克，但有右心负荷急剧增加的表现。如右心室急剧增大、肺动脉瓣区搏动和该处第二心音亢进、三尖瓣区出现收缩期杂音等。发热和白细胞增多出现也较早。心电图示电轴右偏，Ⅰ导联出现S波或原有的S波加深，Ⅲ导联出现Q波和T波倒置，aVR导联出现高R波，胸导联过度压向左移，右胸导联T波倒置等，与心肌梗死的变化不同，可资鉴别。

（4）急腹症：急性胰腺炎、消化性溃疡穿孔、急性胆囊炎、胆石症等，可有上腹部疼痛及休克，可能与急性心肌梗死疼痛波及上腹部相混淆。但仔细询问病史和体格检查，不难作出鉴别，心电图检查和血清心肌酶测定有助于明确诊断。

（5）主动脉夹层动脉瘤：以剧烈胸痛起病，颇似急性心肌梗死。但疼痛一开始即进入高峰，常放射到背、胁、腹、腰和下肢，两上肢血压及脉搏可有明显差别，少数有主动脉瓣关闭不全，可有下肢暂时性瘫痪或偏瘫。胸部 X 线示主动脉明显增宽，心电图无心肌梗死图形，可资鉴别。

（三）辨证论治

急性心肌梗死为老年人常见的急危重症之一，辨证治疗可参照"真心痛"、"厥心痛"、"厥脱"、"暴脱"等。发作时以救脱为主，缓解后以扶正与祛邪为主。

1. 辨证要点　该病是急危重症，各证型之间最易相互转化。首先应注意虚实，一般来讲，刺痛、绞痛、闷痛、灼痛为实，而心痛隐隐属虚。但在临床中也不尽然，由于老年人反应能力差，不少老年人昏睡、晕厥、抽搐起病，至到后来出现心痛，因此，临床上须详加辨析。其次是辨轻重顺逆，若疼痛剧烈，持续不解者，尤以厥脱，应谨防其变；若出现精神委靡，或躁动不安，此为神明无主之兆，病情危重；若伴有大汗淋漓，喘促气急，则恐有脱证之变；若痛甚脉阻，手足青冷至节，此为阳气不达四末而致厥，表明病已重危。

2. 论治原则

（1）掌握补与通的关系：急性心肌梗死的中医病机特点是本虚而标实。然而具体运用时，则应根据症情的虚实缓急而灵活掌握。所以在治疗急性心肌梗死时，应首先区分是以虚证为主，还是以实证为主；是因虚致实，还是因实致虚，然后灵活掌握"补"与"通"两法。对于心阳欲脱、气阴两虚者，宜先扶正补虚；而身体壮实、虚证不太明显者，则应祛邪通脉。此外，在具体运用时常掌握"祛邪通脉不伤正，扶正补虚不碍邪"的原则。

（2）坚持中西医结合原则：现代医学的成熟经验必须应用。对于急性心肌梗死患者，一旦确诊，应立即开始治疗，嘱其绝对卧床休息，持续监测心电图、血压和血氧饱和度，及时发现和处理心律失常、血流动力学异常的低氧血症，速立静脉通道，镇痛、吸氧。选择使用硝酸甘油、钙拮抗剂、β受体阻滞剂。给予营养心肌、抗凝和溶栓治疗，同时注意纠正水、电解质及酸碱平衡失调，调理饮食及通便。目前冠状动脉溶栓术在临床上已得到了广泛的应用，凡年龄在75岁以下，且发病在6~12小时以内，无明显溶栓禁忌证者，均可使用。

（3）中药急救制剂的应用：急性心肌梗死属于中医急症范畴，我国广大医务工作者经过多年的临床实践及实验研究，目前已研制出许多治疗心肌梗死的中药制剂。这些制剂可缓解心绞痛、保护心脏功能，在临床上可单独使用或与西药配合运用，极大地缓解和救治众多急性心肌梗死患者，这些中药制剂有麝香保心丸、速效救心丸、心宝、冠心苏合香丸、灯盏花素注射液、生脉注射液、红花注射液、冠心宁注射液等。

（四）病案举例

1. 四逆加人参汤治验　四逆加人参汤由附子、炙甘草、干姜、人参4味药物组成。方中以四逆汤温经回阳，人参生津益血，共奏回阳复脉之功。唐祖宣常以此方加味治疗冠心病、高血压性心脏病、风湿性心脏病等循环系统疾病引起的休克多能获效。实践体会：参附汤抢救休克人所共知，但不知此方回阳止汗之速者甚多，此方使血压迅速回升而且持久，配合西医常规治疗急性心肌梗死疗效明显优于单纯西药组。现举临床治验于下。

海某，女，75 岁，1989 年 12 月 9 日诊治。

患者有冠心病病史 20 年，每因劳累或气候变冷而诱发心前憋闷、心悸气短、自汗出，含服硝酸甘油或速效救心丸而缓解，时常口服硝苯地平、复方丹参片、三磷腺苷等药维持。12 月 9 日上午因天气骤然变冷而致心前区及后背剧烈疼痛，痛如刀割，喘促气短，张口抬肩，面色苍白，唇舌青紫，四肢厥冷，大汗淋漓，脉微欲绝，随入我院急诊科救治。查体温 35.6℃、心率 109 次/分、呼吸 28 次/分、血压 70/40mmHg，心电图提示：心前壁及侧壁大面积梗死，经用吸氧、止痛、镇静、极化液等法治疗后症情不见明显好转，随邀请唐祖宣前去会诊。依据脉证，认为是真阳欲脱、气阴两伤、大汗亡阳所致，故治宜回阳救逆、益气固脱。方用：炮附子、干姜、炙甘草、红参各 15g，嘱浓煎频服。

患者服上方药汁约 200ml 后，自觉胸痛减轻，呼吸较前顺畅，四肢转温，但汗出如雨，血压仍未回升，此乃汗出较多、津随气竭之征。守上方加麦冬 6g，五味子 15g，煅牡蛎 30g，重用红参至 30g，浓煎频服。服后阳回汗止，血压 110/70mmHg，脉搏复常，余症均除，后更用生脉散加味配合西医常规调治月余而诸症消失。

体会 本案患者年事已高，病史较长，故其脏器必虚。阳虚生内寒，复因寒冷刺激，其内寒而盛，寒凝心脉，心脉闭阻，故心前区及后肩背痛如刀割；肾阳虚衰，不能纳气归元，故喘促气短，张口抬肩；津随气脱而大汗淋漓；气虚无力运血，血脉瘀阻而见面色苍白，唇舌青紫，脉微欲绝，阳不达四末则四肢厥冷。由上可以看出，患者是由真阳衰败、气阴两竭引起，故治宜回阳固脱、益气复脉。

从唐祖宣对该患者的治疗经过看，在用药上未用一味活血化瘀、宽胸理气之品，体现了有是证用是药的治疗原则，克服了众医见瘀就用活血化瘀的弊端。从其治疗经过来看，体现了"留得一分津液，便有一分生机"的思想理念，以达到阳回、气复、津生的目的。

据临床报道，用四逆注射液能增强麻醉家兔心的收缩力。临床观察四逆注射液抢救休克患者，能使血压回升，对因肺源性心脏病、肺炎、中毒性休克、脱水、心肌梗死、心力衰竭等症引起的虚脱、血压下降，注射本品后，血压回升持续 2~3 小时，在血压回升时心跳强而有力。因此本案患者用四逆加人参、麦冬、五味子、煅牡蛎等疗效比较满意。

治疗急性心肌梗死患者，应坚持中西医结合治疗原则，一切以患者生命为中心，两者不可偏废。服药方法是救治此类患者的重要环节，宜浓煎频服，这样才能达到药专力猛且疗效持久。

2. 生脉散临床治验 生脉散出自《内外伤辨惑论·卷之中暑伤胃气论》，论中曰："圣人立法，夏月宜补者，补天真元气，非补火热也，夏令寒者是也。故以人参之甘补气，麦门冬苦寒，泻热补水之源，五味子之酸，清肃燥金，名曰生脉散。孙真人云：五月常服五味子，以补五脏之气，亦此意也。"唐祖宣根据老年人多虚的特点，在治疗老年急性心肌梗死病患时，只要辨证以气阴两虚为主要病机者，投之多能奏效。现举临床治验如下。

韩某，女，68 岁，1983 年 8 月 20 日诊治。

患者于 4 个月以前，因突然出现心前区刀割样疼痛，且向左侧肩胛放射，历时 1 小时以上，曾在某医院查心电图示"心肌梗死"，遂即收治入院，经用西医常规治疗，症情有所缓解，但至今未愈。现症见心前区阵发性闷痛，稍劳即作，伴见心慌胸闷，口干，气短乏力，眠差，饮食及二便尚可，舌质暗红少苔，脉沉细无力，时有结代。经查心电图示：心脏前壁心肌梗死。诊查后认为，此患者年事已高，病程较长，目前以气阴两虚为主，兼有血瘀，故治宜益气养阴为主，兼以活瘀通络。方用：西洋参 10g（另炖服），麦门冬 12g，五味子 15g，丹参 30g，延胡索 12g，苏木 12g，炙甘草 9g。嘱每日一剂，西药常规治疗暂停。

服上方 5 剂，心前区疼痛次数减少，余症均有所减轻，唯觉口干口渴，此为阴津不足所致，守上方加石斛 15g、龙眼肉 12g、炒枣仁 12g，继服 5 剂。药后口干口渴症状消失，睡眠亦较以前好转，守上方共服 40 余剂而诸除全除，复查心电图完全正常，心肌梗死灶已消除。

体会 本方原为暑后伤津而设，在治疗老年人急性心肌梗死病证时多用此方加味，且人参用西洋参更好，这里主要是考虑老年人多虚的特点。西洋参甘微苦而凉，长于益气养阴、生津止渴，不似人参其性偏温，《医学衷中参西录》云："西洋参，惟凉而补，凡欲用人参而不受人参之温补者，皆可以此代之。"从其治疗过程来看，用药是攻补兼施，且以补为主，体现了"缓而图之"的指导思想，因本案发病之责是气阴两虚，心气虚弱，鼓动无力，清阳失展，气血瘀阻，加之阴血亏乏，心失所养，故见心前区疼痛。因此，在益气养阴基础上，加丹参、苏木、延胡索以助其活瘀通络之效，期间因口干口渴、眠差，考虑为津伤较重，故加石斛、炒枣仁、龙眼肉以加强养阴安神。

根据现代研究证实：生脉散（饮）能增加冠脉流量，减慢心率，抑制心肌收缩，增加心肌耐受缺氧等作用。动物实验表明，生脉散具有强心作用（系通过抑制心肌膜 ATP 酶的活动）且能增加心肌糖原和核糖核酸的含量，改善心肌的合成代谢，从而为缺血性心肌收缩和肌纤蛋白、肌凝蛋白的合成提供了物质基础；还可降低心肌对氧和化学能量的消耗，提高心肌对缺氧的耐受性，延长心脏存活时间，明显提高心源性休克的存活率。它增强心肌收缩力的特点是收缩敏捷，输血量增加，有利冠状动脉的扩张，增加冠脉流量，达到益气通心阳、气行血亦行之效，减少心绞痛的发作。另据研究，生脉散中人参可促进 RNA、DNA、蛋白质、脂质的合成，增加肝脏、肌肉的糖原，还可使肾上腺中的 C-ANP 有短暂的特异增加；麦门冬能使抗缺氧能力增强，可能是其中含有门冬氨酸阴离子，参与谷氨酸、草酰乙酸转氨作用，从而改善心肌氧的代谢所致（《新中医》1978 年第 1 期）。

应用示踪法，研究生脉散对急性心肌缺氧的哺乳动物小白鼠心脏中心肌细胞 DNA 合成率的影响。哺乳类动物及人的心肌细胞是高度分化的细胞，其再生能力极差。因此，多种疾病引起的心肌受损，坏死是很难恢复的。分子生物学已了解到细胞再生，增殖的能力由细胞中的 DNA 合成、复制能力所决定，而成年哺乳的动物心肌中 DNA 合成率很低，所以研究如何提高，控制心肌 DNA 合成率对治愈心脏疾病有着重要意义，国外许多实验室正在进行这项工作，但至今未见到提高心肌 DNA 的报告，在实验中发现生脉散有显著提高心肌 DNA 的作用。在相同条件下，用生脉散与不用相比有较大差别。同时实验又表明在相同条件下复方丹参及双嘧达莫没有这种作用，从中可以看出生脉散的作用是有特殊性的。实验研究表明，生脉散中麦门冬、五味子基本上无提高心肌 DNA 的作用，而人参却能明显提高，因此，生脉散对心肌 DNA 的主要作用取决于人参的含量。值得注意的是生脉散的作用可被普萘洛尔所减弱。我国用中西医结合治疗心肌梗死、心源性休克的死亡率低于国外，而生脉散是其中常用中药，因此在分子水平上研究其机理是有一定意义的（《陕西新医药》1978 年第 4 期）。

由上可以看出，目前在救治急性心肌梗死患者时，中医中药已发挥了其他药物所不能取代的作用。目前，随着我国人口逐渐老龄化，人们崇尚自然，回归自然，中医中药具有其得天独厚的优越条件，因此，需要人们更加努力。

第二节　老年高血压

一、定　义

　　高血压是一种临床常见的以体循环动脉血压升高为主的综合征。临床上以头痛、头晕、心悸、失眠、乏力为主证。晚期患者常因心、脑、肾等脏器出现不同程度的损害，可表现出各种不同的临床症状。其患病率随着年龄的增高而增加。国外有研究显示65~74岁老年人群，高血压与血压正常者相比较，心血管病危险性增高3倍，脑血管意外的危险性增高2倍，心血管病死率增高2倍。说明高血压又是老年人患冠心病、脑血管病、心力衰竭、中风的主要原因。因此防治老年性高血压对促进健康长寿起到积极作用。

　　高血压是老年常见心血管病之一。1979~1980年我国4 012 128人调查资料分析，确诊高血压患病率4.85%，临界高血压患病率为2.88%，总患病率为7.73%。1991年第三次全国高血压抽样普查，950 356人调查资料分析，确诊高血压患病率为6.62%，临界高血压患病率为5.26%，总患病率为11.88%，10年中增加了2.5%，以临界高血压人群增加明显。45岁后上升幅度较大，45~54岁、55~64岁、74岁及≥75岁的患病率分别为18.0%、29.4%、41.9%和51.2%。这些数字表明，高血压的确是危害人类健康、尤其是老年人健康的重要疾病。

　　该病归属于祖国医学"眩晕"、"头痛"及"中风"等病的范畴。中年之后，阴气自半，机体脏腑阴阳失调，气血失和而致以上病证出现。老年高血压病，始于中年，迁延于老年，中医药具有降压作用和稳定性，长期使用疗效较好，改善症状明显且不良反应小等优点，对高血压有一定的优势。

二、唐祖宣诊治经验

（一）病因病机

　　老年高血压有一部分是由老年前期延续而来，具有中年人高血压病理生理的特点，总外周血管阻力增加，心输血量相对减低。随着年龄的增长，机体的一系列变化对老年人血压产生影响，其中包括：大动脉粥样硬化，周围血管阻力增高、肾脏排钠功能减退及血压调节机制障碍等。根据中医传统理论，老年人高血压的原因在于七情所伤，饮食不节，内伤虚损等。病变部位在肝、肾、心、脾，尤以肝肾的阴阳平衡最为重要。阴阳平衡可始于肝，也可始于肾。根据历代医家论述，结合近代认识，现归纳如下。

　　1. 肝阳上亢　肝为风木之脏，体阴而用阳，其性刚劲，主动主升，如《内经》曰："诸风掉眩，皆属于肝。"老年阳盛体质之人，随着年龄的增长，阴精渐亏，阴亏于下，阳亢于上，则眩晕、头痛；或忧郁、恼怒太过，肝失条达，肝气郁结，气郁化火伤阴，肝阴耗伤，风阳易动，上扰头目，发为眩晕、头痛；或肾阴素亏不能养肝，水不涵木，木少滋荣，阴不维阳，肝阳上亢，肝风内动，而发为该病。正如《临证指南医案·眩晕门》华岫云按："经云诸风掉眩，皆属于肝，头为六阳之首，耳目口鼻皆系清空之窍，所患眩晕者，非外来之邪，乃肝胆之风阳上冒耳。"《类证治裁·眩晕》也说："良由肝胆乃风木之脏，相火内寄，其性主动主升；或由身心过动，或由情志郁勃，或由地气上腾，或由冬藏不密，或由年高肾液已衰，水不涵木，或由病后精神未复，阴不及阳，以至目昏耳鸣，震眩不定。"由此可见，老年高血压之眩晕，多由肝之阴阳失调、肝阳上亢而致。

2. 肾精不足 脑为髓海，髓海有余则轻劲多力，髓海不足则脑转耳鸣、胫酸眩冒。而髓海充足与否，取决于肾精是否充足。肾为先天之本，主藏精生髓，髓聚而成脑。老年人肾精亏虚，阴液不能荣肝，水不涵木，木少滋荣，阴不维阳，肝风内动，则时时眩晕；或因房事不节，阴精过于耗散，阴虚火旺，风火旋升，则耳鸣眩晕、面赤膝软，尤须预防卒然中风之虞。

3. 气血亏虚 脾胃为后天之本，气血生化之源，如忧思劳倦或饮食不节，损伤脾胃；或阳气虚衰，而致脾胃虚，不能运化谷而生气血；或久病不愈，耗伤气血；或血虚而肝失所养，而虚风内动等皆发生眩晕。如张景岳在其《景岳全书·眩晕》中所云："原病之由有气虚者，乃清气不能上升，或汗多亡阳而致，当升阳补气；有血虚者，乃因亡血过多，阳无所附而然，当益阴补血，此皆不足之证也。"说明了气血亏损是造成眩晕的重要原因。

4. 痰浊中阻 老年人脾胃多虚弱，若饮食不节，恣食肥甘厚味太过，损伤脾胃，或忧思、劳倦伤脾，以致脾阳不振，健运失司，水湿内停，积聚成痰；或因肺气不足，宣降失司，水津不得通调输布，津液留聚而生痰；或因肾虚不能化气行水，水泛而为痰；或肝气郁结，气郁湿滞而为痰。痰阻经络，清阳不升，清空之窍失其所养，所以头眩晕头痛。若烟酒等辛燥不节，或痰浊郁久化热，或素体阳盛，肝阳化风，则痰浊夹风、火，眩晕骤甚，则有眩晕昏仆之患。这正如《丹溪心法·头眩》所云："头眩，痰挟气虚并火……无痰不作眩，痰因火动。"

5. 瘀血内阻 年老之人由于脏腑亏虚，或集数种病于一身，或素有眩晕、头痛、中风等病，因此在临床上有"多瘀"的病理特点。这也是"老年多瘀"、"久病入络"的体现。这类本为病理产物的瘀阻，又成为老年性高血压病加重的主要因素。同时，由于瘀阻，其表现的眩晕、头痛诸病又更加顽固，且有瘀阻部位的相应临床表现。因此，在老年性高血压中，瘀血是一个不可忽视的因素。

总之，老年性高血压，以内伤为主，尤以肝阳上亢、气血虚损及痰浊中阻为常见。前人所谓"诸风掉眩，皆属于肝"，"无痰不作眩"，"无虚不作眩"等，均是临床实践经验的总结。老年高血压多系本虚标实，实指风、火、痰、瘀，虚则气血阴阳之虚；其病位以肝、脾、肾为重点，可累及心，尤其以肝、肾为主，故有"根源在肾，变动在肝"之说。

（二）诊断与鉴别诊断

1. 诊断 老年性高血压，中医诊断主要依据眩晕、头痛等临床表现，患者有眼花或眼前发黑，视外界景物旋转不定，或自觉头身动摇，如坐舟车，或兼见耳鸣、耳聋、恶心、呕吐、怠懈、肢体震颤等症状。西医诊断应对患者进行全面的临床评估，其目的是：①确定了血压升高，了解血压水平；②明确靶器官损害及程度；③寻找可影响预后的危险因素和临床症状；④寻找继发性或原发性高血压的成因或予以排除；⑤有无影响治疗的特殊情况。

老年性高血压的诊断一般并不困难，凡血压持续高于正常范围，并能排除症状高血压（继发性高血压）时，即可诊断为该病。对该病第一期患者的诊断要慎重，需要多次复查血压，以免将精神紧张、情绪激动或体力活动所引起的暂时性血压升高误诊为该病。对尚有疑问的患者，宜通过一段时间的观察为妥。由于对该病的分期很重要，因此在临床上需适时检查血尿常规、血尿素氮、肌酐、尿酸、电解质、血脂及血糖等，同时检查必要的心电图、动态心电图、超声心动图、心脏X线等。只有这样，方能指导临床合理用药。

老年性高血压有以下几个特点：①半数以上是单纯收缩压高，收缩压≥140mmHg，舒张压≥90mmHg，此与老年人大动脉弹性减退、顺应性下降，心脏舒张期动脉壁回缩能力降低有关，致压差增大。脉差越大，表明动脉硬化可能越重，因此也是心血管疾病的重要危险因素之一。由于硬化的肱动脉较难被血压计气囊压迫阻断血流，故间接测量的血压读数较高。鉴别此种"假性高血压"可采用简易的 Osler 实验辅助判定。方法是将袖带充气加压到患者收缩压以上 20mmHg，此时触诊如仍能触到僵硬的桡动脉，表示 Osler 实验阳性，提示血压读数可能受动脉硬化的影响，确定诊断可行动脉内直接血压，但系创伤性检查，很少采用。②单纯收缩期高血压不易用降压药治疗，临床医生有时只根据收缩压读数给药，开始时血压"顽固"不降，因而屡次增加降压药物品种或剂量，特别是采用较强的血管扩张剂时可能出现严重不良反应，如直立性休克或心、脑缺血并发症。③靶器官损害现象常见。④老年人压力感受器敏感性减退，对血压调节能力降低，血压波动可以很大。

2. 鉴别诊断 高血压的鉴别诊断主要是需排除各种类型的继发性高血压，方能确诊为"原发性高血压"，老年人高血压也不例外。因为有些继发性高血压的原发病治愈后，血压可以恢复正常，常见的继发性高血压有肾实质性疾病、肾动脉狭窄、嗜铬细胞瘤、原发性醛固酮增多症和库欣综合征等。因此，需要人们在临床上加以鉴别。

该病需与下列病证相鉴别。

（1）厥证：厥证以突然昏倒，不省人事，或伴有四肢逆冷，发作后一般常在短时内逐渐苏醒，醒后无偏瘫、失语、口眼歪斜等后遗症。但特别严重者，可有一厥不复而死亡的特点。如《素问·厥论篇》曰："厥……或令人暴不知人，或至半日，远至一日乃知人者。"而高血压患者，如发作严重，有欲仆或晕旋欲仆的现象与厥证相似，但一般无昏迷及不省人事的表现。

（2）中风：中风以猝然昏仆，不省人事，伴有口眼歪斜，偏瘫，失语；或不经昏仆而仅以歪僻不遂为特征。中风为老年性高血压的严重并发症之一，中医理论认为，眩晕之甚者要警惕中风，因"眩晕者，中风之渐也"，可为卒中之先兆，必要时可辅以 CT 或 MRI 检查以资鉴别。

（3）痫证：痫证以突然仆倒，昏不知人，口吐涎沫，两目上视，四肢抽搐，或口中如作猪羊叫声，移时苏醒，醒后一如常人为特点，一般血压高不存在。该病昏仆与眩晕之甚者相似，且其发作前常有眩晕、乏力、胸闷等先兆，痫证发作日久之人，常有神疲乏力、眩晕时作等症状出现，故亦应与眩晕进行鉴别。鉴别要点在于痫证之昏迷不省人事，更伴有口吐涎沫、双目上视、四肢抽搐、或口中如作猪羊叫声等表现。

（三）辨证论治

1. 辨证要点

（1）辨舌脉虚实：老年高血压之病机较为复杂，但要之不过虚实两端。辨其虚实，首先要注意舌象和脉象的变化。如气血虚者多见舌质淡嫩红少苔，脉弦细数；偏阳虚者，多见舌嫩红少苔，脉弦细数；偏阳虚者，多见舌质胖嫩淡暗，脉沉细、尺弱；痰湿重者，多见舌苔厚滑或浊腻，脉滑；内有瘀血者，可见舌质紫黯或舌有瘀斑瘀点，唇黯，脉涩。如能掌握以上舌、脉特点，再将患者症状表现结合起来进行分析，则其病机之虚实，不难判别。

（2）辨标本缓急：老年高血压多属本虚标实之证，肝肾阳虚，气血不足，为病之本；痰、瘀、风、火，为病之标。痰、火、风、瘀，都各有其自身特点，如风性主动，火性上炎，痰性黏腻（滞），瘀性留著等，都需加以辨识。其中尤以肝风、肝火为病最急，对老年高血压危害最大，风升火动，两阳相搏，上干清窍，症见眩晕、面赤、烦躁、口苦，重者甚至昏仆或发生脑卒中。当出现脉弦数有力，舌红，苔黄，亟应注意，庶免缓不济急，酿成严重后果。

2. 治疗原则

（1）降血压药物的使用原则：对高血压治疗不是以降低血压为唯一目标，还要考虑心脏、肾脏与血管的保护问题。老年高血压更应注意。包括：以最小的有效剂量获得疗效并使不良反应减少至最小，如有效，可根据年龄和反应逐步递增剂量，以获最佳疗效；②为了有效防止靶器官损害，要求一天 24 小时降压稳定，并能防止从夜间较低血压到清晨血压突然升高而导致猝死、脑卒中和心脏病发作，要达到此目的，最好使用一天一次给药而24小时降压作用的药物。其标志之一是降压谷峰比值大于50%，即给药后24小时仍保持50%以上的降压效应，此种药物还可增加不良反应，用低剂量单药疗效不够时多需采用2种或2种以上的药物联合治疗。

老年人对药物的反应和代谢方面有以下的特点：肾功能减退，由肾清除药物的蓄积；血浆白蛋白减少，游离药物和结合药物的分布会有改变；身体脂肪相对增加，脂溶性药物分布增加；身体总水分减少，水溶性药物分布减少，肝代谢药物能力减弱；心脏储备减少，易发生心力衰竭，压力反射敏感性降低，易发生直立性低血压；因患其他疾病，疾病之间相互影响；服多种药物，药物之间相互作用及个体间差异大，所以药物剂量幅度大。

（2）病证结合：老年高血压的论治原则为急则治其标，缓则治其本。一般的治疗原则是滋肾养肝，益气补血，健脾和胃为主。血压升高，风、火、痰、瘀证候明显时，则以清之、镇之、潜之、降之、化瘀等法治疗。中医认为，血压值仅为辨证中的一个症候，因此必须强调辨证论治，据证用药，这与现代医学对老年高血压主张个体化治疗有共通之处。对于顽固性高血压或恶性高血压，临床应以中西医结合治疗较为安全。中医的优点是在于治本巩固疗效，如滋养肝肾合并平肝潜阳、健脾益气合化痰降逆、益气养阴并活血化瘀等，均为常用的标本兼治法则。

对于继发性高血压患者，还要考虑治疗其原发病的问题。关于这一点，此处不作赘述。

（3）关于应用非药物疗法：对所有高血压的患者，不论是否采用药物治疗，都要采取非药物措施，主要是合理的生活方式。包括减轻体重，合理膳食，限盐及减少脂肪的摄入，增加并保持适当的体力活动，保持乐观心态和提高应激能力，减轻精神压力，保持心态平衡，戒烟、限酒等措施。老年高血压的治疗，非药物疗法非常重要，但具体方法要因人而异。对轻度高血压经半年左右积极的非药物治疗无效，应采用降压药。对于已并发左心室肥厚、冠心病的患者，即使血压轻度升高，也应及早用药治疗，以降低和减轻心脏并发症。

（四）病案举例

1. 苓桂术甘汤治验 苓桂术甘汤出自《伤寒论》，由茯苓、桂枝、白术、甘草四味药物组成。功能健脾利水，温阳化水，主治心下逆满，气上冲胸，呕吐清水痰涎，头眩，短气或心悸等症，论中云："伤寒，若吐、若下后，心下逆满，气上冲胸，起则头眩，脉沉紧，发汗则动经，身为振振摇者，茯苓桂枝白术甘草汤主之。"唐祖宣常用此方加味治疗痰瘀阻滞型老年高血压患者累收奇效。

夏某，男，70岁，1986年10月13日诊治。

患者半年来自觉头目眩晕，头重如裹，视物昏花，查血压210/100mmHg，排除继发性高血压，诊断为原发性高血压。时常口服西药降压药及中药清热养阴、镇肝息风之品，症状有所减轻，但不稳定，血压仍持续为（180～160）／（90～105）mmHg。近日由于劳累而致眩晕加重，服西药降压药不效，遂求诊于唐祖宣。

现症见：眩晕头痛，恶心干呕，头痛如裹，右眼视物有云雾飞蝶，站立或行走后上症加重，右侧肢体麻木，食欲缺乏，舌质紫暗，局部有瘀点，苔白滑，脉弦滑有力。查血压220/115mmHg。此为痰瘀上蒙、脑失所养而致，治宜温阳利水、健脾化湿、活瘀通络。方用：茯苓30g，桂枝12g，焦白术15g，川芎12g，石菖蒲30g，郁金15g，牛膝15g，赤芍30g，天麻12g，甘草10g。

服上方一剂，眩晕即减轻，又服5剂，眩晕诸大减轻，血压降至150/90mmHg，继服10剂后，诸症消失，血压维持在140～160/75～90mmHg。

体会 此患之为病乃痰瘀共同作用的结果，且以痰饮为主。痰饮之为病，因其多与脾、肺、肾三脏功能失调有关，而且是互为影响，尤其是脾阳失于健运，三焦气化障碍，为水饮留积的主要因素。人体内水液的代谢，必须保持相对平衡。正常情况下，脾主运化；肺主肃降，通调水道；肾主水，司开阖；三焦总司人体的气化，是水谷精微生化或代谢的通路，以维持人体正常水液代谢的平衡。反之，无论哪一脏发生病变，便会使水液代谢紊乱。

苓桂术甘汤具有鼓舞脾阳，逐饮利水的作用。盖痰饮属阴邪，遇寒则聚，得温则行，况水从乎气，温药能发越阳气，开腠理，通水道也。具体本案患者，由于年事偏高，病程较长，且老年多瘀，因此，用苓、桂相伍，是通阳利水之要药，阳气振奋，阴水得散，茯苓之渗，导水下行；苓、术相伍，是健脾利水之要药，里气逆者，以甘补水，以甘补之，以甘缓之，两药能使脾土旺以制水也。甘草与茯苓同用，可以解除甘草引起的中满腹胀的不良反应，甘草得茯苓反而可以治疗胀满。正如汪昂所曰"甘草得茯苓则不资满而反泄满"，故本草曰："甘草能下气除烦满，此症为痰饮阻抑其阳，故用阳药以升阳而化气也。"更用石菖蒲、郁金、川芎、牛膝、天麻、赤芍诸药协助苓桂术甘以化痰开窍、活瘀通络，兼有祛风之功。诸药共奏，药投病机，故疗效迅速。

通过本案病例，使人们受益颇多，一方面中医治病不要局限于西医之病名，必须强调辨证论治的原则，另一方面中医温阳逐水法是否与现代医学所谓的利尿降压有异曲同工之效，值得研讨。唐祖宣在应用此方上积累了丰富的临床经验，体会到此方辨证的关键在于"水饮"和"温阳"上，阳虚不能温化，脾虚不能运化，则水饮停滞，水湿泛滥，必用温脾化气行水之苓桂术甘汤，方能温脾阳，利水湿，临症中，若加炮附子、干姜等以助本方化气之力，则疗效更佳。

2. 羚羊钩藤汤临床治验 羚羊钩藤汤源自《通俗伤寒论·卷之二》，方中有羚羊角、钩藤、桑叶、贝母、竹茹、生地黄、菊花、白芍、茯神、甘草 10 味药物组成。秦伯未在《谦斋医学讲稿》中曰："本方原为热邪传入厥阴，神昏抽搐而设。因热极伤阴，风动痰生，心神不安，筋脉拘急，故用羚羊角、钩藤、桑叶、菊花凉肝熄风为主；佐以生地、白芍、甘草酸甘化阴，滋液缓急；川贝、竹茹、茯神化痰通络，清心安神。由于肝病中肝热风阳上逆，与此病机一致，故亦常用于肝阳重症，并可酌加石决明等潜镇。"唐祖宣常用此方治疗"高血压危象"，收效颇丰，救治了众多危重患者。现举临证治验。

高某，男，65 岁，1978 年 3 月 28 日诊治。

患者 1968 年始自觉头晕脑胀，耳鸣耳聋，当时血压已高达 190/110mmHg，服西药降压药仅获一时之效。近两周以来，因情志不遂而致症情加重，服中西药不效，今日早晨突然出现神志昏蒙、肢体抽搐，遂由家属陪同求治于唐祖宣。

现症见：头痛如裂，恶心欲呕，头皮如裹，烦躁眩晕，急躁易怒，眠差梦多，面红耳赤，嗜睡身困，时有四肢不随意运动，项背僵硬，舌质红绛而干，脉弦而数，血压 240/120mmHg，此为肝郁化火、肝阴暗耗、阳升风动、上扰清窍所致。治宜清热凉肝、息风止痉。方用：羚羊角 6g（先煎），钩藤 12g，桑叶 9g，贝母 15g，竹茹 18g（先煎），生地黄 24g，菊花 12g，白芍 9g，茯神 30g，石决明 30g，僵蚕 12g，石菖蒲 15g，甘草 6g。

上方服一剂即头痛减轻，神志转清，四肢不再抽搐，继服 10 剂而余症均失，后改用丹栀逍遥散加减服用 20 剂以巩固疗效。

体会 由于患者素为阴虚阳亢之体，复因情志不遂，肝郁化热，邪热传入肝经，阳热亢盛，热极动风所致。邪热亢盛，上扰心神，故烦躁失眠而多梦；热盛动风，风火相煽，故见眩晕；"肝主身之筋膜"（《素问·痿论》），热甚伤津，津伤血耗，血不营筋，故见四肢抽搐，或不自主运动，项背强硬；正如《素问·至真要大论》所谓："诸风掉眩，皆属于肝"，"诸暴强直，皆属于风"。热盛动风，阴液亦必耗伤，故舌红绛而干，脉象弦数。

方中羚羊角咸寒，入肝、心经，有较强的平肝息风作用，又善清热。钩藤苦微寒，入肝、心包经，清热平肝，息风定珠。《本草纲目》谓："钩藤，手、足厥阴药也。足厥阴主风，手厥阴主火，惊痫眩晕，皆肝木相火之病，钩藤通心包于肝木，风静火熄，则诸证自除。"两药合用，则清热凉肝，息风止痉作用更强，共为主药。桑叶苦寒入肺肝二经，既能散风热，又能清肝热。菊花辛甘苦微寒，入肝肺二经，疏风清热，清肝作用甚好。《本草经疏》称："菊花专制肝木，故为去风之要药。苦可泄热，甘能益血，甘可解毒，平则兼辛，故亦散结。"两药合用，协助主药以清热息风，共为辅药。火旺生风，风助火势，风火相煽，耗伤阴液，故以白芍、生地黄、甘草酸甘化阴，滋养阴液，以柔肝舒筋，缓解挛急邪热亢盛，每易灼津为痰，故佐用竹茹、贝母、石菖蒲、僵蚕以清热化痰、除风开窍；邪热内盛，上扰心神，故用茯神、石决明以平肝安神，以上九味药共为佐药。其中甘草又可调和诸药，为使合而用之，攻补兼施，可使热去阴复，痰消风息，共成凉肝息风、清热定痉之剂。

应用此方是唐祖宣多年来治疗高血压危象的屡用屡效的方剂。方药的煎服法非常重要，羚羊角、竹茹需先煎方能达到其治疗效果。临床时，由于此方过于寒凉、稍有滋腻，脾胃虚弱者需加入健脾和胃之剂，但不宜温燥，以避影响此方的整体疗效。另外，高血压危象在临床上是一个急症、重症，因此，现代医学的一些救治方法不可偏废，要本着治病救人为第一要务，走中西药结合治疗之路。

第三节　老年充血性心力衰竭

一、定　义

充血性心力衰竭是指在有适量静脉血回流的情况下，由于心胞收缩或舒张功能障碍，心排血量不足以维持组织代谢需要的一种病理状态。临床上以心排血量不足，组织的血液灌注减少，以及肺循环或体循环静脉系统瘀血为特征。

心力衰竭是多种病因导致心脏病的严重阶段。其发病率高，5年存活率与恶性肿瘤相仿，对人的健康危害极大。在世界大多数国家的老年人中，心血管疾患的发病率及死亡率最高，而患病的最后结局是心力衰竭。据 Framingham 地区对5192例男女随访20年，发现男性心力衰竭发病率平均为3.7%，而女性为1.5%。在美国有超过400万的人罹患心力衰竭，每年死于心力衰竭者超过40万人，每天死亡者超过1000人。对60岁以上人群的调查认为，充血性心力衰竭发病率英国1.9%、美国6.5%，而且新发病例逐年增多，患病率随年龄增加而升高，研究认为，心力衰竭的患病率从50~59岁的1%上升到80~89岁的10%。心力衰竭是导致老年人死亡最常见的原因，老年心力衰竭1年死亡率为9%~12%，3年死亡率为27%~33%。1982年美国死于心力衰竭的患者超过了3万人，心力衰竭死亡率从35~44岁年龄组到75岁年龄组增加200倍，85岁以上的男性死亡率较75~84岁高3倍，而女性高4倍。我国老年心脏病患者中，不同病因的心力衰竭者占40%。老年尸检病例中，心力衰竭发病率为60%。

中医学中虽无心力衰竭的病名，但对心力衰竭的临床表现和体征有不少记载。如《素问·逆调论》指出："夫不得卧，卧则喘者，是水气之容也"，"诸有水病者，不得卧，夫心属火，水在心下是以不得卧而烦躁也"，"水在心，心下坚筑，短气，是以身重少气也"。《素问·水热穴论》谓："水病下为肘肿大腹，上下喘呼不得卧者，标本俱病。"《金匮要略》也有诸多描述，如"水气者，其身重而少气，不得卧，烦躁，其人阴肿"，"水在心，心下坚筑，短气，恶水不欲饮，水在肺，吐涎沫，欲饮水"。根据心力衰竭的临床表现和特征，可将心力衰竭归属于"水悸"、"怔忡"、"喘证"、"水肿"、"痰饮"、"心水"、"积聚"、"瘀证"、"脱证"等范畴。由于老年人心力衰竭临床表现错综复杂，往往数证并存，临证时主张辨病与辨证相结合，参照上述病证进行辨证论治。

二、唐祖宣诊治经验

（一）病因病机

老年人由于心血管系统的老化，心脏的代偿功能有所减退。如心室肌纤维因老化或缺血等心肌病变，在需要提高心搏量时，不能按照 Frank-Starling 机制而伸长，心肌节不能保持其最佳长度，因而心脏舒张期储备能力下降；随着增龄，心肌纤维 ATP 活性和去甲肾上腺素含量降低，使心肌收缩储备功能下降；心室壁僵硬随年龄的老化进行性加重，心肌顺应性降低，心室舒张和充盈障碍，使左心房及肺血管压力增大；主动脉硬化致弹性降低，外周阻力因动脉硬化而增高，使左心室射血阻抗增加，老年心力衰竭时心排血量较其他年龄组同样程度心力衰竭要低，即使有轻度心力衰竭，也可能出现明显低排血量，若重度心力衰竭，则心排血量就会极度降低；老年人呼吸功能减退，加之心力衰竭时肺瘀血，轻度心力衰竭即可出现明显低氧血症。由于老年人心功能储备下降，在一般情况下，尚可维持，但一旦突然增加心脏负荷，容易发生心力衰竭。老年人心力衰竭的基础病因及特点为：①老年心力衰竭的病因以冠心病、高血压心脏病、肺心病、原发性心肌病及退行性心瓣膜病最为常见。其他尚有风湿性心脏病、先天性心脏病、心肌淀粉样变性、窦房结纤维化、原发性传导束退行性变等。心外疾病引起心力衰竭的有甲状腺功能亢进症、贫血等。②老年心力衰竭患者中，冠心病最为多见。Framingham 研究显示，在心力衰竭中有 46% 的男性及 27% 的女性均为冠心病。在我国，老年心脏病住院患者中 40.86% 为冠心病引起。急性心肌梗死并发心力衰竭近年已成为梗死及反复发生的小灶梗死常表现以心力衰竭为主的临床表现。③老年心力衰竭由瓣膜病引起也较多。④较少见而易被忽视的病因中有甲状腺功能亢进或低下、感染性心内膜炎等。⑤老年人常同时患两种以上心脏病，而且还伴有其他慢性病，致使老年心力衰竭发病率高，病情复杂而严重。

大多数老年心力衰竭患者都有诱发因素。这些诱因对心力衰竭的影响往往大于原有的心脏病，故纠正或控制诱因，是防治老年人心力衰竭的重要环节。常见的诱因有：①感染性疾病，呼吸道感染（尤其是肺炎）最多见，占诱发因素的一半。其次还有泌尿道、胃肠道及胆道感染等。②心律失常，以快速性心律失常多见，如快速心房颤动、心房扑动及阵发性室上性心动过速；也常见于慢性心律失常，如高度房室传导阻滞、病态窦房结综合征等。③医源性诱因，老年人心脏储备能力下降，输液、输血过多或过速、输入钠盐过多、利尿剂应用过量引起电解质紊乱、长期服用激素引起水钠潴留、洋地黄类药物治疗中断或用量不当、使用抑制心脏收缩药等均易诱发心力衰竭。

老年人充血性心力衰竭的中医认识为：它是由胸痹、心痛、心痹、真心痛、肺胀等多种疾病发展的危重阶段，并常因感受外邪、情志失调及饮食劳倦内伤等因素诱发或加重。其病因病机有以下几个方面。

1. 心病久延，气虚血瘀　心病日久，迁延不愈，致气血阴阳不足，脏腑功能低下。或他脏病证，累及于心，致心气心阳虚衰，心血瘀阻，心失所养而搏动不已。肾不纳气则气喘难平，动则尤甚；脾失健运，肾阳衰微，水饮内停，溢于肌肤则水肿或腹大有水；肺失肃降则咳嗽气逆，或咯痰带血；瘀血内停则唇舌青紫，两颧紫红或紫暗，血瘀于肝则见胁下积块胀痛。总之，心病日久迁延，可累及五脏，或他脏之病，累及于心最后均可引起心力衰竭。

2. 复感外邪，情志所伤 心主血脉，平素心气心血不足之人，复感外邪，邪伤心脏，可发生该病。正如《内经》所谓："脉痹不已，复感于邪，内舍于心。"若情志所伤，肝气郁结，气滞血瘀，则可出现《素问·痹论》之"心痹者，脉不通"的心血瘀阻表现。

3. 心气亏虚，劳倦过度 气为血之帅，心气亏虚，鼓动无力，则心血运行不畅。劳则耗气，尤其是老年人，肾气亦亏，复因劳倦过度，则引起心悸不宁，喘促不已。正如张景岳在其《景岳全书·喘促》中所云："虚喘者，慌张气怯，声低息短，惶惶然若气欲断，提之若不能升，吞之若不相及，劳动则甚。"

4. 心肾阳虚，水气凌心 肾为诸阳之本，心阳源于肾阳。老年人肾阳虚衰，常致心阳不足而见心肾阳虚，胸阳不运，心失温养而心悸、怔忡。肾虚纳气无力，则见呼多吸少、气喘难续。阳虚不能制水，水湿泛滥，故见尿少水肿，甚则水气凌心犯肺，而见心悸怔忡、气喘不得卧、咳吐泡沫痰诸症。正如清·尤在泾在解释仲景提出的心水病时所云："心阳脏，而水困之，其阳则弱，故身重少气也。阴肿者，水气随心气下交于肾也。"

（二）诊断与鉴别诊断

1. 诊断 老年人心力衰竭的诊断，首先是查找基础心脏病的证据，如高血压、冠心病、心脏肥大等；其次是呼吸困难或心源性肺水肿及有关症状表现，可能存在心律失常等证据；最后是有关实验室检查的阳性表现，如心电图、X线、超声心动图改变、血浆脑钠肽增高等。临床上常根据心力衰竭发作的解剖部位及症状、体征，可分为左心衰竭、右心衰竭和全心衰竭。

（1）左心衰竭：特点是肺循环瘀血和心排血量降低。

1）劳力性呼吸困难：是肺瘀血最常见的早期症状，是由于运动促使回心血量增加，加重心脏负荷所致，休息时可缓解。

2）端坐呼吸：肺瘀血加重时，平卧导致回心血量增加，呼吸困难，患者被迫高枕位或半卧位，重者终日不能平卧，体力较好者需暂下床站立，以求缓解。而老年人临床症状常不典型，仅表现为夜间咳嗽频频。

3）夜间阵发性呼吸困难：患者于入睡后因憋气而惊醒。

4）急性肺水肿：是心源性哮喘的严重发展，是急性危症。

5）咳嗽、咳血丝痰或咯血：是由于慢性肺静脉压力增高，血浆或细胞透过肺泡壁进入肺泡所致。重者由于肺循环与支气管血循环间形成侧支，支气管黏膜下血管扩张，一时破裂，可引起大咯血。

6）肺部湿啰音：多为捻发音，肺底为著。

7）心脏扩大：肺动脉第2心音亢进及舒张期奔马期可有原发病的瓣膜杂音或心律失常。

（2）右心衰竭：特点是体循环静脉瘀血。

1）浮肿：早期仅见下肢浮肿，多在下午或傍晚出现，较重者全天皆有浮肿，在全身背部和下垂部皆有凹陷性水肿，严重者伴有腹水或胸腔积液。

2）呼吸困难、心悸，但多仍能平卧。

3）发绀：比较常见，特别是慢性肺源性心脏病患者伴有继发性红细胞增多症，常有显著发绀。

4）心脏体征：可能有心脏增大，瓣膜杂音，一些右心衰竭患者尤其是二尖瓣病变或慢性肺源性患者因右心室扩大，并有相对性三尖瓣关闭不全者可在心前区或靠近剑突部听到三尖瓣区收缩期杂音，在右心衰竭改善时三尖瓣区杂音可能消失。

5）腹腔或胸腔积液：与静脉压增高有关，积液为漏出液，心力衰竭改善后积液消失。

6）肝肿大：早期肝脏较软，有压痛，三尖瓣关闭不全显著者，肝脏可能有搏动。长期肝瘀血可导致心源性肝硬化。

7）颈静脉怒张及肝颈反流征阳性（按压右上腹，导致颈静脉充盈度增加），这一体征在右心衰竭早期即可出现，可帮助与其他原因引起的肝肿大区别。

（3）全心衰竭：多见于器质性心脏病晚期，具有左心衰竭和右心衰竭的双重特点，但表现可偏重于左心衰竭或右心衰竭。有些病例先有左心衰竭，气急症状显著，后期出现下肢浮肿等右心衰竭表现，气急症状似较减轻，实则病情已进一步发展为全心衰竭。

老年人心力衰竭的关键在于早期诊断，但由于老年人心力衰竭的临床表现往往不够典型或被其他临床症状所掩盖，易造成误诊或漏诊。根据有关文献及临床实际，总结以下几点，可有助于心力衰竭的早期诊断。

1）走路稍快或轻微劳动即感心慌、胸闷、气短、脉搏明显加快。

2）尿量减少大于体重增加。

3）睡眠中突然出现胸闷、气短或喘息，头部垫高后呼吸觉舒畅，难以用上呼吸道感染解释。

4）干咳，且白天站立或坐位时较轻，平卧或夜间卧床后加重。

5）肺底呼吸音减低或有细湿啰音，尤其是移动性啰音。

6）颈动脉搏动增强，肝脏瘀血肿大。

7）心电图 ST-T 动态改变，期前收缩增多，新出现异常 Q 波。

8）胸部 X 线示双肺纹理增粗，心影扩大或看到 KerleyB 线。

2. 鉴别诊断

（1）呼吸系统疾患：左心衰竭引起的呼吸困难有时与肺源性疾患相区别，慢性阻塞性肺疾患也可能出现夜间呼吸困难，多有长期咳嗽史，气喘可因痰液咯出而缓解；而左心衰竭则在起坐时减轻。支气管哮喘发作时肺部出现呼气性干啰音，伴有呼气延长，提示支气管痉挛，而左心衰竭则以肺底出现捻发音为特点。

（2）水肿或胸腔积液：右心衰竭引起的水肿、胸腔积液或腹水、颈静脉怒张和肝肿大，应注意除外缩窄性心包炎或肾源性水肿。

（3）强心苷试验：鉴别诊断心力衰竭有困难者，可单用短效强心苷（如毛花苷 C）注射，剂量约为负荷量的一半，每日 1 次，连用 2 日，作为治疗的同时，避免给予利尿剂及支气管扩张药，以免影响判断，左心衰竭时气雾吸入 β 受体激动药，尤其是吸入量较大时，可能加重心力衰竭，应高度警惕。

（4）脑钠肽（BNP）测定：脑钠肽来自心肌细胞，是心室对容量扩张和室壁张力变化产生反应生成的一种激素，正常参考值为 100pg/ml，增高提示心力衰竭。临床试验表明 BNP 诊断心力衰竭的敏感性为 97%，特异性为 84%。用于鉴别心力衰竭和肺源性呼吸困难有很大价值。BNP 的床边试验结果更为迅速，用于急诊鉴别更为方便。

（三）辨证论治

老年心力衰竭乃本虚标实之证，临床表现错综复杂，临证时应根据心力衰竭病理发展的客观规律、症候特点及老年人本虚的实质进行辨证论治。

1. 辨证要点

（1）辨主证：辨证要对主证进行分析，老年人往往同时患有多种疾病，应详细诊察心力衰竭的证候，如症见气短、乏力、心悸、不耐劳累、动则喘促汗出，乃心肺气虚表现多见于心力衰竭早期；若见心悸、怔忡、畏寒肢冷、尿少水肿、喘息不得平卧、口唇、舌质紫暗，脉沉涩或结代，乃心肾阳虚、瘀水互阻之候，多见于心力衰竭的中后期；如出现心悸、气喘、烦躁、大汗出、四肢厥冷则属阳气虚脱的危重症候。该病水肿发生较慢，多从下肢开始。

（2）辨虚实：该病乃各种疾病迁延日久所致，病情复杂，本虚标实之证。本虚乃气血阴阳、心肺脾肾亏虚，尤以心气、心阳亏虚为其病变基础。瘀血、痰浊、水饮乃其标实之候。而血脉瘀滞则为中心病理环节。老年人心力衰竭本虚现象更为突出。瘀血、痰浊、水饮等邪实，每在脏腑亏虚的基础上产生，可见标实乃因本虚所致，故临证时应分清标本及虚实之多少，以决定通补之偏重。

（3）辨轻重预后：老年心力衰竭若仅表现为心悸、气短、乏力、动则为甚，而且治疗及时，可防止病情进一步发展，预后良好。若出现心悸、喘息、水肿、唇舌暗紫，预后较差。若出现阳气暴脱，症见心悸、喘促不安、大汗淋漓、四肢厥冷、面色晦暗、唇色发紫，脉微欲绝者，则属危候，预后极差。正如《华佗中藏经》中所谓："人中百病难疗者，莫过于水也。水者，肾之制也。……有因五脏而出者……故人中水疾死者多矣"，"心有水气则痹，气滞，身肿，不得卧，烦而燥"。所谓"难疗"，可见预后不良。

2. 论治原则

（1）抓住重点，兼顾全面：心力衰竭部位在心，但不仅局限于心，心病日久，可累及肺、脾、肾、肝等脏。反之，他脏病变亦可影响至心而演变为心气、心阳虚衰，或心血瘀阻等病证。故治疗除益气养心、温通心阳、活血化瘀之外，尚须重视温肾、健脾利水及泻肺平喘，尤其当病情下一步发展为咳喘、水肿、臌胀、积聚等肺脾肾三脏功能失调，痰浊、水饮、瘀血合而为病之证时，治疗除重点调整心脏的阴阳气血之外，还须兼治脾肺肾诸脏。总之，治疗心力衰竭要善于全面分析，抓住重点，以心为主，五脏兼顾。

（2）重视扶正，勿忘祛邪：心力衰竭为本虚标实之证，尤其老年患者，正虚现象更为突出，故治疗上强调扶正固本，绝不可一味攻伐，以伤正气，但在扶正的基础上，亦勿忘祛邪。因其同时存在瘀血、痰浊、水饮等邪实之候，邪不去，正难安。故常用益气养阴、温补心阳等法，兼血瘀者佐以活血化瘀，兼痰浊者佐以健脾化痰之品，兼水饮者应配以泻肺行水或温肾利水等。值得注意的是，所选用的祛邪药应注意掌握祛邪而不伤正，慎用耗气动气之品。

（3）衷中参西，对症治疗：西医治疗心力衰竭的原则主要有强心、利尿、扩血管、积极治疗原发病，去除诱因病因等。随着医学的发展及中医现代化，临证时，虽强调辨证论治，但不忽视西医辨病对治疗的参考意义，尤其在治疗原发病，去除心力衰竭诱因方面，充分利用现代医学的各种检测手段，准确查明心力衰竭的基础病变，不仅可判断预后和疗效，而且可避免盲目性和减少失误。并可使治疗用药有一定的规律可循。故提倡衷中参西，对症治疗。

3. 西医治疗

（1）去除或缓解基本病因：如高血压是心力衰竭的主要危险因素，普通的高血压患者血压应降至 140/85mmHg 以下，糖尿病高血压患者，血压应降至 130/80mmHg 以下。

心力衰竭是糖尿病患者常见的合并症，Framingham 研究糖尿病患者发生心力衰竭的危险与非糖尿病患者，男性和女性分别增加 4 倍和 8 倍；糖化血红蛋白与心力衰竭的发生率呈独立相关。积极控制糖尿病可有效减少心力衰竭的发生率和死亡率。

冠心病不仅是心力衰竭的重要危险因素，也是发生心力衰竭不良预后的因素。改善心肌缺血将降低心力衰竭的发生率和改善预后。其他如瓣膜病的纠正，也是防治衰竭的重要因素。

（2）去除诱因：如控制感染、贫血和心律失常，围手术期妥善准备与处理，禁酗酒等往往对心力衰竭的防治有很大帮助。

（3）控制钠盐摄入：心力衰竭患者每日摄入食盐量Ⅰ度为 5g，Ⅱ度为 2.5g，Ⅲ度者为 1g。由于强力利尿剂的应用，食盐的摄入限制不必过严。每日水分摄入以 1.5～2.0L 为宜，经口饮液无需限制。静脉滴注的总量与滴速慎勿过量。

（4）利尿剂的应用：①噻嗪类，氢氯噻嗪 25～50mg，3 次/日，氯噻酮 100～200mg，隔日 1 次。②呋塞米 20～40mg，2 次/日，或 1～2 次/日，肌内注射或静脉注射。③螺内酯与氨苯蝶啶 50mg，3 次/日。④布美他尼 0.5～1.0mg，每日 1～2 次。

（5）血管扩张剂的应用：应用小动脉扩张剂如肼屈嗪等可降低左心室射血阻抗，减轻后负荷，增加每搏输出量。应用容量血管扩张剂如硝酸甘油、二硝酸异山梨醇酯等，可直接扩张容量血管，减少回心血量，减轻前负荷。硝普钠、酚妥拉明、卡托普利、硝苯地平、哌唑嗪等，既可扩张小动脉脉，也能扩张容量血管，具有减轻前负荷、后负荷的作用。

（6）洋地黄类药物的应用：此类药物可直接加强心肌收缩力，使每搏输出量增加；通过兴奋迷走神经，或直接抑制房室结和房室束的传导，使心率减慢。临床分为三大类：①速效作用类，常用的有毒毛苷丙、铃兰毒苷、福寿草苷；②中效作用类，地高辛、甲地高辛、强心灵等；③慢性作用类，洋地黄毒苷。目前认为老年人易引起洋地黄中毒的重要原因是肾功能减退，其次是心肌钾和镁的耗竭，因低钾、低镁均增加心肌对洋地黄的敏感性，一旦中毒除停用洋地黄外，还要补钾。

（7）非强心苷正肌性药物的应用：①磷酸二酯酶抑制剂氨联吡啶酮，一种双吡啶衍生物，有加强心肌收缩力作用而无血压、心律的变化。静脉给药常用量为 0.25～0.3mg/kg·d，每日用量一般不超过 300mg。②拟交感胺类药多巴胺可直接兴奋心肌的 β-肾上腺素能受体，增强心肌收缩力和每搏输出量。常用剂量为每分钟 2～5μg/kg，静脉滴注，以后根据病情调整。多巴酚丁胺可选择地作用于 β₁ 受体，使心肌收缩力增强，心排血量增加。静脉滴注每分钟 5～10μg/kg。

（8）急性左心衰竭的处理：①镇痛，肌内注射吗啡 5～10mg 或哌替啶 10～100mg，有发绀者忌用。②高压吸氧，使肺泡内压力升高，以减少渗出。可使氧气先经过 30%～50% 乙醇或 1% 硅酮再吸入，消泡作用更佳。③减少静脉回流，取坐位或半卧位，两腿下垂以减少静脉回流。必要时，可加止血带于四肢，轮流结扎 3 个肢体，每 5 分钟换 1 肢体。④利尿，呋塞米 20～40mg 静脉注射。⑤血管扩张剂，硝普钠 50mg 加入 10% 葡萄糖溶液 250ml 中静脉滴注，开始剂量 8～16μg/min，以后每 5～10 分钟增加 5～10μg，应密切监测血压。血压偏低者，可与多巴胺同时应用。酚妥拉明 10～20mg 加入 5% 葡萄糖溶液 250ml 中，开始以 0.05～0.1mg/min，静脉滴注，可取得较好疗效，必要时可隔 5～10 分钟增加 0.1mg。也可舌下含硝酸甘油或硝酸异山梨酯。⑥强心药，如近期未用过洋地黄类药物者，可用快速洋地黄制剂（毛花苷丙 0.2～0.4mg 加入 50% 葡萄糖液 20ml 中）缓慢静脉注射。对二尖瓣狭窄所致肺水肿，洋地黄制剂虽可减慢心率，但有时加强右心室收缩力，可加重肺水肿，故此类患者以快速利尿、减轻前负荷等法为主。⑦氨茶碱 0.25g 用 10% 葡萄糖液 20ml 稀释后缓慢静脉注射，可减轻支气管痉挛和加强利尿。心动过速者不宜用。⑧激素，地塞米松 10mg 加入葡萄糖液中静脉滴注，有助于肺水肿的控制。⑨其他，积极治疗原发病和诱因。

（四）临证经验

1. 小青龙汤中用麻黄干姜的经验　小青龙汤为外解表寒，内散水饮之剂。方中麻黄为发汗峻品，干姜为辛燥之药。故有"麻黄辛温专宜冬"，"细辛用量不过钱"之说；干姜有温燥伤阴之弊，多畏其竣猛而以它药代之，实失仲景原意。麻黄有宣肺解表、平喘利水之功，干姜有回阳温中、温肺化饮之效，两药相伍，外散风寒，内化水饮，与细辛相伍，温化寒饮、通调水道，与桂枝合用，可上可下、通阳化气，同五味子、白芍同剂，酸甘化阴、制其辛燥。若在临证时弃之不用，实为可惜，用量过小，则杯水车薪，药不胜病。唐祖宣常用此方治疗痰饮阻肺之心力衰竭，必重用麻黄干姜，每收卓效，现举临床治验。

> 马某，女，63 岁，于 1962 年 12 月 25 日诊治。
>
> 患者有咳嗽气喘病史 10 余年，每因感寒而诱发。近两年以来随着年龄的增长，气喘逐渐加剧，今年入冬以来即卧床不起，多次服药不效，气喘加重，饮食不下，遂邀唐祖宣诊治。症见：呼吸困难，心胸憋闷，喉中痰鸣，张口抬肩，双下肢水肿，小便量少，纳呆，恶寒，面色晦暗，唇舌青紫，苔白滑，脉弦数。体温 38.5℃，脉搏 130 次/分，呼吸 45 次/分。此为急性右心衰竭，属水寒射肺、脾土不运，治宜温肺化饮、温中健脾，观前医所处之方，乃小青龙汤，细审方中麻黄改为苏叶，干姜易为生姜，畏其竣猛矣。唐祖宣乃处原方，麻黄、细辛各 9g，干姜、五味子、桂枝、白芍、半夏各 15g，甘草 6g。家人观后谓："其方与前医之方药仅差二味，可否建功。"唐祖宣答曰："麻黄能散在表之寒邪；干姜可温在里之水饮，今若弃之，焉能建功。"所处之方服 3 剂，表解寒除，气喘减轻，仍守原方加减服 6 剂而临床治愈。

体会　小青龙汤由麻黄、干姜、桂枝、白芍、甘草、细辛、半夏、五味子 8 味药物组成。麻黄干姜相伍，温肺化饮，化气行水，使水饮从下而出。细辛一味更有奥妙，协麻黄发汗解表，宣肺平喘而利尿；助干姜内以温化水饮，外以辛散风寒，交通内外，开中有合，散中有敛。白芍甘草酸甘化阴，则无过汗伤津亡阳之忧，对外有表邪或无表邪，内有水饮，喘促咳逆，倚息不得卧，水寒射肺之证，若辨证确切，多收卓效。

肺为贮痰之器，脾为生痰之源，肺主肃降，脾主运化，脾土受邪，土不制水，寒水射肺，诸病乃作。盖麻黄为宣肺解表竣药，干姜为温中散寒佳品，一入肺，一入脾，更有它药相助，外可宣散风寒，内可温化水饮，唐祖宣对此两味药物体会尤为深刻，常告诫后辈："麻黄、干姜乃本方主药，温中解表，宣肺平喘，止咳化饮，靠两味建功，但需大剂运用，方可收效。干姜虽燥而属无毒之品，常食辛辣调味，有益无害，今属此药之证治焉有不用之理"，又谓："麻黄量小有发解表发汗之力，量大有宣肺平喘之功"。验之于临床，实为经验之谈，唐祖宣曾治一气喘患者，麻黄用 9g，汗出而喘不愈，加至 24g，喘热均愈。

关于本案之双下肢水肿，为何没有用五苓散温阳利水而水肿自愈呢？这里需引用柯韵伯在《名医方论》中所谓来解释。其曰："此与五苓散同为治表不解，心下有水气。在五苓治水蓄而不行，故大利其水而微发其汗，是水郁折之也；本方治水之动而不居，故备举辛散温以散水，并用酸苦以安肺，培其化源也"，"于桂枝汤去大枣之泥，加麻黄以开腠理，细辛逐水气，半夏除呕，五味、干姜除咳。以干姜易生姜者，生姜之气味不如干姜之猛烈，其大温足以逐心下之水，苦辛可以解五味之酸，且发表既有麻、细之直锐，更不借生姜之横散也"。由此可以看出临证时不要拘泥于"腰以上者当发汗，腰以下者当利小便"的说法，这样掌握脏腑的病机规律，认准病位，药投病机，方可获效。

要得提高疗效，尚须注意药物的煎服法。仲景论中谓："先煎一两沸，去上沫，内诸药。"盖麻黄之性多在沫上，沫去其效亦减矣，故临床中麻黄量大宜先煎，量小宜后下为宜。

2. 肾气丸临床治验　肾气丸又名八味丸，源自张仲景《金匮要略》。《素问·阴阳应象大论》云："少火生气。"本方纳桂附于滋阴药中，意不在补火，而在微微生火，即生肾气也。所以方名不叫"温肾丸"，而叫"肾气丸"。其主要作用是温化肾气。故柯韵伯在《名医方论》中所谓："命门有火则肾有生气矣。故不曰温肾，而名肾气，斯知肾以气为主，肾得气而土自生也，且形之不足者，温之以气。"肾主气化，为立命之本。肾气丸具有滋阴助阳的作用，滋阴之虚可以生气，助阳之弱可以化水，使肾阳振奋，气化复常，则诸证自愈。唐祖宣常用此方治疗肾阳虚衰之心力衰竭引起的气喘自汗，形寒肢冷，食少便溏，小便不利等症收效颇丰。

本方组方，药物配伍的特点是补阴药与助阳药相互为用，阴生阳长，阴阳互根，更加敛肺的五味子，固肾的补骨脂，补气的红参、黄芪，共同组成了气血阴阳共补、脏腑功能相互为用的目的，故患者获得了预期的治疗效果。为什么方中补阴药要配伍补阳药呢？这里要从三个方面谈起：①从阴阳说学观点来看，阴是代表物质基础，阳是代表功能活动。功能活动要依靠物质作为基础；而物质的不断补充，又要依赖功能活动，如摄食、消化、吸收等来完成。所以，阴阳是既对立又统一，是相互资生，相互依存，相互转化的。即所谓："阴生于阳，阳生于阴"，"孤阴不生，独阳不长"。肾的功能包括"肾阴"和"肾阳"两个方面，肾阴对人体各脏腑起着濡润滋养的作用；肾阳对人体各脏腑起着温煦、生化作用。肾阴和肾阳在人体内是相互制约，相互依存，维系着相对的动态平衡。正如张景岳在其《景岳全书·传忠录阴阳篇》中云："阴阳原同一气，火为水之主，水即火之源，水火原不相离也。……其在人身即元阴元阳，所谓先天之元气也"，又说："故善补阳者，必于阴中求阳，则阳得阴助而生化无穷；善补阴者，必于阳中求阴，则阴得阳升而泉源不竭"。本方以少量桂枝、附子，纳入补阴药中，是阴中求阳，取"少火生气"之义，使微微之火，以生肾气。这样配伍的结果，能使补阴之虚以生气，助阳之弱以化水，达到温补肾阴的目的。②从疾病的性质看，肾阳虚系慢性病的证候，或慢性病急性发作，多是阴阳俱虚，但以阳虚较为突出，故在补阳的同时必须补阴。③从药物作用的角度来看，肾阳虚者，治疗时宜用丸剂缓补，需久服，多服方能奏效，但在急性发作之时可改用汤剂频服，以求速效。补阳药多属温燥之品，极易伤阴液，若纯用补阳药补阳，必温燥伤阴，阴虚者则阳无所依附，故在补肾阳时必须固护肾阴，因此，要用甘温补阳药与甘寒养阴药配伍，方能温润兼顾，壮阳而不伤阴，益阴以摄阳，阴生阳长，使之阴阳相济。

仲景原方中用桂枝。《备急千金要方》改用桂心。《和剂局方》用肉桂。桂枝、肉桂，虽都能温阳，但是同中有异。桂枝善于通阳，其性走而不守，故对水饮停聚、水湿泛滥、气血凝滞等症，应用桂枝为宜；肉桂善于纳气，引火归元，其性守而不走，故对命门火衰、虚火上浮、肾不纳气而喘急欲脱，以及下焦虚寒等症，应用肉桂为佳。

第四节 心律失常

一、定　义

老年心律失常系指发生在老年人心律起源部位的、心搏频率与节律，以及心脏激动传导等任何一项的异常所导致的心动过速、过缓、心律不齐或异位心律等的一类病证。心律失常的种类很多，病因各异，临床表现轻重不一，且随增龄而发病率增加，可见于 16% ~36% 的老年人。

该病属于中医学中的心悸、怔忡范畴，是心系疾病中的一个常见症状。病位以心为主，与肝胆、脾胃、肾等脏腑关系密切。临床中除有心悸外，还伴有眩晕、晕厥、失眠等症状及脉象的异常。因此，临证时也可参照上述病证予以辨证。

二、唐祖宣诊治经验

（一）病因病机

老年心律失常的发生与其自身体质虚弱、心脏功能衰退有直接关系，在心脏老化，心功能衰减的基础上，内伤七情或外感六淫、饮食劳倦等均导致气血运行失常而引发心律失常；其病位在心，但其发病又与肝胆、脾肾等脏腑病变有关。其病理机制包括虚实两面，通常为本虚标实，虚实夹杂。因年迈体弱，气、血、阴、阳渐虚，导致心气不足，心失所养；血运不畅，瘀血阻络或痰浊阻滞，以致心脉不畅、心神不宁而发病。其脏腑气血不足为其本，痰浊瘀血等实邪阻滞为其标，故老年心律失常多虚实并俱。兹常见病因病机分述如下。

1. 心虚胆怯 心主神志，为精神意识活动之中枢，故《灵枢·邪客》曰："心者，五藏六府之大主也，精神所舍也。"胆性刚直，有决断的功能。心气不虚，胆气不怯，则决断思虑，得其所矣。凡各种原因导致心虚胆怯之人，一旦遇事有所大惊，如忽闻大声，空见异物，或登高涉险则心惊神摇，不能自主，惊悸不已，渐次加剧，稍遇惊恐，即作心悸，而成该病。故《济生方》指出："惊悸者，心虚胆怯之所致也。"

2. 心血亏虚 心主血，心赖心气的推动才能运行周身，荣养脏腑四肢百骸，故《素问·五脏生成论》云："诸血者，皆属于心。"而心脏亦因有血液的奉养功能维持正常的生理活动。若禀赋不足，脏腑虚损；或病后失于调养；或思虑过度，伤及心脾；或触事不意，真血亏耗；或脾胃虚衰，气血生化之源不足；或失血过多等，均可致心血亏虚，使心失所养而发为惊悸、怔忡。《丹溪心法·惊悸怔忡》讲："人可所主者心，心之所养者血，心血一虚，神气不守，此惊悸之所肇端。"

3. 心气不足 心主阳气，心脏赖此阳气维持其生理功能，鼓动血液的运行，以资助脾胃的运化及肾脏的温煦等。若心阳不振，心气不足则无以保持血脉的正常活动，亦致心失所养而作悸。心之阳气不足，一则致心失所养，心神失摄可以为心悸，即心本身功能低下；再则是心阳不足，气化失利，水液不得下行，停于心下，上逆亦可为悸。另外，心气不足，血行不畅，心脉受阻，亦可致惊悸怔忡。因此，心气不足而致的惊悸怔忡，常虚实夹杂为病。

4. 肝肾阴虚 肝藏血，主疏泄。肝阴亏虚导致心悸主要有两种情况：一是肝阴不足，肝血亏耗，使心血亦虚，心失所养而发为心悸。如《石室秘录》曰："心悸非心动也，乃肝血虚不能养心也。"二是肝阴不足，则肝阳上亢，肝火内炽，上扰心神而致心悸。"肝为心母，操用神机，肝木与心火相煽动，肝阳浮越不僭，彻夜不寐，心悸怔忡，有不能支持之候"（引自《清代名医医案精华·凌晓五医案》）。

肝肾同源，肝阴不足亦可导致肾阴不足，肾水亏损亦可影响肝阴的亏耗。所以《石室秘录》曰："怔忡之证，扰扰不宁，心神恍惚，惊悸不已，此肝肾之虚而心气之弱也。"对于惊悸怔忡之发生与肝、肾的关系做了扼要说明。

5. 痰饮内停 关于痰饮内停而致本病者，历代医家均十分重视。如《金匮要略》即提及水饮停聚的心悸，《丹溪心法》、《血证论》等亦谈到痰浊所致的心悸。《血证论·怔忡》说："心中有痰者，痰入心中，阻其心气，是以心跳不安。"至于痰饮停聚的原因，大致有以下几个方面：心气不足，如《证治汇补·惊悸怔忡》说："心血一虚，神气失守，神去则舍空，舍空则郁而停痰，痰居心位，此惊悸之所以肇端也。"脾肾阳虚，肾阳不足，开阖失司，膀胱气化不利，脾失健运，传输失权，则湿浊内停，脾肾阳虚，不能蒸化水液，而停聚成饮，寒饮上迫，心阳被抑，则致心悸；火热内郁，煎熬津液而成痰浊。如《医宗必读·悸》认为，心悸"证状不齐，总不外于心伤而火动，火郁而生涎也"。可见临床上痰饮内停致生本病者，多是虚实兼见，病机较为复杂。

6. 血脉瘀阻 心主血脉，若因心气不足，心阳不振，阳气不能鼓动血液运行；或因寒邪侵袭，寒性凝聚，而使血液运行不畅甚至瘀阻；或因痹证发展，"脉痹不已，复感于邪，内舍于心"（《素问·痹论》）而成心痹，均会导致心脉瘀阻，而引起心悸怔忡。

7. 药物作用 年老体弱之人，往往对药物的耐受性较低，并且对咖啡或酒类等较敏感，常会出现一些药物或咖啡、酒类过敏而激发心悸怔忡。

故老年人心律失常的发生，属于内外合邪致病，临床既要顾及年老体衰，脏腑老化，气血不足的内在因素，又要注意七情、六淫、劳倦、饮食、药物（不适当的应用）等外因的作用，致使气血逆乱，心失所养，心神不宁，痰浊瘀血阻滞等而出现心律和脉象的异常。

（二）诊断与鉴别诊断

1. 诊断　心律失常的诊断，大多需要心电图证实，但相当一部分可根据病史和物理检查作出初步诊断。病史中应注意询问心律失常的性质、病因、发作时伴随症状，如有无低血压、昏厥、抽搐、心痛及心率和心律的改变，每次发作持续时间及治疗经过等。心电图是诊断心律失常的重要依据，而诊断的正确与否又与心电图的记录质量和分析仔细与否有密切关系。

2. 鉴别诊断　心律失常主要以心律、心率、脉律和脉率的异常为主要表现，从切脉、听诊和心电图不难诊断，但因患者同时还会伴有胸闷、气短、善太息、心悸，甚则心痛、昏厥等症状，因此，临床中还应注意与其他疾病的鉴别诊断，鉴别方法仍有赖于心电图及对症状、伴随症状的分析。

（1）心痛患者虽亦表现有胸中窒闷不舒、短气，但毕竟以心痛为其主要症状，临床上不难与惊悸怔忡相鉴别。然而有的患者，既有心痛，又有心悸，两种病症同时存在，临证时应加以注意。这时必须依靠心电图检查作鉴别。

（2）奔豚：奔豚发作之时，亦觉心胸躁动不安，《难经·五十六难》有"发于少腹，上至心下，若豚状或上或下无时"，称之为肾积。《金匮要略·奔豚气病脉证治篇》："奔豚病从小腹起，上冲咽喉，发作欲死，复还止，皆从惊恐得之。"其鉴别要点在于，惊悸怔忡系属于心中剧烈跳动，发自于心；奔豚乃上下冲逆，发自小腹。

（3）卑慄：卑慄与怔忡相似，其症"痞塞不饮食，心中常有所歉，爱处暗室，或倚门后，见人则惊避，似失志状"（《证治要诀·怔忡》）。其病因在于"心血不足"。怔忡亦心中不适。心中常有所怯。惊悸怔忡与卑慄鉴别在于：卑慄之胸中不适由于痞塞，而惊悸怔忡缘于心跳，有时作卧不安，并不避人。而卑慄一般无促、结、代、疾、迟等脉象出现。

（4）晕厥：晕厥是内科的常见急症。临床以面色苍白，四肢厥冷，欲吐欲便，冷汗淋漓，神情淡漠，或卒然昏倒、不省人事，脉微欲绝或脉律紊乱为特征。

引起晕厥的原因很多，可因外感邪毒，或误食毒物，或大汗、大吐、大泻、大失血及劳倦内伤，心气微衰等。通过询问病史、诊脉、心脏听诊及心电图描记等可作诊断。若原有心脏病基础上（或无），在发生晕厥后脉微欲绝或脉律不齐，听诊心律紊乱，心电图有心律不齐或缺血等改变，即可考虑此晕厥系来自心源性，应迅速对心律失常等心病进行救治，心律失常恢复，晕厥也随即好转，当然对晕厥的救治如针灸、按摩等，也有利于心律失常的治疗和恢复。

（三）辨证论治

1. 辨证要点　该病病因复杂，辨证亦较为困难，其基本要点如《医宗必读·悸》所说："若夫虚实之分，气血之辨，痰与饮，寒与热，外伤天邪，内伤情志，是在临证者择之。"总而言之，其辨证要点有四。

（1）辨脉象：《素问·平人气象论》曰："人一呼一动，一吸脉动，曰少气。人一呼脉三动，一吸脉三动而躁，尺热曰病温，尺不热脉滑曰病风，脉涩曰痹。人一呼脉四动以上曰死，脉绝不至曰死，乍疏乍数曰死。"说明了不同的脉象有不同的病理改变，因而有不同的预后。在心律失常的老年患者中，其脉象各异，有的以迟脉为主，反映了机体衰老后的阳气不足，心阳鼓动无力，脉细迟短涩无力；有的则是结脉类，其脉动缓慢而有间歇，反映机体不但阳气不足还兼夹有痰或有瘀，其阴盛气结，反映病变仍属缓慢型心律失常；数脉类，有的年老体弱之人，其脉动数而无力，是机体气阴两虚之证；促脉类，脉数而时止，止无定数，是老年阳亢之体兼夹痰瘀阻滞，数脉与促脉反映病变属快速型心律失常；代脉类，动而中止，止有定数。临床中见于二联律、三联律等各种不同联律患者，是老年患者脏腑功能衰微或夹痰夹风或受惊恐等情志刺激所导致心律失常的脉象表现，反映患者机体脏腑功能衰竭、气血消耗将尽、阴阳即将离绝之兆。

（2）辨惊悸、怔忡之不同：惊悸、怔忡同属一类疾病，但两者尚有区别。一般认为，惊悸较轻，而怔忡较重；怔忡可由惊悸发展而来。因此，知其属于何证，便可明确病情发展之程度，并可推测脏腑亏损之程度，掌握病机，有利于治疗。惊悸常因外界刺激而发病，发作时心悸阵作，甚至有欲厥之状，而发后除有倦怠乏力外，可无特殊不适。怔忡则无惊悸，经常自觉惕惕，悸动不安，稍劳尤甚，多有脏腑气血阴阳亏损之象，时有痰饮、瘀血夹杂。

（3）辨病变的虚实兼夹：惊悸怔忡的病变特点多虚实相兼，所谓虚系指五脏气血或阴阳的亏虚，实则多指痰饮、瘀血、火邪之夹杂。痰饮、瘀血、火邪等虽属病理产物或病理现象，但在一定情况下，如水停心下，或痰火扰心，或瘀血阻于心脉，均可成为惊悸怔忡的直接病因。因此，在辨证时不仅要重视正虚的一面，亦要注意邪实的一面，并分清其虚实之程度。其正虚程度与脏腑虚损的多寡有关，一脏虚损者轻，多脏虚损者重。在邪实方面，一般来讲，单见一种夹杂者轻，多种夹杂者重。在临证时，只有分清其虚实程度，才能决定治疗的法则，虚实兼顾，不至于徒执滋补一法。

（4）辨脏腑的虚损程度：由于本病以虚为主，而其本虚的程度又常与脏腑虚损的多寡有关，故应详辨。脏腑之间相互联系，相互影响。心脏病变可以导致其他脏腑功能失调或虚损，"心动则五脏六腑皆摇"（《灵枢·口问》）；同样，其他脏腑病变亦可直接或间接影响于心。或因肾水不足，则"心肾失交"；或因肝血亏虚不能养心；或由脾肾阳虚而致心气虚弱等，病情较为复杂。在一般情况下，仅心本身虚损致病者，病情较轻，夹杂证少，其临床表现仅以心悸、心慌、胸闷、少寐为主。而与他脏并病，兼见腰膝酸软，阴冷阳痿，尿频，肢凉畏冷，手足心热（肾阳或肾阴虚），或头晕耳鸣，目眩口苦，烦躁胁痛（肝火或肝阴不足）；或纳呆，脘胀身倦乏力，舌苔白腻（脾虚）等症状者，则病势较重。大抵初发则轻，常以单脏病变为主；病久则重，多为数脏同病。这样分清心脏与他脏的病变情况，有利于判断疾病程度，决定治疗的先后缓急，避免单纯补心。

2. 论治原则 由于本证的病变部位在心，证候特点是虚实相兼，心虚为主，故补虚是治疗本病的基本治则。当视脏腑亏虚情况的不同，或则补益气血之不足，或则调理阴阳之盛衰，以求阴平阳秘，脏腑功能恢复正常，气血运行调畅。本病的邪实，以痰饮内停及瘀血阻络最为常见，故化痰涤饮。活血化瘀为治疗本病的常用治则。又因惊悸怔忡以心中悸动不安为主要的临床症状，故常在补虚及祛邪的基础上，酌情配伍养心安神或镇心安神的方药。因此，益气养血、滋阴温阳、化痰涤饮、活血化瘀、养心安神等法，为治疗本病的主要治则。

（四）临证经验

1. 生脉散合炙甘草汤治验 生脉散出自《内外伤辩惑论·卷之中暑伤胃气论》，论中曰："圣人立法，夏月宜补者，补天真元气，非补热火也，夏食寒者是也。故以人参之甘补气，麦冬门苦寒，泻热补水之源，五味子之酸，清肃肺金，名曰生脉散。孙真人云：五月常服五味子，以补五脏之气，亦此意也。"炙甘草汤（又名复脉汤）出自《伤寒论·辩太阳病脉证并治下》，论中曰："伤寒，脉结代，心动悸，炙甘草汤主之。"唐祖宣常应用以上两方合而加减变化治愈众多心律失常患者，尤其对频发性室性期前收缩疗效确切。现举临床治验于下。

高某，男，66 岁，1985 年 10 月 21 日诊治。

患者 6 年以来，经常出现胸闷刺痛，心电图曾示：心肌供血不足，发作时服速效救心丸、丹参片、三磷腺苷、肌苷等可获效于一时，稍受劳累即发作。近日因家务操劳而诱发，心胸憋闷，心悸频作，服上药罔效，遂求治于余。

现症见：胸闷憋气，阵发性闷痛，心悸频作，伴头晕目眩，彻夜难眠，面色㿠白，气短神倦，舌质红，有裂纹，苔黄腻，脉细数，时有结、代二脉。心电图检查示：心电轴右偏窦性心动过速；Ⅱ、Ⅲ导联 S-T 段压低；QVR 导联 S-T 抬高；心电监护发现频发性室性期前收缩。经诊断为：心肌供血不足；心律失常。证属心气不足，痰热结聚，阻痹胸阳。治宜益气复脉，清热化痰，宣痹通阳。方用生脉散合炙甘草汤加减：红参 12g（另炖），麦门冬 18g，五味子 12g，全瓜蒌 12g，桔梗 9g，枳实 12g，熟附片 6g，桂枝 6g，生地 15g，火麻仁 6g，阿胶 10g（烊化），茯苓 30g，炒枣仁 30g，炙甘草 15g。水煎服，每日 1 剂，分三次早中晚温服。

二诊（1985 年 11 月 10 日）　上方服 15 剂，心脏停搏现象明显减少（服药前每 3～6 下停搏 1 次，现 20～30 下停搏 1 次），胸闷减轻，睡眠好转，但仍觉心前区隐痛，气短乏力，舌质红，苔白，脉结代。处方：西洋参 15g，麦门冬 9g，五味子 12g，桂枝 9g，茯苓 30g，生地 15g，炙百合 15g，枣仁 30g，阿胶 1g（烊化），火麻仁 9g，砂仁 30g，远志 10g，毛冬青 15g，炙甘草 30g，生龙骨 15g。

上方加减变化，共服 60 余剂，心律复常，体力恢复，能持简单家务。嘱其常服生脉口服液维持，随访 5 年未复发。

体会　本案为操劳过度致心脏受损，心气不足，鼓动无力，心失所养，故心悸频作，彻夜难眠；心气不足，心血瘀阻，故心前区疼痛；舌质红，苔黄腻乃痰热内蕴之象。痰热交阻，结于清旷之区，使胸阳不展，气机不畅，心脉瘀阻，则可加重心痛，且呈闷痛之势。其病机的关键是心气不足、痰热内蕴、胸阳不展，故属虚实夹杂之证。

生脉散具有益气生津、敛阴止汗之功，人参大补元气、固脱生津而安神；元气振奋则心肺之气充旺，腠理固而气津不外泄，故短气乏力自除，故李东垣云："人参能补肺之气，肺气旺则四脏之气皆旺，肺主气故也。"麦门冬甘寒，有养阴润肺、清心除烦、益胃生津的作用，伍人参则大生气津。五味子酸温，入肺肾两经，能敛肺生津而聚耗散之气。五味子伍麦门冬酸甘化生阴液，两药辅人参则两救气阴，三药相合，一补、一清、一敛，而具益生养阴、生津止渴、敛阴止汗之功，使气复津回，气阴充于脉道，其脉可生可复。

炙甘草汤具有益气养血，滋阴复脉的作用。主要用于因劳役过度或久病之后，气血亏损，形体失于温养而见的心悸气短、虚烦失眠等症，心主血脉，气为血帅，心气不足以鼓血脉，加之血虚，血脉无以充盈，则脉气亦不相接续，无阳以宣其气，无阴以养其心，故脉来结代，或微细无力。如成无已曰："脉之动而中止，能自还者，名曰结，不能自还者，各曰代，由血气虚衰不能相续也。"该方既为"无阳以宣其气，无阴以养其心"而设，故以炙甘草甘温补中益气、缓急养心为主，可以"通经脉利血气"（《名医别录》）。人参入脾肺大补元气，主补五脏，安精神止惊悸。生地、麦门冬、阿胶、火麻仁四药合用有较强的滋阴润燥生血作用，与参草共成益心气生心血，而有润燥之功。佐以桂枝温通经脉，入心助阳，以宣其气，仲景每于心动悸之证合用甘草以辛甘化阳，通心脉而和血气，以振心阳。人参得桂枝之温通，则益气通脉。阿胶、生地、麦门冬，味厚滋腻，味厚则达下焦，得甘草之缓则下之不速，得清酒猛捷之力而向上，到桂枝之温通则可达内外。如此，内外调和，滋而不腻，温而不燥，血脉可复续。仲景原方用法，以清酒七升，水八升，煮取三升，寓意文火久煎，使药力尽出而气不峻，从容调补气血，使其流通来复，则脉始复常而悸可宁矣。

由于本案为虚实夹杂之征，故治宜标本兼顾，在生脉散合炙甘草汤的基础上，加全瓜蒌、桔梗、枳实以清热化痰，同时具有宣通胸阳的目的，待腻苔渐化，湿热得清之后，去以上三味药物。恐红参过于温燥，故易红参为西洋参。

据现代研究极道，用生脉散制成的生脉注射液对犬急性失血性休克有明显的升压作用，对正常血压无明显影响；能够增强麻醉家兔在位兔心的收缩；当休克时给予生脉注射液后，动物趋于安静。

煎药的方法至关重要，炙甘草汤的煎法，仲景在其论中已明示："以清酒七升，水八升……取三升……。"今以水煎而舍清酒，似不妥，水酒同煎，十五升而取三升，明是文火久煎之意，候其药力尽出。故用水酒同煎是治疗该病的关键，因酒是一种较好的溶媒，在一定的温度下，使诸药中有效成分尽可能溶解出来，至取三升时，清酒已挥发将尽。可见酒并非对人体起直接作用，而是对药物起一个溶媒作用。正如柯韵伯所说："地黄麦门冬得酒良。"

2. 心房颤动临床治验　心房颤动在老年人中非常多见，既可以作为心脏病的一种临床表现出现，反映心脏病的病程发展到一定的程度，也可单独出现，成为唯一的心脏异常，其重要性远较中年人为高。由于老年人对心房颤动的复杂性、多样性不了解，对心房颤动不重视或忽视，有的因心房颤动而卧床不起，从而背上精神包袱，加重病情，甚至诱发猝死。所以在药物治疗的同时，应注意进行心理调适，这样才能对改善症状、提高疗效、改善预后有重要意义。唐祖宣多年来在治疗老年性心房颤动方面颇有心得，收效颇丰，救治众多生命于一刻。现举临床治验。

夏某，男，76岁，1992年10月8日诊治。

患者有"肺源性心脏病"20余年，每因劳累或天气骤变而诱发气喘、胸闷、心悸、气短等症。两年以来上症加重，查心电图示：心房颤动（频率在350~600次/分），时常口服消炎、解痉、平喘、控制心房颤动诸药而得以维持。一周以前因天气骤变，气温下降而致症情加重，遂由家属陪同入住我院急诊科，经用强心、利尿、消炎、平喘、吸氧等法治疗仅获一时之效，遂于今日上午邀唐祖宣前去会诊。

现症见：喘促气短，呼吸困难，呼多吸少心悸胸闷，不得平卧，动则尤甚，唇舌发绀，自汗出，纳呆脘闷，小便量少，双下肢水肿，四肢厥冷，烦躁不安，舌苔白厚，脉沉结代。胸部X线片示：双肺透亮度增高，双肺门纹理粗乱，心影向右移位；心电图示：窦性心律不齐，心室率约120次/分，心房颤动450次/分，心脏侧壁供血不足。诊断为：肺源性心脏病并心力衰竭；快速心房颤动。经辨证为心肾阳衰、上凌于肺所致，在西医常规的治疗下，治宜温阳利水、补肾纳气。方用真武汤加减：茯苓30g，焦术15g，白芍9g，炮附片12g（先煎），干姜12g，生姜30g，苦参30g，甘松15g，菟丝子30g，淫羊藿12g，炙甘草10g。水煎频服，另服人参蛤蚧散10g（红参、蛤蚧等份为末），日3次。

二诊（1992年10月9日）　气喘、呼吸困难好转，小便量增，双下肢水肿渐消，饮食稍增，仍自汗出，余症稳定，方药投症固守原方加五味子15g、煅牡蛎30g以加强敛阴止汗之效。

三诊（1992年10月11日）　呼吸平稳，气喘渐平，已能平卧，饮食大增，双下肢水肿消，二便正常，药投病机，效不更法。

上方加减共服20余剂，心室率及心房率恢复正常，心肌供血不足消失，已能下床从事简单家务劳动。嘱其常服人参蛤蚧散以巩固疗效，随访2年心房颤动未复发。

体会　心房颤动是老年人常见的心脏疾病，临床上以虚证多见，因虚致实，标本并见，故治疗以治本为主。本案患者以气喘、呼吸困难、心悸胸闷、双下肢水肿等为主证，故在治疗时应综观脏腑之间的相互影响，以达到脏腑气血阴阳之间的平衡谐调。正如赵羽皇在《名医方论》中所谓："人之一身阴阳是也，上焦属阳而主心肺，下焦属阴而主肝肾；肝藏阴血，肾兼水火，真武一方为北方行水而设，用三白者，以其燥能制水，淡能伐肾邪而利水，酸能泄肝木以疏水故也，附子辛温大热，必用为佐者，何居盖水之所制者脾，水之所行者肾也，肾为胃关，聚水而从其类，倘肾中无阳，则脾之枢机虽运，而肾之关门不开，水虽欲行，孰为之主，故脾家得附子，败坎阳鼓动而水有所摄矣，更得芍药之酸，以收肝而敛阴气，阴平阳秘矣，若生姜者并用以散四肢之水气而和胃也，盖五苓散行有余之水，真武行不足之水，两者天渊，总之脾肾双虚，阴水无制而泛滥妄行者，非大补坎中之阳，大建中宫之气，即曰用车前木通以利之，岂能效也。"

唐祖宣依据《名医方论》之意，大胆使用生姜、干姜，且重用生姜，中焦脾阳得复，上下枢纽贯通，则心肾交通。方中更用淫羊藿、菟丝子以助补肾纳气，人参蛤蚧散纳气归元之功尤强，特别值得指出的是，甘松、苦参有纠正心房颤动的作用（已被现代药理研究所证实）。诸方药合用，上、中、下三焦并治，阳回气复，故其喘悸、胸闷、水肿等症自然恢复。由此可见，辨证是治疗本症的关键，合理的遣方用药是加快疾病好转乃至痊愈的目的。通过本案病例的治疗，可以看出中医与西医治疗心房颤动的共同之处，即强心利尿作用。因为附子有强心作用，类似于西药的洋地黄类药物的作用，茯苓有利水除湿健脾作用，与利尿类相通，可供参考。

第五节　慢性肺源性心脏病

一、定　义

慢性肺源性心脏病（简称肺心病）是指肺组织、肺动脉血管或胸廓的慢性病变引起的肺组织结构和功能异常，使肺血管阻力增加，致肺动脉压力增高，终使右心扩张、肥厚和右心衰竭。慢性肺源性心脏病是常见疾病，患病率为 0.41% ~ 0.47%，在老年人中其发病率为 1.6%。气候寒冷的东北和潮湿的西南地区占住院心脏病的 38.5% ~ 46%，居首位。福建山区肺心病显著多于沿海，农村多于城市，吸烟者是不吸烟者的 5.4 倍，并随年龄增高而增加。

祖国医学无"慢性肺源性心脏病"这一病名，由于该病多系咳喘等肺系疾病，迁延不愈，渐至肺、脾、肾、心受损，出现咳喘、心悸、水肿、腹胀、唇青舌紫等症，属于中医"咳喘"、"肺胀"、"心悸"、"痰饮"、"水肿"等范畴。

二、唐祖宣诊治经验

（一）病因病机

1. 西医认识　引起肺心病的原因主要有以下三类：①肺、支气管疾病，如慢性支气管炎、支气管哮喘、肺结核、矽肺（硅沉着病）、支气管扩张、肺脓肿、先天性肺囊肿等病所并发的肺气肿、肺纤维化。其中以慢性支气管炎并发阻塞性肺气肿最为常见，我国约占发病人数的 80% ~ 90%。②胸廓运动障碍性疾病，如风湿性脊柱炎、广泛胸膜粘连、胸廓及脊柱畸形等。③肺血管疾病，甚少见，如原因未明的原发性肺动脉高压，广泛或反复发生的肺小动脉栓塞和肺小动脉炎等。

慢性支气管炎、阻塞性肺气肿和慢性肺源性心脏病是病理演变的三个基本阶段，长期的慢性支气管炎过程中，支气管黏膜炎性变、增厚、黏膜增生、分泌亢进；细支气管平滑肌肥厚、管腔狭窄而不规则，管壁痉挛，软骨破坏或完全阻塞，使排气管阻塞，肺泡内残气量增多，压力增高，形成肺气肿。炎症反复发作波及支气管动脉及附近肺动脉分支，出现肺血管病变，渐致右心室肥大、心室壁增厚、心腔扩张、心脏负荷增重，产生右心衰竭。

2. 中医认识 老年肺心病的发生有内外两个方面的原因，其内因主要是脏腑功能失调，其外因主要是外感时邪，尤其是肺、脾、肾三脏的功能失调，是肺心病发展加重的重要因素。一般来讲，该病的主要病变部位是肺，但与脾、肾的关系密切，进一步可影响到心，甚至肝，同时与痰饮、气血、阴阳又无不相关。归纳起来，其病因病机主要如下。

（1）外邪袭肺：该病之初，多因年老体弱，反复经受外邪袭肺，肺失宣肃而产生咳嗽；咳久伤肺，肺虚而更易为外邪所侵，如此咳喘、咯痰缠绵日久不愈，形成"咳喘"、"痰饮"、"支饮"、"伏饮"等症。若外邪引动内伏痰饮或痰饮郁久化热时则可产生"痰热壅肺"等症。外邪之所以易于袭肺，又与正虚有关。如平素饮食起居失调、劳逸失度、精神刺激、久病外感等，均可造成脏气失和，营卫失调，机体抗病能力低下。

（2）肺病日久，伤及脾肾：肺虚不复，日久累及脾肾。脾虚则水湿内停，酿湿生痰，甚则上壅犯肺而见咳喘咯痰，甚至水湿溢于肌肤而见水肿；脾虚湿困还可出现呕恶纳差，脘胀便溏等症。肾虚不能纳气归根则喘促气短，动则更甚；肾又主水，肾虚不能制水，气化失司，又可形成水肿、痰饮等症。

（3）肺病及心：心主血脉，肺主气，气为血帅，血随气行。气虚不能推动血液运行，血脉瘀阻而累及于心，出现发绀、颈脉动、胁痛胀满等瘀血症。甚至因气虚不摄血或瘀血阻络或火炎迫血，引起血不归经，形成各种出血；心气不足则心悸怔忡、健忘失眠；心阳虚则可形成"阳虚喘肿"而见胸闷气短、心悸、浮肿、尿少等症。

（4）痰蒙心窍，肝风内动：病深痰盛，蒙蔽心窍时可引起神昏谵语，烦躁不安。尤其在外邪引起痰热，痰火交炽时，可出现嗜睡、躁动、精神失常、喉中痰鸣等痰热蒙蔽心窍的症状；病久肾虚，水不涵木，阴虚阳亢时可出现头痛头昏、面红耳赤、手抖肢麻、血压升高、烦躁等肝阳上亢、肝风上扰的症状。特别是外邪引起内火，痰热壅塞，热极生风，肝风内动时，可出现惊厥、抽搐。

（5）阴阳欲脱：当病久正气衰竭，外邪侵袭引起痰涎壅盛而致肺气闭塞，或热毒炽盛而致气阴两伤，或大出血而致气血衰败时皆可出现阴阳欲脱之候，如心悸气促、大汗淋漓、脉微欲绝等症。

总之，从脏腑病变而言，该病的主要病变在肺，但病久则累及脾肾，进而影响到心，甚至于肝；从气血阴阳而言，早期以气虚、阳虚为多，后期多出现气阴两虚，甚至血瘀、出血、阴阳欲脱；从标本虚实而言，以脏气虚衰为其本，而痰饮、水湿、血瘀、外邪等为其标。该病虽属本虚标实，但临床往往虚实夹杂，标本同病，所以该病的临床表现错综复杂，变化多端，而决定肺心病发展、演变及其临床表现的最重要因素是本虚、痰饮、血瘀和外邪。

（二）诊断与鉴别诊断

1. 诊断

（1）典型的临床表现为胸部膨满，胀闷如塞，咳喘上气，痰多及烦躁、心悸等，有喘、咳、痰、肿四大主症的病史。

（2）病程缠绵，时轻时重，日久可见面色晦暗，唇甲发绀，脘腹胀满，肢体浮肿，甚或喘脱等危重症候。病重可并发神昏、动风或出血等症。

（3）有长期慢性咳嗽气喘病史及反复发作史，一般10～20年形成。

（4）常因感受外邪而诱发，其中以寒邪为主；过劳、暴怒、炎热也可诱发该病。

（5）体检可见桶状胸，闻及肺部哮鸣音或痰浊音及湿啰音，且心音遥远，胸部叩诊为过清音。

（6）X线、心电图、超声心动图检查及血气分析有助于该病诊断。

（7）可参照1977年全国第二次肺心病专业会议修订的标准。

2. 鉴别诊断

（1）与冠心病的鉴别：本病和冠心病都见于老年患者，且均可发生心脏扩大、心律失常和心力衰竭，少数患者心电图上Ⅰ、QVL或胸导联出现QS波，类似陈旧性心肌梗死。但肺心病无典型心绞痛或心肌梗死的表现。且有慢性支气管炎、哮喘、肺气肿等病史和临床表现，心电图中ST－T波改变多不明显，且类似陈旧性心肌梗死的图形多发生于肺心病的急性发作期和明显右心衰竭时，随着病情的好转，这些图形可很快消失。肺心病如出现电轴左偏假象（SⅠ、SⅡ、SⅢ）时要和冠心病的左束支前分支阻滞的真正电轴明显左偏相区别。但最近发现此两病常同时存在，如心浊音界向左或左下扩大而能排除高血压，$A_2>P_2$，同时有心尖区Ⅱ级以上收缩期杂音，主动脉弓有迂曲延长和钙化时，诊断需慎重，常提示合并冠心病。

（2）与风湿性心脏病的鉴别：肺心病患者在三尖瓣区可闻及Ⅱ～Ⅲ级吹风样收缩期杂音，有时可传到心尖部；有肺动脉瓣关闭不全的吹风样舒张期杂音；加上右心室肥大、肺动脉高压等表现，易与风湿性心瓣膜病相混淆。一般通过详细询问病史、有肺气肿和右心肥大的体征，结合X线、心电图、心向量图、超声心动图等表现，动脉血氧饱和度显著降低，二氧化碳分压高于正常等，可鉴别。

（3）与心肌病的鉴别：肺心病心脏扩大，伴右心衰竭时，与充血型心肌病相似。但后者多为全心增大，无明显的慢性呼吸道感染史及显著的肺气肿征。X线及心电图检查无肺心病的特征性改变可助鉴别。动脉血气分析也有较大鉴别价值，心肌病者动脉血氧饱和度（SaO_2）一般均>90%。

（4）与其他昏迷状态的鉴别：本病有肺性脑病昏迷时尚需与肝性昏迷、尿毒症昏迷和少数脑部占位病变或脑血管意外的昏迷相鉴别。这类昏迷一般都有其原发病的临床特点。

此外，发绀明显而有胸廓畸形者，还需与各种紫绀型先天性心脏病相鉴别，后者多有特征性杂音，杵状指明显而无肺气肿，鉴别一般无困难。

（三）辨证论治

1. 辨证要点

（1）辨病位：早期病位在肺，与脾肾心肝有关。发展过程是由肺及脾至肾逐渐加重，最后累及于心。

（2）辨虚实：此病是本虚标实之候，因此辨证上要辨其夹有水饮、痰浊、气滞、瘀血等实邪，要在扶正的基础上祛邪，方不致伤正。夹有水饮者，水气上逆可见心下悸，气逆，面浮；夹有痰浊者，痰浊凝滞可见黏痰，痰浊壅塞，不易咯出；夹有气滞者，气逆胸中，膨膨胀满更甚；夹有瘀血者，面色晦暗，唇舌发青，手足青黑。

（3）辨标本：此病兼感外邪，以致症状加重，当急则治其标，解表宣散，逐饮化痰，利气降逆，调气行血，辨其何者为主，分别施治。一俟标证缓解，仍当缓图治本。如果标急本虚均较明显，亦可标本同治。

2. 论治原则

（1）宣散：兼有外感者，急则治标，当宣散以祛邪。

（2）化饮：脾肾阳虚，水饮内蓄，水气上逆，宜温化水饮。如兼感外寒者，可以外散表寒，内逐水饮。

（3）清热：风寒化热，或痰热内盛，症见烦躁口渴，面赤尿黄，宜肃肺清热。

（4）化痰：痰壅气急，痰塞难出，甚则痰迷心窍者，应化痰为治。如属痰热壅肺，宜清肺化痰；如属寒湿阻滞，则宜温化痰湿。

（5）益气：肺肾气虚，或有脾虚，症见乏力气短，语声低怯，动则气喘，当以益气为治；气虚并见血瘀，则宜益气活血。

（6）养阴：用于肺肾阴虚，咳嗽痰少，不易咯出，或阴虚内热，症见烦躁口渴，手足心热，舌红无苔等。

（7）温阳：用于脾肾阳虚，冷汗自出，四肢不温，畏寒神怯，小便清长或失禁者。若因阳虚而水饮上逆，则可温阳与化痰同时应用。水饮不化，亦可单纯温阳。

（8）纳气：肾不纳气而见呼多吸少，动则气喘，宜益肾纳气。如肾阳不足者，可以养阴合纳气同用。

（9）敛肺：就是能使肺胀复敛之意，凡咳喘气促，动则更甚，久久不已者，在稳定期以此法持续服用，可以使病情逐渐减轻，巩固疗效，防止复发。

（10）开闭：用于痰壅气塞，痰迷心窍而神志不清。寒痰闭阻宜温阳开闭，或益气开闭；热痰阻闭宜清热开闭。

（11）固脱：用于脱证，胸高气促，额汗如油，四肢厥逆等症。以回阳固脱为治。

（四）临证经验

1. 半夏厚朴汤临床治验　半夏厚朴汤出自《金匮要略·妇人杂病脉证并治第二十二》，论中曰："妇人咽中如有炙脔，半夏厚朴汤主之。"方中由制半夏、厚朴、茯苓、生姜、苏叶5味药物组成。其功效为行气解郁，降逆化痰。唐祖宣在临证中对气滞痰凝、肝气上逆而致的咳喘运用此方加减，收效颇丰，现举临床治验。

> 吕某，男，65岁，1981年12月10日诊治。
>
> 患者有咳嗽病史20年，每遇气候寒凉而病情加重，5年前曾在某地级医院确诊为"肺源性心脏病"，时常间断口服消炎、解痉、平喘、利尿、强心及中药制剂，症状时轻时重，至今未愈。一周前因情绪激动加之偶遇风寒，致使咳喘加重，复服原药无效，烦闷欲死，遂求治于唐祖宣。
>
> 现症见：咳嗽气喘，阵发性加剧，不得平卧，咳吐清稀痰涎，心悸气急，胸脘痞闷，食欲不振，舌质淡苔白腻，脉弦滑。胸部X线片提示：双肺纹理粗乱，透亮度增强，右心室肥厚；心电图示：肺型P波，窦性心动过速（心率102次/分）。诊断为肺心病合并心功能不全。
>
> 此患者虽咳喘病较长，但从本次发病的诱因及目前症状来看，属于痰湿郁结、肝逆乘肺、扰及于心。因此，宜急则治标，用行气降逆、化痰止咳、肃肺平喘为法，方用半夏厚朴汤加减：半夏、厚朴、郁金各12g，茯苓30g，杏仁、川贝母、陈皮、葶苈子各10g，紫苏叶、甘草各6g。
>
> 服上方2剂后咳喘气急大减轻，患者与唐祖宣谈笑自如，语言清晰，与初诊相比，简直判若两人。继服上方15剂，咳喘气急、胸脘痞闷诸症基本消失，其症状均明显减轻，但仍有心悸气短，复查心电图及胸部X线片均较以前明显改善。依据急则治标、缓则治本及脏腑相生关系，目前宜缓而图之，用培土生金之法而调之。后用香砂六君子汤加减调理一个月有余而临床治愈。

体会 半夏厚朴原治"妇人咽中如炙脔"者，临床中运用此方，其实际功效远不限于此，凡痰湿郁结，气机痹阻，胃失和降所致之咳喘、胃脘痛、胸脘痞闷、呕吐、腹痛、小便不利等症，均可参考上方加减治疗。这里充分体现了中医辨证的奥妙之处。

关于该方的发展，这里有必要作简要的概述，为人们以后遇到类似问题开阔视野。半夏厚朴汤在《三因方》中名曰大七气汤；《易简方》名四七汤。自仲景以后，后世医家多谨守气郁痰滞的病机而用于不同的病证。如《三因子》大七气汤以治"心腹胀满，傍冲两胁，上塞咽喉如有炙脔，吐咽不下"。《易简方》四七汤治"喜怒恐悲惊之气，结成痰涎，状如破絮，或如梅核，在咽喉之间，咯不出，咽不下；或中脘痞满，气不舒快；或痰涎，状如破絮，或呕吐恶心"。并谓"妇人恶阻，尤宜服之"。《医方口诀集》治"诸气不调而作痛，或手足疼痛……或腹膈掣痛不可忍……或小便短涩如淋者"。由此可见，辨证是治疗的关键。近代诸医家用于现代医学所谓的癔病、胃肠神经症、食管痉挛、慢性咽炎、气管炎、肺气肿等，只要是气滞痰凝者，均可应用该方治疗。

2. 己椒苈黄丸临床治验 己椒苈黄丸由防己、椒目、葶苈子、大黄4味药物组成。方中防己行水泻热，椒目燥湿降逆，葶苈子化痰平喘，大黄泻热破积；四味相伍，组成肃肺荡饮、通腑坠痰之剂。唐祖宣常用此方加味治疗肺心病之属于脾肾阳虚、痰湿壅盛者，每用之常收奇效，救众多患者于顷刻之间。现举临床治验。

> 高某，男，75岁，1984年2月6日诊治。
>
> 患者有肺源性心脏病20余年，长年咳喘，心悸，每因劳累或气候变迁而加重。两周以前因气候乍寒而致咳喘加重，周身浮肿，喘息难以平卧，因三度心力衰竭而入院治疗，经用西医常规治疗效果不显，遂邀唐祖宣前去会诊。
>
> 症见：面色黧黑，周身浮肿，腹满而喘，心悸，不得平卧，唇口发绀，痰涎壅盛，四肢厥冷，二便不利，舌质紫苔薄黄，脉细促，脉搏110次/分，血压95/50mmHg。此属于久病正虚，腑气不通，大虚之中有羸状，治宜肃肺降浊，兼以益气温阳。方用：防己、炮附片各15g，椒目、葶苈子、大黄各5g，干姜、红参各15g，茯苓30g，嘱其浓煎频服，同时配合西医常规。
>
> 服药3剂后，便出脓样黏秽粪，小便通利，下肢转温，心悸喘促减轻。服10剂后肿消，能下床活动。服24剂后，上症基本消失，能做轻体力劳动。

体会 喘证及肺胀患者多属慢性疾病，是正虚邪实、虚实夹杂的证候。临证时必须把握脏腑虚损情况及痰饮、气滞、血瘀等邪实状况，灵活运用中医辨证施治原则，正确合理遣方用药。具体本案患者，正虚为肺脾两虚，邪实为痰饮、气滞，故治疗宜攻补兼施，祛邪扶正并用。仲景曰："病痰饮者，当以温药和之。"盖痰饮为病，多于中焦虚寒，脾不健运，胶固难解所致。然饮邪郁久亦能化热，饮盛邪实，邪无出路，此时必以苦寒之品前后分消，通利二便，后用温药和之，方易于取效。

方中己椒苈黄丸为肃肺荡饮、通腑坠痰之峻剂，仲景以治疗腹满、肠间有水气等症，以苦寒之剂逐饮通腑，能使饮从小便出，邪从大便而下，能逐上焦之饮，又泻中焦之热，兼利下焦之湿。这与中医肺与大肠相表里及现代医学利尿降低心脏负荷的原则不谋而合。方中更加茯苓、干姜、红参，温中益气利湿，与己椒苈黄丸相互协同，邪祛正复，其病自安。

二便不通是此类患者的辨证要点，因大病久病之后多有正虚邪实，呈现虚不受补、实不受攻之体。妄用攻伐，易伤正气；滥用滋补，易助邪为患。如临床中兼有阳虚之证者可酌加参附，或合四逆加人参汤，使补而不腻，温而不燥，攻不伤正，利不耗阴，每收卓效。

仲景方中4味药药量相等，唐祖宣在实践中体会到，饮在上焦者以葶苈子为君，邪郁中焦者，以大黄、椒目为君，邪结于下焦者，重用防己通其滞塞。改丸为汤，频频服之，其效更速。在临床中有少部患者服药后有反胃、呕吐症状，减防己用量，酌加半夏、黄连，其反胃呕吐自止。

3. 在小青龙汤中用麻黄干姜的经验 小青龙汤源于《伤寒论·辨太阳病脉证并治》，其论中曰："伤寒表不解，心下有水气，干呕，发热而喘，或渴，或利，或噎，或小便不利，少腹满，或喘者，小青龙汤主之"，又"伤寒，心下有心气，咳而微喘，发热不渴，服汤已渴者，此寒去欲解也，小青龙汤主之"。此方为解表散寒、温肺化饮之剂，方中麻黄为发汗峻品，干姜为辛燥之药。故有"麻黄辛温专宜冬"，"麻黄用量不过线"之说；干姜有温燥伤阴之弊，多畏其峻猛而以它药代之，实失仲景之意。麻黄有宣肺解表、平喘利水之功，干姜有回阳温中、温肺化饮之效，二药相伍，外解风寒，内散水饮，与细辛相伍，温化寒饮，通调水道，和桂枝合用，可上可下，通阳化气，同五味子、白芍同剂，酸甘化阴，制其辛燥。若弃之不用，殊为可惜，用量过小，则杯水车薪，药不胜病。唐祖宣常用此方治疗肺心病属于邪实而致的气喘、痰饮等病，必重用麻黄干姜，每收奇效。现举临床治验。

> 病案1：邹某，男，69岁，1977年11月2日诊治。
>
> 患咳嗽气喘已十年有余，每感寒而发，近三年以来随着年龄的增高，气喘逐渐加重，曾在某省级医院确诊为"肺心病"。今年入冬以后即卧床不起，多次服药不效，近一周来症情加重，症见气喘胸闷，喉中痰鸣，漉漉有声，咳逆喘促，不能平卧，张口抬肩，脘闷纳呆，唇舌发绀，舌苔白滑，脉滑数。查体温38.6℃、脉搏110次/分、呼吸42次/分、血压140/80mmHg。体检发现：双肺布满湿啰音及哮鸣音，心音遥远，双下肢轻度水肿。胸部X线片示：双肺纹理粗乱，透亮增高；心影扩大，心电图提示：窦性心动过速，肺型P波。经诊断为肺源性心脏病并心功能不全。
>
> 在西医常规治疗下，中医辨证属水寒射肺、脾土不运所致，治宜温肺化饮、温中健脾。唐祖宣观前医所处之方，亦为小青龙汤加减，但细审方中麻黄改为苏叶；干姜易为生姜，畏其峻猛矣。故仍处原方，麻黄、细辛各9g，干姜、五味子、桂枝、白芍、半夏各15g，甘草6g。患者家人观后疑问："其方与前医之方药仅差二味，可否建功？"唐祖宣答曰："麻黄能散在表之寒邪；干姜可温在里之水饮，今若弃之，焉能建功！"所处之方服3剂，气喘诸症减轻，仍遵原方加减共服10剂，呼吸平稳，纳谷正常，二便调，复查心电图及胸部X线片均较初诊时明显改善，临床治愈。
>
> 病案2：夏某，男60岁，1980年12月8日诊治。
>
> 自幼患哮喘，频繁发作，每遇气候寒凉而诱发，入冬增剧。近10年以来，气喘明显加重，不得平卧，遂求治于唐祖宣。现症见：咳喘气急，不能平卧，入夜加剧，咯痰量多色白，心慌胸闷，恶寒发热，头痛无汗，面目虚浮，纳呆，泛酸吐水，舌质暗，苔白滑，脉弦紧。诊断为肺心病，在西医常规治疗下，中医辨证为风寒束肺，水饮射肺而起。故治宜解表温中，宣肺化饮。药用：麻黄、干姜各4.5g，甘草3g，桂枝、半夏、五味子各12g，细辛、白芍各9g。水煎服每日1剂。
>
> 服上方2剂后，咳喘稍减，仍面目虚浮，余症同前。唐祖宣仔细观前所处之方，方药投症，药中病机，何而无效？此乃"麻黄、干姜用量过少，药不能病也"。遂改麻黄、干姜各为15g，余药同前，3剂而临床治愈。

体会 肺心病患者的治疗，谨从"急则治标"、"缓则治本"、"标本兼治"的治疗原则，以上两个案例充分说明此点。在临证时必须把握"邪去正安"的观点，特别是对于肺心病患者来说，当务之急是恢复其心肺功能，即通过宣肺、解表、温中、化饮等法，使肺脾肾功能协调统一，故其病自然转愈。

从以上两个病案来分析小青龙汤的临床用法，可以看出，麻黄干姜相伍，温肺化饮，化气利水，使水饮从下而出；细辛一味更有奥妙，协麻黄发汗解表，宣肺平喘而利尿，助干姜内以温化水饮，外以辛散风寒，交通内外，开中有合，散中有敛；白芍、甘草酸甘化阴，则无过汗亡阳之忧。因此，应用该方对外有表邪或无表邪，内有水饮，喘促咳逆，倚息不得卧，水寒射肺之症，只要辨证确切，每收卓效。

临证时必须注意肺脾的母子关系（即相生关系），因肺为贮痰之品，脾为生痰之源，肺主肃降，脾主运化。若脾土受邪，土不制水，寒水射肺，诸病乃作。盖麻黄为宣肺解表平喘峻药，干姜为温中散寒佳品，一入肺，一入脾，更有它药相助，外可宣散风寒，内可温化水饮。唐祖宣在临床上对此两味药物的体会尤为深刻，即"麻黄、干姜乃本方主药，温中解表，宣肺平喘，止咳化饮，靠二味药建功，但需大剂运用，方可收效。干姜虽燥而属无毒之品，常食辛辣调味，有益无害，今属此药之证治焉有不用之理"，"麻黄量小有解表发汗之力，量大有宣肺平喘之功"。验于临床，实为经验之谈。唐祖宣曾治一气喘患者，麻黄用9g，汗出而喘不愈，加至24g，喘热均愈。

要得提高疗效，尚需注意药物的煎服法。仲景在其论中曰：先煎一两沸，去上沫，内诸药。盖麻黄之性多在沫上，沫去其效亦减矣，临床中麻黄量大宜先煎，量少宜后下为宜。

4. 麻子仁丸在肺心病治疗中的运用　麻子仁丸出自《伤寒论·辩阳明病脉证并治》，论中曰："趺阳脉浮而涩，浮则胃气强，涩则小便数；浮涩相搏，大便则鞭，其脾为约，麻子仁丸主之。"依据麻子仁丸具有润肠通便的作用，以及肺与大肠相表里的关系，对老年性肺心病患者应用该方治疗每收捷效。盖老年人津液不足，肠道干涸，易诱发便秘，浊气上逆，反过来影响肺之肃降功能所致。现举临床治验。

曹某，男，72岁，1984年4月20诊治。

患肺心病已十余年，常感胸闷，咳喘气短，常服止咳平喘西药及益气温阳之中药制剂。病情时轻时重，近3个月来，由于活动量小加之食粗纤维食物较少，大便秘结，10余日一次，咳喘加剧，入夜难眠，用止咳化痰药多剂罔效，服可待因仅能维持片刻。现症见：喘咳痰少，胸胁痞闷，气短头晕，咽干口燥，大便秘结，形体消瘦，面色潮红，舌红少津，苔薄黄，脉细数。经辨证为阴液耗伤，宣降失职，虚热内停，大肠失于濡养而致的大便闭瞀，邪无出路，壅遏于上，浊气上逆引起的喘咳之症。故治宜宣肺养阴，润肠通便。方用：杏仁、麦冬、厚朴、枳实、白芍各15g，大黄12g（后下），蜂蜜60g（冲服），火麻仁30g。

服上方2剂，大便通畅，食量增加，复服5剂，咳喘渐平，继用它药调服，肺心病症状明显减轻。

体会　便秘是老年人常见的疾病之一，特别是肺心病患者。由于老年人活动减少，肌肉无力，排便无力或饮水不足，进食减少或食品过于精细，缺乏纤维，对结肠运动的刺激减低等因素，故可引起便秘。但是，便秘的结果是邪无出路，浊气上逆，影响肺之肃降功能，从而引起肺心病患者加重。由此可见，便秘能否作为肺心病的一个诱发因素，值得探讨。

通过本案患者的治疗，完全体现了肺与大肠相表里的关系。但是，老年肺心病患者之便秘，多以虚为主，故治疗时应辨明阴、阳、虚、实，酌情施治，切忌妄施攻下，图一时之快，损其津液，燥结越甚，其肺心病症状不但不减，反而会加重。通便之后，仍须多服补血生津之剂，助其真阴，固其根本，以免再结之患。

药物的用量及服法在治疗此类肺心病患者时尤为重要，唐祖宣的经验是杏仁用量在 10～15g，蜂蜜需用 30～60g 为宜，且冲服效更佳。此外，由于老年人胃肠功能本弱，易伤难复，因此在肺心病症状改善或恢复后，一般以食疗为主控制便秘，药疗为辅，采用综合措施是行之有效的方法。

第八章　呼吸系统疾病

第一节　老年急性上呼吸道感染

一、定　义

急性上呼吸道感染是病毒、细菌、支原体等病原体通过呼吸道感染的疾病。老年人人群中，全年均可发病，但以冬春季发病为多。老年人如患此病，常可引起严重的并发症，或加重原有的肺部疾患。

该病归属于中医学感冒的范畴，是因风邪侵袭人体而引起的疾病。临床上以头痛、鼻塞、流涕、喷嚏、恶寒、发热、脉浮等为主证。一般病程 3～7 天，在整个病程中很少传变。如病情较重，并在一个时期内广泛流行，证候多相类似者，称作时行感冒。

二、唐祖宣诊治经验

（一）病因病机

老年人呼吸系统防御功能低下，在受凉、过度劳累等情况下，人体的抵抗能力进一步下降，此时外来的病原体或存在于鼻咽部的微生物迅速繁殖，引起上呼吸道感染。引起该病的病原体主要为病毒（鼻病毒、呼吸道合胞病毒、副流感病毒等），细菌感染多在病毒感染基础上继发而成，偶有支原体引起该病。该病病理改变为上呼吸道黏膜充血、水肿，有浆液性分泌物及黏液性炎症渗出。合并有细菌感染时则因中性粒细胞浸润而有脓性分泌物。

中医认为感冒是由于风邪乘人体御邪能力不足时，侵袭肺卫皮毛所致。当气候突然变化，寒暖失常之时，风邪病毒最易侵袭人体。风虽为六淫之首，但在不同季节，往往夹四时不正之气入侵。春季之温，夏季之暑，秋季之燥，冬季之寒和梅雨时期之湿，固然是自然界正常的气候。但在四时之中，又有气候失常的情况。如春应温而反寒，夏应热而反冷，秋应凉而反热，冬应寒而反温，即所谓"非其时而有其气"，均能侵入人体而致感冒，甚至引起时行感冒。

风邪入侵的途径为肺系表卫，其病变部位也常局限于肺卫。故《杂病源流犀烛·感冒源流》指出："风邪乘人，不论何处感受，必内归于肺。"肺主呼吸，气道为出入升降的通路，喉为其系，开窍于鼻，外合皮毛，职司卫外，性属娇脏，不耐邪侵。若卫阳被遏，营卫失和，邪正相争，可出现恶寒、发热等表卫之证。外邪犯肺，则气道受阻，肺气失于宣肃，则见咳嗽、鼻塞等肺系之证。而时行感冒，因其感受时邪较重，故全身症状比较明显。

综上所述，感冒的病因以感受风邪为主，但常与人体正气强弱有密切关系。其病位主要在肺卫，一般以实证为多，但由于老年人自身多虚的特点，因此，多出现本虚标实之证。

（二）诊断与鉴别诊断

1. 诊断

（1）根据气候突然变化，伤风着凉的病史，以及时行感冒的流行。

（2）有典型的肺卫症状，即发热、恶寒、头痛、肢体酸痛等表卫症状；喉痒咳嗽、咽痛、鼻塞、喷嚏、流清涕等肺系症状。查体可见咽部黏膜充血、肿胀。

以上两点，可资诊断。

2. 鉴别诊断

（1）鼻渊：鼻渊与感冒，均可见鼻流清涕，伴有头痛等症。但鼻渊多流浊涕腥臭，感冒一般多流清涕，并无腥味；鼻渊一般无恶寒发热，感冒多见外感表证；鼻渊病程漫长，反复发作，不易根治，感冒一般病程短，治疗后症状可较快消失。

（2）风温：风温初起症状，颇与感冒相似，但风温病势急骤，寒战高热，热势较壮，汗出后不易迅速清退，咳嗽胸痛，头痛较剧，甚至可出现神志昏迷、惊厥、谵妄等证，如治疗不当，可产生严重的后果。而感冒一般发热不高，病势轻，不传变，病程短，预后良好。

（三）辨证论治

1. 辨证要点

（1）辨风寒风热：寒热性质不同，治法迥异，所以首先要辨清偏于风寒还是偏于风热。一般来说，风寒感冒以怕冷重，发热轻，头痛身痛，鼻塞流清涕为特征；风热感冒以发热重，怕冷轻，头痛，口渴，鼻塞流涕黄稠，咽痛或红肿为特征。其中咽痛红肿与否常为风寒、风热辨证的主要依据。亦有初起属风寒感冒，数日后出现咽喉疼痛，流涕由清稀转为黄稠，此属寒邪郁而化热，可参照风热论治。

（2）辨不同兼夹：感冒多见兼夹之证，必须详细辨认。夹湿者多见于梅雨季节，以身热不扬，头胀如裹，骨节疼重，胸闷，口淡或甜等为特征；夹暑者多见于炎夏，以身热有汗，心烦口渴，小便短赤，舌苔黄腻等为特征；夹燥者多见于秋季，以身热头痛，鼻燥咽干，咳嗽无痰或少痰，口渴，舌红等为特征；夹食者多见于节日喜庆之后，以身热，胸脘胀闷，纳呆，恶心，腹泻，苔腻等为特征。在临床上，辨清不同兼夹之证，在解表宣肺的前提下，分别配以化湿、祛暑、清燥、消滞等治法，方能提高效果。

（3）辨偏虚偏实：感冒一般多属实证，但也不尽然。在辨证中，首先须辨表虚、表实。一般说，发热、汗出、恶风者属表虚；发热、无汗、恶寒、身痛者属表实。表虚者宜疏风以解表，不宜过辛散；表实者宜发汗以解表，汗出则身热自退。如老年人体虚，往往反复感冒，当以扶正祛邪为主，除根据感邪之不同而施用不同的解表法，必须时时顾护正气，随证调理之。

2. 对症治疗

上呼吸道感染确诊后，可用西药或中成药对症治疗。治疗感冒症状可用感冒通片、速效伤风胶囊、维C银翘片等类似的感冒药口服，咽喉痛明显者可用喉疾灵、喉痛灵、度米芬含片等口服。咳嗽较甚者加用溴己新、咳特灵片、复方甘草片等药物。感染象明显者加用抗生素，如头孢氨苄胶囊、头孢拉定胶囊等。对其他并发症状可做相应的对症处理。

（四）病案举例

人参败毒散临床治验。

人参败毒散（一名败毒散），源自《小儿药证直诀·卷下诸方》，败毒散治伤风、瘟疫、风湿、头目昏暗、四肢作痛、憎寒壮热、项强睛痛，或恶寒咳嗽，鼻塞声重。方用柴胡、前胡、川芎、枳壳、羌活、独活、茯苓、桔梗、人参、甘草组成。主治正气不足，外感风寒湿邪，症见憎寒壮热，无汗，头痛项强，肢体酸痛，胸膈满闷，鼻塞声重，咳嗽有痰，舌苔白腻，脉浮。老年人体质较弱，易患外感。唐祖宣在临证中每用此方益气解表、散风祛湿治疗老年上呼吸道感染，获效颇丰。现举临床治验如下。

高某，男，76岁，1985年12月15日诊治。

患者有慢性支气管炎30余年，每遇寒冷或气候变迁即发作，服用感冒清、咳必清、复方甘草片等药有所缓解，病情时轻时重。3日前因气温骤发，出现发热、咳嗽、气喘、四肢酸痛、鼻塞声重，汗出，纳呆，遂求治于唐祖宣。体温38.7℃；胸部X线示：双肺纹理粗乱；PE：双肺可闻及细湿啰音，尤以右肺底部为甚。诊断为：急性支气管炎。治宜益气解表，散风祛湿，化痰平喘。方用：柴胡15g、前胡18g、枳壳12g、羌活10g、桔梗15g、潞参15g、川芎12g、贝母15g、甘草10g、鱼腥草30g。

服上方2剂后，体温恢复至37.5℃，咳嗽气喘轻，咯痰量多，纳谷知香，守上方加苏子10g、白芥子10g、葶苈子15g，连服5剂，上症悉除。后每遇上症发作，服此方均获效。

体会 本方证是由于季节变换，外感风寒，湿邪形成。老年人素体较虚，邪客于肌表，表阳被遏，正邪相争，邪不外泄，故见发热；风寒束肺，肺气不宣，而鼻塞声重，咳嗽气喘有痰；风寒湿三邪犯于肌表，故肢体酸痛；湿困脾胃而纳呆；汗出乃气虚表现。纵观方中证治，虽一派实象，但考虑年老之人，实乃表虚而又感实邪之象。故用该方扶正解表。

方中扶正药有潞参、茯苓、甘草，即四君子汤去白术。潞参大补元气，为扶正的主要药物，但潞参在方中的作用，并非为了治人之虚。盖治则中有"急则治标，缓则治本"之旨，正气虚复感外邪，外证急时治当以祛邪外出为要务。潞参在方中也正是为了驱邪外出，正气虚之人有外邪客之，若单纯用表药汗之，药虽外行，而中气不足，轻则汗出不出，邪自不能去；重者，邪随元气之虚而入于里，以致发热无休，所以有人说："人参不但能止汗，而且能发汗，体虚表不固汗不止，用人参益气止汗；体虚外感，不能托邪外出者，用人参托邪外出而止汗。"但此发汗仍应配伍解表药，若单用参恐不能作汗矣。另一方面参可以生津以资汗源，不致汗之无汗。而且参寓解药中，使发中有补，真元不致耗散，又补中有发，使邪气不能留滞。此外正虚之人，外感愈后，极易复感，所以这里用参还能补人体的正气，抗御外邪，防止外邪复入。故参在本方中有四方面作用：一是补正气，以驱邪外出；二是资汗源，不致汗之无汗；三是散中有补，不致耗散真元；四是调补正气，防邪复入。

数药合用共奏益气解表、散风祛湿之效，但方中以何药为君药的问题，历来是有争论的。有人认为应以人参为主药，补正匡邪。有人认为应解散风寒湿邪为主，各有真理。目前大多数医家认为应该以羌活等祛邪药为该方的主药，因为该方的功效分析，毕竟是属于解表的方剂，故当以解表为主。但是参类在方中的作用是不可以低估的。

此外该方的主治与九味羌活汤均以解外感风寒湿为主，见症也有相似之处，用药也有二三味相同之处，且均用羌活散风寒湿邪，但是其配伍原则及主证病机迥然不同。二是方虽然主证均为外感风寒湿邪，而见发热恶寒、身痛等症状。但所不同的是九味羌活汤证是外感风寒湿而兼有内热，人参败毒散是外感风寒湿邪而兼有气虚，故前方于散风寒湿中配伍清里热的生地黄、黄芩，后方则于散风寒湿之中配伍补气的人参。

第二节 老年慢性支气管炎

一、定 义

慢性支气管炎是指气管、支气管黏膜及其周围组织的慢性非特异性炎症。临床上以咳嗽、咯痰为主要症状或伴有喘息，每年发病持续 3 个月，且连续两年以上，并能排除其他疾病引起者。该病是我国常见多发病之一，发病年龄多在 40 岁以上。随着年龄增长，发病率逐渐增加，50 岁以上患病率高达 15% 或更多，吸烟者明显高于不吸烟者，常于气候变冷时反复发作。初期症状轻浅而不易引起重视，待病情持续发展，并发展成为阻塞性肺气肿以至肺源性心脏病时，治疗效果往往不佳。因此，积极开展早期防治具有重要意义。

该病属于中医咳嗽、痰饮、喘证的范畴。由于肺、脾、肾不足，正气虚损，外邪缠绵，病情反复难愈。

二、唐祖宣诊治经验

（一）病因病机

1. 西医认识 慢性支气管炎的病因极为复杂，迄今为至尚有许多因素还不够明了。一般认为是由于机体内外多种因素相互作用的结果。

该病的致病原因主要有如下几个方面：①感染因素，某些病毒、细菌、霉菌可引起呼吸道感染，如流感病毒、腺病毒、流感杆菌、肺炎双球菌等；②过敏因素，许多抗原性物质如尘埃、尘螨、细菌、花粉及化学气体等均可成为过敏因素引发此病；③理化刺激，长期吸烟，刺激性烟雾、大气污染、粉尘、有害气体及气候寒冷等，均可损害呼吸道黏膜，使呼吸道的防御功能降低而引起慢性炎症。另外，老年人性腺及肾上腺皮质功能衰退，喉头反射减弱，呼吸防御功能退化，单核-吞噬细胞系统功能衰退，也可使慢性支气管炎发病增加。遗传因素是否与慢性支气管炎的发病有关，迄今尚未证实。

2. 中医认识 慢性支气管炎作为肺系疾病之一，究其成因不外外感、内伤二途。或由于外邪侵袭，肺卫受感，肺失宣降，因而发生咳嗽、咯痰或喘息；或由其他脏腑病变，传至肺脏而为病。张景岳说："咳证虽多，无非肺病。"陈修园也说："《内经》云五脏六腑皆令人咳，非独肺也。然肺为气之节，诸气上逆于肺则呛而咳，是咳嗽不止于肺，而亦不离于肺也。"（《医学三字经·咳嗽》）兹据历代有关论述结合临床实际情况对该病因、病机讨论如下。

（1）外邪侵袭：外邪主要是由于风、寒、暑、湿、燥、火六淫之邪犯肺所致。风、寒、暑、湿、燥、火六气皆能致咳，但是由于四时气候变化的不同，人体所感受的致病外邪亦有所区别，因而在临床上也就会出现风寒、风热及燥热等不同咳嗽。临床所见以风寒为多。又风为百病之长，所以在外感咳嗽诸证中，不论由于风寒、风热或燥热，多以风为先导，夹寒、热、燥等外邪入侵，伤于肺系而咳嗽、咯痰。其他如吸入烟尘秽浊之邪亦可犯肺致咳。

外邪侵袭致病的病机是：肺主气，为五脏之华盖，上连喉咙，开窍于鼻，司呼吸，为气机出入升降之通道。司清浊之宣运，外合皮毛，主一身之表。故外邪犯肺不外二途，一是从鼻窍直接吸入，由喉咙以至于肺；二是从皮毛入侵，因皮毛为肺之合，病邪从所合而至于肺。肺的主要功能是呼吸，肺气必须通畅，呼吸才能正常进行，外邪侵袭于肺，则肺气上逆，因而引起咳嗽。从另一方面来说，为了使呼吸之职得以正常进行，必然要改变肺气闭塞的现象，因此，咳嗽也是人体为了通畅肺气，排出病邪的表现，具有积极意义。所以临床与治疗外感咳嗽多采用"宣通肺气，疏散外邪"的方法，因势利导，而不可早用收涩之剂，以免闭门留寇。

（2）脏腑虚损：脏腑虚损引起的咳嗽、咯痰主要是由脾肾二脏。脾主运化，肺气有赖于脾所运化之水谷精微充养。老年人体虚，肺脾气虚，脾失健运，不能敷布水谷精微，酿湿生痰，上渍于肺，壅塞肺气，影响气机出入而致咳嗽、咯痰、喘促；长期咳嗽，人体正气不足，卫外不固，内外合邪，郁遏肺脏，使咳喘迁延难愈。久病常由脾肺而损及于肾，肾主纳气，肾之精气亏损，不能助肺吸气，就会出现气喘不能平卧、动则尤甚等肾不纳气之候。肺阴与肾阴又有相互资生、相互促进的关系，若肾阴下亏不能上滋肺金或虚火上炎，灼伤肺阴，又会出现干咳少痰、口干、心烦等症。

综上所述，本病发作期主要为外邪侵袭所致，病情反复迁延致肺脾肾三脏功能失调，病位主要在肺脾肾三脏。

（二）诊断与鉴别诊断

1. 诊断　排除心、肺其他疾患后，具有慢性和反复发作的咳嗽、咯痰，每年发病至少持续3个月，并连续两年或以上者，即可以诊断。

（1）临床症候：部分患者起病前有急性上呼吸道感染史，初起多在寒冷季节发病。咳嗽是该病主要症状，比一般感冒症状重，咳嗽时间长，一般须在天气温暖后咳嗽才消失，病程日久则发展为长年咳嗽，冬季较重；咯痰以晨起最明显，痰呈白色黏液泡沫状，黏稠不易咳出，如感染加重时，痰量增多，呈黄色脓性，偶可见痰中带血；喘息常在症状加剧或继发感染时出现，气急不能平卧，呈哮喘样发作，呼吸困难一般不明显，炎症控制后，喘息可好转；体征：该病早期多无阳性体征，有时在肺底部可听到干湿啰音。老年慢性支气管炎时，两肺底常可听到中小水泡音，可随痰量减少而减少，也可随体位而改变。喘息性支气管炎在咳嗽或深吸气后可听到哮鸣音，喘息发作时可听到广泛的哮鸣音，长期发作者可有肺气肿；X线检查：轻者可无异常，重者由于支气管壁增厚、周围炎症浸润和纤维化而有肺纹理增多、增粗，周围模糊。两侧支气管壁增厚，可呈轨道状阴影。在肺间质中可出现网状影。并发肺气肿时，可见两肺透亮度增加。

（2）临床分期：根据临床表现，将慢性支气管炎分为单纯型和喘息型。前者主要表现为反复咳嗽、咯痰；后者除咳嗽、咯痰外，伴有明显喘息，并经常出现哮鸣音，单纯型在急性发作期也可出现少量哮鸣音，不列为喘息型。

根据病程可分为3期：①急性发作期，指在1周内出现脓性或黏液脓性痰，痰量明显增加，可伴有发热等各种炎症表现；或1周内咳、痰、喘任何一项症状显著加剧；或重症患者病情明显加重。②慢性迁延期，指患者有不同程度的咳、痰、喘，经常波动，迁延不愈。③临床缓解期，指患者自然缓解或经治疗后症状基本消失，仅偶有轻微咳嗽和少量咯痰，至少持续1个月以上。

现多将该病分为急性发作期和缓解期，并按此治疗。

2. 鉴别诊断

（1）肺结核：活动性肺结核常伴有低热、乏力、盗汗、咯血等症状，咳嗽和咯痰的程度与肺结核的活动性有关。X线检查可发现肺部病灶，痰结核菌试验阳性。老年肺结核常因慢性支气管炎症状的掩盖，长期未被发现，应特别注意。

（2）支气管哮喘：起病年龄较轻，常有个人或家族过敏性病史；气管和支气管对各种刺激的反应性增高，表现为广泛的支气管痉挛和管腔狭窄，临床上有阵发性呼吸困难和咳嗽，发作短暂或持续。胸部叩诊有过度清音，听诊有呼气延长伴高音调的哮鸣音。晚期常并发慢性支气管炎。

嗜酸粒细胞在支气管哮喘患者的痰中较多，而喘息型慢性支气管炎患者的痰中较少。

（3）支气管扩张：多发生于儿童或青年期，常继发于麻疹、肺炎或百日咳，有反复大量脓痰和咯血症状。两肺中部可听到湿啰音，肺部 X 线检查两肺下部支气管阴影增深，病变严重者可见卷发状阴影。支气管碘油造影示柱状或囊状支气管扩张。

（4）心脏病：由于肺瘀血而引起的咳嗽常为干咳，痰量不多。在详细询问病史时，可发现有心悸、气急、下肢浮肿等心脏病征象。体征、X 线和心电图检查均有助于鉴别。

（5）肺癌：慢性咳嗽也可为肺癌早期症状之一，因此，对老年久咳不愈者，应做相关的检查，以排除肺癌的可能。

（三）辨证论治

1. 辨证要点

（1）辨宿疾新病：老年慢性支气管炎多为宿疾，对就诊者应首先辨别是旧病还是新病。新病为新近感染，病史短；宿疾病史长，症状反复发作，并逐渐加重。

（2）辨脏腑虚实：老年人脏器功能虚弱，辨明脏腑虚实对治标治本者非常重要。急性发作期多属标实，病位在肺，出现较重的痰、咳、喘之象。迁延或缓解期则以本虚为主，常见有易感冒、汗多、气短等肺气虚之象；纳差、腹胀、便溏等脾虚之象；腰膝酸软、畏寒、头晕、耳鸣、夜尿多、动则气喘等肾虚之象。

（3）辨寒热湿燥：寒咳者有痰白而稀、恶寒、肢冷等表现，感染之象较轻；热咳者痰黄而稠、发热、身热，多伴有明显的感染之象。燥咳者痰少、口干、大便干结；湿咳者痰多，易于咯出。辨清寒热湿燥是下一步选方治疗的前提。

2. 论治原则

外邪侵袭，既以外邪为主因，治法当以祛邪为主，病位既在于肺，便应宣畅肺气，故总的治疗法则是"宣肺祛邪"。但由于肺为脏腑之华盖，位高居于膈上，药力易达病所，故药宜清扬，所谓"治上焦如羽，非轻不举"（《温病条辨·治病法论》）即是。再就本病的特征，宜重视化痰顺气，使痰清气顺，肺气宣畅，则咳嗽、咯痰、喘息易于治愈。需要注意的是，外邪侵袭，大忌敛肺止咳，或起病起即予补涩，反使肺气不畅，外邪内郁，痰浊不易排除，咳嗽越加繁剧；另一方面，也要注意宣肺不可大过，以免损伤正气，尤其是老年人。

脏腑虚损引起慢性支气管炎，有先病在肺而影响他脏者，亦有他脏先伤而病及于肺者。其中尤以肺、脾、肾三脏的关系最为密切。正虚邪实者，当以祛邪止咳，兼以扶正；正虚为主者，则当根据虚之所在而着重补正。

（四）病案举例

1. 苓桂术甘汤临床治验

苓桂术甘汤出自《伤寒论·辨太阳病脉证并治中》，由茯苓、桂枝、白术、甘草 4 味药物组成。功能健脾利水、温阳化饮，主治心下逆满、气上冲胸、呕吐清水痰涎、头眩、短气或心悸等症。其论中曰："伤寒，若吐、若下后，心下逆满，气上冲胸，起则头眩，脉沉紧，发汗则动经，身为振振摇者，茯苓桂枝白术甘草汤主之。"盖脾阳不运，水湿停聚中焦所致。唐祖宣常用此方加味治疗慢性支气管炎因脾阳虚而致者，每收良好疗效，且使众多患者症状得以控制乃至痊愈。现举临床治验如下。

吕某，男，67 岁，1984 年 11 月 29 日诊治。

患者有气喘咳嗽病史，每遇寒咳嗽气喘发作，冬春季节加重，每服止咳平喘、降气化痰之剂而获效，症状时轻时重，迁延 10 年。一周前偶遇寒，咳喘复作，较以前加重，服药罔效，遂求治于唐祖宣。现症见：形体消瘦，面色黧黑，咳嗽气喘，咯痰清稀而量多，四肢困倦，纳差，舌质淡，苔白滑，脉沉弦。胸部X线示：双肺纹理粗乱。PE发现双肺可闻及哮鸣音，尤以肺门部为甚。诊断为慢性支气管炎。经辨证为肺脾阳虚、寒饮内留，治宜温阳健脾、降气化痰。方用：茯苓30g，桂枝、焦白术、陈皮各12g，半夏、款冬花各15g，细辛、干姜、甘草各6g。

服上方2剂后，咳喘减轻，继服10剂，咳喘消失，余症均减，生活自理，并可参加轻度体力劳动。两年后追访，患者告之，每遇寒，咳喘发作时即服用本方，少则5剂，多则10剂，咳喘即愈，两年来仅发作三次。胸部X线提示较以前明显好转，未并发肺气肿及肺心病。

体会　慢性支气管炎的诱因多与肺、脾、肾三脏失调有关，而且是相互影响的，尤其是脾阳失于健运，三焦气化失司，为水饮留积的主要因素。人体内水液的代谢，必须保持相对平衡。正常情况下，脾主运化；肺主肃降，通调水道；肾主水，司开阖；三焦总司人体的气化，是水谷精微生化和水液代谢的通路，以维持人体正常的水液代谢的平衡。反之，无论哪一脏发生病变，便会使水液代谢紊乱。本案病例乃脾阳不足，脾失健运，气化不利，聚湿成痰，上渍于肺而引起咳嗽气喘，咯痰量多且清稀；湿困经络则神疲乏力；湿困脾胃而纳差；病之日久，气血化源不足，则形体消瘦，面色黧黑。其舌脉二象亦为脾阳不足、水饮内停之象。

苓桂术甘汤，其功能为温阳健脾利水，主治由于脾阳受损，气不化水，聚湿成饮而引起的肺系病证，药虽四味，但功专力宏，治投病机，临床可收立竿见影之效。具体本案病例，加陈皮、半夏、干姜以助健脾除湿之功，更用款冬花、细辛以温肺平喘。其中细辛的作用可谓承上启下，细辛可以启发肾气，人体之真阳藏于肾中，细辛可以鼓动肾中真阳之气，以助脾阳，同时又可发散在表之风寒，以利于肺气之宣肃。诸药相互为用，使脾阳健，肺气得以正常宣发与肃降，故其慢性支气管炎症状得以控制。

应用本方的关键在"水饮"和"温阳"上，阳虚不能温化，脾虚不能运化，则水饮停滞，水湿泛滥，必用温脾化气行水之苓桂术甘汤，方能温脾阳，利水湿，临床中，若加炮附子、干姜等以助本方化气之力，则疗效更佳。

2. 半夏厚朴汤临床治验　半夏厚朴汤出自《金匮要略·妇人杂病脉证并治第二十二》，论中曰："妇人咽中如有炙脔，半夏厚朴汤主之。"方中由制半夏、厚朴、茯苓、生姜、苏叶5味药物组成。其功能行气开郁、降逆化痰，主治痰气郁结之梅核气。实验体会，该方的辨证要点为：痰气郁结，咽中如有物阻，咯吐不出，吞咽不下胸脘满闷，气急咳嗽，呕吐等。唐祖宣在临床上常用此方治疗因情志刺激而引起的慢性支气管炎，疗效颇佳。现举临床治验如下。

程某，女，70岁，1978年11月2日诊治。

患者有咳喘病史20余年，遇寒即病情加重，本地诊断为支气管炎，服麻杏甘汤、小青龙汤等中药方剂及西药消炎平喘药，症状时轻时重，至今未愈。一周前因情志刺激，加之偶遇风寒，致使咳喘加剧，服原方无效，遂求治于唐祖宣。现症见：咳嗽，阵发性加剧，咯吐痰涎清稀，心悸气急，胸脘痞闷，食欲缺乏，舌质淡，苔白腻，脉弦滑。经胸部X线提示：双肺透亮度增高，双肺门纹理粗乱。体检发现双肺门部可闻及干湿啰音。诊断为慢性支气管炎。经辨证为痰湿郁结、肝逆乘肺，治宜行气降逆、化痰止咳。方用：半夏、厚朴、郁金各12g，茯苓30g，杏仁、川贝母、陈皮各10g，紫苏叶、甘草各6g。

服上方 2 剂咳喘气急大减，胸脘痞闷减轻，继服上方 15 剂，咳嗽气急胸脘痞闷基本消失，其余症状均减轻，但仍遗有心悸，上方去郁金，加潞参 15g、干姜 10g 继服 10 剂以善其后。追访三年未再复发。

体会 该方原是治疗梅核气的常用方剂，所治诸证均属气滞痰凝而成。根据"结者散之"，"高者仰之"的原则，宜用行气开郁、降逆化痰之法，使之逆降痰消，则痰气郁结之郁症，自可解除。本方用半夏辛温化痰开结，和胃降逆。张山雷云："半夏味辛，辛能泄散，而多痰甚滑，则又速降，本经……咽喉肿痛，头眩咳逆，皆气逆上冲，多升少降使然，滑而善降，是以主之。"厚朴辛苦温，李东垣曰："厚朴，苦能下气，故泄实满；温能益气，故能散湿满。"两味同为主药。两药相配，厚朴行气，可协助半夏的化痰作用；半夏降逆，亦可协助厚朴的行气作用。苏叶入肺，质轻辛温，芳香疏散，又助半夏、厚朴以宽胸畅中，宣通郁气；茯苓渗湿健脾，助半夏化痰。本方辛、苦、温药并用：辛散气滞，宣通郁结；苦能燥湿降逆；温能通气滞，温化痰饮。诸药合用，辛以散结，苦以降逆，辛开苦降，化痰降逆，则痰气郁结之证，自可解除。唐祖宣依据肝气郁结、痰湿凝聚之病机特点，大胆使用行气解郁、化痰止咳之半夏厚朴汤加味，在临床上收效颇丰。特别是对老年性慢性支气管炎疗效肯定，这与目前老年人自身的生活习性有关，因为目前老年人大多鳏寡孤独，缺乏与年轻人的沟通，所以性情抑郁，多愁善感，尤其以城市居住的老年人尤甚。由此可见，运用中医辨证施治法治疗此类疾患，是否可以作为一个病因病机去加以探讨，则是以后研究的一个方向。

3. 肾气丸临床治验 肾气丸又名八味丸，由熟地、山萸肉、山药、丹皮、茯苓、泽泻、桂枝、附子八味药物组成，其方出自张仲景的《金匮要略》。《素问·阴阳应象大论》云："少火生气。"该方纳桂附于滋阴药中，意不在补火，而在微微生火，即生肾气也。所以方名不叫"温肾丸"，而叫"肾气丸"。其主要作用是温化肾气。柯韵伯云："命门有火则肾有生气矣。故不曰温肾，而名肾气斯知肾以气为主，肾得气而土自生也，且形之不足者，温之以气。"（《名医方论》）唐祖宣依据"肺为气之主"，"肾为气之根"的中医理论，对老年性慢性支气管炎的治疗收效颇佳，且疗效稳定，为广泛开展慢支的防治提供了一个良好的治疗途径。现举临床治验如下。

高某，女，67 岁，1977 年 10 月 21 日诊治。

患者有慢性支气管炎 20 余年，每因气候变迁及劳累后而诱发咳嗽、气喘，时常间断口服消炎平喘药而缓解。一周以前因过劳而诱发，咳喘加重，遂服上药罔效，于今日求治于唐祖宣。现症见：咳嗽气喘，动则尤甚，呼多吸少，伴面色青黑，形体消瘦，身疲乏力，形寒肢冷，食少便溏，小便不利，舌质淡苔薄白，脉细无力。此为阳气不足、肾不纳气所致，治疗宜攻补兼施，以补为主，即温补肾阳、纳气平喘，佐以止咳化痰。方用：熟地 24g，山药、山萸肉各 12g，丹皮、茯苓、泽泻、红参各 9g，五味子、补骨脂各 15g，黄芪 60g，肉桂、附片各 6g，菟丝子 15g，苏子 6g，白芥子 10g。水煎服，每日 1 剂。

上方服 3 剂后气喘减轻，继以上方增山药为 30g，加厚朴、杏仁各 12g，连服 60 剂，咳喘自平。两年后追访未复发。

体会 慢性支气管炎为老年人的一个常见病，其发病率及急性发作率均较青壮年为多。唐祖宣依据肾为先天之本，肾藏精，精能化气，肾精所化之气，即为"肾气"，肾气又称"肾阳"，或"元阳"，是全身阳气的根本，为人身一切功能活动的原动力的原理，通过温补肾阳为法，达到治疗因肾气（阳）不足而引起的咳喘之疾。临床实践证实，急性发作期用该方加止咳平喘之品，缓解期以该方丸剂常服，尤其以夏秋两季的治疗最为关键。

该方的治疗关键是肾气的虚损，这是老年人的自身特点所决定的。正如柯韵伯所云："命门之火，乃水中之阳。夫水体本静，而川流不息者，气之动，火之用也，非指有形者而言。然少火则生气，火壮则食气，故火不可亢，亦不可衰。所云火生土者，即肾家之少火游行其间，以息相吹耳。若命门火衰，少火几乎熄矣。欲暖脾胃之阳，必先温命门之火，此肾气丸纳桂、附于滋阴剂十倍之一，意不在补火中，而在微微生火，即生肾气也。故不曰温肾，而名肾气，斯知肾以气为主，肾得气而土自生也。且形不足者，温之以气，则脾胃因虚寒而致病者固瘳，即虚火不归其原者，亦纳之而归封蛰之本矣。"（录自《医宗金鉴·删补名医方论》）因此，虽然患者有一系列的脾虚症状，但肾气（阳）已复，其兼证亦随之而去。

4. 治疗慢性支气管炎的临床体会　唐祖宣从医 50 余年，对呼吸系统的疾病防治有其独到之处，临床精于辨证，衷中参西，思路独特，广受同行及患者称道。现将其治疗慢性支气管炎的特色经验初步做以归纳。

（1）久咳未郁，疏肝润肺而达之：重视从肝论治是治疗该病的一个重要法则。他认为，久咳常表现为表邪内郁，少阳枢机不利，以致肺失宣肃，气、血、津液流通输布受阻。与《医醇剩义》指出的"肝经之咳，痰少，胁痛，易怒，头恼"基本一致。唐祖宣认为，久咳者但见一证便是，不必悉具。此证予常规的宣肺止咳之品往往不能奏效。因此，常用柴胡配前胡，以柴胡疏散少阴郁热，转动少阳枢机；配前胡宣达肺气，润肺化痰，并可防柴胡燥烈伤津。临床尚可据见症灵活化裁。如兼风邪可与荆芥、防风、羌活配伍，取荆防败毒散之意；兼表虚证可与桂枝、白芍配伍，取柴胡桂枝汤之意；兼肝气郁结甚者可与枳壳、香附、青陈皮配伍，取柴胡疏肝散之意；兼有寒饮者可与细辛配伍。而久咳是慢性支气管炎的主要临床特征。

（2）喘责肺肾，宣肺纳肾以平之：慢性支气管炎病程日久，见喘促者众多。唐祖宣认为，喘有虚实之分，临证时所见常虚中有实，实中夹虚，治当攻补兼施，宣肺纳肾兼之，可根据临床情况而有所侧重。实喘宜宣肺开泄，驱邪为务，常选定喘汤加减以宣肺清热而用于热喘。对体虚易汗者，常加用麻黄根以宣肺止汗；对年老体弱而患有高血压、心脏病者，常用黄荆子易麻黄，盖黄荆子功同麻黄，而无麻黄之加快心率升高血压之弊。无论寒喘、热喘，用射干和胡秃叶敛肺平喘，两药相伍降气平喘效颇佳；用川芎活血化瘀，石菖蒲化痰开窍，两药相配化痰瘀之郁而使气调喘平。虚喘以补、填、纳肾为主。肾阳不足者，常选用补骨脂、淫羊藿，盖两药都具补肾壮阳、温肾纳气之力，是治疗虚喘之要药。现代药理研究证明，两药均可降低气道高反应，解除气管平滑肌痉挛。对阳虚畏寒偏甚者加用附子、肉桂以温阳平喘。对肾阴不足为主者，常选用桑椹子、桑寄生、牛膝、女贞子等以填精、纳气平喘。现代医学表明，慢性肺气肿患者常有 α_1 抗胰蛋白酶减少或缺如现象，以据研究表明，运用补肾药等可增加此酶，改善肺泡壁的弹性，降低肺气肿的程度，从而为"肾主纳气"理论提供了微观上的依据。

（3）喘肿并作，宣通三焦以利之：慢性支气管炎患者，病情发展到晚期，可出现咳喘，胸闷，短气，不能平卧，痰量多，其形如肿的症状，浮肿可见于面部或下肢，称之为"喘肿"。唐祖宣认为其病理基础是久病五脏俱损，三焦气化不利，导致痰饮、水气诸邪互结，形成正虚邪实的局面。治疗重在助三焦气化而通利水道。通过宣肺、温肾疏肝、健脾等以助三焦气化而通利水道，收到消水气、化痰饮之功。随着浮肿的消退，肺野转清，咳喘自平。

第三节　老年阻塞性肺气肿

一、定　义

阻塞性肺气肿系指肺脏充气过度，终末细支气管远端的部分，包括呼吸细支气管、肺泡管、肺泡囊和肺泡臌胀，或破裂的一种病理状态。老年性阻塞性肺气肿多继发于慢性支气管炎。

该病属于中医肺胀范畴，为临床常见的老年性疾病，是由多种慢性肺系疾病反复发作，迁延不愈，导致肺气胀满，痰涎壅盛，上气咳喘，动后尤显，甚则面色晦暗，唇舌发绀，颜面四肢浮肿，病程缠绵，经久难愈为特征的疾病。

二、唐祖宣诊治经验

（一）病因病机

1. 西医认识

（1）病因：阻塞性肺气肿常继发于慢性支气管炎、支气管哮喘和肺纤维化，尤以慢性支气管炎最为多见。吸烟、吸入各种有害化学气体及粉尘为最重要的原因。

（2）发病机理：细支气管黏膜肿胀，黏液腺肥大；支气管平滑肌痉挛；黏液潴留；肺泡大量破坏，细支气管周围的辐射牵引力丧失等因素，导致细支气管狭窄，吸气时细支气管腔扩张，空气进入肺内较多；呼气时管腔缩小，空气阻滞，不能充分排出，肺泡内压力不断增高，导致肺泡过度膨胀。此外，炎症的直接侵蚀；肺泡壁血供减少；肺泡弹性减弱等，助长膨胀的肺泡破裂。多个肺泡破裂融合成大泡，有效的呼吸面积减少，终于形成肺气肿。

2. 中医认识
肺胀是由于长期慢性咳喘气逆，反复发作，以致引起五脏功能失调，气血津液运行敷布障碍而形成。因此其病位在肺，兼及他脏，在病理因素上有以下几种情况。

（1）水停痰凝：肺胀多因脾肾阳虚，以致水停痰凝而发。因脾为胃行其津液，上归于肺，若脾阳不足，则不能转输津液，水津停滞，积而为饮，饮聚成痰，痰随气上逆，则咳喘不已，久则阻塞于肺而为肺胀。若肾中元阳衰微，下焦阴寒之气，夹水饮上逆于肺，可令喘咳气逆而为肺胀。若水停痰凝再加外邪引动，则使症状更为加重，并可见面浮目脱、咳逆上气。

（2）气虚气滞：气根于肾，主于肺，咳喘日久，积年不愈，必伤肺气，反复发作，由肺及肾，必致肺肾俱虚。肺不主气而气滞，肾不纳气而气逆，当升不升，当降不降，肺肾之气不能交相贯通，以致清气难入，浊气难出，滞于胸中，壅塞于肺为膨膨胀满。如《诸病源候论·气病诸候》说："肺主于气，邪乘于肺，则肺胀，胀则肺管不利，不利则气道塞，故气上喘逆。"亦有因年老体弱，下元虚惫，以致气不归元，逆而上冲，下虚上盛，发为该病。

（3）痰瘀相结：肺胀咳逆，日久不愈，不仅损伤肺肾之气，而且势必导致瘀滞，盖气不煦则血不濡，而成气血瘀滞之证。脾为生痰之源，脾虚则痰生，痰血瘀结，则可出现唇暗舌紫、手足青黑、痰涎壅盛等痰瘀相结的证候。如《丹溪心法·咳嗽》说："肺胀而嗽，或左或右不得眠，此痰夹瘀血碍气而病。"

以上各种病理因素都是在正虚的基础上产生的，相互之间互为因果。痰从寒化则成饮；饮溢肌表则为水，痰浊久留，肺气郁滞，心脉失畅则血郁为瘀；瘀阻血脉，"血不利则为水"。该病早期一般以痰浊为主，渐而痰瘀并见，终至痰浊、血瘀、水饮错杂为患。临床所见，该病多为标实本虚，以标实为急；感邪则偏邪实，平时则偏本虚。正虚与邪实每互为果，每致越发越频，其则持续不已。

（二）诊断与鉴别诊断

1. 诊断

（1）发病特点：该病发病缓慢，以慢性支气管炎病因常见，有多年的咳嗽、咳痰，常在冬季发作，天暖缓解；其次是由明显的外感而触发，从而出现咳、喘、痰、肿四大主症的病史。

（2）临床表现：该病的临床特点主要是咳、喘、痰、肿四项主症并见。咳，就是长期咳嗽，反复发作，日久不愈；喘，就是咳时气短不续，呼多吸少，可闻痰鸣；痰，就是咳喘之时，并见痰涎壅盛，可闻痰鸣；肿，就是胸中胀满，并见四肢或颜面浮肿。外感未解者，可兼见寒热；若气病及血，则可出现唇暗舌紫，手足青黑晦暗；严重者可并发闭证、脱证。

从西医角度来讲，凡有多年的慢性咳嗽、咳痰史，肺功能测验示残气及残气/肺总量增加，后者超过35％；第1秒肺活量/肺活量比值低于60％，或最大通气量占预计值80％以下；经支气管扩张治疗，残气及残气/肺总量比值无明显改变，诊断即可成立。如有肺气肿表现及体征，X线亦可见肺气肿影像，则更有利于确诊。

2. 鉴别诊断

（1）慢性支气管炎：该病多为阻塞性肺气肿的基础疾病，两者关系密切。过去英国将慢性支气管炎与肺气肿等同起来，其实两者既有联系，又有本质的不同。慢性支气管炎未并发肺气肿时，病变主要限于支气管，呼吸功能的损害也不严重；发展到肺气肿时，则病变扩展到肺实质，肺功能损害较严重，此时两者在病理及功能的变化相互重叠，不易截然分开。

（2）支气管哮喘：该病与阻塞性肺气肿同样有肺脏充气过度，但前者在支气管痉挛缓解，气道阻塞解除后，充气过度可以恢复；哮喘反复发作可并发慢性支气管炎，进而发生慢性阻塞性肺气肿，此时则三者并存。

（3）自发性气胸：该病与肺气肿，肺大泡常易混淆。肺大泡呈局限性透明区，泡内可见肺泡隔或血管的残遗物构成的"小梁"。周围肺组织受压；大泡压力一般接近于大气压，不如自发性气胸那么高。

（三）辨证论治

1. 辨证要点

（1）辨虚实：肺胀是本虚标实之候，因此在辨证其夹有水饮、痰浊、气滞、瘀血等实邪，要在扶正的基础上祛邪，方不致伤正。夹有水饮者，水气上逆可见心下悸、气逆、面浮、目如脱；夹有痰浊者，痰浊凝滞可见黏痰，浊痰壅盛，不易咯出；夹有气滞者，气逆冲胸，膨膨胀满更甚；夹有瘀血者，面色晦暗，唇舌发青，手足青黑。

（2）辨标本：胀兼感外邪，致症状加重，急则治其标，解表宣散，逐饮化痰，利气降逆，调气行血，辨其何者为主，分别施治。一俟标证得解，仍当缓图治本。如果标急本虚均较明显，亦可标本同治。

（3）辨病邪属性：病邪可有寒热、燥湿，发作期出现痰、咳、喘，应辨明是寒证或热证，是燥痰还是湿痰，有否瘀血，然后根据辨证结果选方用药。

2. 论治原则 治疗的总原则是长期不间断用药。但分急性发作期和缓解期，故其治疗可分如下方法。

（1）宣散：兼有外感者，急则治标，当宣散以祛邪。

（2）化饮：脾肾阳虚，水饮内蓄，水气上逆，宜温化水饮。如兼感外寒者，可以外散表寒，内逐水饮。

（3）清热：风寒化热，或痰热内盛，症见烦躁口渴，面赤尿黄，痰黄苔黄者，宜清肃肺热。

（4）化痰：痰壅气急，痰塞难出，甚则痰迷心窍者，应化痰为治。如属痰热壅肺，宜宣肺化痰；如寒痰阻滞，则宜温化痰湿。

（5）益气：肺肾气虚，或有脾虚，症见乏力气短，语声低怯，动则气喘，当以益气为治，气虚并见血瘀，则宜益气活血。

（6）养阴：用于肺肾阴虚，咳嗽痰少，不易咯出，或阴虚内热，症见烦躁口渴，手足心热，舌红无苔等。

（7）温阳：用于脾肾阳虚，冷汗自出，四肢不温，畏寒神怯，小便清长或失禁者。若因阳虚而水饮上逆，则可温阳与化饮同时应用。水饮不化，亦可单纯温阳。

（8）纳气：肾不纳气而见呼多吸少，动则气喘，宜益肾纳气。如肾阴不足者，可以养阴合纳气同用。

（9）敛肺：就是能使肺胀复敛之意，凡咳喘气促，动则更甚，久久不已者，在稳定期以此法持续服用，可以使病情逐步减轻，巩固疗效，防止复发。

（10）开闭：用于痰壅气塞，痰迷心窍而神志不清。寒痰阻闭宜温阳开闭，或益气开闭；热痰阻闭宜清热开闭。

（11）固脱：用于脱证，胸高气促，额汗如珠，四肢厥逆等证。以回阳固脱为治。

以上诸法可相互参合，急性发作期以控制症状为主，清热宣肺、化痰平喘、活血祛瘀等原则可酌情选用。缓解期的治疗以补虚为主，应有长远的治疗方向，以纠正虚损、提高肺卫功能为目的。用药可采用数日 1 剂的方法，长期用药，不要中断治疗。

（四）病案举例

慢性阻塞性肺气肿多由慢性支气管炎、支气管哮喘反复发作，久咳久喘，肺泡、肺泡囊扩张破裂，形成肺大泡逐渐形成，日久可导致肺动脉高压、肺心病。目前有许多对肺气肿治疗的报道混同于肺心病中，但肺气肿是导致肺心病的主要原因，积极防治肺气肿，终止其病理发展，对防止肺心病有着极其重要的临床意义。对于该病的治疗，唐祖宣尤其擅长于经方的应用，如芍药甘草附子汤、小青龙汤、大青龙汤、麻子仁丸、肾气汤等，分别散见于不同的章节之中，这里不再赘述。

第四节　老年支气管哮喘

一、定　义

支气管哮喘（简称哮喘）为常见的慢性病，其临床特点为发作性胸闷、咳嗽，大多呈典型性呼吸困难伴有哮鸣音，可经平喘药物控制或自行缓解。可发生于任何年龄，好发于秋冬季节，寒冷地带高于温暖地区。我国的哮喘患病率约为 1％，据测算全国约有一千万以上哮喘患者，其中老年占大多数。

该病属于祖国医学哮证的范畴，认为是由痰浊内伏，是哮病的宿根，常因感受外邪或饮食不当而诱发。由于哮必兼喘，所以哮证又作哮喘；亦有称之不哮吼或齁喘者。

二、唐祖宣诊治经验

（一）病因病机

1. 西医认识

（1）病因：该病的病因较为复杂，大多在遗传的基础上受到体内某些因素而诱发。

1）遗传因素：目前认为哮喘是一种多基因遗传病，其遗传度为 70％～80％，发病与否受环境的影响较大。

2）激发因素：①吸入物。吸入物分为特异性和非特异性两种，前者以花粉、尘螨、真菌、面粉、动物毛屑、吸入性药物及工业粉尘或气体为主；非季节性发作以花粉、尘螨、真菌为主。后者与居住环境、工作接触物有关（如硫酸、二氧化硫等）。职业性哮喘的特异性吸入物如甲苯二异氰酸酯、乙二胺、青霉素、淀粉酶等。②气道炎症。由于病毒或细菌尤其是呼吸道病毒感染逐渐形成或激发哮喘极为常见。由寄生虫如蛔虫、钩虫引起的哮喘，在农村中仍可见到。③其他因素。哮喘的形成还与气候、药物、饮食、精神因素、内分泌、运动等有关。

（2）发病机理

1）变态反应：主要为Ⅰ型变态反应。高变态反应原进入体内刺激机体后，可合成高滴度的特异性IgE，附着在肥大细胞和嗜碱粒细胞表面上，当过敏原再次进入体内，可与结合在肥大细胞表面的IgE交联，合成释放多种活性介质，致使支气管平滑肌收缩，黏液分泌增加，血管通透性增高和炎症细胞浸润等，导致哮喘发作。

2）气道炎症：是由多种细胞特别是肥大细胞、嗜酸粒细胞和T淋巴细胞参与，并由多种炎症介质多种细胞因子相互作用的一种气道慢性非特异性炎症。

3）气道高反应性（AHR）：指气道对正常不引起或仅引起轻度应答反应的非抗原性刺激物出现过度的气道收缩。气道高反应性是哮喘的重要特征之一。

4）神经因素与β-肾上腺素能受体功能低下和迷走神经张力亢进有关，并可能存在有α-肾上腺素能神经的反应性增加。

2. 中医认识

（1）宿痰内伏：痰为体内的病理性产物，哮病的形成与发作，均以痰为基本成因。产生痰的原因很多，由于痰为津液浊败所成，而脾主饮食水谷的精华与水湿的运化，所以一般常说"脾为生痰之源"。但除脾运失健以外，其他脏腑的功能失调也能产生痰，同时与外界各种致病因素对人体的影响也分不开。如外感风寒而失于表散，或燥热之邪袭肺，病邪由浅入深，留于肺系，影响人体气机和津液的流通，日久变生痰浊；或因饮食不节，恣食肥甘厚味，嗜饮茶水、酒浆，损伤脾胃；或因长期吸烟，熏灼气道，亦能生痰。此外，如愤怒忧思不断，气机郁滞；或病后体弱，失于调摄，也都能造成脏腑功能失调，从而产生痰浊。痰浊内伏，胶结不去，遂成哮病的宿根，一经新邪引动，则痰随气动，聚于肺系，发为哮喘。

（2）肺脾肾虚衰：哮喘反复发作，导致肺气日益耗散，久之累及脾肾。寒痰伤脾肾之阳，热痰伤肺肾之阴，致肺脾肾三脏俱虚。老年人，肾气自虚，而致老年时发病频，病情重。

该病缓解期以正虚为主，发作期虚实夹杂，严重时肺不能治理调节心血，肾阳不能温煦心阳而致喘脱危象。肾虚常贯穿于老年性哮喘的发病、发展的全过程。

（二）诊断与鉴别诊断

1. 诊断

（1）典型发作症状：发作前有先兆症状如打喷嚏、流涕、鼻痒、胸闷等症状。如不及时处理，可引起支气管炎弥漫性痉挛而出现哮喘。患者被迫采取坐位或端坐呼吸，咳嗽痰多或干咳，严重时出现发绀等，一般可自行或用平喘药物缓解。某些患者则在自行缓解数小时后再次发作，乃由于拖延处理或处理不当，可并发炎症性或非炎症性支气管炎而使支气管黏膜持续呈高反应状态，使缓解延迟，甚至导致哮喘持续状态。

（2）哮喘持续状态：哮喘发作症严重，持续24小时以上者，称"哮喘持续状态"。除具有上述典型发作的表现外，患者常呼吸困难加重，吸气轻浅，呼吸长而费力，张口抬肩，发绀，大汗淋漓，面色苍白，四肢冰冷，甚至严重缺氧，二氧化碳潴留而致呼吸衰竭。

（3）哮喘的体征：哮喘发作时胸廓饱满，呈吸气状，呼吸幅度减小；叩诊呈过清音；听诊两肺布满哮鸣音，呼气延长；呼吸道感染时常常哮鸣音和湿啰音同时存在；并发阻塞性肺气肿时可见肺气肿体征。

（4）临床症型：①过敏性支气管哮喘，多由明显的过敏原接触史，常见于幼年及青年阶段，发病常在春秋两季。多咯白黏痰，哮喘持续状态少见。②感染性支气管哮喘，中年发病较多见，常发病于冬季及气候多变时，多伴呼吸道感染。咯黄脓痰，哮喘持续状态多见。③混合型支气管哮喘，过敏因素与感染因素同时存在，临床特点较为复杂。

（5）并发症：支气管哮喘的并发症包括慢性支气管炎，肺气肿，肺心病，支气管扩张等。

以上五点基本上可以对支气管哮喘作出正确诊断。此外，血常规、痰涂片检查、血清免疫球蛋白检测、胸部X线检查、血气分析等理化检查可以辅助对该病的确立。

2. 鉴别诊断

（1）喘息性支气管炎：由于吸烟或吸入各种粉尘或化学气体等，引起慢性支气管炎，伴长期持续哮鸣音。支气管哮喘多有过敏史，吸入各种过敏原引起阵发性发作，多呈季节性。

（2）阻塞性肺气肿：有多年吸烟或粉尘等吸入史，有慢性咳嗽咳痰，冬天加剧。多见于中年以上。通气功能显著降低，残气或残气肺总量百分比增大。吸入平喘药，通气功能很少改变。一氧化碳弥散减少，提示大量肺泡及毛细血管破坏，弥散面积减少。

（3）心源性哮喘：以老年人多见，大多由于高血压、冠状动脉硬化、二尖瓣狭窄等而引起的左心衰竭，阵发性气急，发作亦在晚上，胸闷、哮鸣音等为多见；可伴有血性泡沫痰，脉搏细微频数，心向左扩大，可有杂音，心律不齐或其他左心衰竭症状，双肺底有湿啰音。心源性哮喘禁用肾上腺素，但用吗啡有良效，而哮喘则适相反。

（三）辨证论治

1. 辨证要点　老年性支气管哮喘必须辨清虚实、发作期、缓解期及哮病危象（哮喘持续状态）。

（1）辨冷哮、热哮：哮喘在发作期主要表现为实证，但有寒热之别：寒证内外皆寒，谓之冷哮，其证喉中如水鸡声，咳痰清稀，或色白而如泡沫，口不渴，舌质淡，苔白滑，脉象浮紧；热证痰火壅盛，谓之热哮，其证喉中痰声如曳锯，胸高气粗，咳痰黄稠胶黏，咯吐不利，口渴喜饮，舌质红，苔黄腻，脉象滑数。

（2）辨肺、脾、肾之虚：哮喘在缓解期可表现为虚证，但有肺虚、脾虚、肾虚之异。肺气虚者，症见自汗畏风、少气乏力；脾气虚者，症见食少、便溏、痰多；肾气虚者，症见腰酸耳鸣、动则喘乏。俱当加以辨别，分清主次。

2. 论治原则

（1）西医治疗

1）一般治疗：对患者及家属进行哮喘预防教育，使患者、家属、医务人员不断合作，让患者对本症有较正确的认识，增强信心，自觉配合医生，坚持记录患者日志，家庭监测肺功能，定期来院随访。预防复发，对过敏型患者尽可能找出致敏原以避免再次接触，及时治疗过敏性疾病以消除可能引起哮喘发作的隐性病灶。

2）哮喘治疗的基本原则：尽可能脱离或避免过敏原和外界非特异因素刺激；抗气管炎症和支气管舒张剂并用；积极预防和治疗慢性哮喘和哮喘急性发作；哮喘急性发作时应尽快缓解症状，改善肺功能，纠正低氧血症；哮喘缓解期和慢性哮喘患者应注重预防和减少哮喘的反复急性发作，保护肺功能，提高生活质量。

3）药物治疗

A. 糖皮质激素：可全身或经气道给药，在急性严重哮喘发作早期，口服糖皮质激素可防止哮喘发作的加重，在哮喘持续状态时则需大剂量的糖皮质激素做短期全身给药。

B. 色甘酸钠：吸入色甘酸钠后，可减少或撤除糖皮质激素的用量，应在好发季节前做预防性治疗。每次吸入 20μg，每日 3～4 次，停药不要过早，经 4～6 周治疗无效者可停药。

C. β$_2$-受体激动剂：短效的吸入 β$_2$-受体激动剂是治疗哮喘急性发作和预防性治疗运动诱发哮喘的首选给药，但不应长用，规律地使用。β$_2$-受体激动剂的缓释和口服剂可明显延长作用时间，并能较好地维持有效血药浓度，故常选用夜间哮喘发作患者。

D. 黄嘌呤类药物：可使用茶碱缓释或控释制剂 1～2 次/日。

E. 抗胆碱药物：异丙托溴铵每次吸入 20～80μg，3～4 次/日。

F. 抗生素：根据痰培养及药敏试验的结果，选用合适的药物。

G. 祛痰：可用氯化铵、碘化钾、必嗽平等药物，或用胰脱氧核糖核酸酶、α-糜蛋白酶做超声雾化吸入。

4）哮喘持续状态

A. 补液：每日可补充葡萄糖盐水 2000～4000ml，稀释痰液。

B. 糖皮质激素：甲泼尼龙 40～120mg，静脉注射，6～8 小时可重复。

C. 沙丁胺醇：雾化吸入，或 250μg 静脉注射；或 500μg 肌内注射，4～6 小时可重复。

D. 异丙托溴铵雾化吸入。

E. 氨茶碱静脉滴注或静脉注射。

F. 氧疗：鼻导管持续低流量吸氧。

G. 纠正酸中毒。

H. 维持电解质平衡。

I. 纠正 CO_2 潴留，必要时可气管插管或气管切开和机械通气。

（2）中医治疗原则：以发时治标、平时治本为原则。由于痰浊是该病之宿根，故发时以宣肺豁痰为重点，并根据证候寒热之属性，或宣肺散寒，或宣肺清热。治本主要从肺、脾、肾着手，区别不同的证候，或补益脾肺，或补益肺肾。

（四）唐祖宣对支气管哮喘论治经验

1. 应用经方治疗支气管哮喘的思路　唐祖宣在数十年的临床实践中，从经方中得到启示颇多，临床结合哮喘的病机，依据中医异病同治的辨证施治理论，将经方中用于他病的方剂治疗哮喘发作期，取得了令人满意的效果，并探索出一条由经方治疗哮喘的新思路。

唐祖宣依据仲景在其《金匮要略·肺痿肺痈咳嗽上气篇》中"咳而上气，喉中水鸡声者，射干麻黄汤主之"的证治，分析了该方适用的病因病机，以及祛寒化饮、温肺止咳的功效，从而成为治疗哮喘病的重要治则，因而启发了运用经方治疗哮喘，且在临证中取得了令人满意的效果。现举证如下。

（1）瓜蒌薤白半夏汤：由于哮喘的病因是宿痰内伏，且痰为阴邪，深伏于内，说明了机体阳气不足由来已久，而痰的形成又与肺脾肾三脏虚弱有关，致使水湿内停，凝聚成痰，痰饮上犯，胸阳失展，与《金匮要略》之胸痹的病机相同，故用瓜蒌薤白半夏汤以运阳散结，痰去而哮自止。

（2）芍药甘草汤：哮喘的病机主要责之于痰阻气闭。气因痰阻，则气道狭窄，喉间哮喘之声作矣。芍药甘草汤具有酸甘化阴、缓急止痛的功效，援用于治疗哮喘发作期，旨在使痉挛之支气管得到滋养而缓解，使气管内黏稠之痰得以湿化，以便顺利咳吐，排出体外。临床观察到，每当支气管痉挛得以缓解时，即有较多痰涎咳出而使症状缓解。该方无论寒哮、热哮、风哮皆可运用，但芍药用量宜大，至少在 20g 以上。

（3）小柴胡汤：临床观察到患哮喘病发作期，往往胸闷如窒，且连及两胁，与少阳之胸胁苦满，病异而症同。小柴胡汤和解枢机，通利肝胆循行于两胁的经络，是该方的作用机理，况且肝气疏调正常，有助于脏腑诸气的条达，有利于三焦水道之决渎，既直接又间接（即通过对其他脏腑之气的调节）有助于肺气的肃降与宣通，故临床上即使无胸胁苦满并可辅以此方治疗。据报道，小柴胡汤对激素依赖之难治性哮喘有效。

（4）麻黄附子细辛汤：此方乃《伤寒论》中治疗少阴寒化兼太阳表实的表里两感证，故该方实为温经发表之剂。临床上，肺肾阳虚之人，遇寒而哮喘暴发，投此方不过5剂，诸症顿除。

（5）麻杏甘汤：此方原为《伤寒论》中治疗因汗、下后"汗出而喘，无大热者"而设，临床上如见发热，喉间哮鸣，喘急，苔黄脉数，无论有汗无汗，均可用之，只以肺中热甚为病机关键。

（6）经方联用治哮：上述经方有选择的配合使用，可产生综合效应，从而取得较好疗效。如寒哮可选用射干麻黄汤合瓜蒌薤白半夏汤；若兼见肺肾阳虚，可用射干麻杏石甘汤最为适宜；又有过敏性哮喘，中医称之"风哮"者，用芍药甘草汤合小柴胡汤加祛风药，如钩藤、防风等，其疗效比较可观。

2. 治疗哮喘经验综述 唐祖宣认为，支气管哮喘的治疗在临床上应根据患者个体差异、症情不同、所处环境差异及有无并发症等，灵活掌握寒热、虚、实，给予恰当治疗。包括：①治寒哮，善于用小青龙类方。常选用小青龙汤及由此演变而成的射干麻黄汤、厚朴麻黄汤、小青龙加石膏汤等治疗寒哮。小青龙虽为外寒内饮而设，但在临证时主要针对肺胃水气，徐灵胎曰："此方专治水气。"表症不是必俱，扩大了该方的应用范围。若外受寒邪，里有水饮，饮邪化热而见烦躁者，可用小青龙加石膏汤，或厚朴麻黄汤。运用厚朴麻黄汤时须抓住本方证的两个主要特点，一是喘甚，一是满甚，如《千金要方》所云："咳而大逆上气，胸满，喉中不利，如水鸡声，其脉浮者，厚朴麻黄汤方。"正是突出了该方证的特点，故用厚朴、麻黄为君，厚朴宽胸利气，麻黄宣肺平喘。射干麻黄汤适用于寒饮郁肺而见有咳嗽的喘急、痰多者，是治寒痰哮喘的常用有效之方。②疗热哮，用加味麻杏石甘汤。麻杏石甘汤为治疗肺热壅闭之哮喘的常用方剂，全方药仅4味，但配伍精当，方中麻黄配石膏清宣肺热，麻黄伍杏仁宣降肺气，甘草益气缓中，调和诸药，石膏可用至30～40g，若热象明显者可加黄芩、金银花、连翘、蒲公英、鱼腥草等清热解毒药；若痰黄而稠者加鲜竹沥、全瓜蒌、海浮石、川贝母等药以清热化痰；若咳喘不止，大便秘结者，可加大黄以通腑泄热，俟腑气一通，哮喘自平。③除顽哮，活血及虫类药物用良。哮喘患者，尤其是久病者，多见面色晦暗、口唇发绀、舌质发红，或紫暗，舌体瘀斑或瘀点等瘀血征象。正如朱震亨所谓："若无瘀血，何致气道如此阻塞，以致咳逆倚息不得卧哉。"说明瘀血内阻是哮喘难治原因之一。因此，治疗哮喘在上述辨证的基础上，酌加丹参、当归、川芎、赤芍、桃仁、红花等活血化瘀药，方可收到较好效果。对顽固性哮喘，认为一般草木之品难以胜任，须加全蝎、蜈蚣、僵蚕、地龙、水蛭、蝉蜕等虫类药以搜剔肺经伏邪，增强平喘降逆之功。只有加强缓解期治疗，才可能减少支气管哮喘发作次数，以致达到完全缓解。

此外，在麻黄、细辛、半夏、五味子等药的临床运用时，特别注意它们的配伍、用量。唐祖宣认为麻黄为治喘要药，不论寒热均可应用，但应注意麻黄发汗力强，用其宣肺平喘之功时应加大白芍、五味子用量，或用炙麻黄，取其发汗力小、止咳平喘效果好，为唐祖宣喜用之品，寒哮配桂枝，热哮配石膏，清肺配黄芩，降气配杏仁、葶苈子，祛痰配射干，理气配厚朴，益气配党参（老年人配太子参），滋肾配熟地，温肾配附子；若患者有高血压可伍牛膝、生龙牡等，或用黄荆子代替麻黄。细辛具有窜透开滞的特点，为治寒痰喘嗽常用之品，临床运用时不可拘泥于细辛不过钱之说，而应视实际情况而定，对寒饮重者，常用至6～9g。经云："肺欲收，急食酸以收之。"方中芍药、五味子等正是据此而用，酸味收逆气而安肺。对五味子，唐祖宣认为外感用早有"闭门留寇"之弊，但仲景治伤寒咳喘多用五味子，这与其多与干姜、细辛等配伍有关，只有这样，才能使气机开阖有常，升降有度。善用清半夏，清半夏辛味犹存，既祛痰，又辛散逆气，正合寒痰哮喘的病机，值得细品。

第五节　老年支气管扩张

一、定　义

支气管扩张是指支气管及其周围肺组织的慢性炎症损坏管壁，以致支气管扩张和变形，从而引起慢性咳嗽、咳脓痰和反复咯血为主要临床表现。既往认为该病多见于儿童和青年，男性多于女性，但随着社会的老龄化，老年人患慢性阻塞性肺疾患的比例增高，故老年人支气管扩张有逐年增多的趋势。该病有先天性和继发性两种，但以继发性较为多见。该病在过去较为常见，在呼吸系统疾病中，其发病率仅次于肺结核，自广泛应用抗生素以来，已明显减少。据报道，在咯血患者中，支气管扩张占第2位。

该病在祖国医学中无相应的病名，按照其发病的不同程度和阶段，可归纳为中医的"咳血"、"咯血"、"肺痈"等病证范畴。

二、唐祖宣诊治经验

（一）病因病机

1. 西医认识

（1）病因及发病机理：主要的发病因素为支气管-肺脏的感染和支气管阻塞，两者相互影响，导致支气管扩张。由于儿童时期患麻疹、百日咳、流行性感冒等都能诱发支气管-肺脏感染，损害支气管壁各层组织，削弱它的弹性，最终导致支气管扩张。此外，肿瘤、异物吸入，或因管外原因（如肿大的淋巴结、肿瘤）引起的支气管阻塞，都可以导致远端支气管-肺脏的感染。支气管阻塞引起的肺不张，因胸腔内负压对病肺的牵引，助长支气管的扩张。儿童的支气管腔较成人为细，呼吸道感染又频繁，发生支气管扩张的机会也就更多。右肺中叶支气管细长，周围又有几簇淋巴结，常因非特异性或结核性淋巴结炎的压迫，引起肺不张，并发支气管扩张，成为中叶综合征。刺激性气体如氯、芥子气等吸入，也能引起支气管炎和管腔阻塞，损坏管壁，导致支气管扩张。另外，支气管先天性发育不良或遗传因素，均可成为支气管扩张的诱因，但较少见。

（2）病理：一般炎症性支气管扩张多见于下叶。左下叶支气管较细长，且受心脏血管的压迫，引流不畅，招致继发感染，故左下叶支气管扩张较右下叶为多见。舌叶支气管开口接近于下叶背枝，容易受到下叶的感染，故左下叶与舌叶的支气管扩张常同时存在。支气管扩张在上叶尖枝与后枝者较少见，多数为结核性。

支气管壁弹力组织、肌层及软骨等陆续地遭受破坏，由纤维组织所代替，管腔乃逐渐扩张。按其形态可分为柱状和囊状两种，并常混合存在。柱状扩张的管壁破坏较轻。随着病变的发展，破坏严重，乃出现囊状扩张。管壁黏膜的纤毛上皮细胞被破坏，反复出现慢性和急性炎症，黏膜有炎症细胞浸润和溃疡形成。柱状上皮细胞也常有鳞状化生。支气管动脉和肺动脉终末支常有扩张与吻合，有的毛细血管扩张形成血管瘤，以致患者时常有咯血。囊状支气管扩张一般较为广泛，且常有痰液潴留和继发性感染。炎症蔓延到邻近肺实质，引起不同程度的肺炎，小脓肿或小叶肺不张。炎症消失后，引起肺纤维化和阻塞性肺气肿，并可加重支气管扩张。

2. 中医认识 此病病位在肺。肺为娇脏，喜燥恶湿。由于感受六淫之邪，未经发越停留肺中，蕴发为热，邪热犯肺，蕴结不解，引起支气管扩张。正气虚弱，肺虚卫外不固；或素有痰热蕴肺；或过食辛辣炙煿，以致痰热内生，化火乘金，或郁怒伤肝、木火刑金等，则是人体易受外邪导致该病的内在因素。《金匮要略·肺痿肺痈咳嗽上气病脉证并治》曰："风中于卫，呼气不入；热过于营，吸而不出。风伤皮毛，热伤血脉。风舍于肺，其人则咳，口干喘满，咽燥不渴，多唾浊沫，时时振寒。热之所过，血为之凝滞，蓄结痈脓，吐如米粥……。"即指出支气管扩张之类的病证是起因于外感，风热伤肺，以致气血凝滞，而成痈脓。《诸病源候论》亦云："肺痈者，由风寒伤于肺，其气结聚所成也。肺主气，候皮毛，劳伤血气，腠理则开，而受风寒；其气虚者，寒乘虚伤肺，寒搏于血，蕴结成痈，热又加之，积热不散，血败为脓。"强调了正虚感邪是该病的成因，指出化脓成痈与热邪不散有关，一方面，感受热邪，热伤肺络而咯血。另一方面，情志郁结，郁而化火，肝火犯肺，以及肺肾阴虚，肺失濡养，虚火内炽，损伤肺络而致咯血。

在该病的致病因素中，还应注意痰和瘀两方面。支气管扩张患者平素多咳嗽，痰火相结，阻塞气机，更加重肺的宣发肃降功能失常。瘀血为该病所伴随的必然产物，久病入络即有瘀，一旦出血，离经之血不行，往往又导致再次出血。

总之，火、痰、瘀三者相互夹杂，本虚标实，贯穿于疾病的整个过程中。

（二）诊断与鉴别诊断

1. 诊断 支气管扩张的诊断主要依据临床表现、体征及理化检查诸方面综合判断，不能单纯依靠单一的临床症状去诊断。

（1）临床症状特征见：①咳嗽咯脓性痰；②反复咯血；③反复肺部感染；④常见杵状指（趾）；⑤消瘦贫血。

支气管扩张典型的症状是慢性咳嗽，咯大量脓痰和反复咯血。痰量在体位改变时，如起床时或就寝后最多，每日可达60~400ml。咳痰通畅时，患者自感轻松，若痰不能咯出，则感胸闷不适，全身症状即趋明显。痰液呈黄绿色脓样，若有厌氧菌混合感染，则有臭味。收集全日痰置于玻璃瓶中数小时后可分四层，上层为泡沫，下悬脓性成分，中层为黏液，下层为坏死组织沉淀物。若有反复继发感染，可引起周身毒性症状，如发热、盗汗、食欲减退、消瘦、贫血。有一类干性支气管扩张，则仅表现为反复大量咯血，平时咳嗽但咳痰不明显甚至没有。

（2）体征：①约1/3患者有杵状指（趾）；②肺下部可听到持续存在的湿啰音，早晨体位排痰后，湿啰音可暂时消失或减少，不久又可重复出现。③早期可能无异常体征，晚期还可出现低氧血症，临床表现为发绀。

综上所述，支气管扩张的诊断要点是：①反复咳嗽、咯脓痰，痰量每日60~400ml，静置分4层，可伴有恶臭；②反复咯血；③肺内同部位反复发作的炎症；④典型患者如有感染，听诊可闻及固定啰音，部分患者可有杵状指（趾）；⑤胸部X线片可显示正常，或下肺野纹理紊乱增粗，或呈卷发样改变，或片状阴影；或呈肺不张阴影；⑥支气管碘油造影可确定扩张是否存在，扩张形态、病变部位、程度和范围。

2. 鉴别诊断

（1）痰饮咳嗽：痰饮咳嗽虽然亦有咳嗽、咳逆倚息、咯痰量多等症而与该病相混，但痰饮咳嗽痰量虽多，可无腥臭脓痰、咯血等症，且痰饮咳嗽的热势亦不如该病亢盛。

（2）肺痿：肺痿是以肺脏萎弱为主要病变的慢性衰弱疾患。肺痿虽有虚热及虚寒两种类型，但以虚热者为多。吐浊唾涎沫是一个重要症状，"久嗽肺虚，寒热往来，皮毛枯燥，声音不清，或嗽血线，口中有浊唾涎沫，脉数而虚，为肺痿之病"（《证治汇补·咳嗽》）。从上述可知，肺痿与该病，一虚一实，不难鉴别。

（三）辨证论治

1. 辨证要点

（1）辨主证：支气管扩张的主证是长期咳嗽，大量咯脓血痰，每于体位改变时如早晚起床、躺下时咳嗽加重，咯大量脓痰，病程缠绵，反复难愈。

（2）辨虚实：支气管扩张每于合并感染时，病情加重，症见恶寒、发热、咳嗽加重、喘息气短、咯大量脓痰，可以兼见咯大量鲜血，胸痛，舌红，苔黄厚腻，脉滑数，此时属热实证。经治疗后，热退、咳嗽减轻，咯脓痰减少，症状减轻，但出现自汗、面色不华、消瘦乏力，此为正虚邪恋、虚实夹杂之证。

2. 西医治疗

（1）祛痰治疗

1）体位引流：指导患者取病变部位在上，其引流支气管开口在下的体位。每次 10～20 分钟，每日 2～3 次。体位引流的同时叩击背部效果更好。但对于已经出现呼吸衰竭、心力衰竭的重症患者，此方法可难以耐受。

2）祛痰药物：氯化铵 0.3g，碘化钾 0.3g，或必嗽平 16mg，或鲜竹沥 10ml。3 次/日；亦可用 α-糜蛋白酶 2～5mg、庆大霉素 4 万 U、地塞米松 5mg，加入生理盐水 10～20ml 中，混合后超声雾化吸入，每日 2～3 次。

3）经纤维支气管镜吸引冲洗：对于痰液特别黏稠、感染难控制的患者，可经纤维支气管镜吸痰，并对充塞痰液的支气管以小量生理盐水冲洗，冲洗液中加入抗生素。这种方法操作时可能加重患者的缺氧状态，故需慎重选用。

（2）控制感染：根据病情或参考痰菌药物敏感情况选用抗菌药物。急性感染发作合并肺炎时，可选用青霉素 40～80 万 U，肌内注射，2 次/日；或羧苄青霉素 0.5g，4 次/日；或口服阿莫西林、环丙沙星等；严重感染者可用氨苄青霉素 4～6g/日，静脉滴注，必要时可选用头孢菌素类三代如头孢噻肟钠、头孢哌酮钠、头孢他啶等；对平时无症状的轻症患者，应在上呼吸道感染开始时服用强力霉素或红霉素；在慢性支气管感染期，可服磺胺甲噁唑或红霉素、麦迪霉素、磺苄西林钠、羧苄青霉素，必要时选用头孢三代，如头孢哌酮钠。也可选用奎诺酮三代抗生素，氧氟沙星及左旋氧氟沙星 100mg，2 次/日，静脉滴注。

（3）清除感染病灶：如支气管扩张患者并发有副鼻窦炎、中耳炎、齿槽脓肿、齿龈炎、慢性扁桃体炎等，经常有炎性分泌物流向支气管，常易引起支气管反复感染，因此，及时清除这些并发症十分重要。

（4）止血治疗：少量咯血时可应用卡巴克络、酚磺乙胺、氨甲苯酸及云南白药等，但疗效不肯定。大咯血时可应用垂体后叶素静脉滴注，每次 10～20U，可有效地收缩血管和控制出血。对老年人，尤其是心脑血管硬化患者宜慎用。必须用时应监测血压及心电图，根据病情控制用药量及给药速度。对于大量咯血又不宜用垂体后叶素者，可应用普鲁卡因 50mg 加入 10% 葡萄糖 40ml 中缓慢静脉注射，每日 1～2 次，或取该药 150～300mg 加入 500ml 液体中静脉滴注。用药前须做过敏试验，用药量不宜过高，注入速度不能过快。

现已广泛用于临床的凝血酶制剂立止血具有良好的止血效果。注射该药 1 克氏单位后，出血时间可缩短 1/3～2/3，持续 2～3 日，而凝血酶原量并不增多，故无形成血栓的危险，用药较为安全。

（5）支持治疗：反复感染和咯血的患者，由于食欲减退，消耗量增大，常出现营养不良，抵抗力降低而易出现继发感染，形成恶性循环。因此支持治疗更为重要，应在补足热量的基础上，可补充白蛋白、鲜血或血浆。也可应用丙种球蛋白、干扰素、白介素-2 及其他免疫增强剂。

（6）手术治疗：对病变范围局限，反复感染或大咯血的患者，可选择手术治疗。

（四）病案举例

麻杏石甘汤治疗急性支气管扩张验案分析。

麻杏石甘汤源自《伤寒论·辨太阳病脉证并治中》。条文中为发汗后，不可更用桂枝汤，汗出而喘，无大热者，可予麻黄杏子甘草石膏汤（63条）。唐祖宣依据该方加减，在临床中多次治支气管扩张，效果颇丰，现举临证治验如下。

> 田某，男，62岁，1989年5月2日就诊。
>
> 患者有慢性支气管炎病史20余年，每因气候变迁及劳累而诱发咳嗽气急，胸闷作痛，烦躁不安，口干引饮，咯吐脓痰，时见痰中带血或大量咯血等症。3日前因淋雨而致上症发作，急由家属陪同求治于唐祖宣。现症见：气急咯血，胸闷作痛，心烦不安，汗出，口干引饮，舌质红，苔黄燥，脉弱滑数。体检：T 38.9℃，P105次/分，BP120/70mmHg，胸部X线片示：支气管扩张伴两肺炎性改变。诊断为急性支气管扩张，入住本院急诊科。经消炎、止血等措施效果不佳，遂求助唐祖宣前去会诊。拟用辛凉宣泄、清肺平喘、逐瘀止血法则，方用麻杏石甘汤加味，药用麻黄6g、杏仁（炙）9g、石膏24g、白及30g、黄芩9g、桑白皮15g、贝母15g、鲜苇根30g、鲜藕节50g、炙甘草9g，加服化血丹（煅花蕊石：三七：血余炭：=3：2：1）15g。
>
> 二诊　服上方两剂（配合西医常规处理），咯血量减，气急口渴等症均减轻，精神较前几日好转，守上方加减调理一个月余诸证消除，随访5年内未复发。

体会　本方证在《伤寒论》中是由表邪化热犯肺所致，这里的表邪可以是风热也可以是风寒，但不论是风热、风寒，均为化热犯肺致成该证。该患病因明显是由淋雨引起，邪侵入里犯肺，邪在表而见身热，或恶寒；表邪化热犯肺而气急，热伤肺络而咯血、胸痛、心烦不安。实际上热壅于肺，汗出之表而无大热，而实则里有大热，其里热的程度比热闭于肺，无汗之表有大热为严重，只不过由于汗出，表热随汗出而减，但此热由于肺中热盛，热邪未除，虽汗出而热不退。肺气因热而壅，失于宣降，故见气急。热邪津液而见口干引饮。

该方是麻黄汤去桂枝加石膏而成，但在《伤寒论》原方用量上与麻黄汤出入较大，该方麻黄的用量比麻黄汤增多了一两，杏仁比麻黄汤少用二十个，炙甘草比麻黄汤多用了一两，石膏的用量是麻黄的四倍。这些都是什么道理呢？盖石膏数倍麻黄则制约了麻黄的辛温发汗，使该方减为辛凉之剂，二药相伍取石膏的清肺热、麻黄之宣肺平喘。由于重用了石膏，而不用桂枝，故相应地加大了麻黄的用量。为什么减少了杏仁的用量呢？因为石膏质重而降，故降药可以适量地减少用量。至于炙甘草用量的道理，这里不用赘述。方中加用白及、桑白皮、贝母、鲜苇根、鲜藕节及化血丹，与麻杏石甘汤共奏相得益彰之功。

第九章　消化系统疾病

第一节　老年消化性溃疡

一、定　义

消化性溃疡（PU）是一种常见的慢性胃肠道疾病，简称为溃疡病，通常指发生于胃和十二指肠球部的溃疡而言，分别称之为胃溃疡（GU）和十二指肠溃疡（DU）。因溃疡的形成和发展与胃液中胃酸和胃蛋白酶的消化作用有关，故称为消化性溃疡病。

溃疡病以上腹部疼痛为主要症状，属于中医学"胃脘痛"、"嘈杂"、"吐酸"等病的范畴，且与"血证"有一定的关系。

二、唐祖宣诊治经验

（一）病因病机

1. 中医认识

（1）寒邪客胃：外感寒邪，脘腹受凉，寒邪客于胃；或过食寒凉，寒邪伤中，致使气机凝滞，胃气不和，收引作痛。《素问·举痛论》曰："寒气客于肠胃之间，膜原之下，血不得散，小络急引故痛。"

（2）饮食所伤：老年人脾胃虚弱，受纳运化能力下降。若饥饱无常，食无定时则使脾胃升降失调，日久致使脾胃虚弱而发病；暴饮暴食，饮食停滞于胃中，气机升降失调而发病；饮酒、过食油炸等刺激性食物则会影响脾主运化的功能；过食生冷则伤脾阳而发病。《医学正传·胃脘痛》曰："初致病之由，多由纵恣口腹，喜好辛酸，恣饮热酒煎煿，复餐寒凉生冷，朝伤暮损，日积月深……故胃脘疼痛。"

（3）肝气犯胃（脾）：肝为刚脏，性喜条达而主疏泄。由于老年人体衰，多思好虑，有的老年人性格孤僻，性情急躁易怒，常因小故而气郁不舒；忧郁恼怒伤肝，疏泄失调，胃失和降，气机阻滞而引起胃脘疼痛。其疼痛常随情志的变化而变化。《沈氏尊生书·胃痛》曰："胃痛，邪干胃脘病也……惟肝气相乘为尤甚，以木性暴，且正克也。"

（4）脾胃虚弱：脾胃仓廪之官，主受纳和运化水谷，饮食不节、劳倦过度、情志失调、久病等均能引起脾胃不足，中焦虚寒，胃脘失去温煦而作痛；胃痛日久，胃阴受损，脘腹失其濡养而以病；加之老年人脾胃本虚，更易发病。

（5）瘀血阻络：年老体衰，或久病失养，或各种慢性出血而致元气不足，脏腑功能衰退，以致气虚无力推动血运，使血行迟缓，逐步形成气虚血瘀；血瘀日久，亦可耗伤正气，反过来也可致气虚血瘀；或久病入络，络脉受阻，血行不畅。

以上各种原因可单纯出现，也可几种同时出现，如脾虚与食滞同见，肝胃不和与肝脾不和并存，肝气犯胃同时夹瘀血阻络等。在分析胃、十二指肠溃疡病的发病原因和发病机理时，应紧紧抓住患者的主证，辨证求因。胃、十二指肠溃疡病是发生于体内的溃疡，其形成往往有较长的时间，根据"久病必虚"的理论，现代中医家们认为：胃、十二指肠溃疡的主要发病机理是脾胃虚弱、气血不足。

2. 西医认识 现代医学认为：溃疡病的病因和发病机制至今尚未完全清楚，目前较公认的观点是由于溃疡的攻击因子与胃黏膜保护因子失去平衡，攻击因子过强或保护因子减弱而形成。胃溃疡和十二指肠溃疡发病主要由于保护因子的削弱，而十二指肠溃疡则主要是因攻击因子特别是胃酸的分泌增强所致。

（1）攻击因子

1）胃酸与胃蛋白酶：溃疡的发生被认为是胃酸-胃蛋白酶消化的结果；胃酸和胃蛋白酶分泌增多时，胃液的作用加强，从而产生溃疡。因此提出"无酸无溃疡"的学说。胃酸分泌的刺激物有以下3种：①乙酰胆碱，食物刺激引起迷走神经和胃壁内的胆碱能神经纤维兴奋，释放出乙酰胆碱，刺激壁细胞膜上的乙酰胆碱（M_3）受体，使壁细胞释放胃酸。②胃泌素，具有强大的刺激胃酸分泌的效应，由胃窦及十二指肠黏膜中的 G 细胞分泌。细胞主要存在于胃窦部，食物中的蛋白质分解产物，迷走神经刺激和胃窦的机械扩张均可引起胃泌素的释放。胃泌素通过血液循环传递至壁细胞的胃泌素受体，致使胃酸分泌。③组胺，肥大细胞产生组胺，壁细胞膜上有组胺 H_2 受体，组胺可通过细胞外液与组胺 H_2 受体起作用，使壁细胞发生很强的泌酸效应。此外发现胃的嗜铬样细胞亦含组胺，位置与壁细胞相邻，接受胆碱能神经支配，可通过旁分泌效应作用于壁细胞刺激胃酸分泌。近年来发现，壁细胞顶端有 H^+–K^+–质子泵，是胃酸从壁细胞向胃腔分泌的门户，此质子泵的运转依靠 ATP 代谢提供能量将 H^+ 排至细胞外，将 K^+ 摄入细胞内。ATP 的代谢需 ATP 酶启动，抑制 ATP 酶的作用，可阻断壁细胞向胃腔内释放胃酸的最后环节，因而具有很强的抑制酸效果。

2）幽门螺杆菌（HP）：HP 寄生于胃黏膜上皮，为人类慢性胃炎的主要病因，而慢性胃炎与消化性溃疡密切相关。HP 可产生尿素酶和氨、过氧化氢酶、蛋白水解酶、磷脂酶 A_2 和 C 等，对上皮细胞膜和黏液造成损伤；HP 可造成餐后的高胃泌素血症，还可刺激离体胃腺体的胃蛋酶的分泌等。

3）胃动力学异常：胃排空延迟或滞留，胃酸在胃内时间延长容易造成胃黏膜损伤，从而促使溃疡形成。餐后或禁食状态下胃内容物的转运率对十二指肠的酸度有重要作用。

4）非甾体类抗炎药：非甾体类抗炎药（NSAID）损伤胃黏膜，对胃溃疡的产生、愈合，胃及十二指肠溃疡的出血率、穿孔率及病死率都有重要影响。NSAID 致溃疡的机制可能有以下几个方面：①造成黏膜的局限性损伤；②刺激胃酸的过度分泌；③抑制黏液和碳酸氢盐的分泌；④抑制环氧化氢酶；⑤选择性抑制内源性 PGE_2 的合成；⑥减少胃黏膜血流，从而破坏胃黏膜防御系统，促使溃疡发生。

5）吸烟：吸烟可引起血管收缩，并抑制胰液和胆汁的分泌而减弱其在十二指肠内中和胃酸的能力；吸烟尚可影响幽门括约肌的关闭功能而导致胆汁反流，破坏胃黏膜屏障。

6）应激：在应激状态下，胃酸分泌增加、黏膜缺血、循环中神经递质和细胞毒素释放等，皆可损伤胃黏膜防御系统。

7）其他：机械因素（如胃内异物或胃石）可直接损伤胃黏膜；饮食因素如乙醇、咖啡、食物中的糖含量、纤维及辛辣刺激等亦与溃疡形成一定关系。

（2）保护因子

1）黏液：胃黏膜上皮细胞分泌黏液。黏液的主要成分为黏蛋白和黏多糖，其具有一定的弹性，并有黏附性、黏滞性和凝聚性，可牢固黏附于黏膜表面上，缓冲机械性刺激。黏液中富含 HCO_3^-，有中和胃酸及吸附胃酶的作用。黏液层中有大量的唾液酸和巯基物质，使黏液本身带有负电性，从而阻止 H^+ 向上皮细胞方向移动；黏液层的另一作用是与坏死脱落的黏膜上皮细胞结合形成一保护膜，使 H^+ 和胃蛋白酶不易进一步损伤上皮细胞的基膜，形成一个近中性的环境，有利于胃小凹内上皮细胞的移行修复。

2）黏膜屏障：胃黏膜屏障是指胃黏膜在酸性胃液的浸泡下，能防止 H^+ 反渗到胃黏膜内，同时 Na^+ 不能由黏膜面向胃腔内弥散的特性。因此胃腔内可保持极高的酸度而胃黏膜不被胃酸侵蚀。正常情况下只有少量 H^+ 透过细胞微孔进入胃黏膜内，当即被 HCO_3^- 中和。如黏膜屏障破坏，大量 H^+ 反渗入黏膜内，则可刺激肥大细胞分泌组胺，进而刺激壁细胞分泌盐酸，使血管扩张，通透性增加，发生充血、水肿、渗出，出血、糜烂甚至溃疡；刺激迷走神经分泌乙酰胆碱，使胃酸及胃蛋白酶分泌增加，运动亢进，加重反渗透，这些因素皆起破坏上皮细胞的作用。

3）黏膜血流：黏膜血流（GMBF）的正常供应能够保证足够的氧及能量供给，以维持黏膜的正常功能，并可带走弥散中的 H^+ 及其他毒性物质。血供减少可使胃内 pH 下降，细胞代谢缓慢，营养物质缺乏，ATP 水平下降，愈合期限延长。若长期 GMBF 不上升，则溃疡愈合延迟。黏膜血管破坏则溃疡不易恢复，愈合后也容易复发。GMBF 还影响溃疡愈合的质量。

4）细胞更新：胃黏膜细胞 70~90 小时更新一次，黏膜状态与细胞更新率关系密切。溃疡修复过程中细胞更新率更快。近年研究发现更新率与表皮生长因子（EGF）有关。

5）胃黏膜中的前列腺素（PG）：胃黏膜上皮细胞不断地合成和释放内源性前列腺素（PGS），PG 对胃黏膜有保护作用。作用机制可能是：①促进黏液蛋白的分泌；②增加黏液层的厚度；③促进 HCO_3^- 的分泌；④抑制胃酸分泌；⑤增加胃黏膜血流；⑥刺激有活性作用的表面活性磷脂的产生；⑦增加黏膜巯基物质；⑧刺激 cAMP 的产生；⑨稳定溶酶体膜；⑩影响细胞转运过程，加强黏膜再生能力。

6）表皮生长因子（EGF）：EGF 是由 53 个氨基酸组成具有重要作用的生物活性肽，广泛分布于人的唾液腺、十二指肠布腺、胰腺及胃、空肠等组织中。消化道黏膜存在 EGF 受体。其最重要的生物学作用是促进 DNA 的合成及加速损伤组织的修复过程。EGF 的作用机制包括以下几个方面：①刺激细胞的生长及分化；②抑制胃酸分泌；③保护胃黏膜抵御各种损伤因素的刺激；④加速黏膜损伤的修复及溃疡的愈合。近来研究还表明，EGF 可促使溃疡瘢痕部位上皮的再形成及腺体结构的分化，对黏膜血管的重建有重要作用，与溃疡愈合的质量有密切关系。

7）脑肠肽与神经胺类物质：胃泌素、脑啡肽能促进胃酸分泌，可促进消化性溃疡发生；而胆囊收缩素、促胰液素、血管活性肠肽、生长抑制素及神经降压素等抑制胃酸分泌，对实验性溃疡有保护作用。多巴胺受体激动剂治疗溃疡病也取得了较好的疗效，还可使溃疡复发率减低。其作用机制可能与胃的分泌、胃的运动及胃黏膜血流有关。

8）十二指肠制动：胃的分泌与运动功能受神经体液调节。十二指肠是调节胃功能的主要部位，称"十二指肠制动"。一旦制动失灵，胃动能失去控制，分泌过度，蠕动过强，则易发生损伤。制动的机制可能与十二指肠分泌的激素、布氏腺分泌的碱性液体及脑肠肽类激素的作用有关。

（二）诊断与鉴别诊断

1. 诊断

（1）上腹部疼痛呈慢性病程，周期性发作，常与季节变化、精神因素、饮食不当有关；或有长期使用能诱发溃疡的药物如阿司匹林等的病史。

（2）上腹隐痛、灼痛或钝痛，服碱性药物后缓解。典型者胃溃疡常于剑突下偏左，好发于餐后 1~2 小时；十二指肠溃疡常于中上腹偏右，好发于餐后 3~4 小时或半夜痛醒。疼痛常伴反酸、嗳气。

（3）溃疡活动期大便潜血可以阳性。

（4）X 线钡餐检查可见龛影及黏膜皱襞集中等。

（5）胃镜检查，可于胃或（及）十二指肠球部、球后部见圆或椭圆形，底部平整、边缘整齐的溃疡。

具备以上（1）、（2）、（4）或（2）、（5）项者可诊断为胃或十二指肠球部溃疡者须与恶性溃疡鉴别，凡能进行胃镜检查者应做黏膜活检予以排除胃癌。

2. 鉴别诊断

（1）慢性胃炎：慢性胃炎也可出现上腹部疼痛及嗳气、吐酸、烧心等症状，但慢性胃炎的胃部症状无一定的规律性，X 线钡剂检查可能提示胃炎征象，但一般帮助不大，胃镜检查是鉴别胃炎与溃疡的主要方法。

（2）胃神经症：胃神经症也可出现上腹部疼痛不适等症状，但胃神经症以中年女性较多，多有精神刺激史，主要表现为间歇性上腹痛、胃灼热或不适感、泛酸、嗳气、呃逆等，症状缺乏溃疡病的节律性，常伴有头痛、头昏、乏力、失眠、抑郁或焦虑等神经症状，各种物理与生化检查均无异常表现。

（3）胃癌：一些溃疡型胃癌在早期，其形态和临床表现可甚似良性溃疡，应予严格区分，明确溃疡性质。一般来说，胃癌多见于中年以上，病程较短，并有进行性恶化过程，一般食欲很差；疼痛多见于上腹部，疼痛早期多为隐痛或仅为不适感，晚期才明显，疼痛无规律性，进食后加重；制酸药一般效果不佳，粪便隐血试验持续阳性，胃液分析多缺乏胃酸。胃溃疡如在短期内疼痛加重，用抗酸药不能缓解，应考虑溃疡癌变。需依靠内镜直视下病理活检。

（4）慢性胆道疾病：慢性胆囊炎和胆石症可引起慢性、复发性腹痛，易误诊为消化性溃疡。但其疼痛一般缺乏溃疡病的节律性，以中年女性较多，主要为右上腹疼痛不适或典型的胆绞痛因进食脂肪而发作，应用碱性药物不能缓解，墨菲征阳性。B 超与 X 线造影可明确诊断。

（5）胃黏膜脱垂：胃黏膜引起的上腹部疼痛有以下几点有异于消化性溃疡为间歇性上腹部痛，无溃疡病的节律性疼痛缓解。X 线钡餐检查能证明脱垂的存在。

（6）胃泌素瘤：亦称 Zollinger-Ellison 综合征，是胰腺非 B 细胞瘤，肿瘤往往很小<1cm，生长缓慢，半数为恶性，能分泌大量胃泌素，后者可刺激壁细胞增生，分泌大量胃酸，使上消化道经常处于高酸环境，导致胃、十二指肠球部和不典型部位（十二指肠降段、横段，甚至空肠近段）发生多发性溃疡。与常见消化性溃疡的鉴别要点是溃疡发生于不典型部位，具难治性特点，有过高胃酸分泌及空腹血清胃泌素常>200pg/ml（>500pg/ml）。

（三）辨证论治

1. 辨证要点

（1）辨缓急：凡胃痛暴作，起病急者多因外受寒邪，或恣食生冷，或暴饮暴食，以致寒伤中阳，或积滞不化，胃失通降，不通则痛。凡胃痛渐发，起病缓者，多因肝郁气滞，木旺乘土，或脾胃虚弱，土壅木郁，而致肝胃不和，气滞血瘀。

（2）辨寒热：寒性凝滞收引，故寒邪犯胃之疼痛，多伴脘腹胀满拒按，纳呆，苔白，脉弦紧等症。脾胃阳虚之虚寒胃痛，多见隐隐作痛、喜暖喜按、遇冷加剧、四肢不温、舌淡苔薄、脉弱等症。热结火郁，胃失通降的胃痛，多伴烦渴思饮、恶热喜凉、溲赤、便结、苔黄少津、脉象弦数等症。

（3）辨虚实：胃痛而胀，大便闭结不通者为实；痛而不胀，大便不闭结者为虚；喜凉者多实，喜温者多虚，拒按者多实，喜按者多虚；食后痛甚者多实，饥则痛者多虚；脉实气逆者多实，脉虚气少者多虚；痛剧而坚，固定不移者多实，痛徐而缓，痛处不定者多虚；新病体壮者多实，久病体衰者多虚；用补法治疗不效者多实，用攻法治疗加重者多虚。

（4）辨气血：胃痛有在气在血之分。一般初病在气，久病在血。凡痛属气分者，多见既胀且痛，以胀为主，痛无定处，时作时止，聚散无形，此乃无形之气痛。凡痛属血分者，多见持续刺痛，痛有定处，舌质紫暗，此乃有形之血痛；其他如食积、痰阻，亦属有形疼痛之列。

2. 论治原则

（1）以通为先：古人云："通则不痛"、"痛则不通"，因此，治疗胃病的关键在于一个"通"字。正如《医学真传·心腹痛》所云："所痛之部，有气血阴阳之不同，若概以行气消导为治，漫云通则不痛。夫通则不痛，理也。但通之法，各有不同。调气以和血，调血以和气，通也；下逆者使之上行，中结者使之旁达，亦通也；虚者助之使通，寒者温之使通，无非通之之法也，若必以下泄为通，则妄矣。"临床上用于治疗胃痛的方法均可起到"通"的作用，可根据不同的症候选择使用。同时，在审因论治的基础上，适当配合辛香理气之品，以加强"通则不痛"之功。

（2）标本兼顾：老年人消化性溃疡以脾胃虚弱、气血不足为本，虚实夹杂多见；因此，治疗上要标本兼顾，做到补中有通，通中有补；即使表现为实证，要不可一味通泻，以防再伤脾胃。

（3）防止变证：老年人消化性溃疡容易并发大出血、穿孔、幽门梗阻及癌变，一旦在治疗过程中出现上述变证和体征，应及时采取中西医结合治疗方法，必要时给予手术治疗。

（四）病案举例

1. 辛开苦降法治疗消化性溃疡的经验

陈某，男，65岁，1999年4月25日诊治。

患者两个月前因贪食生冷而致胃脘疼痛，当时经用颠茄合剂暂时缓解，不几日疼痛又作，继而持续不休，每因饥饿或受凉时加重，进食后可缓解，在我院查电子胃镜示：①胃及十二指肠球部溃疡；②慢性浅表性胃炎。查舌质红，苔薄黄，脉沉无力。证为中阳虚寒，肝气犯胃。治宜益气温中，疏肝和胃。方以黄芪建中汤加减：生黄芪15g，桂枝9g，白芍30g，白术9g，枳实6g，吴茱萸9g，川贝母9g，防风20g，半夏9g，黄连4g，白及9g，广木香9g，杏仁9g，延胡索12g，甘草6g，水煎服。

二诊（1999年5月3日）　上方共取8剂，疼痛明显减轻，唯时而泛酸，口稍苦，苔黄厚腻。证乃中阳得复，肝胃郁热。治宜辛开苦降，疏肝和胃。方用小柴胡汤合左金丸化裁：柴胡9g，黄芩9g，半夏9g，吴茱萸6g，黄连6g，桔梗12g，川贝母10g，白术10g，枳实9g，杏仁6g，广木香9g，蒲公英15g，陈皮9g，炒白芍45g，炙甘草6g，10剂水煎服。

三诊（1999年5月26日）　胃脘痛继减，现腹胀明显，口和，食可，二便调，舌质红，苔薄黄，脉沉弦。腹胀明显可能与白芍药用量过大有关，酸敛过度有关，遂减量至20g，加砂仁、川厚朴继进10剂。

四诊（1999年6月10日）　胃痛失，腹胀消，唯食量减少，口和，二便调，舌质红，苔薄黄，脉沉弦。处方：太子参15g，白术12g，茯苓30g，陈皮9g，半夏9g，广木香12g，槟榔9g，砂仁6g，川贝母12g，蒲公英15g，草石斛15g，焦三仙各12g，三七参6g，炒白芍30g，炙甘草6g，生姜6g，大枣5枚。上方调服60剂，病瘥。1999年10月18日胃镜查实溃疡病灶已消失。

体会　本案胃及十二指肠溃疡，病因贪寒凉所致，初诊时以中阳虚寒为表现，故先宜黄芪建中汤为基础健脾温中。及至二诊，中阳得复，热象显露，证以肝胃郁热为主，故用小柴胡汤合左金丸加减是本案治疗的转折点，亦是治疗的关键，辛开苦降，疏肝和胃，故其疼痛自消。稳定期后以香砂六君子汤善后收尾，体现了治疗该病的长期性、持久性特点。因本案患者病程较短，加之治疗及时，随症化裁，故速获痊愈。

2. 十二指肠球部溃疡治验

> 高某，男，70 岁，1981 年 1 月 29 日诊治。
>
> 患者有胃痛史 5 年，在某医院确诊为"十二指肠溃疡、慢性胃炎、胃下垂"。一个月以来胃痛、呕吐、反酸呃逆，疼剧则汗出，喜按喜暖。两周来诸证加重，胃痛已无规律，每日勉强进米汤少许，大便 2～3 日行 1 次，曾有黑便，尿少，头晕乏力，心悸气短，烦躁易怒，某医院曾预约手术，后求诊于唐祖宣。现症见：面容枯黄削瘦，痛苦病容，舌淡无华，以手按胃脘部，闻之声低气怯，切诊肤凉，脉弦细。唐氏辨证后认为，此乃脾虚气弱、中焦虚寒、营卫失调而致，治宜补气健脾、温中散寒、调和营卫。方用：党参 12g，白术 12g，茯苓 15g，炙甘草 12g，乌贼骨 15g，吴茱萸 6g，小茴香 3g，陈皮 9g，竹茹 9g，伏龙肝 30g（先煎代水，滤后煎余药），5 剂，水煎服。
>
> 二诊（1981 年 2 月 4 日）　药后胃疼等诸症悉减，食量略增，舌淡无华苔薄白，脉弦细，仍补气健脾、调和营卫。方用：桂枝 12g，白芍 15g，炙甘草 9g，大枣 5 枚，延胡索 6g，党参 15g，10 剂，水煎服。
>
> 三诊（1981 年 2 月 20 日）　胃痛大减，日进主食 400g，精神状态好转，舌淡苔薄白，脉细缓。以上方加减服 30 剂，后改用散剂调半年而获愈。1981 年 10 月 2 日查纤维胃镜示溃疡面已愈合。

体会　胃痛 5 年，久病必虚，以四君子补气健脾，吴茱萸、茴香温中止痛、降逆止呕；陈皮、竹茹健脾和胃、调中止呕。至二诊胃痛之势已减，急以桂枝汤调和营卫（自备饴糖）寓小建中汤之意，温中补虚、缓急止痛于内。此属正虚邪实，故其治疗既补虚散寒，又理气降逆止呕，既扶正又祛邪，双管齐下，标本兼治，奏效方捷。

3. 治疗消化性溃疡的体会　对于消化性溃疡病的具体治疗，唐祖宣认为，无论中医还是西医，一般可从以下两个方面去考虑，一方面是症状的改善，另一方面是溃疡的完全愈合。如果治疗的重点仅仅放在缓解溃疡病所带来的上腹部疼痛及上腹饱胀、嗳气、反酸、烧心、恶心、呕吐、食欲减退等症状方面，常规使用质子泵抑制剂或 H_2-受体阻滞剂合胃肠动力药和黏膜保护剂，一般 3～7 日可以基本控制上述症状，但随之而来的问题是：①由于症状的改善，很多溃疡难于愈合或愈合质量差；②目前为止，西药的治疗主要作用在于给胃肠黏膜提供一个良好的自我修复的环境，对黏膜修复本身并无确切的促进作用，因此，对于一些身体素质较差、黏膜修复不良的患者来讲，也容易造成溃疡反复不愈合或经常反复。相对而言，中医药治疗在改善症状的同时也可以促进胃肠黏膜的慢性修复过程，对溃疡的愈合质量有明显的提高作用，从而较好地解决了溃疡慢性化及复发的问题，但中药的疗效与诊治医生的辨证水平有明显的相关性，对症状改善的疗效不稳定，有时缓解症状的时间较长。

由此唐祖宣认为：对于消化性溃疡病的诊治来说，要根据患者的具体情况来确定选择何种治疗。具体为：①对西药正规治疗欠佳，或中药治疗欠佳者，应中西医结合；②对溃疡病宜在中医药辨证施治的同时，加西药正规治疗，溃疡愈合后改用中药，且维持较长一段时间的调理，以减少复发；③对不能耐受西药者，可用中药减少不良反应，以保证中西药疗程的完成；④对溃疡病并发症较重者，应采用中西医结合的方法，如果已出现了上消化道出血、幽门梗阻等并发病时，应该先给予西药在短时间内缓解症状，促进溃疡面的急性修复，避免病情进一步加重，而中药可作为辅助治疗；⑤对符合手术指征者，如胃巨大溃疡者，不要过于强调纯中医药治疗，该手术切除就行手术，千万别耽误时机。手术后也可用中医药调理，使胃肠功能早日恢复正常。

由于 HP 是目前公认的致溃疡因素之一，因此抗 HP 已经成为治疗 HP 阳性的溃疡病常规疗法。应用西药杀灭 HP 疗效比较确切，但由于标准抗 HP 治疗均需服用一定时间、一定剂量的抗生素，而很多抗生素均有恶心、食欲减退等不良反应，因此，部分患者无法坚持标准的抗 HP 治疗；中药抗 HP 在体外试验中取得了明显的疗效，人体试验也有一定的疗效，但尚缺乏样本的随机对照试验，因此尚无法完全替代西药。针对这种现状，唐祖宣认为：①对于单纯以溃疡病为主，兼夹症较少，能够耐受抗 HP 治疗者，仍建议以中西医结合治疗，中医辨证论治，以减少西药的不良反应；②对于伴有慢性胃炎，兼夹症较多，不能耐受西药抗 HP 治疗者或对抗生素过敏，患者本人拒绝等无法进行西药治疗者，可给予中药辨证施治佐以抗 HP 中药共同治疗。

第二节 上消化道出血

一、定 义

上消化道出血是指屈氏韧带以上的消化道，包括食管、胃、十二指肠及胰腺和胆道等病变引起的出血；胃空肠吻合术后的空肠病变出血亦属此范围。其主要临床表现为呕血和（或）黑便，如大量出血常伴有血容量减少而引起的急性周围循环衰竭，若不及时抢救，可危及生命。

该病归属于祖国医学吐血证的范畴，为脾胃系疾患中的一个常见症候。由于老年人脏气虚衰，全身和局部反应性较差，故常无先兆，有时可伴便血，有时仅表现为黑便。因此，临证时需相互参照进行辨证。

二、唐祖宣诊治经验

（一）病因病机

1. 中医认识

（1）外邪侵袭，热伤营血：因突受暑热，或风寒化热入里，热伤营血，使气血沸腾，血随胃气上逆而致吐血。《活人书》曰："伤寒吐血，由诸阳受邪热，初在表，应发汗而不发汗，热毒入深……故吐血也。"

（2）饮食所伤，热结于胃：由于平素嗜食辛辣炙煿之品，而致燥热蕴结于胃，胃火内炽，扰动血络而外溢，或因嗜食肥甘，饮酒过度，以致湿热蕴结于胃，胃气失和。湿热久郁化火，灼伤胃络，血随胃气上逆而成吐血之证。如《临证指南医案·吐血》云："酒热戕胃之类，皆能助火动血。"若因暴饮暴食，使脾胃升降失司，运化失健，食滞内结，化火损伤阳络，亦可致吐血。

（3）情志内伤，肝火犯胃：郁怒伤肝，或情志抑郁，肝气郁结，郁而化火，肝火犯胃，损伤胃络，迫血上行，或素有胃热，复因肝火扰动，气逆血奔而上逆以致吐血。如《素问·举痛论》曰："怒则气逆，甚则呕血……"

（4）劳倦久病，脾气虚弱：劳倦过度，损伤脾胃，或久病脾虚，脾气虚弱则不能统血，血液外溢，上逆而致吐血；或脾胃素虚，复因饮冷，以致寒郁中宫，脾胃虚寒，不能统摄血液，血溢脉外而致吐血。《医贯·血症论》说："胃者，守营之血，守而不走，存于胃中，胃气虚不能摄血，故令人呕吐，从喉而出于口也。"

（5）胃络瘀阻，血行失常：久病伤络，或气虚气滞，流行不循经而致吐血。《血证论·吐血》曰："经隧之中，既有瘀血踞住，则新血不能安行无恙，终必妄走而吐溢矣，故以祛瘀为治血在法。"因此，无论气滞血瘀，或因虚致瘀，或因热致瘀，或离经之血蓄积胃肠，皆可导致出血且血不易停止。

总之，上消化道出血皆由各种病因导致热伤胃络、脾虚不摄、胃络瘀阻等而引发，其病理基础是络伤血溢。若血随气火上逆，从口而出，则为吐血（呕血）；血随胃气下降入肠道随便而出，则为黑便；若失血可致气血不足，则见神疲乏力、头晕心悸等，若出血量大可致气随血脱，见昏厥、汗出肢冷等危证。

2. 西医认识　上消化道疾病及全身疾病均可引起上消化道出血，临床上最常见的病因是消化性溃疡、各种胃炎、急性胃黏膜病变、胃肿瘤、胃食管静脉曲张破裂出血，其中消化性溃疡引起的出血占消化道出血的 47.85% ~ 75%。现将上消化道出血的病因分述于下。

（1）食管疾病：食管炎（包括胃食管反流病、食管憩室炎），食管癌，食管溃疡，食管物理和化学损伤如食管贲门黏膜撕裂症、食管异物、强酸强碱等引起的损伤。

（2）胃十二指肠疾病：消化性溃疡，急性胃黏膜损伤，胃癌，胃息肉，胃黏膜脱垂，胃平滑肌瘤，胃血管异常如胃膜下动脉破裂等，胃手术后病变（吻合口溃疡，吻合或残胃糜烂，残胃癌），急性糜烂性十二指肠炎，壶腹癌，其他如钩虫病、嗜酸性胃肠炎等。

（3）肝硬化及其他原因引起的门静脉高压合并食管胃底静脉曲张破裂或门静脉高压性胃病。

（4）胃肠道邻近器官或组织的疾病：胆道癌、肝癌、肝脓肿或肝动脉瘤破入胆道，胰腺癌或急性胰腺炎并发脓肿破入十二指肠，动脉瘤破入食管、胃或十二指肠，纵膈肿瘤或脓肿破裂进入食管。

（5）全身疾病：血液系统疾病如遗传性出血性毛细血管扩张、血友病、血小板减少性紫癜、白血病、弥散性血管内凝血机制障碍等；尿毒症，结缔组织病；急性感染性疾病，可见于流行性出血热、败血症、钩端螺旋体病等。由乙醇、乙酰水杨酸、类固醇制剂等药物及在严重创伤、颅脑损伤或脑血管意外、大手术、休克、缺氧性肺部疾患等应激状态下导致的急性糜烂出血性胃炎或应激性溃疡，均为引起上消化道出血的常见原因。

（二）诊断与鉴别诊断

1. 诊断　老年上消化道出血以呕血、黑便或便血为主要临床特征，多有饮食内伤或胃脘痛、胁痛等宿疾，呕血前或可有胃脘不适、恶心、头晕等症状。鉴于该病急、危、重的特点，在作出了上消化道出血的诊断时，应注意以下几个特点。

（1）出血部位与病因的诊断：既往病史、症状与体征可为出血的病因提供重要线索，但确诊出血的原因与部位需靠器械检查。

1）临床与实验室检查：出血前有慢性周期性、节律性上腹部痛者多提示出血来自消化性溃疡。对中年以上的患者近期出现上腹痛，伴有厌食、消瘦者，应警惕胃癌的可能性。出血后仍有上腹绞痛并出现黄疸者，应注意胆道出血。有服用非甾体抗炎药等损伤胃黏膜的药物、酗酒史或应激状态者，可能为胃黏膜损伤。过去有病毒性肝炎、血吸虫病或慢性酒精中毒病史，并有肝病或门静脉高压的临床表现者，可能是食管胃底静脉曲张破裂出血。还应指出，上消化道出血的患者即使确诊有肝硬化，不一定都是食管胃底静脉曲张破裂的出血，约有 1/3 患者出血其实来自消化性溃疡、门静脉高压胃病、急性胃黏膜损伤或其他原因，故应做进一步的检查，以确定病因诊断。其他实验室检查如肝功能检查异常有利于肝硬化诊断；白细胞计数、血小板计数、出凝血时间、凝血酶原时间等检查对血液系统疾病诊断有帮助。

2）器械检查：胃镜检查是目前诊断上消化道出血病因的首选方法。胃镜检查是在直视下顺序观察食管、胃、十二指肠球部直至降段，从而判断出血病变的部位、病因及出血情况，必要时取活检进一步明确诊断。多主张在出血后 24～48 小时内进行急诊胃镜检查。在急诊胃镜检查前需先纠正休克、补充血容量、改善贫血并用冷冻生理盐水洗胃。若患者有胃镜检查禁忌证或不愿进行胃镜检查，或经胃镜检查出血原因不明，疑病变在十二指肠段以下小肠段，可进行胃肠钡餐造影、小肠灌钡造影检查。X 线钡餐检查多主张在出血停止和病情基本稳定数天后进行为宜。选择性动脉造影、放射性核素检查、吞棉线试验或小肠镜检查等主要适用于不明原因的小肠出血。由于胃镜检查已能较确切搜寻十二指肠降段以上消化道病变，故上述检查很少应用于上消化道出血的诊断。但在某些特殊情况下，如患者处于上消化道持续严重大量出血紧急状态，以至胃镜检查无法完全进行或因积血影响视野而无法判断出血灶，而患者又有手术禁忌。此时行选择性肠系膜动脉造影可发现出血部位，并同时进行放射介入。

（2）确定出血量：根据症状、体征及辅助检查，估计出血量，分轻、中、重 3 度。

1）轻度：症状轻，脉率、血压无变化，血红蛋白基本正常，估计失血量 500ml 以下。

2）中度：头晕、心悸、尿少、倦怠无力明显，脉率比平时增速 30% 以上或达 100 次/分，血压比平时略低或收缩压低于 100mmHg，血红蛋白比平时低 20～30g/L，女子低于 80g/L，估计失血量在 1000ml 以上。

3）重度：症状重，神志恍惚，冷汗，尿少，脉率比平时快 50% 以上或超过 120 次/分，血压明显低于平时或收缩压在 80mmHg 以下，血红蛋白低于平时一半或男子低于 70g/L，女子低于 60g/L，估计失血量在 1500ml 以上。

（3）活动性出血的识别：上消化道出血经过恰当治疗，可于短时间内停止出血。由于肠道内积血需经数日（一般约 3 日）才能排尽，故不能以黑便作为继续出血的指标。临床上出现下列情况应考虑继续出血或再出血。

1）反复呕血或便血，排便次数增多，甚至大便转为暗红色。

2）进行性贫血，血常规发现有血红蛋白及红细胞计数进行性减少。

3）经足量的血容量补充，休克未见好转或继续恶化。

4）经输血及快速静脉滴注、中心静脉压渐趋恢复正常，但减慢或停止输液、输血，中心静脉压又见下降。

5）无呕吐或严重脱水，也无明显肾功能减退而血尿素氮持续增高，超过 10.7～17.8mmol/L。

（4）出血停止的判断：下列情况提示消化道出血已不继续进行。包括：①呕血停止，患者安定；②脉率、血压恢复正常水平；③急性失血的全身症状消失；④血红蛋白和红细胞不再下降，网织红细胞数天内恢复正常；⑤血中尿素氮浓度下降渐至正常；⑥黑便量减少，由稀状转为成形或较干硬，颜色由黑色转为正常的黄色；⑦放置胃管或三腔管者，抽出液清白，未见血液；⑧肠鸣音不亢进。

2. 鉴别诊断

（1）与呼吸道出血相鉴别：来自呼吸道的出血常见有支气管扩张、肺结核等病，血色鲜红，常混有痰液或气泡，伴咳嗽，喉痒，无黑便。而来自消化道的呕血常由消化系统疾病所引起，血色呈咖啡色或紫暗色，常混有食物残渣，伴有恶心、呕吐和上腹部疼痛，有黑便。

（2）与下消化道出血相鉴别：下消化道出血临床主要表现为便血。便血伴有呕血则提示上消化道出血。下消化道出血一般排出的多为暗红或鲜红色的血便，上消化道出血之便血多为黑便，但是如果上消化道出血速度快或出血量大，则可排出较鲜红的血便，而在小肠出血时，如积血在小肠停留的时间较长，也可呈现柏油样大便。因此，需经胃镜、全消化道钡餐、乙状结肠镜及纤维肠镜或血管造影来确诊。

（三）辨证论治

老年上消化道出血的辨证虽以吐血（呕血）证为主，但由于出血量的关系，临床应与便血、黑便、厥脱等相互参照。老年人脏腑功能失调，气血阴阳失和是导致该病的主要因素，虽有寒热虚实之别，但应注意老年人本虚的实质，审定虚实标本之轻重。治疗上应根据不同证型，采用凉血止血、益气止血、化瘀止血、温阳止血诸法。

1. 辨证要点

（1）辨有火无火：《景岳全书·吐血证治》曰："凡治血证，须知其要，而血动之由，惟气惟火耳。"火盛迫血妄行或火热灼伤胃络而致的吐血，一般多见心烦、面红、血色较红、脉数等症。有火者大多属实，或虚中夹实。无火者即气虚，多有中气虚弱或气血亏虚的症状。实证者一般多为初起，久病则多虚证。而有火者，当辨实火虚火，实火如热伤营血、胃火内炽、湿热伤胃、肝火犯胃等证；虚火引起的吐血，主要为阴虚火旺。

（2）辨证候虚实：《血证论·吐血》云："吐血之证，属实者，十居六七。"辨别吐血的虚实，主要是依据病程、临床证候及血色。新病吐血，大多属实；久病多虚。实者症见胃脘部疼痛，胀满不舒，出血量多，血色较红或紫暗夹有血块，苔黄脉数；虚者症见胃脘痛势绵绵或不痛，吐血色淡或紫暗不鲜，舌淡脉虚等。

（3）辨证候轻重：黑便成形，偶有心悸头昏，脉率、血红蛋白无明显变化者属轻度出血；大便稀烂，色黑如漆，可有吐血，伴心悸、口干、眩晕或见昏厥，脉率增快，血红蛋白下降为中度出血；吐血、便血频作，眩晕、心悸、烦躁、口干尿少，甚则汗出肢冷、神志恍惚或昏迷，脉细微欲绝，脉率明显加快，血压下降，血红蛋白明显降低为重度出血。

（4）辨标本缓急：吐血发病急，变化快，因此，辨证时必须分清标本缓急。从邪正关系看，正虚为本，邪气为标；气虚为本，邪热为标；因证关系上一般以旧病为本，血无所主为标。

2. 论治原则 上消化道出血由于病因病机复杂，临床表现亦不同，故治疗上首先应分清缓急，了解病情的轻重。对于重度出血者，多因邪热炽盛、迫血妄行所致，当急治其标，以清气、降火、止血为大法，立即止血为上策；同时采用中西医结合治疗，以防气随血脱。一旦暴脱出现，又当急固其气，速用益气固脱之法，待病情稳定后随证辨治。对于轻、中度出血，可采用中西药综合治疗，根据病因病机，探索病位，区别标本缓急，辨明虚实寒热。在审因辨证的基础上，灵活运用止血、消瘀、宁血、补虚的治疗原则，达到标本兼治的目的。

（1）止血药的应用：老年上消化道出血一经确诊，应采取积极、迅速的治疗措施，包括中西医结合的治疗原则。在输血、静脉滴注的同时，使用有效的止血药，如胃管内注入加有去甲肾上腺素的冰盐水、使用抗酸药物、三腔管压迫、口服凝血酶、胃镜下止血等措施，内科治疗无效时可考虑手术治疗（详见西医治疗）。

现代研究发现，部分中药具有较好的止血作用。由于老年患者使用垂体后叶素等止血药物有较多禁忌证，易出现不良反应，临床中应用中药止血，效果理想。如血宁冲剂（黄连、大黄、黄芩）、紫地合剂（紫珠草、地稔草）、金不换注射液、单味大黄醇提片等。有的中药借助现代仪器可加强止血作用，如胃镜下将药物直接喷洒于出血部位，效果更好，如复方五倍液等。

（2）治标与治本：急性上消化道出血，病势急，变化快，在治疗过程中应按"急则治其标，缓则治其本"的原则。使用止血药的同时，根据辨证，火热炽盛者，宜降火、清热、凉血止血以治其标，后予健脾益气以治其本。出血量多，出现气随血脱的变证者，急当益气固脱，正如唐容川《血证论·吐血》中强调的"存得一分血，便保得一分命"。

（四）病案举例

1. 甘草干姜汤临床治验　甘草干姜汤出自《金匮要略》，论中曰："肺痿吐涎沫而不咳者，其人不渴，必遗尿，小便数，所以然者，以上虚不能制下故也。此为肺中冷，必眩，多涎唾，甘草干姜汤以温之……。"本方具有温肺益气功效，主治虚寒肺痿。现代研究多用于虚寒性胃脘痛、饮食如故，脘腹胀，肠鸣腹泻，胸背彻痛，眩晕，咳晕，咳喘，经期腹痛，遗尿等。唐祖宣依据五行关系，即肺与脾胃的相生关系，运用此方加味治疗老年性上消化道出血，往往屡收奇效，收效颇丰。现举临床治验如下。

> 许某，男，75岁，1974年10月21日诊治。
>
> 自述有胃痛史20年，经X线钡餐透视确诊为十二指肠球部溃疡，血常规示：红细胞 $14.8×10^9/L$、淋巴细胞0.18，血红蛋白90g/L，先后服药近千剂，多处求治无效。近日胃痛加重，大便下血，色呈暗紫，化验大便潜血（+++），用清热解毒合并服西药胃溃平等药，病情仍无转机，遂求治于唐祖宣。
>
> 症见：面色黧黑，形体消瘦，胃中冷痛，遇寒加重，口吐酸水，食纳欠佳，二便清利，大便下血，手足厥冷，便色紫暗，舌淡苔白，脉沉迟无力。辨证后认为，此属中阳不足、脾胃虚弱，治宜温中健脾、益气摄血。方用归脾汤加减：黄芪30g，白术、潞参、当归、龙眼肉、茯苓各15g，甘草、枣仁各12g，远志、木香各6g，水煎服，4剂。
>
> 服药后少效，评审脉症，患者年事已高，病程日久，中阳虚衰。处方：甘草、干姜各30g，灶心土60g，水煎服，每日1剂。服药3剂后，胃痛减轻，大便下血减少，上方加陈皮、半夏各15g，服30余剂而临床痊愈。

体会　老年人多虚，脏腑功能日渐减退。本案患者年事已高，加之病之日久，中阳已亏，运化无权，脾虚固摄无权，血溢脉外，故见大便下血。中阳复，脾运健，气血循行调畅而血止自止。首用归脾汤加减而仅获微效，说明药没投病机，后更用甘草干姜汤加灶心土，突出了中阳复、脾健运的重要性。

老年人诱发上消化道出血的原因是多种多样的，诸凡影响气血运行的一切因素，都可以引起出血。因此在治疗时，应当审证求因，针对出血的原因，辨证施治，其出血方能获得真正的痊愈。同时，唐祖宣认为治疗各类出血时单纯的止血，仅仅是"兵来将挡"、"水来土掩"的暂时性权宜之计，如不消除病因，那么就不会从根本上解决问题，并非上策。由此可以看出，辨证是治疗该病的关键，用药的众寡反映了医者的辨证是否准误。

2. 上消化道出血从肝而治经验　老年人由于生理上的变化，性情多疑，急躁易怒，如原有上消化道疾患，极易引起出血变证。因此，在临证时多依据老年人的自身特点，从肝而治，治愈众多消化性溃疡出血患者，取得了较好的临床疗效。现举典型治验于下，以供参考。

> 程某，男，69岁，1980年3月15日诊治。
>
> 患者自述有胃脘痛病史30年，时轻时重，发作多与饮食不节有关。5年前因服泻下剂而诱发加重，并出现柏油样黑便，曾在某地级医院确诊为"上消化道出血"，经西药常规治疗好转出院。此后常大便下血，时断时续，屡服"复方胃友"、"氢氧化铝凝胶"、"胃舒平"、"陈香露白路"等药，病情时好时坏。两周前因情志不遂，致胃脘灼痛如割，

大便下血，数日不止，某医院建议手术，患者惧而未受，遂求治于唐祖宣。症见：胃上脘灼热疼痛，时而绞痛如割，饥饿时尤甚，进食后可稍缓解，伴神疲肢倦，时时泛酸，口干且苦，大便色黑光亮。查：舌质红，边有紫条，苔薄黄，脉沉滞；纤维胃镜示：十二指肠球部溃疡；大便潜血试验（++++）。证属肝郁化热，气逆犯胃，脉络瘀滞，血不循经，随粪而排。治宜疏肝清热，理气和胃，化瘀止血。药用：白芍 30g，丹皮 10g，黄连 6g，吴茱萸 6g，酒大黄 6g，黑地榆 15g，杏仁 9g，海螵蛸 15g，木香 10g，赤石脂 15g，三七 6g（研末冲服），炙甘草 9g，生姜 1 片，藕节 30g。

二诊（1980 年 3 月 25 日）　上药服 10 剂，下血渐止，便血由黑转黄，胃脘灼痛明显减轻，乏力，神疲，便溏。查：舌质暗红，边有瘀斑，体胖，少苔，脉沉无力。此乃脾胃虚弱、气血化源不足所致，故治宜益气生血、健脾和胃为主。药用：生黄芪 30g，白术 10g，白芍 30g，陈皮 15g，半夏 12g，杏仁 6g，黑地榆 15g，赤石脂 15g，阿胶 12g（烊化），砂仁 6g，炙甘草 9g，生姜 1 片，大枣 5 枚，水煎服。

三诊（1980 年 4 月 10 日）　胃脘由灼痛转为隐痛，喜暖喜按，能食而不敢多食，口淡便溏。查：舌体胖大，边有齿龈，舌边有少量瘀点，苔白，脉沉弦。虚象渐露，中气不足尤为突出。治宜补中益气为主，兼以活瘀制酸。药用：生黄芪 30g，桂枝 6g，白芍 9g，郁金 15g，白术 12g，黑地榆 15g，杏仁 6g，海螵蛸 18g，木香 9g，大黄 4g，干姜 6g，炙甘草 9g，大枣 3 枚。

四诊（1980 年 4 月 30 日）　上方出入续服 15 剂，胃痛明显减轻，饮食增加，吐酸减少，大便色黄质软。查：舌质红，边有瘀点，苔白，六脉沉迟。中气提补，胃气渐复，当以活瘀制酸为主，兼以健脾和胃。药用：丹参 30g，白芍 15g，白术 12g，陈皮 10g，半夏 12g，杏仁 6g，三七 6g（研末冲服），贝母 9g，海螵蛸 20g，黑地榆 15g，乌药 10g，炙甘草 9g。

以上方为宗，间或酌加生黄芪、黄连、延胡索、党参、沉香、吴茱萸等，间断续服数十剂，胃痛基本消失，精神转佳，身力大增，大便转调。鉴于病情好转稳定，痊愈有望，配予"海蛸牡蛎散"，久服缓图，以求根治。药用：海螵蛸 300g，煅牡蛎 300g，枳实 150g，白及 240g，香附子 120g，黄芪 300g，贝母 120g，共研细末，每服 6g，日三次于餐前 30 分钟开水送服。

半年以后，患者登门致谢，自述服药后一切症状告罄，胃镜检查证实：溃疡灶消失。随访 5 年未见复发。

体会　十二指肠球部溃疡，其证本虚标实，寒热交错，病程迁延，缠绵难愈。其病位在胃，实与肝关系密切，如《杂病源流犀烛·胃病源流》谓："胃痛，邪干胃脘病也……惟肝气相乘为尤甚，以木性暴，且正克也。"肝气不舒，郁而化火，火热移胃，耗伤胃阴，胃失润降，则灼热疼痛、口干且苦；肝火犯胃，灼伤胃之脉络，则呕血、便血；肝气侮脾，运化失职，湿浊内生或湿浊化热，湿热上泛，则泛吐酸水。因此，治疗该病，常从肝入手。重用白芍，配以丹皮，柔肝清热、养血敛阴、行瘀止痛、凉血止血；炙甘草、白术、木香，健脾理气和中；杏仁之用，尤为匠心独具，胃痛患者多有"痰湿内蕴"，杏仁性温味苦，具有宣肺化湿、健脾和胃之功效，不失治胃病之良药，不可等闲视之。

在该病的治疗过程中，还当根据虚实变化、寒热交错的病理特点，随时权变方药。当益气，应防助邪化火；当消实，时时顾护正气；用苦寒，谨防损伤中阳；用涩敛，须防闭门揖盗。细心推理，权衡利弊，选方择药，全在用其长而补其缺，用其优而制其短。中病即止，不可不及，亦不可太过。

3. 在治疗上消化道出血病的体会　上消化道出血是内科常见急重症之一，临床上分清疾病阶段，中西医结合治疗可望提高疗效。上消化道出血大致可分为活动性出血期、并发症、静止期等阶段，病因有多个方面，中西医结合治疗时应明确各自在不同情况下的优势和不足，有所针对和侧重。活动性出血期是临床工作的重点，此时止血是第一位的，中西医应发挥各自优势，分清病因，尽快达到止血的目的，当然进行疗效评价时需考虑上消化道出血有较高的自限性（30% ~ 70%）；上消化道出血尤其是大出血会出现失血并发症，其治疗应考虑中西并举，西医的支持治疗、对症治疗，中医的补益气血、固脱回阳，两者结合可提高疗效。止血后进入静止期及恢复期，临床治疗的重点预防再出血，在此阶段运用中医消瘀、宁血、补虚大法进行整体调节的辨证论治，可防止再出血、促进机体康复，能充分显示中医药的独到优势。

（1）明确病因病位，全面掌握病情。上消化道出血临床情况比较复杂，必须尽快明确诊断、全面掌握病情，才能明确中西医各自优势和不足，制订恰当的治疗方案，例如，静脉曲张出血与非静脉曲张出血的治疗措施明显不同。上消化道出血的诊断应包括出血诊断的确立、出血部位及病因的诊断、出血程度的估计、活动性出血的判断等方面，应发挥西医学在诊断方面具有的优势，尽快明确病情，尽早确诊，以保证第一时间内确定应急措施和治疗大法，保证中西药物准确、到位，提高诊疗水平。

（2）活动性出血期以止血为要、重视并发症，宜中西医结合治疗。西医在治疗静脉曲张出血和急性大出血方面有其优点，病情较危重的中量、大量出血以采用中西医结合治疗为宜，此时止血以西医疗法为主，尤其是内镜、机械压迫、介入、外科疗法等止血手段的运用。同时采用中医药治疗，能取得相得益彰的效果。一方面可采用新型剂止血中药如参三七注射液、金不换注射液等以加强止血效果，另一方面中医药对并发症等的治疗有一定优势，如出现气随血脱时，及早运用益气固脱法治疗，对防治出血性休克，维持血压稳定有较大帮助。如肝硬化合并食管胃底静脉曲张破裂出血时运用大黄及其制剂，在增强止血效果的同时，既能加速排出肠道积血，又有抑制肠道细菌作用，起到西药无法替代的作用。

病情较轻的中小量出血，特别是溃疡病、胃炎、急性胃黏膜病变等引起的中小量出血，中医药采用辨证论治、专方专药等治疗，临床报道有效率为83.3% ~ 98.82%，此时可以中医药治疗为主。因食管静脉曲张的病死率高，今后应把临床研究的重点放在食管静脉大出血的止血及预防出血方面。

（3）辨证论治，预防出血和再出血。上消化道出血的病死率为8% ~ 10%，持续或反复出血进可增到30% ~ 40%，尤其是肝硬化并食管胃底静脉曲张破裂出血时药物止血、三腔二囊管压迫止血等治疗措施的再出血率较高，因此止血后进入静止期及恢复期，临床治疗的重点转变为预防再出血，在此阶段运用中医的消瘀、宁血、补虚大法进行整体调节的辨证论治，可以防止再出血、促进机体康复，充分显示中医药的独特优势。如大黄不仅有止血作用，还能降低门静脉压力，加用丹参、赤芍能增强大黄降低门静脉压力，有助于止血。既往较少见到此方面的研究，应予以加强。

上消化道出血有一定的病死率，而30% ~ 50%的门静脉高压患者会有曲张静脉出血，并且有50%的患者死于第一次出血，因此对如何有效地预防溃疡等导致的上消化道出血及预防曲张静脉的形成、发展、出血，值得重视。中医药历来有"治未病"的思想，应发挥整体调节，辨病与辨证相结合等方面的优势，沿用出血时治标——塞源，不出血时治本——澄源、复旧之治血之法。积极开展预防出血方面的研究。目前已有研究应用复方丹参注射液（或片剂）长期、大剂量治疗失代偿期肝硬化，观察上消化道出血发生率、5年病死率；有研究比较了丹参、硝苯地平联用与各药单用改善了肝硬化门静脉高压症的血流动力学变化，降低了上消化道出血发生率。

（4）改革中药剂型，改进给药途径。传统中药以汤药为主，给药途径历来以口服为主，存在煎药不便、见效慢的缺点。现代中医研制出了许多中药新剂型，给药方便，扩大了临床应用。对于上消化道出血来说，应对注射剂、局部用药予以重视。注射剂因其吸收快、作用迅速的特点，如金不换注射液、生大黄注射液、三七注射液、参麦注射液、参附芪注射液的应用，开创了应用中药注射剂治疗上消化道出血的新途径，在临床上得到了推广应用。

（5）重视方药机制研究，优化治疗方药。现代药理研究表明，凉血药如大蓟、小蓟、墨旱莲、大黄、紫草、地榆、槐花；活血药如三七、蒲黄；收敛药如白及、棕榈炭、血余炭、侧柏炭、明矾；温经药如艾叶、灶心土等能降低毛细血管通透性，改善脆性，促进蛋白质沉淀，减少伤面体液外渗并修补血管缺损，显著增加纤维蛋白原活性及血液中的凝血酶，从而使凝血时间和出血时间明显缩短。临床上可在辨证论治的基础上，辨病与辨证相结合，选用上述药物以加强止血作用。

对于有效方药，应用包括分子生物学技术在内的多种技术手段，开展临床及实验研究，明确中医学的止血环节、止血成分、有效量化等，进一步筛选，可以逐步实现优化治疗方药，更有针对性地中西医结合等的目的。

另外，所有中医、中西医结合防治措施的采用与否，中药单方、复方、辨证分型及治疗效果的判定均应建立在对其疗效充分认识即循证医学的基础上，而既往许多研究在研究方案设计方面存在不足，因此严格方法学设计，根据出血量、出血原因、部位、急性或慢性，进行科学的分析，制订确定统一的止血判定标准，进行随机双盲对照，提高科学性、先进性。通过科学研究首先证明防治措施的有效性和安全性是目前中西医结合必须解决的问题之一。

总之，在中西医结合治疗上消化道出血的过程中，首先要明确中西医各自的优势与不足，清楚病情不同阶段的主要矛盾，而后围绕止血、治疗并发症、防止再出血等任务，确定中西医应如何结合、结合的具体干预点和环节，扬长避短，有针对性地进行辨病辨证治疗，才有望取得更好的临床效果。

第三节　老年慢性胃炎

一、定　　义

慢性胃炎是指由不同原因引起的胃黏膜的慢性炎症或萎缩性病变，通常是指慢性浅表性胃炎和慢性萎缩性胃炎，其中萎缩性胃炎又分为 A 型（胃体病变）和 B 型（胃窦病变）。至于疣状胃炎等特殊类型也属慢性胃炎的范畴。

慢性胃炎的患者病率随着年龄的增长而递增，为老年常见慢性病。据胃镜检查资料显示，50~65岁年龄段慢性胃炎发病率为80%，70岁以上高达80%~90%，且萎缩性胃炎占较重比例；老年组胃黏膜发生肠上皮化生和异型增生者较中青年组为多，70岁以上几乎均伴肠上皮化生。由于此病病程较长，缺乏特异的症状和体征，多呈慢性进行性改变，部分萎缩性胃炎可能癌变，故引起人们的普遍关注和重视。

该病归属于祖国医学胃脘痛的范畴，为脾胃疾患中的一个常见病证。老年人年高体衰、脏气匮乏、饮食劳倦、情志失调等多种病因，导致胃气不和、脾失健运而致胃脘痛。其痛虽在胃，但与肝脾关系极为密切，加之老年人多见肾虚，每兼痰饮、瘀血，因此，临证时应同时参照胃胀、吐酸、嘈杂、血证等辨证。

二、唐祖宣诊治经验

（一）病因病机

1. 西医认识　西医学认为：慢性胃炎的病因迄今尚未完全阐明。一般认为物理性、化学性及生物性有害因素持续反复作用于易感人体即可引起胃黏膜慢性炎症。已明确的病因包括以下几个方面。

（1）胃黏膜损伤因子：长期服用非甾体类抗炎药物（如水杨酸盐和保泰松）、食物过冷、过热、过酸、过辣、过咸，或经常暴饮暴食，长期饮用浓茶，长期酗酒、吸烟等均可引起慢性胃炎。烟草酸可直接作用于胃黏膜，也可通过胆汁反流而致病。乙醇饮料可使胃黏膜产生红斑和糜烂损伤。乙醇不仅增加 H^+ 反弥散，破坏黏膜内和黏膜下的正常组织结构，亦可损伤正常的能量代谢，从而破坏细胞功能。此外，乙醇可刺激胃酸分泌而加重胃黏膜损伤。但亦有学者认为辣椒刺激促使胃黏膜合成和释放前列腺素，继而具有细胞保护功能。

（2）幽门螺杆菌感染：幽门螺杆菌（HP）感染是慢性胃炎的一个重要病因。胃炎的病理组织学改变与 HP 感染的程度轻重有关，尤其在活动性胃炎中，胃黏膜的炎症越重，HP 作为慢性胃炎的病原菌，其致病因素可能包括：HP 产生的尿素酶、黏蛋白酶、脂多糖、细胞毒素等。HP 感染后通过上述致病因素的作用，使黏膜屏障受损，黏膜细胞变性坏死，大量中性粒细胞炎症性浸润可形成腺窝脓肿，从而使腺体的再生受到极大影响。

（3）免疫因素：免疫因素与慢性萎缩性胃炎的关系较密切。胃体黏膜萎缩为主（A 型）患者血清中常能检测出壁细胞抗体（PCA）和内因子抗体（IFA），两者均为自身抗体，在伴有恶性贫血的胃黏膜萎缩者中检出率相当高。恶性贫血属自身免疫性疾病，其胃黏膜萎缩变薄，壁细胞数显著减少或消失，黏膜固有层可见淋巴细胞浸润，而胃窦部黏膜病变较轻或基本正常。

（4）十二指肠液反流：幽门括约肌功能失调可使十二指肠反流。胆盐可减低胃黏膜屏障对抗 H^+ 的通透功能，胆盐在胃窦部刺激 G 细胞释放胃泌素，增加胃酸分泌。H^+ 通过损伤的黏膜反弥散进胃黏膜引起炎症变化，H^+ 亦能刺激肥大细胞使组胺分泌增加，引起胃壁血管扩张和瘀血，炎症渗出增多，使得慢性胃炎难治的原因之一。目前认为，幽门括约肌的正常功能与促胰液素、胆囊收缩素及胃泌素之间的平衡密切相关。当胃泌素分泌增加，而促胰液素、胆囊收缩素分泌绝对或相对减少时，产生平衡失调，导致幽门括约肌功能不全，从而使十二指肠液反流入胃，引起胃黏膜发炎。

（5）胃窦内容物潴留：任何原因引起的内容物不能及时排空或长期潴留在胃内，可通过释放过胃泌素而引起胃窦部的浅表性炎症。

（6）细菌、病毒和（或）其毒素：急性胃炎之后胃黏膜损伤可经久不愈，如反复发作可发展为慢性浅表性胃炎。牙及牙龈、扁桃体、鼻窦等处慢性感染灶的细菌或病毒吞入胃内，对胃黏膜长期刺激也可引发慢性胃炎。慢性肝炎患者亦常有慢性胃炎的临床表现，有学者证实乙型肝炎患者胃黏膜内有乙型肝炎病毒的抗原抗体复合物存在。

（7）年龄因素：慢性胃炎与年龄关系密切。随着年龄的增长，萎缩性胃炎和肠腺化生发生率逐年升高，病变程度不断加重，范围亦越广，但炎症细胞浸润的程度似与年龄关系不大。这可能与老年人胃黏膜血管硬化、胃黏膜营养因子缺乏有关。

（8）遗传现象：恶性贫血家庭成员中严重胃体萎缩性胃炎发生的危险性是随机人群的 20 倍，提示有遗传因素的影响。有学者认为其中起作用的是一常染色体显性遗传基因。胃窦为主的萎缩性胃炎亦有家庭聚集现象，但是否与遗传有关尚需进一步研究。

2. 中医认识 由于老年人气阴亏损，正气不足，全身和局部反应性降低，脾胃多虚，常因饮食所伤、劳倦过度、情志失调，导致胃气不和、脾失健运而致病。脾胃与肝，相互为用，脾胃之暖，常赖肾阳，故痛虽在胃，但与肝脾肾密切相关。

（1）饮食不节：暴饮暴食，饥饱无常，使脾胃受损，运化失司；宿食停滞，阻碍气机，均可使胃阴多已亏损，过食生冷，再损脾阳，更易导致脾胃虚寒；若嗜煎炒炙煿、辛辣烟酒等燥烈之物，亦易使本已不足之胃津受灼，胃阴受损不能自复而致病。《证治汇补》指出"虚弱人贪食不化者"易致胃痛。《备急千金要方·养性序》："五味不欲偏多，故酸多则伤脾，若多则伤肺……凡言伤者，亦不即觉也，谓久即损寿耳。"说明偏嗜偏食，可能损伤脏腑，引起疾病。《寿亲养老新书》云："年高之人，其气耗竭，五脏衰弱，全仰饮食，以资气血。若生冷无节，饥饱失宜，调停无变，动成疾患。"这论述与现代医学认为食物郁积、胃相延长、酸性胃液分泌量增加及老年人胃黏膜抗病能力下降等致病因素有相似之处。

（2）脾肾亏虚：老年前期，脏腑开始虚衰，阴阳气血渐趋亏损，进入老年期，脏腑功能减退益甚。朱丹溪认为人生六十七十以后，精血俱耗，故至老年常见阴阳两亏。宋·窦士材《扁鹊心书·德世之法》："素问云：年四十，阳气衰而居乏，五十体重耳目不聪。六十阳气大衰，阴痿，九窍不利，上实下虚，涕泪俱出矣。"说明随着年龄增长，机体脏腑功能衰退，易生疾病。若患者素脾胃阳虚，或久病伤胃，寒从内生，发为脾胃虚寒之胃痛。老年人多见肾虚，不能温煦脾阳，则脾（胃）阳亦虚，寒凝则胃痛。若脾不能统血，亦可吐血或黑便。

老年脏腑功能衰减，脾胃化生水谷精微失职，胃阴多有不足，若再久病耗阴，或过用辛燥药物再伤胃阴，胃失润养而成阴虚胃痛。

（3）劳倦伤脾：年老体弱，脑力或体力皆易过劳，常使脾胃受损。有些老人，惯于久坐、久卧，亦能伤气损脾。若老人脾虚，运化失司，不能化湿，聚湿成痰，则致脾虚夹痰。痰湿困脾，使脾益虚，湿也愈盛，终成虚实错杂之顽证。

（4）七情不和：《寿亲养老新书》："老人孤僻，易于伤感，才觉孤寂，便生郁闷。"有的老年人性较孤僻，或性急易怒，常因小故而气不舒。忧郁恼怒伤肝，疏泄失调，则肝气郁滞，横逆犯胃，胃失和降，引起肝胃不和之胃脘痛。若气郁久而化热，灼伤血络则见吐血、便血等。火热迫灼肝胃之阴，其痛往往经久不愈，反复发作。精神因素引起胃脘痛，祖国医学与现代医学的观点基本一致。在老年人肝胃不和胃脘痛中，脾胃虚弱兼有肝气郁滞多于单纯"肝木乘土"或"土虚木贼"者。

（5）久痛入络：清·叶天士《临证指南医案·胃脘痛》指出："胃痛久而屡发，必有凝痰聚瘀。"认为胃脘痛迁延日久，屡治不愈，多有瘀血阻滞胃络，此多有肝气久郁，气机不利，而成气滞血瘀之胃脘痛。又年老脾气亏虚，统摄无权，则血不循经而致出血，离经之血聚而不去，久则凝结为瘀。老年胃脘痛屡发不愈，兼见瘀血者亦较为多见。

（二）诊断与鉴别诊断

1. 诊断

（1）以反复或持续性上腹不适、饱胀、钝痛、烧灼痛，进食后加重；伴嗳气、泛酸、恶心、纳差、便秘或大便不爽等胃肠道症状为临床表现。

（2）上腹部压痛不明显。

（3）胃镜检查及胃黏膜活检提示慢性炎症征象。

（4）B超及其他检查排除胆囊病与慢性肝病、胰病。

慢性胃炎的诊断应包括病因、病变部位、组织学形态（包括炎症、活动性、萎缩、肠上皮化生或异型增生及有无 HP）；并对病变程度进行分级（无、轻、中、重）；与组织学平行，对内镜所见也进行分类诊断及分级。

关于 HP 相关胃炎的诊断：已有充分的证据表明，HP 是慢性胃炎的主要病因，在慢性胃炎的诊断时必须检查 HP 存在与否。井冈山会议对 HP 相关性胃炎的诊断也达成了以下共识：证实有 HP。相关性胃炎的诊断也达成了以下共识：证实有 HP 现症感染（组织学、快速尿素酶、细菌培养、^{13}C 或 ^{14}C−尿素呼气试验中一项阳性），病理切片检查有慢性胃炎组织学改变者，可诊断为 HP 相关性胃炎。但从严格意义上讲，诊断 HP 相关性胃炎时，现症感染应以病理组织学检查发现 HP 为依据。

2. 鉴别诊断

（1）消化性溃疡：亦有上腹痛、嗳气、恶心、呕吐等症状发作的病史，溃疡病疼痛发作往往有周期性与节律性，通过胃肠钡餐或胃镜检查可以区别。

（2）慢性胆囊炎与胆石症：有上腹部胀闷不适、嗳气不舒等症状，其症状发生多与进食肥腻食物有关，上腹疼痛往往较明显，可放射至胁肋及背部，兼有发热与黄疸时则易分辨。可行"B"型超声波、腹平片或胆囊造影等检查以明确。

（3）慢性胰腺炎：慢性胰腺炎诊断较困难，凡有腹痛、脂肪泻、消瘦、糖尿病者应考虑，可行腹部 CT 检查。

（4）胃癌：上腹部疼痛失去规律性，呈进行性加重，伴有明显食欲减退，体重减轻，大便潜血持续阳性，后期在上腹部可触及包块，行胃肠钡餐或胃镜检查可以明确。

（5）心绞痛：尤其是老年患者易与胃痛相混，心绞痛一般不出现嗳气、恶心等消化道症状，往往有心慌不适，可行心电图以区别。

（三）辨证施治

老年慢性胃炎的辨证虽以胃脘痛为主，但应同时参考胃胀、吐酸、痞满等。虽然导致胃脘痛原因很多，但不论寒热虚实，其主要病机仍为胃失和降，气机不畅，不通则痛。老年患者虚证远多于实证，常见于虚实夹杂，单纯实证甚少，治疗多用扶正祛邪。久病气阴两虚者，宜气阴兼顾。多注重扶助脾胃，顾护胃气，理气之品，用之有节，慎用攻伐。即使确属实证，亦得按虚中夹实处理。

1. 辨证要点

（1）辨虚实：老年人多病程久，症情复杂，辨虚实并非易事。鉴于当前治疗老年病多以补剂为主的倾向，分辨虚实对治疗至关重要。一般疼痛缓，隐隐而痛，绵绵不止，喜温喜按者多为虚证。若痛急拒按，嗳呃频作，大便秘结者，多为实证。攻而不减者多虚，补而加重者多实。然老年患者临床上多虚实夹杂，当分清虚实之多少，以决定通补之轻重。

（2）分气血：胃脘痛之病有气血之别。气分病位较浅，未及络脉，可用调气之法。病入血分，病位较深，乃络脉之变，宜用活血通络之法，故分清气血十分重要。从病程而言，初起在经属气滞，久病不愈属血瘀；从疼痛部位而言，痛处游走不定、攻冲作痛者为气滞，痛处固定、或扪之有包块者为血瘀。

（3）察寒热：如胃脘拘急而痛，或得温得按则舒，遇寒加重者为寒；胃脘胀灼而痛，得凉则适当者属热。另有湿热胃脘痛，一般文献记载较少，但在老年患者中十分常见。辨证当分湿与热之偏重，察看舌苔之薄、白、黄、厚。一般苔白或微黄而腻，说明湿重热轻；若苔黄厚腻，多热重于湿或湿热并重，或湿热而夹宿食。

2. 论治原则

（1）治痛之要，通降为先：胃的生理功能决定了胃脘痛的治疗要以通降为主。董建华《临证论治》中说："胃病的治疗关键在于一个'通'字。"真可谓经验之谈。通法有理气通降、化瘀通络、通腑泻热、平肝通降、降胃导滞、辛甘通阳、滋阴通降、升清降浊、辛开苦降、散寒通降，可随症选用。

（2）标本兼顾，善于守方：老年患者多虚证，虚实夹杂多见，治疗须标本兼顾。一般原则是先治其标，重在祛邪，使胃腑通降，脾胃健运。如有本虚，再予调补，或通补兼施，慎用攻伐，亦可妄用壅补。由于老年患者脏腑功能衰退，即使用药得当，恢复亦较缓慢。故若辨证无误，要善于守方，不宜频繁更方，屡增剂量，导致变证。

（四）病案举例

治疗慢性胃炎的体会　慢性胃炎是常见的消化道疾病，具有上消化道症状如上腹胀满、嗳气等者，经胃镜或病理检查几乎都诊断为慢性胃炎。胃炎患者症状严重性与炎症的程度并不一定呈正比。胃炎的诊断与功能消化不良诊断重叠现象不等。即使近年来现代医学的研究认为该病的发生与幽门螺杆菌（HP）感染、胃动力障碍、碱性液体反流等有关。然而，实事上，采用杀HP、促胃动力和胃黏膜保护等治疗，也不能完全解除症状和根治本病，因为慢性胃炎的病因非常复杂。西医药不但缺乏特效的疗法，而且，抑杀HP的抗生素或铋剂（较长期使用）会产生不良反应和耐药性，患者接受此治疗的依从性低。因此，慢性胃炎的治疗有冀于中医药、中西医结合的方法。

如何合理地选用中医、西医药治疗？伴有胃黏糜烂的胃炎，其溃疡疼痛症状明显，可短期选用西药抑制胃酸药。对于活动性的HP相关性胃炎，可按要求选用抗HP的联合用药，同时加用中药辨证论治。对于上腹饱胀疼痛而胃镜下黏膜炎症不严重的患者，最宜用中医辨证用药，不主张用西药，因即使是西药的促胃动力药解除症状的效果也并不理想。对于慢性胃炎特别是慢性萎缩性胃炎易伴肠上皮化生与非典型增生等胃癌前病变的西医药疗效不佳，开展中医药逆转胃癌前病变的研究显得非常重要。中医治疗宜益气养阴，行气活血，祛瘀解毒。正气充中，阴阳调和，气血通畅，癌前病变可望逆转。慢性胃炎是一种慢性疾病，病程长，患者服用西药的依从性差，有的患者在短期服西药可能会缓解症状，但停药后症状又出现。用中药的调理，正所谓"西药治标，中药治本"。中医的调护及饮食疗法亦非常重要。中医学认为，情志异常，如忧、思、恼、怒等七情不和易致病发。患者病久，有不同程度的焦虑和恐惧，有惧癌症的心理存在，这些心理障碍会影响疾病的康复，甚至加重病情。有时需要使用西药抗抑郁焦虑药物，但此类药物有较大的不良反应，患者难于接受。使用中医学治疗的同时，还要做好饮食、起居、心理的调理，使患者正确认识此病，保持乐观态度，积极配合医生治疗。

第四节　老年肝硬化

一、定　义

老年肝硬化是指肝脏弥漫性发炎，肝细胞变性、坏死、再生、纤维增生、肝的正常结构紊乱，致使肝脏变形、变硬而影响全身的一种疾病。该病早期可无临床症状，晚期可出现肝脾肿大、腹水、腹壁静脉曲张、肝昏迷等肝功能损害、门静脉高压及严重的并发症，是临床上中老年常见疾病之一。

1987年世界卫生组织报道全世界肝硬化发病率为17.1/100 000，而我国和南亚地区肝硬化患者占总住院人数的4.3%～14.2%，其发病高峰年龄在35～48岁，男女比例为（3.6～8）∶1；近10年来肝硬化患者的病死率还在不断提高，尚无准确的统计，但有关资料表明，肝硬化也是我国人群的主要死亡原因之一，占死亡原因的5～6位。

中医学对肝硬化早有认识，属于祖国医学"臌胀"、"单臌胀"、"癥瘕""积聚"等范畴，因腹部胀大如鼓而命名，为中医四大难症之一。以腹部胀大，皮色苍黄，甚则腹皮青筋暴露，四肢不肿或微肿为特征。多因酒食不节，情志所伤，感染血吸虫，劳欲过度及黄疸积聚失治，使肝、脾、肾功能失调，气、血、水瘀积于腹内而成。

二、唐祖宣诊治经验

（一）病因病机

1. 中医认识　中医认为臌胀病的病因主要由于酒食不节，情志所伤，劳欲过度，感染血吸虫，以及黄疸、积聚失治。其发病机制为肝、脾、肾三脏功能障碍，出现气滞、血瘀、水停，积于中焦而成，其病位在肝，涉及脾、肾、三焦，病变多虚实夹杂，本虚标实。

（1）情志所伤：肝为藏血之脏，性喜条达，老年人情志易变，最易引起忧思恼怒。《养老奉亲书》中指出："老人孤僻，易于伤感，才觉孤寂，便生郁闷。"其情志不遂，气机不畅，致使肝脾气机阻滞。正如《济生方·积聚论治》所云："忧、思、喜、怒之气……过则伤乎五脏……留结而为五积。"继则由气及血，使血行不畅，经隧不利，脉络瘀阻。气机运行不畅，久则为聚；气血瘀滞，日积月累，凝结成块则为积。肝气郁结不畅，横逆犯脾胃，脾胃受克，运化失职，水液运化发生障碍，以致水湿停留，与血瘀蕴结，日久不化，而成臌胀。

（2）酒食不节：老年人脾气本虚，若嗜酒过度，饮食不节，滋生湿热，损伤脾胃。积之既久，又因体气渐衰，酒湿食积之浊气壅滞不行，清阳当升不升，浊阴当降不浊，以致清浊相混，阻塞中焦，脾土壅滞则肝失疏泄，气血郁滞则瘀阻不行，水湿滞留，气血交阻而成臌胀。

（3）劳欲过度：肾为先天之本，脾为后天之源，两者为生命的根本。劳欲过度，伤及脾肾，脾伤则不能运化水谷，以资化源，气血不足，水湿内生。肾伤则气化不行，不能温化水液，因而聚湿水生，气血凝滞而成臌胀。《风劳鼓膈四大证治》说："劳倦所伤，脾胃不能运化而胀。"

（4）感染血吸虫：在血吸虫流行区接触疫水，遭受其感染，又未能及时进行治疗，内伤肝脾，脉络瘀阻，升降失常，清浊相混，积渐而成臌胀。正如《诸病源候论·水蛊候》谓："此由水毒气结聚于内，令腹渐大，动摇有声，常欲饮，皮肤粗黑，如似肿状，名水蛊也。"

（5）黄疸、积聚失治：黄疸多由湿热蕴积所致，治疗不当、日久湿热伤脾，中气亏耗，斡旋无力，水湿停滞，肝气亦不能条达，遂使气血凝滞，脉络瘀阻，而成臌胀；积聚多因气郁与痰血凝聚而成，不论积聚生长在腹部的任何部位，势必影响肝脾气血的运行，以及肾与膀胱的气化，气血瘀阻，水湿停聚而逐渐形成臌胀。《医门法律·胀病论》："凡癥瘕、积块、痞块，即是胀病之根，日积月累，腹大如箕，腹大如瓮，是名单腹胀。"

在臌胀的病机中，关键问题是肝、脾、肾的功能障碍。由于肝气郁结，气滞血瘀，导致脉络阻塞，这是形成臌胀的一个基本因素。其次是脾脏功能受损，运化失职，遂致水湿停聚。再就是肾脏的气化功能受损，不能蒸化水湿而使水湿停滞，也是形成臌胀的重要因素。此外，肾阴和肾阳又同时起到滋养肝木和温养脾土的作用，肾虚阴阳不足，对肝脾二脏的功能也要产生影响。正因为肝气郁滞、血脉瘀阻、水湿内停是形成臌胀的三个重要的病理变化，因此喻嘉言在《医门法律》中概括说："胀病不外水裹、气结、血瘀。"

2. 西医认识 西医学认为该病是由于多种因素对肝细胞的损害为主要表现的慢性疾病,这些因素包括病毒性肝炎、慢性酒精中毒、化学毒物或药品、营养不良、寄生虫感染等。引起肝硬化的原因很多,各国肝硬化的病因不尽相同,可能与经济水平、生活习惯、营养条件、饮酒习惯、肝炎等因素有关;欧美以酒精性肝硬化较多,我国以病毒性肝炎引起的肝硬化最为常见,目前我国肝硬化的病因主要有以下几方面。

(1)病毒性肝炎:在我国,由病毒性肝炎引起肝硬化居于首位。在我国约70%肝硬化患者乙型肝炎表面抗原阳性,82%的患者以前有过乙型肝炎病毒感染史。

(2)血吸虫病:国内学者研究发现慢性血吸虫病经常引起肝纤维化的病理改变,而晚期血吸虫病则有肝硬化;随着血吸虫病防治的收效,患病率因之下降;血吸虫病引起的肝硬化占肝硬化总数的比例因地区不同而异,为14%~36.3%。

(3)酒精中毒:酒精与肝病的关系历史悠久,酒精中毒是欧美国家肝硬化的主因,乙型肝炎感染会加重酒精性肝病,更易导致肝硬化;在我国10%~19%的患者与酒精性肝炎有关。

(4)胆道疾病:由肝内及肝外梗阻引起胆汁淤滞可导致肝纤维化,终成肝硬化;原发性胆汁性肝硬化在我国罕见,原发性肝硬化性胆管炎引起的肝硬化也很少见。

(5)肝静脉回流受阻:肝以上部位的病变引起肝静脉回流受阻,往往继发肝纤维化,因之导致肝硬化。

(6)遗传代谢性疾病:铜代谢障碍的肝豆状核变性和血色素病,α_1-抗胰蛋白酶缺乏症及遗传性果糖不耐受症均可引起肝硬化。

(7)中毒性肝硬化:药物或化学毒物引起的肝硬化,如四氯化碳、甲氨蝶呤。

(8)其他:先天性梅毒性肝硬化、自身免疫、营养障碍引起的,还有原因不明的肝硬化。

肝硬化因其病因不同而形成途径、发病机制亦各不相同,主要有肝炎性途径、脂肪肝性途径、门静脉性纤维化及小叶中心瘢痕化等。但一般者涉及肝细胞坏死、结节性再生和纤维结缔组织增生三个相互联系的病理过程。

(二)诊断与鉴别诊断

1. 诊断

(1)早期诊断是困难的,有时与慢性活动性肝炎难以区别;两者没有明确的界线,肝硬化应当自慢性病毒性肝炎开始就有发生,监测肝纤维化的血清指标,有助于早期诊断和及时治疗。

(2)既往病史、饮食习惯、化学物品接触史、居住地的地方病及流行情况、家庭史等,可能为病因学诊断提供依据。

(3)失代偿期的肝硬化诊断主要根据肝质地坚硬及肝功能减退和门静脉高压的临床表现。

(4)在选择影像学检查时,应首选B型超声波,因其可以移动、做多种层面扫描、非创伤性、无放射性损伤、价格便宜。如果B超发现特殊问题不能解决时,可考虑CT等检查。

临床上肝硬化的病因、病理变化和临床表现是非常复杂的,单纯根据病因、病理形态或临床表现进行诊断不够全面,故一个完整的肝硬化诊断应包括病因、病理、肝功能代偿情况及并发症(如上消化道出血、感染、肝性昏迷、原发性肝癌、肝肾综合征及门静脉血栓形成等)。

附 肝功能代偿期和肝功能失代偿期

1. 肝功能代偿期 症状较轻,常缺乏特征性。可有乏力、食欲减退、消化不良、恶心、呕吐、右上腹隐痛和腹泻等症状。体征不明显,肝脏常肿大,部分患者伴脾肿大,并可出现蜘蛛痣和肝掌。肝功能检查多在正常范围内或有轻度异常。

2. 肝功能失代偿期

(1) 症状

1) 食欲减退：为最常见的症状，有时伴有恶心、呕吐，多由于胃肠道慢性充血，胃肠道分泌与吸收功能紊乱所致；晚期腹水形成，食欲减退将更加严重。

2) 体重减轻：为多见症状，主要因食欲减退，进食不够，胃肠道消化及吸收障碍，体内白蛋白合成减少。

3) 疲倦乏力也为早期症状之一，其程度自轻度疲倦感觉至严重乏力，与肝病的活动程度一致。产生乏力的原因为：①进食的热量不足；②糖、蛋白质、脂肪等的中间代谢障碍，致能量产生不足；③肝脏损害或胆汁排泄不畅时，血中胆碱脂酶减少，影响神经、肌肉的正常生理功能；④乳酸转化为肝糖原的过程发生障碍，肌肉活动后，乳酸蓄积过多。

4) 腹泻：相当多见，多由肠壁水肿、肠道吸收不良（以脂肪为主）、烟酸的缺乏及寄生虫感染因素所致。

5) 腹痛：腹痛在大结节性肝硬化中较为多见，占60%~80%。疼痛多在上腹部，常为阵发性，有时为绞痛性质。腹痛也可因伴发消化性溃疡、胆道疾病、肠道感染等引起。与腹痛同时出现的发热、黄疸和肝区疼痛与肝病本身有关。引起的原因有脾周围炎、肝细胞进行性坏死、肝周围炎、门静脉血栓形成和（或）门静脉炎等。

6) 腹胀：为常见症状，可能由低钾血症、胃肠胀气、腹水和肝脾肿大所致。

7) 出血：常出现牙龈、鼻腔出血，皮肤和黏膜有紫斑、出血点或有呕血与黑粪，女性常有月经过多。主要是由肝功能减退影响凝血酶原和其他凝血因子的合成，脾功能亢进引起血小板的减少等。

(2) 体征

1) 面容：面色多较病前黝黑，可能由于雌激素增加，使体内硫氨基对氨基酶的抑制作用减弱，因而酪氨酸变成黑色素之量增多所致；除面部（尤其是眼周围）外，手掌纹理和皮肤皱褶也有色素沉着；晚期患者面容消瘦，面颊有小血管扩张、口唇干燥。

2) 黄疸：出现黄疸表示肝细胞有明显损害，对预后的判断有一定意义。

3) 发热：约1/3活动性肝硬化的患者常有不规则的低热，可能肝脏不能灭活致热性激素，此类发热用抗生素治疗无效，只有在肝病好转时才能消失；如出现持续尤其是高热，多数提示并发呼吸道、泌尿道或腹水感染、革兰阴性杆菌败血症等，合并结核病的情况也有发热症状。

4) 腹壁静脉曲张：由于门静脉高压和侧支循环建立与扩张，在腹壁和下胸壁可见到怒张的皮下静脉；脐周围静脉突起形成的水母头状的静脉曲张，或静脉上有连续的杂音等体征均属少见。

5) 腹水：腹水的出现常提示肝硬化已属晚期，在出现前常有肠胀气。一般病例出现腹水较慢，而短期内形成腹水者多有明显的诱发因素，如有感染、上消化道出血、门静脉血栓形成和外科手术等因素，腹水迅速形成，且不易消退。出现大量腹水内压力显著增高时，脐可突出形成脐疝；伴随膈肌抬高，可出现呼吸困难和心悸。

6) 胸腔积液：腹水患者伴有胸腔积液者不太少见，其中尤以右胸腔积液较多见，两侧者次之，单纯左侧者最少；胸腔积液产生的机制还不明确，可能与下列因素有关：①低蛋白血症；②奇静脉、半奇静脉系统压力增高；③肝淋巴流量增加以致胸膜淋巴管扩张、瘀积和破坏，淋巴液外溢而形成胸腔积液；④腹压增高，膈肌腱索部变薄，并可以形成孔道，腹水即可漏入胸腔。

7) 脾脏肿大：脾脏一般为中度肿大，有时可为巨脾；并发上消化道出血时，脾脏可暂时缩小，甚至不能触及。

8) 肝脏：肝脏的大小、硬度与平滑程度不一，与肝内脂肪浸润的多少，以及肝细胞再生、纤维组织增生和收缩的程度有关；早期肝脏肿大，表面呈结节状，一般无压痛，但有进行性肝细胞坏死或并发肝炎和肝周围炎时可能有触痛与叩击痛。

9) 内分泌功能失调的表现：当肝硬化促性腺激素分泌减少时，可出现男性乳房发育和阴毛稀少；女性患者有月经过少和闭经、不孕；雌激素过多，可使周围毛细血管扩大而产生蜘蛛痣与肝掌，蜘蛛痣可随肝功能的改善而消失，而新的蜘蛛痣出现，则提示肝损害有发展。肝掌是手掌发红，特别是大鱼际、小鱼际和手指末端的肌肉肥厚部，呈斑状发红。

10）出血现象：皮肤和黏膜（包括口腔、鼻腔及痔核）常出现瘀点、瘀斑及新鲜出血灶，系由于肝功能减退时，某些凝血因子合成减少，和（或）脾功能亢进时血小板减少所致。

11）营养缺乏表现：如消瘦、贫血、皮肤粗糙、水肿、舌光滑、口角炎、指甲苍白或呈匙状，多发性神经炎等。

（3）常见并发症

1）肝性脑病：肝性脑病是最常见的死亡原因，主要表现为性格改变及行为异常，严重者可出现昏睡或意识完全丧失。

2）上消化道大量出血：肝硬化上消化道出血大多数由于食管–胃底静脉曲张破裂。常表现为呕血与黑便；若出血量少，可仅有黑便；大量出血则可致休克，并诱发腹水和肝性脑病，甚至死亡；出血后原来肿大的脾脏可缩小，甚至未能触及。

3）自发性腹膜炎：自发性腹膜炎是指肝硬化患者腹腔内无脏器穿孔的腹膜急性细菌感染，发生率可占肝硬化的3%～10%。典型症状有发热、腹痛和腹壁压痛和反跳痛，血白细胞可有增高，腹水混浊，呈渗出液；腹水培养可有细菌生长。少数病例无腹痛或发热，表现为低血压或休克，顽固性腹水或进行性肝衰竭。

4）原发性肝癌：多发生在肝硬化的基础上，有下列情况时应考虑并发肝癌的可能性。包括：①在积极治疗下，病情迅速发展与恶化；②进行性肝肿大；③无其他原因可解释的肝区痛；④血性腹水的出现；⑤无其他原因可解释的发热；⑥甲胎蛋白持续或进行性增高；⑦B超或放射性核素扫描检查发现占位性病变。

5）肝肾综合征：肝硬化合并顽固性腹水且未获得恰当治疗时可出现肝肾综合征。其特征为少尿或无尿、氮质血症、低血钠与低尿钠；肾脏无器质性病变故称功能性肾衰竭。其发病与下列因素有关：①大量腹水时或因进食减少、呕吐、腹泻、利尿剂应用不当，使循环血容量减少，肾脏有效血容量减少，肾小球滤过率及肾血流量下降；②肝衰竭时，肝脏对血液中有毒物质清除力减弱，加重了肾的损害。此并发症在临床上较多见，预后极差。功能性肾衰竭的持续存在和发展，也可导致肾脏的急性损害，而致急性肾衰竭。

6）门静脉血栓形成：约10%结节性肝硬化可并发门静脉血栓形成。血栓形成与门静脉梗阻时门静脉血流缓慢、门静脉硬化、门静脉内膜炎等因素有关。如血栓缓慢形成，局限于肝外门静脉，且有机化，或侧支循环丰富，则可无明显临床症状。如突然产生完全性梗阻，可出现剧烈腹痛、腹胀、便血、呕血、休克等；此外，脾脏常迅速增大，腹水加速形成，并常诱发肝性脑病。

2. 鉴别诊断

（1）其他原因所致的肝肿大，如慢性肝炎，原发性肝癌和脂肪肝浸润等相鉴别。

（2）其他原因所致的脾肿大，特别是所谓特发性门静脉高压（斑替综合征），其病理为肝内窦前性门脉纤维化与压力增高，临床表现为脾肿大、贫血、白细胞及血小板减少、胃肠道反复出血等。晚期血吸虫病也有窦前性肝内门静脉阻塞和高压、脾功能亢进和腹水等表现，应注意鉴别。

（3）与其他原因引起的上消化道出血，尤其是消化性溃疡、胃炎等鉴别。

（4）与其他原因所致的腹水症：特别是缩窄性心包炎、结核性腹膜炎、腹膜癌肿及卵巢癌，常以慢性腹水为主要表现，腹水也为漏出液性质，有时可造成鉴别诊断上的困难，腹腔镜检查对诊断很有帮助。

（5）其他原因引起的神经精神症状如尿毒症、糖尿病酮症酸中毒所引起的昏迷，须与肝性脑病相鉴别。

（三）辨证论治

老年性肝硬化起病缓慢，病程缠绵，长期邪正相搏，导致病情虚实错杂，出现气滞、水湿、痰瘀积互结的局面；本病病位在肝，与脾、肾相关，属本虚标实之证；根据临床表现多分为早期和晚期，临床可分为实胀和虚胀，在治疗上当以疏肝运脾为原则，实胀根据气血水三者的偏盛，采用理气、化瘀、行水等法；虚胀根据脾肾或滋养肝肾之法。同时注意虚实的错杂与转化，其证候往往是实中夹虚，虚中夹实，虚实互见；实胀如攻伐不当，可转化为虚胀，虚胀如一味呆补，也会使标实的症状更为明显，临证时须细察辨证。在晚期会出现各种并发症，其中以各种血证如鼻衄、齿衄、吐血、便血等最为多见，同时可见顽固性腹水、自发性腹膜炎、肝肾衰竭、肝性脑病等危症，此时须采用中西医结合治疗，可更快而有效地控制病情。

1. 辨证要点

(1) 辨气血：肝硬化的基本病机在于肝、脾、肾三脏受病，气血水痰瘀积腹内。气血为形成肝硬化的基本病理因素。气为血之帅，气行则血行，气滞则血滞，气滞与血瘀是疾病发展的不同阶段。一般来讲，病之初期，病位较浅，症见胁肋胀痛、嗳气则舒、腹胀中空、叩之如鼓，多属于气，治以调理气机，预后良好；病之既成，多属血分，出现颜面黧黑、肌肤甲错、腹大形满、中实有物、脉络怒张，病位较深，治疗亦难。所以辨证气血是关系到治疗成败的关键所在。

(2) 分虚实：老年肝硬化由于本虚因素，辨别疾病虚实，实为不易，但虚实不可不辨。实证其至必暴，外邪饮食所伤，病在初期，多见面红气粗、脉滑数有力；虚证其来也渐，情志房劳所致，症见身倦乏力、色悴声怯、脉微细无力。故应早期诊断，早期治疗，正确处理扶正与祛邪，以防虚虚实实之弊。

(3) 审寒热：老年人生理功能趋于衰退，阴阳失调，表现在阴、阳的虚衰方面。阳虚则寒，阴虚则热，而肝本身又体阴而用阳，内寄相火，其为病或为寒伤而抑，或为阳气来复，从而寒热错杂尤多。一般来说，老年人以虚寒、虚热为多，但也有实寒及实热。

(4) 定标本：老年肝硬化以本虚标实的证情最为多见，其以肝之阳气阴血不足为本，以瘀血、积水为标。当腹水较甚，小便不利，标病甚急时，则宜"急则治其标"，治以活血利水，待病情稳定后再益肝气养肝血、健脾滋肝肾以治其本。只有辨明标本主次，分清缓急先后，才能泾渭分明，取得较好的疗效。

2. 论治原则

(1) 祛邪与扶正：气血阴阳不足，脏腑功能虚损是老年病发生的根本原因。肝硬化在代偿期，主要病理因素是"血瘀"，故初起邪实，当以攻为主。肝硬化失代偿期必要时也可暂用攻水之法，但须视患者体质情况、正邪力量的对比、邪气性质等情况，采用合适方法。第一，攻勿过猛，以免伤正，做到治实当顾其虚，补虚勿忘其实。第二，攻伐不可太速，不能求功心切。《素问·六元正纪大论》曰："大积大聚，其可犯也，衰其大半而止。"说明要适量适可而止。而老年肝硬化病情复杂，往往虚实夹杂，寒热兼见，故此病在攻邪的同时，当以扶正为主，并应做到补而不偏，攻而不伤，补中有泻，泻中有补。正如蒲辅周老先生提出的："汗而勿伤，下而勿损，温而勿燥，寒而勿凝，消而勿伐，补而勿滞，积而无泛，吐而勿缓。"

(2) 食疗调理：饮食调理不仅是延年益寿的重要措施，而且也是治疗老年病的一大疗法。老年肝硬化患者由于长期患病，反复治疗，又多难获效，从心理上来说，既想坚持治疗，又不想过多地服药，故取食疗代替药疗，一方面符合老年患者的心愿，另一方面又可起到长期治疗、健身强体、防治疾病的作用。饮食调理，宜清淡，忌油腻、冷滑、生硬食物，禁食酸味过重。同时还要注意食物与药物疗法的配合协调，以免产生相拮抗的作用。

（四）病案举例

1. 清利活疏补诸法合用治疗肝硬化腹水　肝硬化腹水之病因病机极为复杂，临证时往往会顾此失彼，因此，需采取综合措施治疗，方能取得较好疗效。现举临床治验于下。

田某，女，69岁，1994年4月10日诊治。

患者自述有慢性肝炎病史10年，曾于1993年10月10日做上腹部CT扫描示：①肝右叶不排除占位性病变；②进一步检查胆道系统；③动态观察。曾用中西药调服半年，其病不瘥，且呈进一步加重趋势，一个月前出现腹水及下肢肿胀，遂经人介绍求治于余。

刻诊：患者慢性病容，消瘦乏力，腹部胀大，腹围90cm，双下肢浮肿过膝，呈凹陷性（Ⅲ°），体弱畏风寒，纳减，眠差，手足不温，暮后发热至夜半恢复，经常为37.8～38.2℃，大便干燥，五六日一行，小便短赤，周身皮肤瘙痒，有脱屑和抓痕，舌质暗红，苔白腻，脉濡细，两尺尤弱。证属阳虚、气血瘀滞不利，治宜温阳利水、活血化瘀，本急治标，兼顾其本原则进行。方选真武汤加减：茯苓30g，白术15g，白芍12g，附子6g，三棱6g，莪术6g，益母草15g，龟板15g，鳖甲15g，西洋参6g，黄芪20g，地肤子30g，草薢12g，人工牛黄1g（分冲），羚羊角粉0.8g（分冲）。

上方连服40剂（随证有所变动）后，浮肿渐消，全身刺痒止，唯觉午后发热，纳食仍少，夜眠差，余症同前，腹围86cm。查肝、胆、脾、胰B超示：肝脏外形略小，被膜回声是细波纹状，左叶大小约5.1cm×6.7cm，边缘变纯，正常角度变大，右叶厚12.3cm，肝内回声呈点状增强，并有大小不等的结节回声，门静脉直径1.1cm，血管反射回声减弱，肝Ⅴ段变细。胆囊呈梨形，正常大小，壁呈双边，毛糙。脾厚3.5cm，胰形态大小正常。腹水平卧可见无回声暗区直径4.2cm（位于肝后间隙）。提示：①肝硬化；②腹水（中等量）。方药投症，仍宗前法。

处方：茯苓30g，白术15g，炮附片6g，生姜6g，大腹皮15g，桑白皮9g，地骨皮9g，木瓜12g，木香9g，草蔻仁9g，厚朴6g，三棱6g，莪术6g，益母草15g，另西洋参15g，每取少量沏水代茶饮服。

上方连服用28剂后，症状明显改善，畏风寒已减，四肢转温，两胁痞块已较前变软，小腹肿胀变软有消意，腹围80cm，睡时卧位较舒，左侧不能卧，纳仍呆，腿肿见消，下肢皮色显黑紫，触之时热，气短乏力、健忘，午后发热37.5～38.5℃，腹部时痛，夜寐差，二便调，舌质暗红，光滑少苔，脉沉细稍弦。拟益气养阴，清热软坚消肿，兼养心安神。

处方：青蒿15g，炮山甲9g，地骨皮12g，炙鳖甲24g，银柴胡12g，西洋参6g，莪术6g，三棱6g，益母草15g，仙鹤草30g，远志9g，蒲黄9g，乌药9g，天麦冬9g，琥珀3g（分冲）。

上方连服48剂后，腹部痛止，腹胀减轻，腹围75cm，体温37.5℃（午后3～9时），晚10时后体温正常，食物稍增，夜寐较前好转，仍有神疲，乏力，咽干，大便调，舌光暗少苔，脉沉细弦。1994年8月15日化验回示：总蛋白50.5g/L，白蛋白19.7g/L，γ球蛋白29.8g/L。火箭电泳25mg/ml，血红蛋白93g/L，白细胞5.3×10⁹/L，血小板55×10⁹/L。

处方：生黄芪 18g，当归 15g，太子参 30g，天花粉 15g，天麦冬 9g，银柴胡 12g，地骨皮 12g，炙鳖甲 15g，石斛 12g，芦根 15g，鸡内金 12g，竹叶 10g，枳壳 9g，厚朴 9g，另西洋参 20g，每用少量，沏水代茶饮。

上方加减变化共服 150 余剂，1995 年 2 月 16 日复查 B 超示：①肝内病变及门静脉高压表现明显好转；②上腹部正中囊性肿物性质待定。化验回报：血小板 111×10^9/L，白红蛋白 115g/L，白细胞 6.80×10^9/L。

体会　患者已年近七旬，由于肝病迁延日久，导致肝、脾、肾三脏受损，气、血、水等瘀积于腹内，以致腹部日渐胀大，而臌胀成矣。肝为藏血之脏，性喜疏泄，因患肝病后，肝失条达，气机不利，则血液流行不畅，致肝气脉络郁阻，而累及肝体。另一方面，肝气郁结不舒，则横逆乘脾，脾胃受制，而运化失常，水湿停留与血瘀互结，日久不化，痞塞中焦，肝脾同病，久而渐侵及肾，气血水三者每至相牵连为患，则三脏俱病而成臌胀。此正如《医门法律·胀病论》所云："胀病亦不外水停、气结、血瘀。"病延稍久，肝脾日虚，进而累及肾脏亦虚，肾既不足，无以温养脾胃，肾阴亏虚，肝木亦少滋荣，而使肝脾益惫，虚者愈虚。另一方面，肾与膀胱互为表里，肾阳虚则膀胱气化不利，水浊血瘀壅结更甚，故实者愈实，久病虚实寒热错杂，病情危重。

依据以上病机待征，分别在不同时机予以清、利、疏、补诸法，分别给予温阳行气、清热、益气、养阴、软坚散结、健脾开胃等法，以扶正祛邪、攻补兼施，从而使患者转危为安。现患者仍处于恢复期，必须坚持用药，注意休息，预防感冒，生活规律，调节饮食，使其康复。

2. 治疗肝硬化的体会

（1）肝硬化前期：病毒性肝炎所致肝硬化，在我国占首位，乙型肝炎病毒未经合理治疗，则最终多发展为肝硬化，因而治疗肝炎和阻断肝硬化的发展就成为肝硬化前期的首要目标。清除肝炎病毒：肝炎病毒是引起肝细胞损害、肝组织炎变、坏死的祸首。因此，清除肝炎病毒是关键所在。

1）中医药清除肝炎病毒：病毒性肝炎属湿热疫毒之邪，可致湿热胶结，蕴郁中焦，脾胃首当其冲，肝胆共同受害，热伤气，毒伤血，治疗应清热化湿、凉血解毒。临床上急性肝炎当以大剂量此类药物投治。后期热毒内结，阴血亏损，肝郁血瘀，又应调理气血、扶正驱邪相结合。所谓调理气血，气者顺理调和之义，使气机疏畅不致郁滞，配合活血化瘀药物使用；扶正祛邪，正者使人体正气得以恢复以抗病邪，但不宜竣补、温补，缘毒疫之邪仍在体内，恐"炉烟虽熄，灰中有火"。病互滞留，一时难以驱除，又应配合清热解毒凉血药物，使邪有出路，其法重在利小便。

另外，在体外实验中证实对 HBV-DNA 有抑制作用的中草药有百余种之多，临床上可根据病情，辨证地使用这些药物，增强抗病毒作用。

2）西医药清除肝炎病毒：大剂量使用干扰素或拉米呋啶，但这类药物停用后复发率高，疗效不够稳定，不良反应较多，费用昂贵。因此临床广泛使用仍有待时日。

（2）肝纤维化期

1）中医认为肝纤维化的重要因素是疫毒稽留、湿热胶结、气滞血瘀、正气虚损，在脏腑方面，涉及肝、脾、肾三脏。因而疫毒、湿热、气血为病邪所在；肝、脾、肾为受损器官。张俊富等研究了肝纤维化的发生程度依次为肝郁脾虚<肝肾阴虚<肝肾阳虚<湿热中阻<瘀血阻络，以湿热中阻、瘀血阻络最为明显；因此认为，湿热是肝纤维化的启动因子，瘀血阻络是肝纤维化的主要病理基础。所以，祛除血分湿热毒邪和活血化瘀、祛痰通络是抗肝纤维化的关键。

2）西医对肝纤维化的防治措施：目前尚未有获得普遍公认、行之有效、可长期使用、不良反应少的治疗方案。因此，在抗纤维化方面以中医辨证论治、病证结合或配合相关有效中药的使用等情况较为普遍。

（3）肝硬化失代偿期：肝硬化失代偿期已属疾病晚期，中医辨证论治与西医辨病论治相结合则疗效更为理想。

1）腹水的治疗：参阅该篇有关内容。

2）上消化道出血治疗：是肝硬化常见并发症，参看卜消化道出血章节。

3）肝性脑病的治疗：参阅该章并发症部分。

综合以上肝硬化失代偿期的表现，临床经验，中西医结合思路认为如下所述。

（1）腹水时中医辨证论治，但有时取效较慢，效果不理想，而用竣剂药物则有较多不良反应，且多在腹水较甚时使用，大多不能长期按量使用，故可适当配合西药利尿药使用。

（2）合并上消化道出血，应尽快中西医结合治疗，如用三腔二囊管、食管介入手术等，因此时病势较急，大量血上涌或下泄，中药取效较慢，待病势稍缓，患者可以进食或鼻饲才结合中药治疗，然后再按止血、宁血、散瘀、补血顺序调治。

（3）肝性脑病，尽快中西医结合处理，中西药物均可静脉输入，或鼻饲中药、中成药，使病情尽快得到控制。

第五节　老年胆囊炎、胆石症

一、定　义

胆囊炎在临床上分为急性胆囊炎和慢性胆囊炎，前者以胆囊壁的充血、水肿，胆囊扩张，严重时甚至化脓、坏死为其病理特点。而后者则因胆囊运动功能障碍及感染，胆固醇的代谢失常及胆囊壁的血管病变，导致胆囊黏膜的损害，造成黏膜扁平、萎缩，胆囊壁增厚并纤维化。两者都以右上腹疼痛，消化不良为主要临床表现。胆囊炎是老年人群中的常见病，多发病。在胆道系统疾病中，老年人发病率居第二位。

胆石症是胆道系统的常见病。该病的病因和发病机制尚未完全明了，一般分胆固醇结石及胆色素结石。胆固醇结石发病部位多在胆囊，胆色素结石发病部位多在胆管。以胁下疼痛为主要临床表现者，常伴有胆囊炎。严重时可引起急性化脓性胆管炎、胆道休克、或胆道出血、急性胰腺炎、败血症等并发症。以发作性胆绞痛、消化不良，易合并黄疸与感染为该病的主要特点。老年前期和老年期是胆石症的高发年龄，居老年急腹症的首位。因此，老年人一旦发生胆石症，应引起足够的重视。

胆囊炎、胆石症归属祖国医学胁痛、胆胀、黄疸、结胸、腹痛等病的范畴。由于老年人体质虚弱，或久病伤正，故正气亏虚在发病中也有重要意义。可因虚致病，亦可因病致虚。该病初多为气滞，日久可致血瘀、水停、湿热阻滞、寒湿困脾或邪实正虚。

二、唐祖宣诊治经验

（一）病因病机

1. 中医认识　老年胆囊炎、胆石症以右胁胀痛为主证，其基本病机为肝胆气郁、胆失通降。邪气伤于肝胆、胆腑气机受阻，形成肝胆气滞；久而气滞血瘀或郁久化火，成为肝胆郁热；热久伤阴而成阴虚肝郁证。木郁脾虚，水湿失于运化，痰湿停聚形成肝胆湿热。脾虚日久，化生不足，可形成阳虚肝郁证。日久不愈，反复发作，正气素虚，邪留不去，气滞血瘀，痰浊湿热，久酿成石。胆腑通降受阻，进一步耗伤正气，最后可导致肝肾阴虚或脾肾阳虚，而成正虚邪实之候。根据前人的认识及老年人的发病特点，胁痛的病因病机可概括以下几个方面。

（1）情志忧郁，肝胆气滞：情志忧郁不畅，可使肝胆之气郁结，疏泄失常，继而胆汁不能正常通降下行，胆腑之"中清"发生混浊，胆汁郁积而形成结石。《病因脉证》云："肝胆主木最喜条达，不得疏泄，胆胀乃成。"肝胆失于疏泄则横逆犯胃，胆胃失降，则右胁下胀痛，口苦善太息。特点为遇怒则发，胀痛明显，脘痞呃逆。

（2）饮食不节，肝胆湿热：饮食不节，过食油腻可使脾胃运化失健，继而生湿蕴热，阻碍肝胆疏泄，湿浊内生，导致肝胆湿热。湿热郁于肝胆，最易影响肝胆疏泄功能，使胆失通降而出现右胁疼痛，伴呕恶、二便不爽、苔黄腻等症。若湿热郁积日久不散，胆液久瘀不畅，凝结而成石。

（3）暴怒多思，肝胆血瘀：胆囊炎、胆石症患者大多性情善怒多思。怒伤肝，肝伤则疏泄不利，胆汁通降下行不畅，加之老年人气血衰，脉道涩，病久入血，使血郁不畅，阻塞胆腑，胆汁不通则瘀结而成石。故其特点是右胁刺痛，痛有定处，舌有瘀斑。

（4）寒温不适，肝胆郁热：老年体弱，易感外邪而化热，或因情志内郁而化火，或患者为肝火偏旺之体，使肝胆郁热，气壅不畅，右胁灼痛，心烦易怒口苦。

（5）蛔虫上扰可导致肝胆肝气血运行不畅及脾胃运化失司，肝胆之气郁结，继由血瘀化热，热与脾湿瘀结，则成肝胆湿热，湿热久积不散，胆液久瘀不畅，可凝结而成胆石。

（6）体质因素，阴虚或阳虚肝郁：该病多见于形体肥硕之人或中老年人或属阴虚体质之人。肝虚火旺，或肝胆郁热耗伤阴液，血虚不荣，脉络失通，故胁痛隐隐、心烦口苦、舌红少苔、劳倦病发。素体阳气不足，或过用苦寒清肝之品，损伤脾胃阳气，一方面肝胆气郁，一方面脾胃阳虚，使气机升降更加失常，而见右胁隐隐胀痛、时作时止、畏寒肢冷、饭后脘胀。

除以上病因外，病久还可继发肝肾阴亏，脾肾阳虚及砂石阻滞等。

2. 西医认识

（1）胆囊炎的发病机制

1）梗阻因素：是由于胆囊管或胆囊颈的机械性阻塞，胆囊即膨胀，充满浓缩的胆汁，其中高浓度的胆盐即有强烈的致炎作用，形成早期化学性炎症，以后继发细菌感染，造成胆囊化脓性感染，以结石造成者居多，占70%～80%。较大结石不易完全梗阻，主要为机械刺激，呈现慢性炎症。有时胆囊管过长、扭曲、粘连压迫和纤维化等亦是不可忽视的梗阻因素。而胆囊结石又会造成胆囊管阻塞，引起胆囊炎的发生。少数情况可能有蛔虫窜入胆管胆囊，除造成机械刺激外，随之带致病菌，引起感染。也可因胆囊、Oddi括约肌功能障碍、运动功能失调等，均能引起胆道排空障碍、胆汁滞留，使胆囊受化学刺激和细菌感染成为可能。

2）感染因素：全身感染或局部病灶之病菌经血行、淋巴、胆道、肠道、或邻近器官炎症扩散等途径侵入，寄生虫的侵入及其带入的细菌等均是造成胆囊炎的重要原因。常见的致病菌主要为大肠杆菌，其他有链球菌、葡萄球菌、伤寒杆菌、产生杆菌、绿脓杆菌等，有时可有产气荚膜杆菌，形成气性胆囊炎。

3）化学性因素：胆汁潴留于胆囊，具有活性的胰酶，均可刺激胆囊壁发生明显的炎症变化。在一些严重脱水者，胆汁中胆盐浓度升高，亦可引起急性胆囊炎。

4）其他因素：如血管因素，由于严重创伤、烧伤、休克、多发性骨折、大手术后等因血容量不足、血管痉挛、血流缓慢，使胆囊动脉血栓形成，致胆囊缺血坏死，甚至穿孔；有时食物过敏、糖尿病、结节性动脉周围炎、恶性贫血等，均与胆囊炎发病有关。此外，还因性激素的影响，胆囊排空延缓，胆囊扩张，胆汁郁积，而致胆囊炎。

（2）胆石症的发病机制：西医认为胆石症的病因复杂，目前尚未有明确的结论。一般认为胆汁物理化学因素的改变，胆汁的郁积，以及胆道系统的感染是发病的主要因素。这些因素不是孤立的，它们之间又有内在联系。而结石的形成过程，则基本上以"核心学说"来解释。就是说，胆石症的形成要先有胆汁成分中产生物理和化学的某些变化，使胆汁中的胆固醇等沉淀下来，这种沉淀作为核心物，慢慢形成结石。此外，同时又必须有梗阻的条件，使胆汁处于停滞状态，这样才能使核心和刚形成的微小结石，不易被胆汁中的流动物质所冲走。另外患者长期反复的感染（主要指胆系感染），也是形成结石的一个重要条件。

1）胆汁的成分比例失调：胆汁内有机物盐占 50% ~ 70%，磷脂占 25% ~ 30%（主要是卵磷脂），胆固醇和胆色素占 3% ~ 5%，胆固醇不溶于水，能溶在胆盐中，且其溶解度可大大提高，胆固醇若与胆盐和卵磷脂结成微胶粒则可溶于水，当胆固醇在胆汁中的含量过高时，超过了胆盐和卵磷脂所能溶解的限度，则胆固醇在胆汁中形成饱和状态，胆固醇发生沉淀形成结石。

2）感染：细菌可使胆汁变为酸性，使胆固醇在胆汁中容易沉淀，感染时大肠杆菌可产生大量的 β 葡萄糖醛酸苷酶，使结合胆红素变为不溶于水的非结合胆红素，后者与钙结合成为难溶的胆红素钙而沉淀下来，这是形成肝内外胆管结石的主要原因，其成分往往是以胆红素钙为主。

在胆道发生炎症和梗阻时胆汁中钙含量增高，胆汁中胆红素和糖蛋白生成的沉淀也增多，提示胆红素和糖蛋白之所以发生沉淀可能是与 Ca^{2+} 形成了难溶的化合物的结果，糖蛋白可在其糖链的羟基上与 Ca^{2+} 结合，说明金属离子除能与胆红素结合形成难溶的化合物外，还能与胆汁中异常的糖蛋白结合而沉淀，而形成结石。

急性炎症时胆囊或胆管分泌的黏液和脱落的上皮细胞及肠道蛔虫进入胆道，其虫体或虫卵往往是形成结石的核心，蛔虫将肠道的细菌带入胆道又可产生大量的 β 葡萄糖醛酸苷酶，造成胆红素钙结石；结石又可使炎症加重，形成恶性循环。

3）胆管系统的梗阻：不论是何种原因引起胆囊管或肝内外胆管的梗阻（包括结石、先天性畸形或炎症导致瘢痕形成，或胆管周围淋巴结肿大），总之胆管系统受到压迫，均可导致胆汁排空受阻，胆汁郁积变稠，这也是造成炎症和结石的重要原因。

4）溶血：大量红细胞的破坏，造成胆汁中非结合胆红素的增加，后者与钙结合，形成胆红素钙结石。

5）胆囊本身的因素：有的学者认为胆囊有选择地吸收胆汁酸和卵磷脂，因此胆囊是形成饱和或过饱和胆汁的场所，胆囊在急性炎症时，对胆汁和卵磷脂的吸收增加，使胆汁成分比例失调；此外胆囊收缩不良，造成胆汁郁滞，又是形成结石的因素。

6）神经功能紊乱：自主神经的功能紊乱引起 Oddi 括约肌和胆囊的胆汁不易排出，滞留在胆总管或胆囊的胆汁浓缩后成分改变，易沉积而形成结石。

（二）诊断与鉴别诊断

1. 诊断 老年胆囊炎、胆石症发病较成人缓慢，多未能及时就诊。所以老年人见右胁疼痛，可放射至肩部及腰部，畏寒发热、黄疸、恶心呕吐、不思饮食、厌油腻等应考虑胆囊炎、胆石症。一般应结合现代实验室和仪器检查诊断，如血常规、尿三胆、肝功能等检查。多数患者在急性发作期白细胞总数及中性粒细胞均增高，慢性期则在正常范围内。但由于老年人反应功能差，急性期白细胞也可以是正常或稍高，个别老人反而低于正常。老年人的急性胆系感染及胆石症常伴有转氨酶突然升常现象。可疑病例行 B 超或胆胰管造影（ERCP）及经皮肝穿刺造影（PTC），对确诊十分重要。

此外，老年胆囊炎、胆石症部分呈不典型表现，老年人腹部征象与病情常不相符，压痛、拒按等均较青壮年人轻。该病常以右胁胀痛或隐痛、兼有恶心为主要表现，血常规中白细胞正常或稍高，个别老人反而低，可能与老年人免疫功能低有关。因此，老年人胆囊炎、胆石症更易误诊。

2. 鉴别诊断　老年人胆囊炎、胆石症应注意与下列病证相鉴别。

（1）急性后位或高位阑尾炎：高位阑尾炎发病开始时腹痛在上腹部或脐周围，随后转移至右上腹或右侧腹部而与胆囊炎、胆石症相混淆，B超检查可有助于鉴别。

（2）右肾结石：右肾结石所致的肾绞痛可位于右上腹部，有可能误诊为胆绞痛、胆石症，肾结石多伴腰背痛，可放射至会阴部，肾区叩击痛，往往有肉眼血尿或显微镜下血尿，发热不多见，X线腹平片可显示阳性结石，B超显示肾结石或伴有肾盂扩张。

（3）急、慢性胰腺炎：尽管急性胰腺炎病例中有部分血清淀粉酶升高，或因胆石性胰腺炎使急性胆囊炎和急性胰腺炎鉴别困难，但两者同时存在者比较少见。急性胰腺炎患者腹痛和压痛多在上腹正中或偏左侧，血清淀粉酶升高幅度较急性胆囊炎、胆石症为高，B超显示胰腺肿大水肿、边界不清等急性胰腺炎征象，CT检查对诊断急性胰腺炎比B超更为准确。

慢性胰腺炎多有嗜酒史，通常伴有胰腺内或外分泌功能障碍，必要时行内镜逆行胰胆管造影（ERCP）有助于鉴别。

（4）胃及十二指肠病变：胃及十二指肠溃疡、炎症，均有上腹胀满不适或疼痛、反胃等消化不良症状，上消化道钡餐造影、电子胃镜和B超有助于鉴别诊断；而胃及十二指肠穿孔，多数患者有溃疡史，腹部板样强直、压痛、反跳痛明显，肠鸣音消失，X线片或腹视腔内有游离气体，鉴别诊断多不难。

（5）右侧大叶性肺炎和胸膜炎：两者均可出现右上腹痛，右上腹也可有压痛和肌紧张而误诊为胆囊炎、胆石症，但多有咳嗽、胸痛等症状。大叶性肺炎早期有高热、白细胞计数增高，胸部检查呼吸音减弱、啰音或胸膜摩擦音，胸部X线检查有助于诊断。

（6）心绞痛：可表现为严重的上腹或胸骨后疼痛，伴气短，多见于肥胖患者，有时与急性胆绞痛、胆囊炎、胆石症相混淆，心电图检查有助于鉴别。

（7）急性心肌梗死：其疼痛有时可放射至右上腹或中上腹，血液检查有心肌酶谱的升高，鉴别诊断有赖于心电图检查。

（8）先天性胆总管扩张：该病由于胆总管扩张、胆管远端狭窄并继发感染，出现右上腹疼痛、恶心呕吐、发热、黄疸，极类似胆石症，B超检查易作出鉴别诊断；内镜逆行性胆管造影术，更易显示扩张的胆总管。

（三）辨证论治

老年胆囊炎、胆石症以右胁胀痛为主证，实证居多，但虚证也不少见。老年人正气多不足，故湿热痰浊、瘀血、砂石留而不去。临床所见，外邪侵袭多为实证，但应注意老人本虚的实质。老年胆囊炎、胆石症病程较长，往往虚中夹实，虚实互见。治疗方面，外邪引发当祛邪为主，邪去则正安；内邪引发则应祛邪扶正并重，正盛则邪退。

1. 辨证要点

（1）定部位：老年胆囊炎、胆石症症候表现不典型时，特别有的不以右胁痛为主诉，应根据临床实际，结合现代实验室和仪器检查，一旦确诊，即明确部位在胆，仍宗右胁疼痛辨证，参考他脏的症候分析病机，不为假象所左右，采取"舍症求病"，做到正确辨证。

（2）分虚实：老年胆囊炎、胆石症一旦发病首先要分清虚实。因为邪正的消长进退，直接影响疾病的发展与机体的康复。若持续性胀痛、生气则加重，痛连肩背，伴有胸闷脘胀，多为气滞；

如右胁下疼痛，如针刺刀割，痛处固定为血瘀；右胁下绞痛，放射至肩背部，阵发性加剧者多为实证。疼痛缓慢，隐隐作痛，绵绵不止，喜温喜按多为虚证。老年胆囊炎、胆石症多虚中夹实或肝阴不足，临床应辨虚实，以决定通补之偏重。

（3）辨阴阳：老年胆石症一旦出现黄疸，应当分清属于哪一类黄疸。阳黄多发病急，身黄鲜明如橘，尿如浓茶，脘腹热痛，恶心呕吐，苔黄燥而干，脉弦数或洪大；阴黄起病缓慢，色黄晦暗，胸脘胀闷，便溏，尿黄少，倦怠，苔腻少津，脉沉迟或濡。临床大量病例说明，老年胆石症阳黄者多，阴黄者少，但要注意相互转化的趋势。

2. 论治原则

（1）抗生素应用：老年胆囊炎、胆石症一经确诊，应采取积极的治疗措施，包括中西医结合的治疗原则。抗生素的使用要注意"早期、足量、联合、全程"的八字原则。选药时要充分考虑致病菌及其耐药性，以及药物到达胆囊的浓度、不良反应（尤其是对肝肾的损害）等。

（2）祛邪与扶正：疏肝利胆、通降胆腑是治疗胆囊炎、胆石症的基本原则。六腑以通为用，胆囊炎、胆石症的发生是胆腑失于通降下行，所以通利胆腑使之承顺下行，是治疗该病的重点。利胆不离开疏肝，肝胆升降相依则和。老年人胆囊炎、胆石症病程较长，治疗需标本兼顾，以祛邪为目标，如本虚则需兼顾之。《素问·示从容论》中指出："夫年长则求之于府。"关键在胆腑之通畅。"留而不去，其病为实"。但不能过于苦寒攻伐，也不能妄投壅补，做到"补而不壅"，"攻而勿伐"。临床实践中发现老年人常肝阴不足，在邪从热化的发展过程中较年轻人更易出现发热不退的阴虚证，在治疗上应护养阴液以防病期缠绵。另外，保护老年人之脾胃十分重要，因脾胃为后天之本，一旦脾胃衰败，患者易陷于难治的困境，故治疗时要注意调理脾胃。

（四）病案举例

1. 大柴胡汤临床运用体会

赵某，女，65 岁，1985 年 5 月 21 日诊治。

主诉：右上腹剧烈疼痛 3 日。

一年前患慢性胆囊炎，常感右上腹隐痛，并发低热，恶心，嗳气，食欲缺乏，腹部胀满，经用疏肝利胆之品而缓解。3 日前突发右上腹剧烈疼痛，服原处之方无效，遂邀余前去诊治。

症见：右上腹剧痛，连及胃脘，大汗淋漓，服止痛药周效，伴见目黄、身黄、小便黄，皮肤瘙痒，恶心欲呕，胸胁满胀，大便已 3 日未行，舌质红苔黄腻，脉弦数。B超提示：胆囊内见十余枚米粒样结石影；胆总管有一 1.2cm×0.8cm 之结石影，诊断为胆石症（阻塞性黄疸）。

在西医常规（消炎，解痉，止痛，纠正水、电解质紊乱，纠酸等）治疗下，经辨证为：肝郁胆壅、腑气不通所致，予疏肝利胆、通腑行气之大柴胡汤。方用：柴胡、黄芩、白芍、枳实、厚朴各15g，大黄12g（后下），芒硝30g（化服），半夏、郁金各12g，金钱草、鸡内金各30g。水煎频服，嘱其保留大便，观察结石排出与否。

患者服 1 剂后，起初上腹疼痛加剧，注射哌替啶后痛缓。昨晚排臭秽粪便 4 次，今日早晨右上腹疼痛顿失，精神状况好转，大便中发现一玉米粒大小之结石。上方去芒硝、减大黄用量为 6g，加陈皮10g，续服 10 余剂，目黄、身黄、小便黄消除，皮肤已不瘙痒，饮食及二便转常。

体会　本案为胆石症引起的阻塞性黄疸，是胆石症中较重的症候之一，临证中如不能把握病机，往往导致症情恶化，甚至危及生命。大柴胡汤证仲景论述颇详，《伤寒论》、《金匮要略》均运用此方治疗"往来寒热，胸胁苦满，呕恶不止，郁郁微烦，心下痞满，或腹满胀痛拒按，大便秘结，或胁热下利，舌苔黄腻，脉弦而有力"。该方为少阳、阳明两解之方，方中柴胡、黄芩以和解少阳，大黄、枳实以泻下热结，除阳明胃腑之实，半夏、生姜和胃止呕，芍药、大枣缓急止痛，使表解而内热除，诸症可愈。

凡少阳证兼热邪入里，热结肠胃者皆可以该方加减施治。实践体会，凡现代医学确诊的胆囊炎、胆石症、高血压、胰腺炎、痢疾、胆道蛔虫症、幽门梗阻、急慢性胃炎、胃溃疡、阑尾炎等只要辨证正确，投之能收异病同治之效。临床体会，大黄以后下为宜而增其药效，酌加厚朴、芒硝，以加强荡涤热邪之功。

2. 治疗胆囊炎、胆石症的体会

（1）胆囊炎治疗的中西医结合方法

1）诊断上的有机结合——辨证与辨病相结合，这是确立最佳治疗方案的基础。

取中西医诊断之长，相互补充，扬长避短，使诊断水平不断提高，充分发挥西医和中医两个方面的特长，既利用西医客观的病理改变作为诊断疾病的基础上对疾病进行分期分型，再按不同的"证"、"型"施以不同的治疗方剂。中医重在辨证，无胆囊炎的病名，将该病归属于"胁痛"、"胆胀"、"黄疸"范畴，认为胆囊炎是由于肝胆气滞、湿热壅阻，影响肝脏的疏泄和胆腑的通降功能而发病，病理因素是湿、热、气滞、血瘀、气虚、毒盛。西医重在"辨病"，认为胆囊炎主要由于胆总管阻塞，细菌感染和胆汁的化学成分改变而引起，胆囊炎有急性、慢性之分，急性胆囊炎发病较急，症情严重，易产生变证，出现化脓性胆囊炎、坏疽性胆囊炎、化脓性胆管炎等急危重症。单纯的中医辨证很难对疾病作出全面正确有判断，应充分利用现代技术手段如 B 超、CT、X 线、实验室检验等手段，作出明确的定性、定位和定量的诊断，如是结石性胆囊炎，还是胆道蛔虫所致，目前疾病的程度如何，有无穿孔、化脓，或合并化脓性胆管炎等。再根据中医理论体系对疾病进行辨证分型，并采用先进的指标，使诊断更客观化、标准化，实现辨病与辨证的高层次结合，才能准确地选择最佳治疗方案，及时控制病情，防止变证。慢性胆囊病程长，虚实夹杂，出现疼痛及消化不良等一系列症状，给患者带来极大痛苦，这些症状绝大部分为非特异性的消化道症状，单纯的中医辨证治疗，很难与一般的胃肠道疾病相鉴别，而且难以做针对性的治疗，甚至贻误病情。

2）中西医结合在疾病各阶段应用的优势

A. 慢性胆囊炎：由于病程长，临床表现不一，虚实夹杂，临床治疗分标本虚实，中医药治疗有较大优势，故治疗上以中医辨证治疗为主。一般来讲，新病多偏实、偏热，久病多偏虚、偏寒，更久则成血瘀证或虚实夹杂证。实者治以清热利胆、疏肝行气活血为法，虚则健脾和胃、养阴柔肝为法，急性期则按急性胆囊炎治疗，适量使用抗生素。若反复频繁发作，则可考虑予胆囊切除。

B. 急性胆囊炎、慢性胆囊炎急性发作、急性胆管炎：在无严重并发症时一般采用内科治疗，关键是消炎、利胆和镇痛治疗，绝大多数可缓解，但要严格掌握手术指征，严重并发症时要尽早手术。部分炎症较轻的患者，单纯中药治疗可取效，但感染相对较重的患者，疗效欠佳。故此期最理想的治疗方法是中西医结合治疗。一方面使用抗生素，并加强支持疗法，及时控制病情。另一方面要配合中医的辨证治疗。临床上所见，此类患者主要表现为湿热蕴阻，治疗上主要以清热祛湿、行气通腑为主，佐以行气止痛。并可配合中医的针灸、外敷四黄水蜜等治疗，可明显提高疗效。

中西医结合治疗急性胆囊炎有良好的效果，虽炎症消退与西药相差无几，但症状好转快，疗效较为巩固。

C. 化脓性胆囊炎、坏疽性胆囊炎或合并化脓性胆管炎等重症胆道感染：应争分夺秒，尽快手术治疗或介入治疗，以祛除病灶，解除梗阻，然后配合中医辨证治疗，减轻脓毒血症，提高疗效。

D. 胆道蛔虫所致的急性胆囊炎、胆道感染：治疗上应先用中药乌梅丸安蛔治疗"虫得酸则静，得辛则伏，得苦则下"，然后才用西药驱虫、抗感染、解痉等治疗。

3）内科治疗与外科手术或介入治疗有机结合解决胆囊炎治疗中的难点。

合并化脓性胆管炎等重症胆道感染时，会表现出明显的毒血症状，病情危重，其特点为发病急，来势凶显，变化快，病死率较高，为外科的急腹症之一。由于梗阻难以解除，并发症多，出现败血症、休克、胆囊穿孔等，中药不能很好地发挥作用，甚至发生增加肝脏负荷的现象。治疗该病，应争分夺秒，中西医结合。内科处理方面应及时联合应用足量的抗生素，迅速补充血容量，注意血压及病情变化，尽快外科手术治疗。或在十二指肠镜下，行乳头切开术并取石或经鼻导管引流。配合中医辨证治疗，可明显减轻脓毒血症，提高疗效。此期为脓毒内蕴，热毒症状明显，治疗上着重于通，"六腑以通为用"，以清里攻下为主，佐以消热解毒、凉血泻火，方用大柴胡汤或大承气汤加减，合用五味消毒饮、龙胆泻肝汤，酌加生地、丹皮、赤芍等，并静脉滴注清开灵、醒脑静等。神昏谵语，可加用安宫牛黄丸，抽搐鼻饲至宝丹或紫雪丹。

在止痛方面，除使用西药解痉治疗外，可配合中药辨证治疗，加用理气止痛，以及针灸、外敷四黄蜜等，可明显提高止痛效果。胆囊切除后，一部分患者会出现新的或复发性胆绞痛样疼痛，其发病机制与临床病程尚未完全了解。目前认为，终端胆管及括约肌的 Vater 壶腹的结构和功能紊乱引起乳头狭窄使胆汁和（或）胰液分泌受阻而引起腹痛。无论是乳头狭窄还是括约肌功能紊乱的患者常出现周期性胆绞痛样疼痛，并伴有血清胆红素和肝酶水平暂时升高，提示胆汁瘀积，或血清淀粉酶和脂肪酶升高。行逆行性胰胆管造影和括约肌测压可能对诊断是最有用的。在某些患者还可发现一些小的残留结石。对有客观发现而不是只有疼痛的患者，可行括约肌切开术。

（2）胆石症的中西医结合思路：胆石症是我国的常见病之一，发病率为 6.6%，而老年人发病率更高。中医或西医治疗该病的手段较多，但方法单一，尤其是药物治疗，疗效不理想，如何选择治疗方案是该病治疗的关键。认为将中西医的理论有机地结合起来，发挥中医和西医两个方面的特长，可使胆石症在诊断和治疗上提高到一个新的水平，从而提高疗效。应根据结石的部位、性质、大小、数量、有无合并症，进行辨病辨证施治，选择最佳治疗方案。

1）诊断上–辨病与辨证相结合，是治疗成败的基础。

中医无胆石症的病名，根据胆石症的常见症状，将胆石症归于"胁痛"、"胆胀"、"黄疸"范畴，认为胆石症主要是由于湿热、痰浊、气血相互交阻而成。西医认为胆汁的物理化学因素的改变，胆汁的瘀积，以及胆道系统的感染是发病的主要因素。按照结石的部位分有胆囊结石、肝胆管结石、胆总管结石；按结石的性质来分有胆固醇结石、胆色素结石、混合性结石。将西医的辨病与中医的辨证相结合，宏观和微观相结合，定因、定位、定性和定量相结合，充分利用现代医学先进的诊断手段如 B 超、造影、CT、MRI、纤维胆道镜等，对胆石症作出明确的定性、定位和定量的诊断，以明确结石的部位、大小、数目、形态、胆管、胆囊的解剖和功能，并了解其他脏器和全身情况，加强诊断的准确性，避免了中医诊疗过程中存在的微观盲目性，同时使治疗前后有明确的对照指标。在此基础上，再依据中医理论，辨虚实、病邪、分期、证型等。这样才能更加深刻细致地反映病变的病因、性质、部位和范围，对胆石症的认识在全面基础上，更明确，更具体，只有这样，才能够更准确地选择各种中西医治疗方法，提高疗效。

2）中、西医治疗方法的特点和优势，充分发挥中西医优势，是治疗成败的关键。

根据结石的数量、部位、性质、胆管/胆囊的解剖功能，其他脏器和全身情况、有无并发症的不同，中医、西医在治疗上各有优势，应严格掌握适应证。

A. 非手术治疗方面：中医药治疗具有较大的优势，应严格掌握适应证。先弄清中西药物作用适宜剂量，药效时相及各种治疗措施协同作用的有效强度，按照机体生理反应的客观规律，有机组成排溶石方案，综合治疗，提高疗效。胆石症的主要病机为为"湿、热、郁、结"，胆汁郁积、久积成石是胆石症形成的病因所在。治疗上，以理气活血、清热利湿、通里攻下为大法，溶石和排石相结合。在发作期服用"通降"为主的药物，能疏肝利湿、清热利湿、通里攻下而排石。常用的通里攻下药物可选用大黄、芒硝、槟榔、虎杖等；常用的通里攻下方剂可选用大承气汤、小承气汤、大柴胡汤等；具有良好溶石作用的中药有：金钱草、鸡内金、姜黄、陈皮、郁金，尤其是鸡内金效果最佳。中医中药治疗胆石症的方法很多，作用机制各具特点，单一使用效果欠佳，联合使用可提高疗效。如中药辨证治疗，使用利胆排石，配合针灸、耳压疗法或推按运经仪、中药外敷穴位等治疗。西医非手术治疗，内服药主要有溶石和增进胆汁分泌两方面，溶石主要以UDCA为主，但主要针对胆囊结石，单独使用则疗效欠佳，合并感染则应使用抗生素治疗。将西医的解剖、生理、病理知识与中医的"扶正祛邪"、"六腑以通为用"等理论结合起来，采取综合疗法，方能提高疗效、缩短疗程、减少费用。在胆石症服药时机方面，现代医学认为急性发作期Oddi括约肌痉挛，胆汁排出受阻，胆囊内压力增高，此时若服药，能使胆汁流量增加括约肌松弛，有利于排石，这与中医"利胆排石"的观点不谋而合。将中西医有机地结合起来，将"被动排石"变为"主动排石"，可明显提高疗效。"总攻"疗法为中西医结合非手术治疗胆石症方法之一，适用于胆石症的各型，但以湿热效果最佳，尤以结石小于0.8cm，胆囊收缩功能好，胆道无狭窄或畸形者为佳，胆总管结石，一般直径不超过2cm者为宜，若结石过大则无法排出。

B. 手术治疗与非手术治疗相结合：对必须手术者，如胆囊结石、症状发作频繁、胆囊管结石嵌顿造成积水积脓或胆囊穿孔；长期反复发作的梗阻和感染经非手术治疗无效者等，若单纯使用中医药治疗，难以奏效，甚至贻误病情。此时应及时采取手术治疗，清除病灶，避免病情进一步发展。同时使用抗生素抗感染，配合中药治疗能尽快消除感染，加速黄疸的消退，排出残余结石等，从而提高治愈率。胆道术后残余结石及复发是手术治疗胆石症中存在的一个严重问题，临床发现许多胆石症患者经胆囊切除术后，易引起胆囊切除术后综合征，或胆总管、肝内胆管再发结石，或胆管创伤性狭窄。若胆囊已被摘除，肝内及胆总管内残余结石继续生长，将加大排石困难。因多数患者病程较长，术后损伤正气，体质较差，再次手术的病死率要比首次手术率高5倍。因此，非手术治疗是治疗和预防胆道术后残余结石及复发的主要措施，中医中药治疗有较大的优势。但由于患者有胆道手术史，故应明确胆道远端有无狭窄及梗阻，判断能否排出结石，这是治疗成败的关键。此类患者由于病程长，体质差，加之术后损伤正气，临床上多表现为本虚标实之证，部分患者主要以虚证为主，故治疗上时刻记住"虚邪之体，攻不可过"，在遵循胆石症的主要治疗原则，施以疏肝利胆、清热通下为主的同时，要时时顾护正气，根据辨证施以健脾益气、温阳，或养阴柔肝，即使使用攻下之法，亦须中病即止，攻补兼施。

C. 介入性技术与中医药相结合：为中医药治疗该病开拓了广阔的前景。对于急性化脓性胆囊炎、胆囊积脓者，由于胆道梗阻的存在，中药不能很好地发挥作用，甚至发生增加肝脏负担现象。可在B超下行经皮肝、胆囊穿刺引流术，联合使用抗生素，并配合中医药治疗，可以获得满意的效果，能迅速改善症状。这对老年体弱及手术耐受力差的患者，不失是一种简单可行、安全的措施。对于胆总管的结石，由于结石较大，阻塞明显，或结石嵌顿在壶腹部，引起急性胰腺炎时，十二指肠镜下行乳头切开取石或经内镜鼻胆管引流，经皮胆道镜超声碎石、取石术等，能很快地解除梗阻，术后配合中医药治疗，可预防复发及排净胆道残余结石。

第六节　老年急性胰腺炎

一、定　义

急性胰腺炎是由胰消化酶自身消化所致的急性化学炎症。该病可见于任何年龄，但以青壮年者居多，女性多于男性。据10余年的临床研究，老年急性胰腺炎约占总发病人数的11%，女性约占老年病例的5%以上。临床上有突然发作的上腹部持续性剧痛，常伴以恶心和呕吐，严重者可有休克、呼吸衰竭和腹膜炎等表现。

依据其急性上腹部疼痛的临床表现，该病属祖国医学"胃心痛"、"腹痛"、"结胸"、"胰瘅"等病证范畴。

二、唐祖宣诊治经验

（一）病因病机

1. 中医认识　中医一般认为该病病位在肝、胆、脾、胃。常见的因素大致有以下几个方面。

（1）饮食不节：暴饮暴食，特别是饱进甘肥膏粱之餐，损脾胃，积滞于中，化湿生热，邪热湿食互结，导致阳明腑实；热水相结，形成实热结胸；出现腹痛，重则可蕴蒸肝胆，身目悉黄。

（2）饮酒：乙醇性辛热走窜，《本草纲目》谓："痛饮则伤神耗血，损胃亡津，生痰动火。"

（3）蛔虫扰动：蛔虫窜入肝胆之道，肝气胆液蕴结，胰腑中焦之气液不得宣泄，故气机失畅，清津变浊，流通者滞，顺行者逆。

（4）六淫之邪：感受外邪，日久内传，中焦气机紊乱，胰腑功能失调。

（5）七情：情志不遂，恼怒发作，可伤肝脾，肝脾郁结，横逆犯脾克胃，升降失常，浊液上犯。

以上诸因素可致肝郁气滞、湿热蕴结、腑气升降失常而出现腹痛、呕吐，甚则发热、黄疸；部分患者可演变成气血暴脱，或热深厥深，或血热结块，或热迫胃络等重症危及生命。

2. 西医认识　西医学认为，正常胰腺分泌十几种酶，其中以淀粉酶、蛋白酶、脂肪酶为主。在胰腺内除淀粉酶、脂肪酶及核糖核酸酶为活性酶外，其余均以酶原形式存在，因而可以防止对胰腺本身发生消化作用。一旦胰酶在胰腺内被激活，即对胰腺本身起消化作用。其中以蛋白酶作用为最强，因为少量蛋白酶被激活后，它可以激活大量其他胰酶包括其本身，因而可以引起胰腺组织的水肿，炎症细胞浸润、充血、出血及坏死。激活胰酶引起胰腺炎的原因，常有以下几种情况。

（1）胆道系统疾病：急性胰腺炎与胆道系统的疾病关系密切，因为胆管和胰管共同开口于Vater壶腹者占80%，汇合后进入十二指肠，这段共同管道长2~5mm，如果壶腹部发生阻塞，胆囊收缩胆管内压力超过胰管内压时，胆汁便可反流到胰管内激活胰酶原引起自身消化，导致胰腺炎。引起壶腹部阻塞的原因，常见的是胆总管结石嵌顿、急性感染分泌物的堵塞、Oddi 括约肌痉挛、胆道蛔虫等。慢性阻塞如肿物压迫，或慢性炎症纤维化使壶腹部狭窄等。

（2）胰管阻塞：蛔虫、结石（有些微小结石常规检查难于发现）、水肿、痉挛或胰管纤维化是胰管堵塞的常见原因，如同时有暴饮暴食促使胰腺分泌旺盛，因排泄不畅内压升高可导致胰泡破裂，胰酶进入间质被组织液激活而引起炎症。

（3）十二指肠疾病：各种原因引起的十二指肠腔狭窄，如肿瘤、炎症性收缩、肠系膜上动脉压迫及环形胰腺等，均可使十二指肠阻塞，肠腔内压力升高，十二指肠液进入胰管，激活胰酶引起炎症；十二指肠憩室或息肉也能引起 Vater 壶腹阻塞，胰液排泄不畅，同样也可引起胰腺炎。

（4）感染：很多传染病可并发急性胰腺炎，常见的有伤寒、败血症、腮腺炎、肝炎、传染性单核细胞增多症、肠蛔虫症等。

（5）乙醇：酗酒者易患该病。乙醇能刺激 G 细胞分泌胃泌素，使胃酸分泌增多以致十二指肠内 pH 下降，进一步使胰腺分泌旺盛，如排出不畅，势必导致腺泡破裂；饮酒后胰液内蛋白增多，发生蛋白栓子阻塞胰管；乙醇本身能使十二指肠黏膜发生水肿，如乳头发生水肿，则妨碍胰液排出，引起胰腺炎。

（6）机械及化学性刺激：上腹部手术，如肝肾移植术后，或外伤可损伤胰腺引起胰腺炎；十二指肠镜作逆行胰胆管造影（ERCP）术后，可并发胰腺炎。

（7）原发性甲状旁腺功能亢进：7% 的患者合并胰腺炎，病情严重，病死率高。

（8）其他：特发性占 10%；高脂血症、高钙血症；血管因素，如动脉硬化；药物因素如肾上腺皮质激素，促肾上腺皮质激素，氢氯噻嗪及硫唑嘌呤等均可诱发急性胰腺炎的产生。少见的原因如：胰腺分裂、壶腹周围癌、胰腺癌、壶腹周围憩室、血管炎。

（二）诊断与鉴别诊断

1. 诊断

（1）急性胰腺炎临床诊断依据

1）主要指标：①中上腹或左上腹突发剧烈疼痛，持续性阵发加剧，伴发热、恶心、呕吐、黄疸；②血清淀粉酶升高>500U/L（Somgyi 法）；③尿淀粉酶升高>300U/L（Somgyi 法）；④B 超检查可见胰腺肿胀。

2）次要指标：①发病前有饱餐、饮酒史；②上腹部轻压痛或局限性肌紧张；③弥漫性腹膜炎体征，腹部皮肤瘀斑，手足抽搐；④血清及尿淀粉酶及其同工酶、血清胰蛋白酶、血清脂肪酶、血清脱氧核糖核酸酶Ⅰ、血清正铁白蛋白及胸腔积液、腹水淀粉酶等有一项以上异常者；⑤CT 检查提示胰腺有病理改变。

3）确认条件：①具有主要指标 2 项，或主要指标 1 项及次要指标 2 项者，可临床诊断为急性胰腺炎。少数病例血清淀粉酶活性正常或轻度升高；偶无腹痛。②凡不具备确诊条件，但临床怀疑为急性胰腺炎时，可作为"疑似急性胰腺炎"，给予必要的治疗，并定期复查各项指标，根据病情变化，确诊或除外急性胰腺炎。必要时剖腹探查。

（2）临床分级与分期

1）临床分级：轻症急性胰腺炎（MAP）和重症急性胰腺炎（SAP）；除非有病理结果，一般不建议使用病理学诊断。轻症急性胰腺炎：具备胰腺炎的临床表现和生化改变，而无器官功能障碍；或局部并发症，对液体补充治疗反应良好；Ranson 评分<3，APACHE-Ⅱ评分<8，或 CT 分级为 A、B、C。重症急性胰腺炎：具备急性胰腺炎的临床表现和生化改变，且具有下列条件之一即可诊断，局部并发症（胰腺坏死、假性囊肿、胰腺脓肿），全身器官衰竭 Ranson 评分 ≥3，APACHE-Ⅱ评分≥8，CT 分级为 D、E。

2）重症急性胰腺炎的症程分期

A. 急性反应期：前 2 周，存在全身炎症反应综合征（SIRS），常并发全身器官衰竭、休克、呼吸衰竭、肾衰竭、脑病。SIRS 具有以下 2 项以上即可诊断：①体温>38℃或<36℃；②心率>90 次/分；③呼吸频率>20 次/分；④白细胞>12×10⁹/L；⑤幼稚中性粒细胞>0.1。

B. 全身感染期：发病 2 周～2 个月；多继发革兰阴性菌感染、败血症，部分甚至可见真菌感染、双重感染等。

C. 残余期感染：发病 2～3 个月，或更长；系残腔引流不畅所致。

临床上急性胰腺炎的诊断包括病因诊断、分级诊断、并发症诊断，而不再使用病理性诊断名词"急性水肿性胰腺炎"或"急性坏死性胰腺炎"，除非有明确的病理检查结果。

2. 鉴别诊断

（1）穿透性或穿孔性溃疡：有典型的溃疡病史，腹痛突然加剧，腹肌强直，X 线透视膈下有游离气体。

（2）胆石症与急性胆囊炎：典型病例为右上腹疼痛，伴黄疸，可有发热。查体右上腹有明显压痛，肌紧张及反跳痛，墨菲征阳性。B 超及 X 线胆系造影可明确诊断。

（3）急性肠梗阻：腹痛为阵发性，腹胀，肠鸣音亢进，并有气或过水声。腹部 X 线片可见气液平面。

（4）心绞痛和心肌梗死：有时疼痛可限于上腹部，酷似急性胰腺炎。但心电图示心肌缺血或心肌梗死图像。血清酶如 CPK、GOT、CDH 在心肌梗死时升高，以及肌钙蛋白阳性而血清淀粉酶、尿淀粉酶正常。

（三）辨证论治

1. 辨证要点

（1）辨病辨证相结合：老年胰腺炎临床症状常不典型，因此结合实验室检查十分必要，同时要注意与现代医学的分型互参。一般来讲，气滞证型多属于轻症水肿型胰腺炎；实热证型则多见于急性出血或严重水肿性胰腺炎；湿热证型多为胆道疾患并发之胰腺炎；蛔（虫）扰证型则为胆道蛔虫引起的急性胰腺炎。

（2）辨标本虚实：老年人体弱多病，发生胰腺炎后易引起邪毒内陷，为病多属危症，因此辨别邪实标急或正气虚弱对临床抢救极为重要。邪毒炽盛，以标为主，攻邪为治；正气不支，邪气又盛，则攻邪扶正并重；邪受控制，正呈虚衰，则扶正为主，攻邪为辅，以防复燃。临证需权衡缓急轻重，细加详辨。

2. 论治原则 急性胰腺炎总的治则宜理气攻下，清热解毒，老年胰腺炎也不例外。在论治过程中，对老年胰腺炎应掌握攻下与扶正的应用指征。攻不嫌早，补不过迟。只要急性期血清淀粉酶、尿淀粉酶升高，攻下以保持腑气畅通是必要的；只要患者出现正气不支，邪有内陷之势，支持疗法以扶正也势在必行。

（四）临证经验

治疗急性胰腺炎的经验与体会 急性胰腺炎（AP）的发病迅速，在发病的 12 小时内很难作出明确的诊断，往往容易误诊而错过药物干预的最佳时机，而对于 AP 患者来讲无疑是争分夺秒。因此，尽快地行 CT 检查能较早地发现 AP 的炎症程度及并发症并进行分级，提高早期的诊断准确率，而血清淀粉酶、B 超等在 12 小时的诊断阳性率较低。而增强 CT 初次检查最好在发病 72 小时后进行，除非病情严重或急需手术者。尽快行 X 线检查（了解心功能及排除心肌梗死等）亦都很重要。原因不明的急腹症要高度怀疑 AP 的可能性，部分腹痛不显著，但出现休克或昏迷者亦应注意排除该病。

关于该病的治疗，唐祖宣认为中西医结合治疗具有很好的临床效果，且受到了中西医界及内科临床医师的一致推崇和重视。近年来现代科技的发展提供了中药的新给药途径，积累了新的临床经验，为 AP 的治疗开阔了视野。针对血瘀者，予（复方）丹参针、川芎嗪针等活血化瘀药经静脉给药可早期干预（有出血者或出血倾向者慎用），对中后期兼气血亏虚者，予黄芪针等，伴黄疸者予茵栀黄注射液静滴，伴 ARDS 者可予鱼腥草注射液静滴；对于条件好的建议予空肠营养管增强营养的同时给予中药汤剂，不具备的可予中药保留灌肠进行干预；对于后期仍见胰腺积液并发症者可予芒硝外敷，加快其吸收。西药方面在早期积极大量补充液体，进行液体复苏，抑制胰腺分泌，缓解疼痛，防治感染，营养支持等都是极其重要的。需要注意的是抑制胰腺分泌的药物宜在治疗的中后期适当撤掉，因为过度抑制胰腺分泌，胰腺分泌不畅在中后期会影响该病的恢复。

以通下法为主的中药治疗 AP 有着不可忽视的临床作用，其中大黄发挥着重要的作用，已为大量临床实践与实验研究所证实。无论是采用以大黄为君药的复方抑或大黄单味方药，均发挥了强有力的通导泄下、清热解毒、活血化瘀等作用。由于大黄可增强胃肠道推进功能，促成药物性胃肠减压，扩张 Oddi 括约肌，促进胆汁分泌和利胆作用，并且可全面抑制胰腺内多种消化酶分泌，抗菌解毒，抗凝血且又可止血，促进机体免疫功能，使用安全，无明显不良反应等，因此，在该病的治疗中发挥着独特作用。使用大黄时，须注意考虑患者的证情及体质状况。由于不同人的体质及不同证情的相对特殊性，对大黄药力的反应不尽相同，这就决定了用药剂量的个体差异。应尽量使剂量用得合理，是提高疗效，减轻不良反应的关键。具体用药量通常在 6~30g，有甚者用至 100g/日；并非剂量越大越好，过量易导致呕吐、过度腹泻、脱水及有效循环量不足等不良反应，一切应以切重病机为准。重要的在于视患者用药后的反应，通常以大便通泄 2~3 次为度。具体通便次数，需视证情及体质状况而定。有一泄而症减，二三泄而症失者，有经更多次通泄而症始减者；均与患者当时的病理状态及对药物的敏感性有关，不可一概而论；正如有人指出的：大黄的作用是基于微循环的改变，过量大黄使这种不利环境逆转而恢复正常，使机体稳态得到平衡。大黄使用宜后下，入沸水中煎沸 6~8 分钟即可。

临床上合理恰当地使用抗生素亦很重要。抗生素适用于胆源性胰腺炎和重症急性胰腺炎患者，可选用针对肠源性革兰阴性杆菌易位及厌氧菌，具有脂溶性且能通过血胰屏障之抗生素，如喹诺酮类、甲硝唑、亚胺培南-西司他汀钠、头孢他啶等。对于重症急性胰腺炎积极预防性使用广谱抗生素能明显降低坏死组织感染率，但大量长时间使用往往会引起二重感染或真菌感染；同时注意不同时期病原菌改变，当患者出现败血症（发病 7 日后）且不能用常规细菌学解释，应进行CT、FNA 伴革兰染色及腹腔液培养。如坏死组织有感染，则应在 CT 引导下行细针穿刺抽取样检验，如果证实感染，则应通过外科手术或经皮方法对坏死灶进行清创引流。积极结合清热解毒和通下的方法使用中药抗菌解毒，且可免菌群移位，防治继发感染。

第七节 老年便秘

一、定　义

老年便秘多因老年人气血津液亏耗而致的粪便干结、排便困难或不尽感及排便次数减少等。其具体表现为：排便次数<3 次/周；25% 以上时间排便费力；25% 以上时间有排便不尽感，症状至少持续 3 个月以上。罗马 Ⅱ 标准中功能性胃肠疾病（FGID）和慢性便秘有关的疾病包括功能性便秘、盆底排便障碍及便秘型肠易激综合征（IBS）。其中，功能性便秘需除外器质性病因及药物因素；而盆底排便障碍符合功能性便秘的诊断标准外，需具备盆底排便障碍的客观依据。便秘型IBS 的便秘和腹痛或腹胀有关。和胃肠动力障碍相关的便秘还有 Ogilvie 综合征（巨结肠病）、先天性巨结肠、慢性传输型便秘（M/N 病变）、肛门括约肌失弛缓症（Anismus）等。本节主要论述功能性便秘。

功能性便秘的临床特点为大便排出困难或排便间隔时间延长，粪质干燥坚硬，很少有腹痛。

便秘古代文献称为"后不利"、"大便难"、"脾约"、"阴结"、"阳结"、"老人秘"等。历代医家或从阴阳，或从虚实，或从寒热之辨而命名。临床上老年便秘以虚秘为多见，该病发生与人体五脏六腑功能失调关系密切，或因气滞，或因寒凝，或因气虚阳虚等皆可使大肠传导功能失常而致该病。

二、唐祖宣诊治经验

（一）病因病机

中医学认为便秘是大肠传导功能失常所致，其病位在大肠，但与肺、肝、脾、肾的关系至关密切。肺与大肠相表里，肺之燥热移于大肠，则大肠传导失职而成便秘；脾主运化，脾虚运化失职，糟粕内停，则大便难行；肝气不疏，气机壅滞，或气郁而化火，火邪伤津，亦可使肠道失润；肾主五液，司二便，肾精亏耗，肠津涩少；肾阳不足，命门火衰，致阴寒内结，传导失职而为便秘。其原因如下所述。

1. 大肠燥热内结　素体阳盛或过食辛热炙煿厚味，嗜饮酒浆，误食药石及高热伤津，使大肠积热，耗伤津液，肠道干涩形成便秘。

2. 气机郁滞　忧愁思虑过度，坐卧过多，过少活动，致肝脾气滞，气机不畅，腑气不通，形成便秘。

3. 气血津液亏虚　平素精气衰退或久病、产后耗气伤津，肠道失于濡润，气虚传导无力而致虚秘。

4. 年高体弱　阳虚阴盛，阴寒凝聚，阳气不通，腑气壅遏，形成便秘。

由此可以看出，老年人便秘以阴虚、气虚夹湿者最为多见，以虚证为本，或兼有实证。实证有热结、气滞，虚证以气血阴阳之虚为主，虚实夹杂者也并非少见，因此必须分清寒热虚实以区别论治，方能收到较好疗效。

（二）诊断与鉴别诊断

1. 诊断

（1）排便间隔时间超过自己的习惯 1 日以上，或两次排便时间间隔 3 日以上。

（2）排便困难，费力。

（3）大便干结，质硬或呈硬球状。

（4）排便不尽感或排便不适感或疼痛感。

（5）经全身体检及理化或特殊检查（如结肠镜），排除器质性便秘。

诊断：具备（1）、（2）、（3）、（4）中任何一项及第（5）项，持续 3 个月以上，均可诊断为该病。诊断要分结肠慢传输型、出口梗阻型和混合型，为选择治疗方法提供依据。

中华医学会消化病分会在 2003 年 9 月便秘专题讨论会（南昌）上对便秘的诊治指南再次进行认真讨论，初步达成共识。

诊断要点：对便秘的诊断包括便秘的病因（和诱因）、程度及类型。如能了解和便秘有关的累及范围（结肠、肛门直肠或伴上胃肠道）、受累组织（肌病或神经病变）、有无局部结构异常及其和便秘的因果关系，则对制订治疗方案和预测疗效非常有用。便秘和严重程度可分为轻、中、重三度。轻度指症状较轻，不影响生活，经一般处理能好转，无需用药或少用药。重度是指便秘症状持续，患者异常痛苦，严重影响生活，不能停药或治疗无效。中度则位于两者之间。所谓的难治性便秘是重度便秘，可见于出口梗阻型便秘、结肠无力及重度便秘型 IBS 等。

诊断方法：病史可提供重要的信息，如便秘特点（便次、便意、排便困难或不畅及粪便性状等）、伴随的消化道症状、基础疾病及药物因素等。慢性便秘的 4 种常见表现为：①便意少，便次也少；②排便艰难，费力；③排便不畅；④便秘伴有腹痛或腹部不适。以上几类既可见于慢传输型，亦可见于出口梗阻型便秘，需仔细判别，可有助于指导治疗。应注意报警征象如便血、腹块等，以及有无肿瘤家族史和社会心理因素。对怀疑有肛门直肠疾病的便秘患者，应进行肛门直肠指检，可帮助了解有无直肠肿块、存粪及括约肌的功能。粪检和隐血试验应列为常规检查。必要时进行有关生化检查。结肠镜或影像学检查有助于确定有无器质性病因。确定便秘类型的简易方法是胃肠传输试验，建议服用不透 X 线标志物 20 个后 48 小时拍摄 1 张（正常时多数标志物已经抵达直肠或已经排出），必要时 72 小时再拍摄腹片 1 张，观察标志物的分布对判断有无慢传输型便秘很有帮助。肛门直肠测压能检查肛门直肠功能有无障碍，如用力排便时对肛门外括约肌的矛盾性收缩，直肠气囊注气后缺乏肛门直肠抑制反射及直肠壁的感觉阈值异常等。气囊排出试验反映了肛门直肠对排出气囊的能力，不过排出气囊与硬粪的意义尚不完全一致。一些难治性便秘，如 24 小时结肠压力监测缺乏特异的推进收缩波，结肠对睡眠和进餐缺乏反应，则有助于结肠无力的诊断。此外，排粪造影能动态观察肛门直肠的解剖和功能变化。肛门测压结合超声内镜检查能显示肛门括约肌有无生物力学的缺陷和解剖异常，均为手术定位提供线索。应用会阴神经潜伏期或肌电图检查，能分辨便秘是肌源性或是神经源性。对伴有明显焦虑和抑郁的患者，应做有关的检查，并诊断和便秘的因果关系。

2. 鉴别诊断

（1）结肠、直肠、肛门的器质性病变所致便秘：如这些部位的良性及恶性肿瘤，炎症性和肉芽肿性病变，肠系膜血管梗塞，硬皮病，先天性巨结肠，痔疮，肛裂，以及外肿块压迫，肠粘连，疝嵌顿等，行肠镜、X 线等检查，可鉴别。

（2）全身性疾病引起的便秘：麻痹性腹膜炎、甲状腺功能亢进或减退、铅中毒等，应有相应的生化指标及物理诊断指标等。

（3）腰、尾段脊髓占位病变所致便秘：行下腹部 CT、脊髓造影等检查可鉴别。

（三）辨证论治

1. 审病因　平素喜食辛辣厚味、煎炒酒食者，多致胃肠积热而成热秘；素嗜浓茶、醇酒及肥甘之人，多因湿滞大肠而致湿秘；性情抑郁，思虑过度或久坐少动，或有虫积，血瘀者，可致气机郁滞之气秘；体弱多病，或劳倦内伤，或渴利之家，多为气血津液亏损之虚秘；素体阳虚，或嗜食寒凉生冷，或苦寒之药太过，其便秘多为冷秘。

2. 察舌象　一般而言，有苔多为实证，无苔多为虚证。舌红无苔者，多为血燥津枯；舌淡少苔者，多为气血虚弱；舌色淡而胖大者，多为冷秘；苔白腻而滑者，多为湿秘；苔黄而厚腻者，多为热秘；舌有瘀斑者，多为瘀血阻滞。

3. 观大便　大便干燥者，多是热秘或阴血亏虚；大便不干硬者，多为气虚便秘或冷秘、湿秘。

4. 论治原则　治疗便秘，当以虚实为纲，气血津液为本。宗"虚者补之，实者泻之"之旨，以"通"字立法，注重调理肺、脾、肾三脏，复大肠传导之职。其通便之法，有健脾益气、养血润燥、温通开秘、清热润肠、顺气导滞等。但老年人须以养血润燥为先，切不可妄用攻下，恐伤阴耗气。《证治汇补·秘结》云："如少阴不得大便以辛润之，太阴不得大便以苦泄之，阳结者清之，阴结者温之，气滞者疏导之，津少者滋润之，大抵以养血清热为先，急攻通下为次。"其所述治则，可称简要，基本上概括了便秘的治疗大法。

（四）临证经验

1. 习惯性便秘治验分析

杜某，男，79 岁，1998 年 5 月 20 日诊治。

自述有习惯性便秘 10 余年。1997 年冬月因骨折后卧床不起，继而致便秘更加严重，正常依赖酚酞、番泻叶以苦度时日，即使努挣大便亦坚硬如羊屎，落地时作响，近一周来用酚酞、番泻叶罔效，且 5 日以来未便，腹胀痛，纳少，查舌质红，舌面光滑无苔，脉沉无力。诊断为阴枯血亏，燥屎内结，大肠传导失司而致的"便秘"。治宜滋阴养血、润燥软坚、通腑导下。

处方：生地 10g，麦冬 9g，玄参 15g，石斛 30g，生首乌 15g，火麻仁 10g，白芍药 9g，枳实 9g，郁李仁 9g，大黄 9g（后下），厚朴 12g，芒硝 6g（冲服），炙甘草 15g。2 剂水煎服。

二诊（1998 年 5 月 24 日）　服上药后大便 2 次，粪质变软，腹胀随之减轻，知饥欲食。现症见头晕，食后腹胀。治当益气健脾，和胃消食。处方：潞参 15g，白术 12g，枳实 12g，茯苓 30g，生首乌 15g，杏仁 12g，郁李仁 12g，石斛 30g，木香 9g，砂仁 5g，焦山楂 30g，厚朴 12g，炙甘草 15g。5 剂水煎服。

三诊（1998 年 6 月 2 日）　便秘明显好转，两日 1 次，质软畅利，腹柔软，腹胀除；唯觉口干舌燥，食后呃逆。证属阴虚内燥，胃失和降。治宜养阴润燥、和胃降逆。处方：生地 15g，玄参 12g，麦冬 9g，石斛 20g，当归 15g，生首乌 15g，肉苁蓉 12g，杏仁 10g，郁李仁 12g，木香 10g，厚朴 15g，沉香 9g（后下），炙甘草 10g。5 剂水煎服。

一个月后其家属告知，上药服尽，诸症悉除。

体会　治疗此患，抓住患者的年龄是其治疗的关键。患者年近八旬，元阴已衰，血虚津少，加之长期卧床，大肠传输失职，故大便秘结难下，数日未行。治疗的重点在于滋阴养血，正如《丹溪心法·燥结》所谓："燥血少不能润泽，理宜养阴。"缘何用大承气者，因燥屎内结日久，必坚硬如石，非芒硝、大黄之属不能软坚。故此，阴血充，则"水能行舟"；燥屎软则肠道无以堵塞，如同河道畅通，大便自行矣。

2. 温中健脾法治疗便秘治验分析

高某，女，68 岁，1980 年 10 月 10 日诊治。

患者自述右胁间断性胀痛 10 余年，长期大便秘结，甚则 1 周大便 1 次，粪结块如弹丸，纳食欠佳，余无其他不适。查肝功能：胆红素及转氨酶均正常，B 超提示肝脏略显增大，胆囊正常，胃部未见异常，舌质红，苔薄黄，脉沉弦。经辨证诊断此便秘是因脾阳不足，脾失健运，实热积聚；肝气不舒，肝气郁结而致疼痛；肝木横逆克脾，致使脾胃功能受损所致。考虑患者年事已高，故用温中健脾，泻热通便，舒肝解郁为法。

处方：潞参 15g，白术 12g，炮干姜 9g，炙甘草 10g，当归 15g，肉苁蓉 15g，枳实 10g，香附 10g，延胡索 15g，丹参 12g，生首乌 15g，芒硝 10g（冲服）。上药 5 剂，水煎服，早、晚各 1 次。

服上药后大便通畅，已无燥屎，患者非常愉乐，其右胁疼痛亦随之减轻，嘱其继服上方 10 剂，平时加服逍遥丸 6g，每日 2 次。

一年后追访，服上药后，多年沉疴，药后若失。

体会 在治疗老年性便秘时，始终注重其本虚的特点，故治疗时善于攻补兼施。本案用理中汤温中健脾，助运化而正升降，中焦之虚得甘温而复，清阳升而浊阴降，运化健而中焦治，正如程应旄曰："理中者，实以燮理之功，予中焦之阳也。"芒硝可泻热通便，润燥软坚；肉苁蓉润燥滑肠，用于肠燥津枯之大便秘结；更用当归、首乌、丹参以滋阴养血润便，枳实、香附、延胡索行气止痛。上药共奏温中健脾、润肠通便、理气止痛之功。平时用逍遥丸以舒肝理气、健脾和胃，以图缓缓见功。

3. 老年性便秘治疗的经验与体会

（1）关于攻下药的应用：便秘是有形之实滞积于肠道，不能按时排出的病症。无论实秘或虚秘，均以腑气不通为主要病机。故治疗便秘不离通降腑气。攻下药为常用，其中使用率最高的是大黄。大黄苦寒沉降，力猛善走，长于通下，被誉为泻下药中的将军，入阳明，能荡涤胃肠实热积滞；入厥阴、入血分活血化瘀，故配芒硝、枳实等治热秘为承气法，配活血药治瘀秘。取其攻下之力，与扶正药相配用治某些虚秘；与健脾益气之甘温药黄芪、白术等配伍，攻补兼施，益气通便，治疗气虚便秘；与温阳祛寒的辛热药如附子、干姜等配伍，温下并行，治疗阳气不足、寒积于肠之便秘。但具体运用要根据虚实调整大黄的剂量和用法，一般治热秘、瘀秘可用 15～30g，并生用后下；治阳气虚秘则用量宜小，用 2～10g，炮制用且与它药同煎。气秘及阴血虚秘用大黄量更小，而配用润下药如郁李仁、火麻仁、柏子仁、杏仁之类，攻下法中的攻下药性有峻猛与和缓之分，据病情不同使用。

（2）关于益气和增液法：攻下法虽常用，但大多苦寒力猛，对于慢性便秘虽有一时之效，但难以铲除病根，临床上泻则通、停又秘的情况屡见不鲜。因此，对慢性便秘需要探索另外的途径。唐祖宣在数十年的临床实验中发现了调补脾之气阴、滋养肠道津液是一条可行的途径，常用生黄芪、太子参、北沙参、生白术、生白芍等，与生地黄、生何首乌、生玄参、鲜麦冬同用，这些药物的剂量宜大，每需 30～60g，有鲜品者效更佳，并酌加升麻 6～10g 及导滞润肠类药如枳实、瓜蒌仁、莱菔子、生山楂等 1～2 味。此方虽无攻下通腑类药物，但剂量较大，意在以补类药之体作泻药之用，其作用机制可能与鼓动脾气、生养津液、滋润肠道从而促进传导功能有关。这类药煎煮时，如药汁量多，老年人宜频频饮用，则效果更好，若再结合辨证用药，当更能切合病机。

（3）治秘勿忘肺、肝、肾

1）治肺：肺为华盖，主一身之气，肺与大肠相表里。肺之肃降与大肠传导息息相关。肺气壅滞或肺气虚，均可导致气机升降失常，大肠传导迟缓；肺为水之上源，脾之运化水液的作用，有赖于肺气宣发和肃降功能的协调，肺失宣降，水液不行，则肠道干枯而大便难行，前人所谓"开上窍以通下窍"、"釜上揭盖"法等，即指肺与二便的关系；叶天士就习惯用紫菀、枇杷叶降肺气以通便。在临床中，对肺气虚而大便秘之上虚下实证，常选用桔梗、紫菀、党参、太子参、天门冬、麦门冬、黄精等品开提肺气，养育肺阴，使肺阴复而津还肠润，肺气足而魄门启闭有度。

2）治肝：在临床实践中，治秘理肝对治疗老年性便秘收效较好。肝主藏血，主疏泄，肝的疏泄功能与脾胃的升降密切相关，故肝失疏泄则胃的降浊功能异常而便秘；肝血肝阴不足，则肠道失润而便干。故治疗产后或失血后的血虚秘，予养血润燥之润肠丸加入肝经的桑椹、旱莲草合用；治疗阴虚秘，予滋水涵木、舒肝清热之滋水清肝饮，虽不同泻下而便自通。

3）治肾：肾司二便，为先天之本，乃元阴、元阳之府。大肠排泄糟粕的功能有赖于肾的温煦濡养。故临床治疗老年性便秘，予温肾通便之法，往往奏效。治疗老年人肾虚冷秘，予温润汤温阳润便，使用巴戟天、肉苁蓉等，使阳光温煦而阴凝得濡泽。

（4）摄生得宜，便通之要：若摄养合理，起居规律，则气机调畅，肠胃濡润，大肠传导正常，自无便秘之患。若起居无度，嗜食精粮、炙煿厚味等燥热之品，或好逸恶劳，久坐少动，都易致便秘。临床上这种情况，屡见不鲜。故治疗便秘患者，除了药物治疗外，须劳逸结合，适当参加力所能及的体育锻炼及劳动，使人体内气机流畅，大肠传导得以改善，这对老年人尤为重要。养成每日定时排便的习惯，纠正不良的饮食习惯，不偏食，食物搭配合理，注意食用各种小杂粮、糙米，增加富含纤维素的蔬菜、水果，诸如芹菜、韭菜、萝卜、香蕉、梨子等；还可进食富含油脂、性质滑利的食品，如黑芝麻、麻子仁、松子仁、郁李仁、杏仁、葵花籽、阿胶、蜂蜜等。此即古人"以滑养窍"之谓。

第十章　泌尿生殖系统疾病

第一节　泌尿系感染

一、定　义

尿路感染（urinary tract infection，UTI）是老年人的一种常见疾病，其发生率仅次于呼吸道感染而居老年人感染性疾病的第二位。在老年人 UTI 中，发病率男：女为 1：2，据文献报道，一般成年女性 UTI 的患病率为 3%～4.5%，而到 65 岁以上则增高到 15%～20%，50 岁以前的男性很少发生 UTI，而至 65～70 岁时患病率为 3%～4%，70 岁以后患病率可达 20% 以上。老年人 UTI 的临床表现与年轻人有所不同，其治疗也比较困难。

老年泌尿系感染，属中医"淋证"、"癃闭"、"腰痛"的范畴。多因老年体弱，外邪乘虚而入侵，引起膀胱气化不利所致，其关键在"肾虚和膀胱热"，出现尿频、尿急、尿痛和腰痛、发热的病证。

二、唐祖宣诊治经验

（一）病因病机

1. 中医认识

（1）湿热蕴结：外阴不洁，秽浊之邪上犯膀胱，酿成湿热；或过食肥甘酒辛，积湿生热；或心火下移小肠，热迫膀胱；或郁怒伤肝，肝失疏泄酿湿生热，下注膀胱，或患者丹毒疮疔，热毒波及膀胱，均使湿热蕴结膀胱，气化失司，水道不利，遂发为淋。若湿热毒邪壅盛，小便灼热刺痛为热淋；热伤血络，迫血妄生而尿血为血淋；肝郁气滞脐下满闷不适为气淋。湿热蕴蒸，邪正相争，则发热、恶寒。湿热阻滞经络，气血不畅，则腰痛。膀胱气化不利，则尿频、尿急、尿痛和脓尿。

（2）肝胆郁热：肝居下焦，与胆相表里。湿热久蕴下焦膀胱，最易侵犯肝经，传及胆腑。湿热弥漫肝胆，疏泄失司，枢机不利，则膀胱湿热反不易除。或由情志不和，恼怒伤肝，肝气郁结，胆失通利，肝胆郁热，久郁化火，气火郁于下焦，以致肾与膀胱气化失司，发为该病。

（3）肾阴不足：湿热久蕴，或渗湿利尿多，致伤肾阴。肾阴亏虚而湿热留恋，膀胱气化不利，则小便淋漓不已。若肾虚火旺，虚火扰及血络，络伤血溢，则血随溺出。随着病程的延长，往往阴虚及气，形成气阴两虚证。

（4）脾肾亏虚：或因年老体虚，或久病缠身，以及劳倦过度，或久淋不愈，湿热耗伤正气，均可致脾肾亏虚。脾气虚弱，中气下陷，小便淋漓不已而发气淋，如遇劳即发则为膏淋。肾气虚实，则下元不固，如不能摄纳脂液，导致尿液如脂如膏而发为膏淋。若肾虚日久，或过用通利，或热毒炽盛，损伤心阴或心气，虚火甚于上，肾阴亏于下，心肾不交，水火失济，肾失固涩，亦可转为劳淋，此为上盛下虚之证。若肾阴亏损，阴虚火旺迫血妄行者则为血淋。尤应指出的是，肾与膀胱经脉互为络属相为表里，水道相通，关系甚为密切。肾气的盛衰，直接影响膀胱的气化与开合。肾虚日久，侵袭膀胱，气化失常，罹患淋证；而淋证日久，膀胱湿热上犯于肾，更致肾虚。两者互为因果，互为影响，致病势缠绵难解。可见肾虚膀胱有热这一病理机制在该病的发病过程中占有相当重要的位置。

2. 西医认识

（1）致病菌：老年人 UTI 的主要致病菌是革兰阴性杆菌，最为常见的是大肠杆菌和副大肠杆菌，占 60% ~ 80%，其次为变形杆菌、克雷伯杆菌、产气杆菌和铜绿假单胞菌等其他革兰阴性杆菌。近年来，由革兰阳性球菌（如葡萄球菌、肠球菌等）导致的老年人 UTI 有所增加。在泌尿结构或功能异常的老年人中，真菌（以白色念珠菌为主）或 L 型细菌的感染明显增加。

（2）老年人 UTI 的易感因素

1）尿路梗阻和尿流不畅：老年人常因前列腺疾病、尿路结石、泌尿道肿瘤、膀胱颈挛缩等引起尿路梗阻、尿流不畅、尿液潴留，使正常尿路黏膜对细菌的清除和抑制作用减弱，故易发生尿路感染。男性复发性尿路感染常与慢性细菌性前列腺炎有关，因抗生素不易穿透前列腺，细菌难以被消除，往往导致 UTI 反复发生。约 14% 的老年男性有前列腺结石，进一步加大了前列腺炎的治疗难度。

2）全身及局部免疫力下降：由于老年人各系统器官功能衰退，全身性疾病，如糖尿病、高血压、慢性肾脏病、晚期肿瘤、营养不良等，使老年人全身免疫力下降，加之老年人膀胱排空能力减退，常处于过度膨胀而呈缺血状态，致使尿路局部免疫力也下降，使得老年 UTI 的发生率明显高于其他人群。

3）阴道 pH 改变：绝经期后女性 UTI 的发生率增加，可能与绝经后雌激素产生减少，阴道上皮萎缩，糖原减少，阴道 pH 上升，导致致病菌比乳酸杆菌更易在阴道黏膜上生长有关。

4）膀胱输尿管反流：老年人患糖尿病或神经性膀胱炎时常继发膀胱输尿管反流，反流在尿路感染的易感因素中占 8.3%，是诱发上尿路感染的主要病因之一。

5）糖尿病：老年糖尿病患者尿路感染发生率高达 20%，以肾盂肾炎为最常见，占老年人尿路感染易感因素的 24.8%，仅次于前列腺疾病。

6）尿路器械使用：导尿或留置导尿管在老年人易感因素中占 6.6%，尽管采用密闭式导尿装置，但因留置时间过长，感染也难以避免，且多为耐药菌株，抗生素治疗往往难以奏效。

7）其他：老年人膀胱排空不全也是尿路感染的常见原因，尤其在女性最为突出。可因尿液在膀胱内停留过久，引起细菌繁殖，招致局部感染。其他还有尿路畸形、中枢神经性疾病、滥用止痛药、应用非甾体类抗炎药、妇科炎症等均易引起尿路感染。

（二）诊断与鉴别诊断

1. 诊断 老年人泌尿系感染可无临床症状，仅表现为无症状性菌尿。多见于有原发病如糖尿病、脑血管疾病等，或泌尿系统结构异常或留置导尿的住院老年患者。

老年尿路感染的典型表现多见于不卧床老年人。但不少患者无尿路感染相关的症状，有的仅表现为尿急和排尿困难。由于正常老年人也可见到尿频、尿失禁或夜尿多，这些症状与尿路感染无相关性。故对老年患者如临床上无法解释的变化时即考虑尿路感染的可能。老年患者由于对应激的反应低下，寒战、发热、全身中毒症状、腰痛较轻微，甚或缺如。有的患者首先给人以脱水的印象。患者可有菌血症，并发展至中毒性休克，而症状体征轻微。

老年泌尿系感染多数症状不典型或无症状，但凡是有真性细菌尿者，不管有无临床症状均可诊断为尿路感染。真性细菌尿是指：①膀胱穿刺定性培养有细菌生长；②尿管定量培养≥10^5/ml；③清洁中段尿定量培养≥10^5/ml。临床上症状典型者常有膀胱激惹征、腰痛、发热等，尿中白细胞增多（>5/高倍视野）有助于该病的诊断。若无症状者（无症状性细菌尿）则要 2 次中段尿培养结果均≥10^5/ml，且为同一菌种者，可确定为老年泌尿系感染。

2. 鉴别诊断　老年泌尿系感染应与下列疾病相鉴别。

（1）发热性疾病：当急性泌尿系感染以发热等全身感染症状较突出，而尿路局部症状不显时，易与发热性疾病混淆，如流感、疟疾、败血症、伤寒等，约占误诊病例的40%。但如能详细询问病史，注意尿路的局部症状，并做尿沉渣和细菌学检查，鉴别不难。

（2）腹部器官炎症：有些病例可无尿路的局部症状，而表现为腹痛、恶心、呕吐、发热、白细胞数增高等，易误诊为急性胃肠炎、阑尾炎、女性附件炎等，通过详细询问病史，及时做尿常规和尿细菌学检查，则可鉴别。

（3）非微生物性尿道综合征：又称无菌性尿频、排尿不适综合征。有尿频、尿急、尿痛或排尿不适、膀胱区疼痛，但经尿培养和有关检查无普通细菌生长，又确实除外尿路结核菌、真菌感染后，再进一步除外尿路衣原体感染。其原因目前认为与外用避孕药或工具、洗浴液、除臭喷雾剂及精神因素引起，亦有人认为可能是尿路动力学异常，特别是逼尿肌和括约肌的共济失调，还有人认为是某些下尿路的非感染性非特异性炎症引起。此病常被误诊为泌尿系感染，长期使用抗生素。临床应注意鉴别。

（4）肾结核：有些泌尿系感染以血尿为主要表现，膀胱刺激征明显，易误诊为肾结核。但肾结核膀胱刺激征每更突出；晨尿结核菌培养可阳性，而普通细菌培养阴性；尿沉渣可找到抗酸杆菌；静脉肾盂造影可发现肾结核 X 线征；部分患者可有肺、生殖器等肾外结核病灶及抗结核治疗有效等可资鉴别。但要注意，肾结核常与普通泌尿系感染并存。因此，如患者积极抗菌治疗后，仍有尿频、排尿不适症状或尿沉渣异常者，应高度注意肾结核存在的可能性，宜做相应检查。

（三）辨证论治

1. 辨证要点

（1）辨明复合病证：老年人复合病证多，很少是单独病证，如消渴、中风、昏迷、咳嗽、肿胀、水肿等病证过程中，合并淋证。在复合病证中，要辨明淋证在复合病证中的主次。在危重病证中，淋证往往是次要病证，临床表现往往被主要病证并覆盖，这时就要结合有关化验检查，以明确诊断。复合病证临床表现复杂，在辨证时要从整体出发，综合考虑。例如，患者既往有消渴、中风又合并淋证，临床表现往往以消渴和中风为主，或仅仅感小便不适和小便不尽，在辨证时既要考虑消渴、中风，也要考虑淋证，但根据主次有所侧重。

（2）审查症候虚实：辨别老年淋证虚实的主要依据如下所述。

1）辨病程：新病多实，膀胱湿热、肝胆郁热证均属新起病；久病多虚，或虚中夹实，如肝肾阴虚，湿热留恋，脾肾阳虚，湿邪留恋和肾阴阳两虚。

2）辨尿痛：有无尿痛是鉴别虚实的重要指征，《慎斋遗书·淋》"有小便坚涩如淋，不痛而痒者"属虚。从临床观察所见老年泌尿系感染尿痛的轻重程度往往与湿热邪气的盛衰成平行关系，尿痛甚者，湿热邪气亦甚，随着湿热邪气的清除，尿痛减轻或消失。

3）小便色泽与全身整体阴阳失调情况：小便混浊黄赤多为湿热邪气盛，溺液清澈多为邪退正虚。老年泌尿系感染伴血尿时，应辨别血淋、血瘀，还是阴虚，血热者，尿时灼热刺痛，血色鲜红，脉有力；血瘀者，尿时茎中痛如刀割，血色紫暗有块，小腹硬满，脉沉弦；阴虚者，尿时疼痛不剧，尿色淡红，脉虚数。

（3）注意标本缓急：老年泌尿系感染不但可以由实转虚，还可因虚致实，或虚实参差互见。在辨证时，要辨明标本缓急问题。正气为本，邪气为标；病因为本，见证为虚；旧病为本，新病为标。以湿热蕴结与肝肾阴虚为例，湿热蕴结为邪实，新病为标、为急；肝肾阴虚为正虚，旧病为本为缓。但肝肾阴虚复感湿热之邪，出现湿热蕴结的标证，临床要辨明标本缓急，根据急则治其标，缓则治其本的原则。当以治湿热为要务，从而确立清热利湿、解毒通淋的原则，待湿热已清，转为以扶正为主。

2. 论治原则

（1）抗生素的应用

1）老年膀胱炎的治疗：给予单剂疗法，即仅服 1 次大剂量抗生素。包括：①STS 单剂［磺胺甲噁唑（SMZ）2.0g，甲氧苄啶（TMP）0.4g，碳酸氢钠 1.0g］疗法；②磺胺甲噁唑 5 片；③阿莫西林 3.0g；④诺氟沙星 0.6g。治疗后尿菌阴转率为 86.5%，在追踪复查中，部分患者可复发，复发者多为肾盂肾炎。也可采用 3 日疗法。选用上述药物常规剂量，服用 3 日。

2）老年肾盂肾炎的治疗：抗生素最好选用尿培养细菌敏感的药物，在药敏还没有出来以前，选用下列治疗方案：轻度发热和腰痛的肾盂肾炎或单剂治疗失败的尿路感染患者，采用抗菌药 2 周的疗程。若症状重，有寒战，高热明显的全身感染中毒症状及腰痛者，可抗生素联合治疗，即半合成广谱抗生素或第 3 代头孢菌素类，再加上氨基苷类抗生素时，使用时间不宜过长，采用肌内注射比静脉滴注对肾毒性小。

3）对老年经常再发的患者则给予长疗程低剂量疗法：方法是每晚睡前排尿后，口服一个单剂量的抗生素，最好选用对尿培养细菌敏感的抗生素，也可选用磺胺甲噁唑 1/2 片，或诺氟沙星 0.2g，服用 1 年或更长时间，对老年复杂性尿路感染，反复发作者有一定的疗效。

4）对老年无症状性细菌尿：老年人长期单纯的无症状细菌尿，又无全身严重疾病者，一般不予抗生素治疗。其治疗与否与其寿命无关。老年人很难长期保持无菌尿。老年人长期使用抗生素，易导致菌群失调，二重感染。尿路有复杂情况者，不少有无症状菌尿，可采用低剂量长疗程控制细菌的繁殖，但很难根治。因此对于老年人不是复杂性尿路感染的无症状性细菌尿，一般不宜给予抗生素治疗。

（2）老年泌尿系感染治疗中应注意以下几点。

1）积极纠正或消除诱因和并存病：对慢性肾盂肾炎的老年患者，应重视寻找诱因和并存病，并积极加以治疗，如下泌尿道炎症、女性膀胱颈梗阻、盆腔及阴部的感染灶、男性的前列腺炎及肥大等。对于顽固性的膀胱输尿管反流，可外科治疗。积极治疗能引起机体抵抗力下降的慢性疾病，如糖尿病、肝脏病及其他肾脏病等，也是提高该病疗效的重要措施。

2）根据老年人的生理特点，合理用药：老年人各脏器功能减退，机体对药物的吸收、转运、分布、代谢及排泄等与青壮年有些不同，其靶细胞对药物的敏感性及反应性与青年人相比，也有较大的差异。使用抗菌药物易发生毒性反应，甚至发生急性肾衰竭。所以，临床上应根据老年人肾功能减退程度调整用药剂量。

中医清热利尿药物，大多有碱化尿液的作用，配合使用可提高抗生素的药效。

3）老年人急性肾盂肾炎，易并发败血症、感染性休克，死亡率较高应引起警惕。要根据尿培养及药敏结果，及时使用高效抗生素。

（3）扶正与祛邪：老年泌尿系感染的发生，多因年老体弱，湿热乘虚而入，膀胱气化不利所致，故其病机的关键在"肾虚与膀胱热"。若是急性发作期，仍以湿热蕴结下焦为主，与中青年人不一样的是，多为复合病证中夹有湿热，或是肝肾阴虚，脾肾两虚中夹有湿热。根据急则治其标，故以清热利湿为要务，但须照顾复合病证和正气亏虚的一面。中病即止，不宜长时间服用苦寒清利之剂。在缓解期，以调补肾、脾、肝为主，兼以清利湿热，老年淋证治疗不必拘泥于"淋无补法"。但补不能一味地进滋补之剂，应补中有利，补中有清。临证时要权衡正与邪的标本缓急。

（四）病案举例

金匮肾气丸治疗热淋的体会。

金匮肾气丸始见于张仲景《金匮要略》，又名八味丸或崔氏八味丸。主治虚劳、痰饮、消渴及妇人转胞不得溺等疾病。其药物组成由滋阴的干地黄、山萸肉、山药、茯苓、丹皮、泽泻与助阳的肉桂、附子共同作用，使肾阳振奋，气化复常。唐祖宣数十年来喜用金匮肾气丸加减治疗老年性热淋，只要辨证准确，施治得当，每收良效。但在具体运用时，应注意以下两点。

（1）先细审标本缓急：急性热淋多见湿热标急之尿频、尿急、尿痛等症，这时应以治标为急，可用清热利湿之八正散、导赤散、小蓟饮子等方加减运用，或配抗生素短期应用，不宜用仲景金匮肾气丸。慢性热淋急性发作时，既有明显的尿路感染刺激症状，又有全身不适，如腰痛乏力等症，需用金匮肾气丸法与八正散类法合用。慢性热淋以女性患者多见，病程缠绵，时作时止，尿路刺激症状不甚明显，或尿频量不多，少腹拘急，微有尿痛而痒，尿中带有血丝，伴有全身酸软乏力，腰冷痛重，舌淡苔薄，脉沉细者，这时不可妄投清热利湿之八正、导赤之剂，应用金匮肾气丸化裁。若伴有气虚者，又当以补中益气汤配合治疗。

（2）剂型和药物增减需灵活掌握：慢性热淋症状稳定者，投以蜜制金匮肾气丸或水制金匮肾气丸，常规用量，对于病情多变化，局部症状为主者，变丸为汤加减化裁。尿中带血，尿常规镜检 RBC 较多者，加大原方中丹皮用量，再加入小蓟；小便淋漓不畅，兼心烦者，加大泽泻用量，再加入琥珀；兼阳虚气化不利者，可适当加大肉桂用量，选用上等肉桂以助膀胱气化之功。仲景金匮肾气丸不仅有治淋之功，而且也有防淋之效。在慢性热淋相对稳定期，坚持服用金匮肾气丸可有效控制急性发作。对于正常人，尤其是老年人肾虚者，亦可辨证选服金匮肾气丸或六味地黄丸，能提高机体防御力，不但防淋，而且还有延缓衰老作用。当然，慎起居、节房室等在此也不可忽视。

第二节　泌尿系结石

一、定　　义

泌尿系结石包括肾结石、输尿管结石、膀胱结石及尿道结石等。相当于中医学中的"砂淋"、"石淋"及部分"血淋"、"气淋"。临床上常以尿中夹有砂石，腹痛，小便艰涩，尿道刺痛为主要症状。

二、唐祖宣诊治经验

（一）病因病机

1. 西医认识

（1）晶体沉淀学说：认为结石是由于尿液中晶体浓度增加，呈过饱和状态，以致晶体发生沉淀所致。支持这一说法的事实为尿液中钙磷或胱氨酸、尿酸、磷酸镁铵及磷灰石等成分增多时易形成结石，但不能解释某些草酸钙结石，患者尿液中草酸及钙的晶体排泄量在正常范围内，并未达到饱和状态，却可发生结石。

（2）基质核心学说：认为结石的形成与骨的钙化相似，先有基质物质（一般为有机物质）作为结石的核心，然后吸附晶体物质，结石逐渐增大。

（3）晶体、基质共积学说：认为结石是由于晶体和基质同时沉积所致，因此有机基质和矿物质同等重要，但基质本身有促进结石形成的作用。

（4）抑制剂缺乏学说：最近认为正常尿液之所以较单纯水溶液能溶解更多的晶体，主要是由于尿液中存在有抑制沉淀物质的缘故。抑制物质缺乏时，就会形成结石，这些抑制物质有焦磷酸盐、黏多糖、二磷酸盐、小多肽、枸橼酸、镁和某些氨基酸，这一学说可解释某些尿液晶体浓度正常而形成结石的病例。

2. 中医认识

（1）湿热蕴结：过食辛热肥甘之品，或嗜酒太过，酿成湿热，湿热蕴积下焦，膀胱气化不利，尿液受其煎熬，日积月累，尿中杂质结为砂石。明·李中梓《医宗必读》认为："石淋者，有如砂石，膀胱蓄热而成，正如汤瓶久在火中，底结白碱也。"《丹溪心法·淋》说："淋有五，皆属乎热。"

（2）气滞血瘀：老年人情绪不稳定；或情志不遂；或忿恚暴怒，致使肝气郁而不畅，气行则血行，气滞则血瘀，瘀滞日久，砂石乃成，阻滞尿道。

（3）脾肾亏虚：饮食不节，损伤脾胃，脾虚则水湿内停，湿郁化火，蕴积下焦，耗伤阴液而发病；脾虚日久及肾则致脾肾两虚。

（二）诊断与鉴别诊断

1. 诊断 出现典型临床表现如腰痛或上腹部呈持续性钝痛，或阵发性剧烈绞痛，常放射至同侧下腹部或外阴，绞痛发作时可伴有冷汗出、呕吐及肉眼或镜下血尿，或排出结石时诊断并不困难。尿路X线片检查有重要诊断意义。若线片阴影与右上腹胆囊结石，肠系膜、淋巴结钙化等其他阴影难以区别时，应拍侧位片，若为肾结石，则其位置多偏后方并可与脊柱影相重叠，也可因肾盂肾盏积水扩大而位于脊椎之前或略偏后。此外，尚可取仰卧位深吸气和深呼气各摄片一张，若为肾石则见阴影随肾脏运动而上下位置变，且与肾脏边缘的相对位置不变。

B超可明显发现结石在泌尿系的位置、大小，但有些结石并不为上述检查所证实。因此，静脉尿路造影可明确显示结石的位置和整个泌尿道情形。若常规静脉造影不能显影或显影不佳，则可考虑做大剂量静脉滴注造影或做逆行肾盂造影，有时结石较小，密度较淡，诊断发生困难，这时可进一步做逆行性肾盂空气或氧气造影，以明确结石的存在和位置。

2. 鉴别诊断

（1）急性阑尾炎：右侧输尿结石极易与阑尾炎相混淆，应注意鉴别。急性阑尾炎有转移性右下腹痛，疼痛多为持续性钝痛，不如结石所引发的绞痛为重，亦不放射。麦氏点有压痛，甚至反跳痛及肌紧张，小便检查没有或偶有极少量红细胞，血白细胞计数增高。

（2）胆囊炎与胆石症：右侧肾结石及右侧上段1/3输尿管结石所产生的绞痛需与胆囊结石之胆绞痛相鉴别。胆囊炎、胆石症常在中、右上腹剧烈绞痛，阵发性加剧，而肾绞痛起于腰部并沿输尿管方向向下放射，而胆绞痛向右肩、背放射，并常伴有寒战高热，中、右上腹有压痛，肌紧张，或可触及肿大胆囊。而肾及输尿管结石则有腰背部右侧肋脊角叩痛。急性胆囊炎有白细胞增高现象，而肾及输尿管结石白细胞增高则不明显。

（3）卵巢囊肿扭转：输尿管结石有时需与卵巢囊肿扭转鉴别，卵巢囊肿扭转为一侧下腹部阵发性剧烈绞痛，并向会阴部、阴唇等部放射，腹内有肿块史，一侧下腹部有压痛、反跳痛、白带多、发热等。

（三）辨证论治

老年泌尿系结石常以疼痛、血尿为主证，因此临床上主要根据淋证进行辨证施治。

1. 辨证要点

（1）辨症候的虚实：辨症候的虚实主要根据病程的长短、起病的缓急及全身症候的特点进行综合分析。实证，多起病急，病程短，疼痛较为剧烈，尿血鲜红，小便淋漓涩痛，或伴有畏寒发热、恶心呕吐等症；虚证，多为病久不愈，反复发作，耗伤正气所致，疼痛不甚剧烈，尿色淡红或为血丝，同时伴有脏腑亏损，气血不足，如头晕眼花、乏力、腰膝酸软、形体消瘦、面色无华等。但从临床实践观察，病久多为虚实相兼，病情稳定时期可能以虚证为主要表现，而在急性发作期又以实证为主要矛盾。因此，临证时，要根据病情的轻重缓急及望闻问切四诊所得的信息进行详辨，才能达到正确施治的目的。

（2）辨尿血的颜色：尿血多为热伤血络，迫血妄行，或砂石直接损伤血络所致。尿血鲜红、小便灼热刺痛者，多为下焦湿热迫血妄行；尿色淡红、小便不甚热涩疼痛，多为湿热余邪未清或虚火伤络所致；尿血紫暗或有血块、小腹硬满、尿时茎中疼痛，多为内有瘀血；若尿血发生在疼痛或运动劳累后，常为砂石损伤尿路、络破血溢所致。

（3）辨疼痛的性质、程度：辨别疼痛的性质和轻重程度，对于判断疾病的标本缓急，在气在血等具有重要的临床意义。一般来说，胀痛、钝痛多为湿热阻滞气机或肝经郁滞、肾络痹阻所致，病在气分，属实证；阵发性腰腹绞痛，或痛引他处，或小便突然中断、茎中痛如刀割，多为砂石梗阻水道、气机阻滞、筋脉挛急所致，病情较为危重；若痛如针刺，固定不移，接之痛甚，或触及肿块，多为砂石盘踞，气滞血瘀；若病热绵绵、喜按喜揉，或腰痛如折，劳则为甚者，多为虚证，或为脾肾两虚，或为气阴不足，腰脊失养所致，也可兼有湿热未清，气滞血行不畅者。

2. 论治原则

（1）实则清利，虚则补益：这是治疗石淋的基本原则，石淋初期，或急性发作时，往往表现为湿热蕴结之证，此时应治以清热利湿、通淋排石，而不可妄补；结石阻塞日久，伤阴耗气，久则脾肾阳虚；或久服清利之品，伤脾败胃，而致脾胃虚弱，若以脾肾亏虚症状为主时，则宜采用补益之法，而不可一味清利；待脾肾亏虚症状改善后，再行利湿通淋排石之品。人至老年，脾肾本虚，除急性发作期多以清利之法外，临床更多采用补虚泻实法，以实证明显者则以清利为主，虚证明显者则以补益为主。

（2）忌用汗法：张仲景在《金匮要略》中云：“淋家不可发汗，汗出必便血。”由于石淋乃为下焦湿热蕴结，尿液受其煎熬；或为肾阴不足，滋生内热，热伤津液，煎熬成石。因此，阴液常感不足，如果治以发汗，反而有劫伤阴液之弊。

（3）西医对症处理

1）肾绞痛治疗：肾绞痛多为肾石嵌顿于输尿管，引起输尿管痉挛所致，可用解痉剂阿托品0.5mg或山莨菪碱10mg肌内注射，有时合用异丙嗪25mg以增强疗效。绞痛不止可加用哌替啶50mg肌内注射。针灸止痛取穴肾俞、三阴交、足三里、关元，腰痛剧加腰俞。若结石较大，不能自尿道排出者，则需根据病情选择使用体外冲击波碎石、腔内取石、溶石疗法、外科手术等治疗方法。

2）尿路感染的治疗：参见“泌尿系感染”章节。

3）血尿的处理：严重尿血时用氨甲苯酸0.1~0.2g或氨甲环酸0.1g，缓慢静脉注射，每日2~3次。

第三节　急性肾小球肾炎

一、定　义

急性肾小球肾炎（简称急性肾炎）是指多种病因引起的肾小球疾患，其中很多是因细菌、病毒、原虫感染而诱发，有些是慢性肾炎的急性起病如原发性基膜增生性肾炎、系膜增生性肾炎及 IgA 肾病，这一类疾病以后或迁延不愈或反复发作，并非因急性肾炎演变所致。本节所讨论的老年急性肾小球肾炎主要是链球菌及非链球菌引起的急性肾炎。临床以水肿、血尿、蛋白尿、高血压、少尿及高氮质血症为表现，严重时可出现呼吸困难，恶心，呕吐，腹泻或肾外系等非特异症状。

急性肾炎属于祖国医学之"水肿"、"尿血"、"癃闭"、"腰痛"等病范畴。该病的形成，多由体虚、营卫不固，加之寒温失宜，冒受风、寒、湿邪；或禀赋不足，湿热邪毒乘虚而入；或饮食起居失常，劳倦内伤，均使肺、脾、肾三脏受累，气血运行失常，终至膀胱气化无力，三焦水道不通，水湿停聚，泛溢肌肤而成，初发以标实为主，恢复期本虚明显。

二、唐祖宣诊治经验

（一）病因病机

1. 西医认识　老年急性肾小球肾炎与青壮年的发病原因一样，但也有其自身的特殊性，发病前多有感染史，40% 的首发表现为心力衰竭，90% 以上有不同程度肾功能不全，83% 有高血压，故老年急性肾炎的表现较为严重和复杂。在所有老年组中，老年人群病死率较高。

（1）发病原因：该病系由溶血性链球菌甲型感染引起。其理由是：①该病常在扁桃体炎、咽峡炎、猩红热、丹毒、脓疱病等链球菌感染后发病，其发病季节与链球菌感染流行季节一致，如由上呼吸道感染后引起者常在冬春，而皮肤化脓性疾病引起者常在夏秋。②患者血中抗溶血性链球菌"O"滴定度高。③在感染季节用抗生素控制链球菌感染时同时减少急性肾炎的发病率。

（2）发病机制：目前认为该病系感染后的免疫反应引起。理由是：①链球菌后的急性肾炎一般不发生链球菌感染的高峰，而在起病后一周，或 2~3 周发病，符合一般免疫反应的出现期。②在急性肾炎的发病早期即可出现血总补体浓度（CH_{50}）明显降低，分别测各补体值发现浓度均有下降，但其后 C_3、C_5 降低更明显，表示有免疫反应存在，补体可能通过典型及替代两个途径被激活。③Lange 等用荧光抗体法曾发现在肾小球系膜细胞中及肾小球基膜上有链球菌抗原，在电镜下可观察到在肾小球基膜上与上皮细胞足突之间有致密的块状驼峰样物存在，内含免疫复合物及补体。故该病属于免疫复合物性肾炎。

（3）发病病理：急性肾炎的病理变化随病程及病变的轻重而有所不同，病轻者肾脏活组织检查仅见肾小球毛细管充血，轻度内皮细胞和系膜细胞增生，肾小球基膜上免疫复合物的沉积不显著，在电镜下无致密沉着物。典型病例在光学显微镜下可见弥漫性肾小球毛细血管内皮增生、肿胀，使毛细血管腔发生程度不等的阻塞。系膜细胞亦增生肿胀，伴中性及嗜酸粒细胞、单核细胞浸润及纤维蛋白的沉积，肾小球毛细血管内血流受到障碍，引起缺血，使肾小球滤过率降低。上述变化一般在 1 周至 10 日左右最明显，少数严重病例肾小球囊的上皮细胞也有增生，形成新月小体，囊腔内可有大量红细胞。肾小球基膜一般正常，但在电镜下则可见基膜内侧亦可有不规则沉积物，基膜密度有时不匀，部分可变薄断裂，上皮细胞的足突有融合现象。免疫荧光检查可见 C_3

及 IG 在"驼峰"中存在，并沿毛细血管壁呈颗粒样沉积，肾小管细胞发生混浊肿胀，管腔中有红白细胞管型，间质有水肿。

大部分患者恢复较快，上述变化在短期内可完全消失，少数患者肾小球毛细管蒂部间质细胞增生及沉积物消失时间需历时数月或更长，少数患者病变继续发展，肾小球球囊上皮细胞增生较为明显，并可与肾小球毛细血管丛粘连，局部形成新月体，逐渐转入慢性。在严重病例，入球小动脉及肾小球毛细血管可发生纤维样坏死及血栓形成，或上皮细胞显著增生，可转变为新月体性肾炎。短期内导致肾衰竭。

2. 中医认识　人体水液的运行，有赖于脏腑气化，诸如肺气的调节，脾气的转输，肾气的蒸腾等。反之，由于外邪的侵袭，或脏腑功能失调，或脏气亏虚，使三焦决渎失职，膀胱气化不利，即可发生水肿。

（1）风邪外侵，肺失通调：肺为水之上源，主一身之表，外合皮毛，最易遭受外邪侵袭。而老年人体虚卫弱，一旦为风邪所伤，内则肺气失宣，不能通调水道，下输膀胱，以致风遏水阻，风水相搏，流溢于肌肤，发为水肿。正如《素问·水热穴论篇》云："肾汗出逢于风，内不得入于脏腑，外不得外越于皮肤，客于玄府，行于皮里，传为胕肿。"

（2）疮毒内归脾肺：诸痛痒疮皆属于心，疮毒内攻，致津液气化失常，也是形成水肿的常见病因。《济生方·水肿》中明确指出："血热生疮，变为肿满。"又《医学入门》亦指出："阳水多兼食积，或饮毒水，或疮毒所致也。"

（3）水湿浸渍，脾气受阻：老年人体衰气虚，若涉水冒雨，坐卧湿地，或久住潮湿，水湿之气内侵，脾为湿困，转输功能失常，水湿不运，或湿郁化热，热淫于内，中焦脾胃不能升清降浊，三焦气机阻滞，水道不利，水湿内停，湿邪易伤阳气，气虚湿邪更加不易祛除，导致该病的发生。

（4）风热内侵，下焦热盛：风热之邪内侵，或热留下焦，灼热脉络，血热妄行，随尿而下，则可出现血尿。如《素问·气厥论》曰："胞移热于膀胱，则癃，溺血。"又如《金匮要略·五脏风寒积聚病篇》云："热在下焦，则尿血。"

（5）久劳伤肾，阴虚邪恋：患者年轻时房劳过度，生育不节，或过妄作劳，劳甚伐正，肾精亏虚，加之年高肾气亏虚，则肾不能化气行水，水湿内聚，郁久化热，损伤肾络，出现血尿，如热邪内郁，灼伤肾阴，则可见阴虚与湿热之邪留恋而发病。

关于该病的病机，历代医家多从肺、脾、肾三脏加以阐述分析，其中以张景岳的《景岳全书·肿胀》论述扼要。如云："凡水肿等证，乃肺脾肾三脏相干之病。盖水为至阴，故其本在肾；水化于气，故其标在肺；水惟畏土，故其制在脾。今肺虚则气不化精而化水，脾虚则土不制水而反克，肾虚则水无所主而妄行。"说明肺肾之间，若肾水上泛，传入肺，而使肺气不降，失去通调水道的功能，可以促使肾气更虚，水邪更盛；相反，肺受邪而传于肾时，亦能引起同样结果。同时，脾肾之间，若脾虚不能制水，水湿壅甚，必损其阳，故脾虚的进一步发展，必然导致肾阳亦衰；如果肾阳衰微，不能温运脾土，则可使水肿更加严重。因此，肺脾肾三脏与水肿之发病，以肾为本，以肺为标，而以脾为制水之脏，实为水肿病机的关键。此外，水肿的病机与心、肝两脏也密切相关。如《奇效良方》曰："水之始起也，未尝不自心肾而作。"肝主疏泄和藏血，肝气郁结可导致血瘀水停，发展为水肿。这些与现代医学所谓的循环、代谢等相互影响互为因果的结论是一致的。

（二）诊断与鉴别诊断

1. 诊断　老年急性肾炎临床表现较为复杂，发病前 1～3 周常有上呼吸道炎症如咽峡炎、扁桃体炎及皮肤感染如丹毒、脓疱疮等病之链球菌感染史，后者潜伏期较长，可 2～4 周，然后突然起病，也有在感染后数天即发病者。该病以浮肿、血尿最为多见，其他症状如腰酸、腰痛，少数有尿频尿急，或伴有恶心、呕吐、厌食、鼻衄、头痛、乏力等症状。体检发现70%~90%的患者血压增高；尿常规中几乎每例中都有血尿，但轻重不等，蛋白尿阳性率在95%以上，尿沉渣早期除有多量红细胞外，白细胞亦常增加，上皮细胞及各种管型亦常见，管型中以透明及颗粒管型最多见，红细胞及细胞管型的出现表示病情的活动性；血液检查发现红细胞计数降低，白细胞在发病初期可增多，嗜酸粒细胞百分比可升高，红细胞沉降率增快。

总之，老年急性肾炎的诊断，必须依据病史、临床表现，以及必要的实验室检查综合判断，方能作出正确的诊断。但是，临床上有相当一部分老年患者无急性肾炎的典型表现，而出现呼吸困难、胸闷、心悸、头痛头晕等症状，而这些又无法与相应系统的疾病解释时，应考虑为急性肾炎。根据有关统计，老年急性肾炎患者约有40%首发症状表现为急性心力衰竭，故该病的误诊和漏诊率较高。

2. 鉴别诊断　诊断老年性肾炎应排除以下疾病。

（1）急性全身性感染发热疾病：高热时可出现一过性血尿、蛋白尿，但此种尿改变发生于感染的初期（或极期），不伴水肿、高血压等肾脏疾病的临床特征。

（2）急性泌尿系感染：泌尿系感染性疾病多有全身及局部表现，如发热、尿路刺激症状，尿中大量白细胞，尿细菌培养阳性，且抗生素治疗有效。

（3）其他老年急性肾炎综合征

1）慢性肾炎急性发作：慢性肾炎急性发作多有既往肾脏病史，在感染为诱因1~2日内出现临床症状，且多有较重的贫血、血浆蛋白较低，而血胆固醇较高，以及持续性高血压和明显的肾功能损害，B超检查可见肾体积缩小。

2）急进性肾炎：急进性肾炎起病和老年急性肾炎相似，然而治疗预后不同。故对一些全身症状重，发展快，呈进行性少尿无尿者要高度警惕，必要时做肾脏活检，常可见到新月体形成，有助于诊断。

3）全身系统性疾病肾脏受累：系统红斑狼疮肾炎和过敏性紫癜肾炎均可呈急性肾炎综合征的临床表现，但狼疮性肾炎伴全身多系统受累，抗核抗体、抗双链 DNA、SM 抗体阳性，皮肤狼疮带试验阳性，肾病理检查可见"满堂亮"、棒状小体及"铁线圈"等特征性的改变，可作鉴别。过敏性紫癜肾炎患者的发病有其特异性，如好发于冬季，有诱发因素，皮肤紫癜，瘙痒明显，关节肿痛等。

（4）非肾小球疾病：老年恶性高血压血压急剧升高，有时也会出现蛋白尿、血尿，且很快出现肾功能损害，易与急性肾炎相混淆。但患者血压增高突出，舒张压常在110mmHg以上，眼底及心脏改变明显，肾活检呈广泛性小动脉病变，可资鉴别。

另外，老年急性肾炎合并症较多，如心力衰竭，易与原发性心肌病及冠心病相混，据文献报道老年急性肾炎误诊为此类疾病者约占3/4，诊断此类疾病时应注意：①无链球菌感染史；②没有晨起颜面浮肿、高血压等肾炎典型表现；③无血清补体 C_3 降低，尿常规无血尿、蛋白尿、颗粒管型的改变；④心肌病及冠心病时心搏出量下降，循环时间延长，动静脉血氧分压差增加，均与老年急性肾炎不同。

（三）辨证论治

老年急性肾炎以水肿为主症，另外还在参考血尿等症。老年人肾气虚，临床表现不典型，总的来说属于阳水，但是久延不愈，阳水可以转化为阴水。辨证论治时应注意老年正气亏虚、脏腑失和、气血不足的一面，也要注意外邪入侵、水湿阻滞的另一面，辨别邪正盛衰的情况。在治疗方面，张仲景曾有"诸有水者，腰以上肿，当发汗乃愈"论述，临床上根据辨证的不同，采用不同的治疗方法，对老年人尤其要处理好扶正与祛邪的关系。

1. 辨证要点

（1）辨外感内伤：水肿有外感和内伤之分，外感常有恶寒、发热、头痛、身痛、脉浮等表证；内伤多由脏腑亏虚，正气不足，或反复外感，损伤正气所致。故外感多实，内伤多虚。不过外感日久不愈，其病亦可由实转虚；内伤正气不足，抗病能力下降，也容易招致外感。

（2）辨病性：辨水肿应分清寒热，察明虚实。阳水属热属实，阴水属寒属虚，临床上除单纯的热证和寒证外，往往是寒热兼夹，较难辨识。一般而言，青少年初病，或新感外邪，发为水肿，多属实证；年老或久病之后，正气虚衰，水液潴留，发为水肿者，多以正虚为本，邪实为标。

（3）辨病位：水肿有在心、肝、脾、肺、肾之分。心水多并见心悸、怔忡；肝水多交见胸胁胀满；脾水多并见脘腹满闷而食少；肺水多并见咳逆；肾水多并见腰膝酸软，或见肢冷，或见烦热。同时结合五脏脉证特点，综合分析，以辨明其病位。

（4）辨血尿：尿色如浓茶或洗肉水样，尿量少者，多为实热证；尿色淡红，尿量多者多为虚热或气虚证。该病起病急，多有外感史，小便多短赤或如浓茶。

（5）辨兼夹证：水肿常与痰饮、心悸、哮喘、鼓胀、癃闭等病证先后或同时出现，且部分患者往往还可见到多种兼证。因此，临证时应分清孰主孰从，以便在论治时正确处理好其标本缓急。

（6）辨病势：辨病势即是了解病始何脏，累及何脏；是气病及水，还是水停导致气滞；是正复邪退，还是正衰邪盛等。这对治疗和预后都有重要意义。

2. 治疗原则 老年急性肾炎由于其自身的特殊性，易出现诸多变证，从而危及生命，故其治疗多主张中西医结合。

（1）西医的一般治疗原则：该病是一种自限性疾病，以对症治疗为主，包括预防和治疗水、钠潴留，控制循环血量，以防止各种肾脏病变的因素，从而达到减轻症状，预防心力衰竭、脑疝、急性肾衰竭等合并症，促进康复。主要措施有：①休息；②低盐饮食；③利尿；④降压；⑤防治高血钾症；⑥控制心力衰竭；⑦高血压脑病的治疗；⑧病发初期应用抗生素，控制感染灶；⑨抗凝治疗；⑩严重水、钠潴留和肾衰竭时可考虑用透析治疗。

（2）中医治疗原则：该病的治疗，《内经》提出"开鬼门"、"洁净府"、"去菀陈莝"三条基本原则，对后世影响深远，一直沿用至今。其具体治疗方法，历代医家都有补充发展，现将常用的治法分述如下。

1）利尿法：是治疗水肿最基本、最常用方法，常与发汗、益气、温化等法合并运用。

2）发汗法：适用于面部水肿初起又有肺气不宣表现的患者，或水肿而兼有表证的患者。该法的使用要适可而止，同时要注意同其他治法配合应用。

3）健脾益气法：该法并非专用于脾脏水肿，实则五脏水肿均可使用。临床上常与利尿法同用。

4）温化法：适用于阳虚水肿，常与利尿法同用。

5）育阴利水法：适用于口燥咽干，舌红少苔，小便黄少，脉细数，或阴虚阳亢头目眩晕的阴虚水肿患者。

6）燥湿理气法：适用于脾虚不运、腹胀苔腻的患者，也常与利尿法同用。气行则水行，气降则水降，畅通三焦，有助于利尿。

7）清热解毒法：适用于发热、口渴、咽喉肿痛，或身上生疮的水肿患者，常与利尿法同用。

8）活血化瘀法：适用于有瘀血的患者。

9）泻下逐水法：适用于全身水肿严重，体实病急，诸法无效，二便不通，可用该法，治标缓急。

10）扶正固本法：适用于水肿消退，机体正气未复的患者。

由于气、血、水三者互为因果，交互为病，因此在应用以上诸法时，要注意处理好扶正与祛邪的关系。一般来讲，水肿的消退，不等于余邪已尽，病根已除，因此不宜立即放弃祛邪这一治疗环节，而转入纯补之法。如过早补阳则助长邪热，过早补气补阴则助长湿邪，均可引起该病的复发。在水肿消退后的余邪未尽阶段，宜用祛邪而不伤正，扶正而不碍邪的和法治疗，待余邪已尽，再根据气、血、阴、阳的偏损情况，合理进行调补善后。

第四节　前列腺增生症

一、定　义

前列腺增生症是增生的前列腺压迫前列腺尿道或影响膀胱尿道口导致梗阻，出现尿频、排尿困难，甚至无法排出的病症，是老年男性的常见疾病。其发病年龄一般在 50 岁左右开始，发病率为 30%～50%，60～70 岁发病率达 75%。

该病的主要症状为尿频、排尿困难、尿潴留及血尿，多属于中医"癃闭"的范畴。所谓癃闭，是指以尿量减少，排尿困难，甚至小便闭塞不通为主证的一种病证。其中"癃"是指小便点滴而出，即小便不利，点滴而短少，其病较缓；"闭"是指小便点滴不出，即小便闭塞，点滴不通，其病势较急。

二、唐祖宣诊治经验

（一）病因病机

1. 西医认识　前列腺增生症的病因有许多学说，如把动脉硬化、炎症、生活环境、饮食习惯、遗传等作为发病的有关因素，但都缺乏充分依据。其与雄激素的关系是肯定的，但具体环节仍不清楚。

近年来对前列腺增生与性激素代谢异常的关系有较多的研究，表明前列腺增生症主要由男性激素代谢异常所致。前列腺是主要的男性副性腺，发育和生理功能都依赖于体内男性激素，与双氢睾酮的关系尤为密切。睾酮和双氢睾酮是人体两种男性激素。在促黄体生成素的作用下睾丸间质细胞产生睾酮。睾酮于靶器官内（如前列腺）在还原酶的作用下转化为男性激素作用更强的双氢睾酮。后者在青春期刺激前列腺正常生理发育，在老年期又是引起前列腺增生的重要原因。在增生的前列腺组织中，特别是细胞核中含有较多的双氢睾酮。前列腺增生都发生于睾丸功能低下的老年期，原因在于老年时期，前列腺组织内的双氢睾酮降解速度减慢，前列腺组织内有较多的双氢睾酮。

前列腺分外周带和中央带，两者胚胎发育，对性激素的敏感性及可能发生的病变都不相同。中央带在精阜到膀胱颈围绕着前列腺尿道，占整个腺体 1/4～1/3，是前列腺增生的发生部位。一般在 40 岁以后增生，形成数结节。尿道两侧增生最常见，形成所谓两侧叶肥大，若膀胱颈下腺体增大，突入膀胱腔内，形成所谓中叶肥大。两种增生都能使前列腺尿道延长、受压、变形、尿道阻力增加，引起排尿障碍。排尿障碍的程度可能与增生的程度不成比例，而与增生的形状和位置，即与尿道受压的程度有密切关系。

尿道受压后，膀胱逼尿肌代偿性肥大，肌束增粗。肌束间膀胱壁薄弱区受膀胱内压作用膨出于膀胱壁之外，形成假性憩室。输尿管嵴，输尿管间嵴及膀胱三角区亦代偿性肥厚。晚期继发肾、输尿管扩张积水，肾功能损害。合并感染时肾功能损害发展迅速。

2. 中医认识 正常人小便的通畅，有赖于三焦的正常气化，但究其三焦气化之本，则源于肾所藏的精气。肾主水液而司二便，与膀胱相为表里。肾主水液，是指它在调节体内水液平衡方面起着极其重要的作用，体内水液的分布与排泄，主要靠肾的气化作用，肾的气化正常，则开阖有度。在生理情况下，水液通过胃的受纳、脾的转输、肺的肃降，而下达于肾，再通过肾的气化功能，使清者上归于肺而布散周身，浊者下输膀胱，而排出体外，从而维持人体水液代谢的平衡。若肾的气化功能失常，则关门开阖不利，就可发生癃闭。此外，肺失肃降，金令不及州都；脾失转输，升降失度；肝失疏泄，气郁不达，瘀浊内停，气化被阻等，均可影响三焦气化，导致癃闭。兹将该病的病因病机分述如下。

（1）肾元亏损：年老体弱或久病体虚，肾阳不足，命门火衰，所谓"无阳则阴无以生"，致膀胱气化无权，而溺不得出。或因下焦积热，日久不愈，津液耗损，导致肾阴不足，所谓"无阴则阳无以化"，也可产生癃闭。

（2）脾气不升：劳倦伤脾，饮食不节，或久病体弱，致脾虚而清气不升，则浊阴难以下降，小便因而不能顺利排出。所以《灵枢·口问》篇指出："中气不足，溲便为之变。"

（3）肝郁气滞：七情内伤，引起肝气郁结，疏泄不及，从而影响三焦水液的运行及气化功能，致使水道的通调受阻，形成癃闭。且从经脉的分布来看，肝经绕阴器，抵少腹，故经气阻滞，影响膀胱气化，亦可产生癃闭。所以《灵枢·经脉》篇指出："足厥阴之脉……是主肝所生病者。……遗溺闭癃。"

（4）湿热蕴结：中焦湿热不解，下注膀胱；或肾热移于膀胱，膀胱湿热阻滞，导致气化不利，小便不通，而成癃闭。所以《诸病源候论·小便病诸候》篇指出："小便不通，由膀胱与肾俱有热故也。"

（5）痰瘀阻滞：瘀血败精留而不去，变生痰核瘀块，阻滞膀胱气化，故小便不利。《景岳全书·癃闭》云："或以败精，或以槁血，阻塞水道而不通也。"从现代微观辨证学的观点来看，前列腺增生的病理实质也就是中医的痰浊瘀血。

（二）诊断与鉴别诊断

1. 诊断

（1）临床表现：前列腺增生一般在40～50岁开始，出现临床症状多在55～60岁以后。按病情严重程度分为三个阶段：①早期，有排尿功能障碍，但无残存尿；②中期，有明显残存尿（60ml以上），但无肾功能损害；③晚期，肾功能损害。临床表现主要由膀胱颈梗阻所致。

1）尿频：增生的前列腺局部刺激膀胱颈和三角区引起。每次尿量不多，随病情进展，可发展至尿滴沥、尿失禁。

2）排尿困难：此是前列腺增生的主要症状，进展缓慢，可长达数年以至十余年。排尿困难的程度与前列腺大小无一定关系，而取决于逼尿肌收缩力及前列腺尿道阻力间的平衡关系。全身情况差，劳累、膀胱过度充盈均使逼尿肌收缩减弱，饮酒、寒冷、便秘使膀胱充血，尿道阻力增加，都是影响平衡的因素，使排尿困难加重。

3）急性尿潴留：患者突然不能排尿，膀胱充满尿液，胀痛难忍。受凉、劳累、饮酒常是诱因，可发生于疾病的任何阶段。

4）血尿：增生的前列腺充血、水肿、静脉瘀张可引起血尿。可以呈镜下血尿也可以是肉眼血尿。尿潴留时导尿，膀胱突然减压诱发血管破裂可以是出血原因。

5）尿路感染：排尿不畅易继发膀胱炎，炎症可使尿频及排尿困难加重；如合并上尿路感染，常有腰痛、发热、全身中毒症状、肾功能损害、病情迅速恶化。凡老年男性尿路感染，均应检查是否有前列腺增生。

6）膀胱结石：前列腺增生是老年男性膀胱结石主要病因。

7）肾功能损害：膀胱颈梗阻影响上尿路引流，发生肾功能损害。进展缓慢，至晚期方可出现尿毒症，出现乏力、食欲减退、贫血、恶心、呕吐、血压升高等。

（2）体征

1）直肠指检：为前列腺增生必须进行的最简易的检查方法。要注意前列腺的解剖界线、大小、质地及是否有硬结。正常前列腺可扪及中央沟及两侧侧沟，检查者手指可超过前列腺底部。临床前列腺增生程度分为3度。

Ⅰ度增生：前列腺较正常增大1.5～2倍，中央沟变浅，突入直肠高度为1～2cm。

Ⅱ度增生：腺体呈中度增大，大于正常2～3倍，中央沟消失或略有突出，突入直肠2～3cm。

Ⅲ度增生：腺体增大严重，突入直肠3cm以上，中央沟明显突出，检查时手指不能触及上缘。

需要指出的是，若梗阻症状明显，而直肠指检发现前列腺中叶增生或前列腺纤维化所致的膀胱颈挛缩，此时可结合其他检查方法来明确诊断。

2）腹部包块：梗阻引起严重肾积水时，双侧腹部可触及肿大的肾脏。尿潴留时，耻骨上区可触充盈的膀胱，按压时有尿意感。

（3）辅助检查

1）残余尿测定：排尿后立即进行导尿所放出的尿量即为残存尿量。正常人排尿后膀胱内无或极少残存尿量，一般少于5ml。前列腺增生患者随着梗阻加重，膀胱残余尿量进行性增加，如达50ml以上则提示膀胱逼尿肌已处于失代偿状态。由于导尿测定容易并发感染，且有一定痛苦，目前多采用经腹B超来测量。残余尿量达100ml以上者，B超测量的准确率在95%以上，但如果残余尿较少时，B超测量可能不够准确。

2）B超检查：B超检查，不仅可观察前列腺的形态、大小，而且还能观察内部组织结构，提供鉴别诊断依据。常有经腹部和经直肠两种途径。以腹部B超检查在国内得到广泛应用，操作简便，但观察内部结构不如直肠超声检查清晰。经直肠B超分座椅式和手枪式两种扫描装置，除观察前列腺外，还可从排尿期声像图像判断尿道的变形和移位，了解下尿道梗阻的动态变化。

3）尿流动力学检查：前列腺增生的尿流动力学检查包括尿流率、膀胱压、尿道压等项目。可判断下尿道梗阻是否存在及其程度、逼尿肌的功能及受损程度。

4）泌尿系X线检查：包括X线片及造影。可了解泌尿系结石、尿路梗阻、肾功能及前列腺对膀胱底部的压迫情况。

5）CT及MRI检查：可了解前列腺大小、形态、结构密度，鉴别有无钙化及前列腺癌。

6）膀胱镜检查：可直接观察膀胱颈部的形态变化来判断前列腺增生的程度及部位。侧叶增生时颈部两侧受压而成"Λ"型，中叶增生时颈部后唇明显隆起。还可观察膀胱内有无憩室、结石、肿瘤。该项检查有一定痛苦，梗阻严重者可造成后尿道创伤，只在必要时才考虑该项检查，如老年人的肉眼血尿。

2. 鉴别诊断

（1）淋证：淋证以小便频数短涩、滴沥刺痛、欲出未尽为特征，其小便量少、排尿困难与癃闭相似，但尿频而疼痛，且每日排出小便的总量多为正常。癃闭则无刺痛，每日排出的小便总量低于正常，其则无尿排出。《医学心悟·小便不通》篇对癃闭与淋证作了明确的鉴别："癃闭与淋证不同，淋则便数而茎痛，癃闭则小便短涩而难通。"

（2）关格：关格在张仲景《伤寒论全书·平脉法第二》（明刻本）是指小便不通与呕吐并见的病证。原文中曰："关则不得小便，格则吐逆。"而在《诸病源候论·大便病诸候》一节中认为关格是指大小便不通。大便不通谓之内关，小便不通谓之外格，二便俱不通，为关格。无论是指大小便俱不通，还是小便不通与呕吐并见，都和癃闭不同。因为癃闭单纯指小便闭塞不通，没有呕吐及大便不通，较易鉴别。

（3）水肿：水肿是指体内水液潴留，泛滥肌肤，引起头面、眼睑、四肢、腹背甚至全身浮肿的一种疾患。其小便不利，小便量少与癃闭相同，但癃闭多不伴浮肿，可资鉴别。

（4）臌胀：臌胀是以腹皮大如鼓、皮肤苍黄、脉络显露为特征的疾患，其每日的小便量明显减少，与癃闭相似。但臌胀有腹部胀大、腹皮绷急、青筋暴露、面色苍黄等体征，可与癃闭作鉴别。

（5）尿血：尿血的特征是小便中混有血液或血丝血块，但无排尿疼痛及小便不通，与癃闭俨异。然而，老年前列腺增生症表现为肉眼或镜下血尿并不少见，这种血尿多是短暂的，一时性的，可自行消失。对于老年无痛性血尿，除了泌尿系慢性炎症、结核、肿瘤及全身系统疾病外，前列腺增生是应该考虑的因素之一。

（三）辨证论治

1. 辨证要点

（1）细审主证：癃闭，如小便短赤灼热、苔黄、脉数者属热；如口渴欲饮、咽干、气促者，为热壅于肺；如口渴不欲饮、小腹胀满者，为热积膀胱；如尿线变细，或时而通畅，为尿路阻塞；如老年排尿无力，点滴而下或有尿闭者，为肾虚命门火衰；如小便不利兼有小腹重胀、肛门下坠，为中气不足。

（2）详辨虚实：癃闭有虚实之不同，因湿热蕴结、浊瘀阻塞、肝气郁滞、肺热气壅者，多属实证；因脾气不升、肾阳不足、命门火衰、气化不及州都者，多属虚证。即使同一中焦病变，也有虚实的不同，中焦湿热下注膀胱，致湿热互结，气化不利者属实证；而中气不足，清阳不升，浊阴不降导致小便不利者则属虚证。辨别虚实的主要依据：实证多发病急骤，小腹胀或疼痛，小便短赤灼热，苔腻或薄黄，脉弦涩或数；虚证多发病缓慢，面色不华或㿠白，小便排出无力，精神疲乏，气短，语声低细，舌质淡，脉沉细弱。

（3）权衡轻重：初起病"癃"，后来转成"闭"的，为病势由轻转重；初起病"闭"后转成"癃"的，为病势由重转轻。癃闭如见小腹胀满疼痛、胸闷、气喘、呕吐等症，则病势较重；如见神昏烦躁、抽筋等症，则病情危笃。

2. 论治原则
老年前列腺增生症的治疗以"标本兼顾"，"通利小便"，"病证结合"为主要原则。培本宜补肾填精，或温肾壮阳，以化气行水；或健脾益气以升清降浊。治标或疏肝理气，或清热利湿，或化瘀祛痰散结。标本兼治则膀胱得以气化，三焦得以通利，小便自可畅通。

现代医学揭示了前列腺增生后，直肠指检可扪及增大的前列腺，类似于中医的下焦痰核结节，按中医辨证属瘀血痰浊凝结成块所致。注意祛痰化痰散结，使增生之前列腺软缩，解除膀胱出口梗阻，则膀胱气化自利，小便自通。行瘀散结作为治疗前列腺增生症的基本治法，近来已得到广泛应用，它贯穿于该病的各种证型治疗之中。

（四）病案举例

1. 前列腺增生症治验一

程某，男，65岁，1986年9月2日诊治。

患者自述5年以来，每因饮酒或食辛辣食物即出现小便不畅，甚至点滴而下，口服或静脉滴注抗生素而缓解。两周以前复因饮酒而致上症复发，复用上法治疗罔效，且症情逐渐加重，遂由他人介绍求治于唐祖宣。

现症见：小便排出困难，尿后余沥，时常内裤湿润，且有白色分泌物，伴见腰膝酸软，头晕耳鸣，四肢困倦，夜眠差，口苦，纳谷不香，舌质暗红，苔黄腻，脉弦滑。经肛门直肠指诊发现：腺体增大严重，突入直肠约 3.5cm，中央沟明显突出，手指不能触及上缘。诊断为老年前列腺增生症。中医辨证为肾精亏，下焦湿热阻滞，膀胱气化不利所致。治宜补肾填精，清热利湿为法。

方用：山茱萸 12g，山药 15g，益智仁 12g，乌药 10g，女贞子 12g，知母 10g，黄柏 9g，萆薢 12g，石菖蒲 10g，菟丝子 12g，益母草 30g，芡实 9g，甘草 6g。10 剂，水煎服，每日 1 剂，日 3 服。

二诊（1986 年 9 月 25 日） 述服药后感觉较舒适，小便仍不畅，但尿后余沥现象明显改善，时觉少腹坠胀，舌质淡暗，苔黄稍腻，脉弦细。拟化瘀通淋法。

方用：桃仁、赤芍、炮山甲、牛膝、莪术各 10g，萆薢 12g，山栀子 10g，木通 10g，车前子 15g，琥珀 5g（研末冲服）。10 剂，水煎服，日一剂，分 3 次温服。

三诊（1986 年 10 月 8 日） 少腹坠胀消失，小便较以前通利，仍有尿后余沥，腰酸，舌边尖红，苔薄黄，脉沉弦。拟渗湿化浊通淋法。

方用：萆薢 12g，石菖蒲 15g，茯苓 30g，金银花 12g，连翘 9g，败酱草 15g，苡米 15g，川牛膝 12g，琥珀 5g（研末冲服），泽泻 9g，石韦 10g，生甘草 6g。水煎服。

上方共服 40 余剂，小便通畅，精神状态良好，后易六味地黄丸、知柏地黄丸交替口服 1 年，1988 年 3 月来我院复查，前列腺已明显缩小。追访 3 年未见复发。

体会 在临证中，常发现有很多前列腺增生患者，表现为肾虚为本，湿热、痰瘀败精为标，理应标本兼治，攻补兼施，但在实际中往往收效不甚明显。因此，唐祖宣认为，治疗此类患者时，须辨证无误、药投病机、中病即止，待标证解除，方依据脉证，以治其本。具体本案患者的证治经过，即是急则治标、缓则治其本的一个过程。但是，矛盾的双方是对立而又统一的，如患者素体较弱，又有其他合并症，那么，其治疗就应标本兼顾，既不可一味峻补，又不能专事攻邪。

2. 前列腺增生症治验二

梅某，男，69 岁，1996 年 3 月 14 日诊治。

患者 3 年以来常见小便滴沥不尽，有时点滴不通，期间曾因 2 次尿潴留而用留置导尿法及西药抗生素的应用缓解，屡服知柏地黄丸、磺胺甲噁唑疗效欠佳。近 1 周来症情加重，其家属欲对其手术治疗，但患者恐惧手术，遂求治于唐祖宣。

现症见：小便困难，点滴而下，尿频，时有血尿，语声亢奋，大便干结，舌质紫暗，苔黄而干，脉弦数。前列腺直肠指检发现腺体增生严重。患者虽年事已高，但素体尚可，表现为一派邪实之征，故以活血祛瘀、通里泻热为治。方用桃核承气汤加味：桃仁 12g，桂枝 4g，大黄 15g（后下），芒硝 20g（冲服），琥珀 5g（研末冲服），泽兰 20g，车前子 15g，炮山甲 10g，皂角刺 10g，鲜茅根 30g，甘草 6g，水煎服，每日两剂。

自 3 月 14 日上午 10 时至 3 月 15 日中午 12 时，患者服上方两剂，服药后腹痛肠鸣，少腹下坠，大便先干后稀，小便起初有败絮、凝块，而后较以前通利，尿色变清，减大黄用量为 6g，去芒硝，余药不更，5 剂水煎服，每日 1 剂。

二诊（1996 年 3 月 21 日）：小便通畅，精神愉悦，余无其他不适，嘱用代抵当汤改汤为丸口服半年（由水蛭、虻虫、桃仁、大黄组成）。临床治愈，追访 2 年未复发。

体会　仲景桃核承气汤原用于下焦蓄血证，症见少腹急结，其人如狂，小便自利，甚则谵语烦躁，至夜发热，以及血瘀闭经、痛经、脉沉实或涩等。但在临床中要始终抓住瘀热互结的病机十分主要，以证测病或以病测证是表现在疾病的不同阶段的认识而异，其本质是统一的。具体本案患者，虽年事已高，但其表现的症状俱为实证，且辨证为瘀热互结于下焦，故用桃核承气汤加味而获效。

辨证是治疗该病的关键，但又需中病即止，故适时去芒硝，减大黄用量，以防邪法正虚之弊。改汤为丸，体现了中医"缓而图之"之意。值得注意的是，本法应用时对体弱或有其他脏腑有出血倾向者慎用。

第十一章　血液系统疾病

第一节　贫　　血

一、定　　义

老年贫血是指循环血液单位容积内，红细胞（RBC）和血红蛋白（Hb）低于正常值的下限。贫血是老年人群中的常见症状，缺乏特异性。各种疾病均可引起贫血，它可以是血液系统，也可以是其他非血液系统疾病引起。在慢性疾病的贫血中，老年人因癌症和慢性感染所致者远较青壮年多。

本病属于中医"虚劳"、"黄胖病"等证范畴。因年老体衰，或疾病影响，致使肝肾、脾胃亏虚，引起气血不足。

二、唐祖宣诊治经验

（一）病因病机

老年贫血的发病机制从中医学的角度分析，可以从两个方面来认识，即生成不足和消耗过多过快。生成不足，常见于禀赋不足，脾胃气虚，或久病影响脾胃运化功能，以及瘀血内阻，导致新血不生等因素。消耗过快为各种原因引起的急慢性内外出血，肿瘤及慢性感染造成的消耗。五脏受损，功能不健，皆可耗血伤血而致贫血；或情志抑郁，气火内炽，暗耗阴血；以及一些不内外因，如诸虫、理化因素也可直接破坏和消耗血液造成贫血。现分述如下。

1. 脾胃虚弱　生成血液的基本物质主要来源于脾胃所化生的精微物质。《灵枢·决气篇》曰："中焦受气取汁，变化而赤，是谓血。"《证治准绳·幼科心脏部·痘疮·气血》云："脾胃者，气血之父；心肾者，气血之母也。"《医碥·气血》亦谓："经谓营气出于中焦，又谓心生血，不过以胃受谷气，蒸化而成，血之赤，禀于心火为言耳。"《灵枢·王版篇》称："胃者，水谷之海也。"这些论述都说明气血来源于脾胃，健康而功能正常的脾胃，将摄入的水谷精微转化为气血。老年人脾胃素虚或因肝胆之疾横逆侵犯脾胃，致使脾胃功能减弱，精微不足，生血无源，久之则出现血虚。由于血虚进一步导致其他脏腑功能失常。正如李东垣在《脾胃论》中所指出的："胃气者，谷气也，营气也，胃虚则五脏六腑、十二经、十五络、四肢皆不得营运之气，而百病生焉。"

2. 饮食不济　"民以食为天"，人体靠气血津液以滋养，气血津液靠水谷精微化生。如饮食不济，长期饥饿，气血生化无源，势必造成血虚。《灵枢·五味》曰："谷不入，半日则气衰，一日则气少矣。"有的老年人虽食量充足，然嗜欲偏食，亦同样可以出现造血原料不足，使血的生化乏源而出现贫血，并可导致其他病证。《素问·五脏生成篇》在讨论五味所伤时云："是故多食咸，则脉凝泣而变色；多食苦，则皮槁而毛拔；多食辛则筋急而爪枯；多食酸，则肉胝䐃而唇揭；多食甘，则骨痛而发落，此五味之所也。"

3. 失血过多　老年人凡外伤出血，或其他慢性失血皆可造成贫血。《血证论·怔忡》曰："怔忡……及失血家去血过多者，乃有此虚证。"《证治准绳·杂病·眩晕》云："……有血虚者，乃因亡血过多。"这说明各种出血证，凡出血量多或持久者皆可造成贫血。此外，由于出血日久而导致瘀血内阻，脉络不通，一方面导致再出血，另一方面也影响新血的生成，进而加重贫血的程度。正如《血证论·瘀血》云："吐衄便漏，其血无不离经，凡系离经之血，与荣养周身之血，已睽绝而不合……此血在身，不能加于好，而反阻断新之化机，故凡血证，总以祛瘀为要。"正所谓"瘀血不去，新血不生"。

4. 肾气亏虚，精不化血　肾藏精，精生髓，精髓可以化血。正如《张氏医通》所云："气不耗，归精于肾而为精，精不泄，归精于肝而化清血。"《景岳全书》曰："精之与血若乎非类……而血即精之属也。"由此可见，血与精是相互化生的，因而可以说肾虚则精少，精亏则血虚。肾精亏虚在老年人中尤为多见。

5. 烦劳过度久病虚损致阳衰阴亏　《素问·举痛论》曰："劳则气耗。"故强力劳作能耗气伤血，久之则致气虚血亏；劳心太过，易使阴血暗耗，心血亏虚。老年人大病久病消耗精气，或大汗、或吐利、出血损伤阳气阴液，均会导致虚证。正如《素问·通评虚实论》所云："精气夺则虚。"《景岳全书·血证》中也谓："人有阴阳，即为气血，阳主气，故气全则神旺；阴主血，故血盛则形强，人生所赖，惟斯而已。"因而老年人久病虚损易致贫血。

（二）诊断与鉴别诊断

1. 诊断　老年贫血临床上虽然表现不典型，但毕竟会表现出一些与贫血有关的症状和体征。如皮肤苍白或面色无华，口唇爪甲色淡白不荣，形体消瘦，眩晕耳鸣，舌淡，脉沉细无力，这些可作为本病的诊断依据。如合并有活动后或情绪激动后气急，说明血红蛋白的减少，活动量增加必然进一步引起血氧含量降低和二氧化碳含量增高，反射性地刺激呼吸中枢而致；贫血日久可出现心动过速，脉增宽，心电图改变，严重者肾血流量减少，引起水、钠潴留，可发生浮肿。另外，本病亦易合并消化系统、泌尿系统症状，因此，诊断老年贫血时，须仔细审证，综合判断。

鉴于老年人的红细胞计数和血红蛋白浓度男女之间差别不大，与非老年人的成人相比也无明显下降，故可考虑以红细胞计数低于 $3.5 \times 10^{12}/L$ 和血红蛋白浓度低于 $105g/L$ 为老年贫血的暂定诊断标准。老年贫血虽属常见，但缺乏特征性，所以有些老年人可有轻度贫血，也不能掉以轻心，应与年轻贫血患者同样重视，需进行全面细致检查，探讨贫血的原因和观察治疗的结果，特别注意有无恶性肿瘤、慢性感染和营养缺乏等隐匿因素的存在。

（1）缺铁性贫血：老年人的缺铁性贫血与青壮年一样，临床所见有口腔炎、舌炎、口角浅裂、浅表性胃炎、萎缩性胃炎及胃酸缺乏等，是贫血中最常见的类型。老年人在患缺铁性贫血时，首先应注意有无明显的或隐匿的慢性失血。在消化道慢性失血中，以胃及十二指肠溃疡和痔疮出血较多见，然胃和结肠癌在老年人中应慎重排除之，尤其是盲肠癌，因为在症状出现前已有较长时间的隐匿性失血。老年妇女可因妇科癌肿而失血，但易被发现，诊断不难。其次，老年人的缺铁可由胃酸缺乏和营养不良引起，老年人中有 30% ~ 40% 有胃酸缺乏，影响铁剂吸收。在胃切除和胃肠吻合术后的患者中，因手术而致的短路使食物在小肠上部滞留时间过短，也是引起缺铁的原因之一。此外，老年人的缺铁性贫血也可伴有其他造血因子的缺乏如叶酸或维生素 B_{12} 的缺乏，应加以注意。

小红细胞增多和低色素是缺铁性贫血的诊断要点。骨髓增生活跃，骨髓涂片铁染色，铁幼红细胞明显减少或缺如，红细胞外铁呈阴性。血清铁低值，转铁蛋白饱和度低于18%，红细胞游离原卟啉或锌原卟啉增多。这些都是缺铁性贫血的实验室检验特点。

（2）巨幼红细胞性贫血：在西方国家，老年人的巨幼红细胞性贫血以恶性贫血为主，老年人恶性贫血中胃癌占5%～6%，部分患者尚可并发其他自身免疫性疾病。在我国恶性贫血较罕见，但在山西省、陕西省等地，营养性巨幼红细胞性贫血并不少见。继发于其他因素引起的老年巨幼红细胞性贫血也偶可见到。所以对老年巨幼红细胞性贫血应综合各方面的临床资料，排除其他因素，方可确诊。一般认为巨幼红细胞性贫血在老年期最常见的原因也是叶酸和维生素 B_{12} 缺乏，由于内因子缺陷影响结合的维生素 B_{12}-内因子复合体的吸收所致的恶性贫血也多见于老年人，曾有报道恶性贫血的平均年龄为55岁以上。

（3）再生障碍性贫血（再障）：老年人的骨髓易轻度的相对增生不良，常继发于轻度的感染，或其他隐匿性疾病，偶见于营养性贫血的患者，给予相应的药物后，骨髓的反应慢而不佳，提示有再生不良的可能性。典型的再障在老年人中是一个少见疾病，但其发病率可高于年轻人。有人报道该病的发病高峰在30以前和50～70岁。近年来，还有人报道该病在老年人有多发病的倾向。老年人再障的病因主要为后天获得性的因素，其中包括原发性和继发性。在继发性再障中，可继发于化学、物理、病毒感染及其他一些因素。一般来说，老年患者预后较差。

典型的再障可根据全血细胞减少，骨髓造血细胞增生不良，并排除全血细胞减少的其他疾病，即可确诊。该病的主要表现为贫血、出血，属于正细胞正色素性，而老年人则以高血红蛋白、大细胞为多见，并在病程早期呈典型的再障表现，后期转变为白血病的发病率较高，值得引起注意。

（4）溶血性贫血：老年性溶血性贫血是某种原因使红细胞寿命缩短破坏加速而引起的一种贫血，较为少见。虽然遗传性球形红细胞增多症多见于儿童与青少年，但在老年人也可偶见典型病例。自身免疫性溶血性贫血，不论是温抗体还是冷抗体型，均可见于老年人。在老年人温抗体型需排除继发于肿瘤的可能性，而在冷抗体型的病例则应排除继发于病毒性的可能。阵发性睡眠血红蛋白尿也可见于老年人，个别报道在70岁以上才发病。

在白血病特别是慢性淋巴细胞性白血病、恶性淋巴瘤、骨髓纤维化、感染、肾衰竭、结缔组织病等的病程中也都可出现或存在溶血。特别应指出的是老年人在以上疾病的末期，虽有溶血，但因原发病严重而掩盖其征象。在下列任一情况，可考虑溶血性贫血：①兼有细胞过度破坏及幼红细胞代偿性增生者；②虽然幼红细胞极度增生，仍有持续性贫血者；③贫血发生速度超过红细胞功能者；④有血红蛋白尿或其他血管内溶血现象者。

（5）其他：老年人肿瘤病发生率较高，所以与肿瘤有关的贫血较多，老年人因感染而发生的贫血常较青壮年人为重，尤其是老年人感染时缺乏或很少有发热和局部症状，而需要加以注意。老年人患有慢性肾功能不全或肾衰竭、肝或内分泌系统疾病、结缔组织疾病时也可发生不同程度的贫血。

2. 鉴别诊断

（1）缺铁性贫血应与下列疾病相鉴别：应与各种小细胞低血红蛋白性贫血相鉴别，如海洋性贫血、慢性炎症与肿瘤引起的贫血及铁幼粒细胞贫血，在老年人主要与后两者鉴别。

1）慢性炎症与肿瘤所致的贫血：此类贫血在小细胞低血红蛋白性贫血中占20%～30%。凡持续1～2个月以上的感染、炎症和恶性肿瘤常伴有轻至中度的慢性炎症贫血。这类贫血的利用率常降低，铁进入幼红细胞时间延长，加之组织细胞的增生和吞噬作用，使血清铁降低，但总铁结合率并不增加，甚至正常或降低，血清铁饱和度往往高于20%，血清蛋白正常或增高，单核巨噬系统铁沉着，可与缺铁性贫血相鉴别。这种贫血在老年人中较多见，尤其应该加以重视。

2）铁幼细胞性贫血：较为罕见，但多见于中年和老年人，极个别与遗传有关。血片中可同时发现正常色素及低色素性两种红细胞，而以前者较多。骨髓幼红细胞质中可见大量粗而易见的铁蛋白颗粒，环绕细胞核周围，与缺铁性贫血显著不同。血清铁及铁蛋白增高而总铁结合力则降低。

缺铁性贫血治疗后，血清铁蛋白或铁蛋白即刻上升，可导致假阴性，鉴别时应加以注意。

（2）巨幼红细胞性贫血：骨髓巨幼样变性疾病，如红血病、红白血病、骨髓增生异常症、维生素 B_1 反应性巨幼细胞贫血、维生素 B_6 性贫血、维生素 C 缺乏症、甲状腺功能低下和自身免疫性疾病等。某些细胞病毒和抗代谢药物可抑制 DNA 合成，长期使用亦可引起巨幼红细胞改变。上述疾病对叶酸、维生素 B_{12} 治疗无效。红血病和红白血病时骨髓糖原染色阳性，而维生素 B_{12} 缺乏引起的巨幼细胞贫血，巨幼细胞糖原染色为阴性。

（3）再生障碍性贫血应与下列疾病鉴别。

1）阵发性睡眠性血红蛋白尿：尤其是血红蛋白尿不发作组极易误诊为再障。该病出血和感染少见，网织红细胞高于正常，骨髓幼红细胞增生，尿中含铁血黄素，糖水试验及 Ham 试验呈阳性反应，成熟中性粒细胞碱性磷酸酶活力低于正常，均有助于鉴别。

2）骨髓增生异常综合征：该病易和不典型再障相混淆。前者常表现为全血细胞减少而骨髓增生，巨核细胞增多，红系有巨幼样变、核畸形及多核、早幼粒细胞增多。成熟粒细胞分节异常、颗粒减少，小型巨核细胞增多。周围血常规可出现幼粒、幼红细胞，单核细胞增多。

3）低增生急性白血病：多见于老年人，病程缓慢或急进，肝、脾、淋巴结一般不肿大，外周呈全血细胞减少，未见或偶见少量原始细胞。骨髓灶性增生减低，但原始细胞百分比已达诊断白血病标准。周围血浓缩涂片有时可找到白血病细胞。

（4）溶血性贫血：下列各情况易与溶血性疾患相混淆，在鉴别诊断时应慎重摒除之。

1）有贫血及网织红细胞增多者，如失血性、缺铁性或巨幼细胞性贫血的恢复早期。

2）兼有贫血及无胆色素尿性黄疸者，如无效性红细胞生成及潜隐性内酏或组织缺血。

3）患有无胆色素尿性黄疸而无贫血者，如家族性非溶血性黄疸（Gilber 综合征）。

4）有幼粒–幼红细胞性贫血，成熟红细胞畸形，轻度网织红细胞增多，如骨髓纤维化或骨髓癌肿转移等，骨髓活检常有侵袭性病变的证据。

（5）其他：老年非血液系统疾病引起的贫血，如肿瘤、慢性感染、慢性肝肾疾病、内分泌、结缔组织疾病等应与相应的疾病相鉴别。

（三）辨证论治

老年人贫血的辨证虽与血虚为主，但由于与五脏相关，气血同源，阴阳互根，故病理上每互相影响，辗转传变，其临床表现则彼此变错，或阴阳两虚，或气血同病，或五脏皆亏，总宜分清主次，辨明顺逆，审证求因，立法遣方，才能针对性地进行治疗。

1. 辨证要点 老年贫血属于虚劳，虚劳证候虽多，但总不离乎五脏，而五脏之伤，不外乎气、血、阴、阳。故对贫血的辨证应以气、血、阴、阳为纲，五脏虚候为目。

（1）辨顺逆，知病势：虚劳的顺证表现为形气未脱，元气未败，饮食尚佳，无大热，或虽有热，治之能解，无喘息不续，能受补益。虚劳的逆证表现为：肉脱骨痿，元气衰败；食欲缺乏，泄泻不止；发热不休，发热难解；气喘不续，声哑息微；失血，或鼻衄不止；精神萎顿，心烦不宁，神思恍惚；或内有实邪，不任攻伐，诸虚并集，虚不受补；心烦急躁或悲观沮丧，神情淡漠；舌质淡胖无华或光红如镜，或有裂纹；脉来急促细弦或浮大无根。大抵虚劳顺证病情较轻，元气未衰，尤其是脾胃功能尚无严重损害，只要诊治得法，调护得当，不难扭转病势而治愈。虚劳逆证为病情严重，元气衰败，脾肾衰惫，只有谨守病机，积极调治，冀其生机渐复，或可救治。

（2）明标本，察主次：虚劳的病机复杂多变，又多兼夹病证。故当明其所因，审其标本缓急，先其主而调治之，才能收到事半功倍之效。一般地说，如虚损不甚而又兼有积聚痰瘀等宿病者，则宿病为本，虚损为标。虚甚者则宜先补其虚，后图宿病，病缓者则先治宿病，后图虚损，或标本同治；虚劳复有新感外邪者，则新感为标，虚损为本，当先治其标而后图本；虚损及脾肾者，则脾肾之损为本，它脏之损为标，治疗重在脾肾；阴损及阳者，则阴虚为本，阳虚为标，当补阴为主，补阳为辅；阳损及阴者，阳虚为本，阴虚为标，当补阳为主，补阴为辅；气虚及血者，气病为本，血病为标，抑或血虚及气者，血病为本，气病为标，治宜先本而后标，或气血同治。总之，要辨明标本主次，分先后程序进行治疗，才能对病机的主导环节，逐步扭转其虚损病势。

2. 治疗原则　《素问·三部九候论》云"虚则补之"；《素问·阴阳应象大论》云："劳者温之"，"损者温之"；《素问·阴阳应象大论》云"形不足者，温之以气；精不足者，补之以味"。指出了治疗虚劳的基本原则。老年贫血在具体应用时，当根据阴阳气血，脏腑病机，生克制化，病势缓急，而施以不同的补虚方法。

一般说，阴虚补阴，阳虚补阳，气虚补气，血虚补血，这适用于虚损病机之比较单纯的。另外，利用脏腑间的生克制化关系，补其不足，益其虚损，即所谓"滋化源"之法，适用于多个脏腑虚亏，阴阳气血不足，病机比较复杂者。但补剂有大小，方药有峻缓，病重药轻，则药不中病；病轻药重，则药过病所。所以，当酌情制方。"峻补法"适用于阴阳气血耗损迅速、病势重险的证候，常选用大剂功专效宏的方药，以期在短期内发挥补益作用；"缓补法"适用于病势迁延、进展缓慢或虚不受补的证候，目的在于纠正偏虚，缓图根治；"平补法"适应于一般虚损证候，因其偏虚不甚，常选药性平和之品，旨在避免补益中又造成偏盛的弊端。

在补法的配合应用上，由于阴阳互根，精气血同源，且在虚劳中常见阴损及阳，阳损及阴和气伤及血，血伤及气的病机变化，故临床上制方遣药，应将养阴、补阳及补元气、养精血等法配合应用，即张仲景所说的阳中求阴、阴中求阳、精中求气、气中生精之法。此外，本病又常见虚中有邪、虚实夹杂、寒热并见等情况，治疗也当权衡标本轻重缓急，选用补中寓攻、攻中寓补、攻补兼施、寒温同用等法。总之，虚劳病情复杂多变，临床治疗也应灵活掌握。

（四）病案举例

1. 补中益气汤治疗缺铁性贫血治验

高某，男，62岁，1986年4月15日诊治。

患者患贫血症已有两年，曾在省级某医院确诊为"缺铁性贫血"，3个月前出现皮下瘀斑，服中西药（用药不详）无效，遂求治于我院。现症见：面色萎黄，形体消瘦，神疲懒言，四肢困倦，全身散在皮下瘀斑，尤以双下肢为甚，舌质淡嫩，苔薄白，脉沉细无力；查血常规示：血红蛋白90g/L，红细胞3.20×10^{12}/L，血小板计数65×10^9/L。经辨证属于脾阳不足，健运失司，气血两虚，血失统摄所致"虚劳"病。治宜升发脾阳，运化气血，兼以固摄血脉。方用补中益气汤加减。

药用：生黄芪30g，潞参15g，白术12g，升麻9g，柴胡10g，陈皮6g，仙鹤草30g，何首乌12g，黄精30g，炙甘草6g。

服上方60剂，面色转红润，四肢有力，皮下瘀斑消退，余症皆除。复查血常规：血红蛋白120g/L，红细胞计数4.20×10^{12}/L，血小板计数152×10^9/L。

体会　中医认为，脾为后天之本，气血生化之源。本案患者年事已高，脾已素虚，加之病史较长，故见后天失养、阴血暗耗、正气衰败之象（即血红蛋白、红细胞计数、血小板计数的减少）。其病气血虚损为标，本在脾土，故救治脾土是治疗成败的关键，而李东垣《脾胃论》认为脾胃是人体气机升降的枢纽。脾主升清，把水谷精微之气，上输心肺，敷布全身。胃主降浊，使糟粕秽浊从下而出。一升一降，使人体气机生生不息，而升清降浊中，主要方面又在于升清，升发脾阳是气机升降运化的动力。正是基于这一指导思想，在治疗中坚持用补中益气汤加减化裁。

方中用黄芪、潞参、甘草等甘温之品以补中气；白术甘燥以健脾；以何首乌、黄精温润补血，使气有血母，血有气帅；陈皮行气反佐参芪，使补而不滞；加入升柴、柴胡有画龙点睛之妙，突出了升发脾阳的作用；原方有当归一味，根据多年的临床实践，当归对血小板减少者不宜，故取何首乌、黄精代之，再加仙鹤草以止血，故原方加之后三味是为血小板减少而设。

老年缺性贫血是老年人常见病之一，临证时必须结合现代医学检验，明确诊断，遣方用药合理合法，切中病机，方能使气血生化有源，故病能转愈。

2. 八珍汤加味治疗再障治验

柳某，男，65岁，1995年11月18日诊治。

患者1995年6月因急性肠炎而在某处静脉滴注氯霉素，每日1.5g，连用1周。两个月后出现四肢乏力，面色萎黄，双下肢散在紫色皮下瘀斑，齿衄，曾在某二甲医院查血常规及骨髓穿刺术，确诊为"再生障碍性贫血"。1周前上症加重，经人介绍求治于我院。症见：面色苍白，唇淡无华，眼睑色淡，心悸气短，自汗出，畏寒肢冷，嗜倦卧，全身皮下散在大片紫黑色瘀斑，齿衄，舌质淡，苔白滑，脉沉细数。查血常规示：白细胞计数 $3.60 \times 10^9/L$，红细胞计数 $2.89 \times 10^{12}/L$，血红蛋白 60g/L，血小板计数 $72 \times 10^9/L$。经辨证为气血双亏、脾肾虚损所致的"虚劳"病。治宜补气养血，兼补脾肾，方用八珍汤加味。

药用：熟地12g，当归9g，白芍12g，川芎3g，潞参30g，白术12g，茯苓30g，黄芪45g，益母草30g，女贞子15g，墨旱莲15g，枸杞子12g，淫羊藿12g，桂枝3g，附子6g，炙甘草10g。

以上方加减调服半年，诸症悉除，临床治愈。复查血常规示：白细胞计数 $6.7 \times 10^9/L$，红细胞计数 $4.1 \times 10^{12}/L$，血红蛋白 116g/L，血小板计数 $126 \times 10^9/L$。

体会　人之一身，赖以生者，唯气与血。气虚则肺气亦虚，故气虚不足以息而见气短，卫外不固而自汗出。血虚不能上荣于面则见面色苍白，唇淡无华，眼睑色淡；气血不足以养心而心悸；气虚摄血无力，溢于脉外而见皮下瘀斑及齿衄；阳虚肌肤失于温煦则畏寒肢冷。由此可见，本案气血亏虚是致病的主要原因。但细审其因，脾肾虚损亦始终贯穿于疾病的病机之中，因肾阴为一身阴液之根本，肾阳为元阳之根；脾为气血生化之源，所以治疗该病，脾肾的调治不容忽视。

八珍汤为气血双补之剂，实验观察该方能促进贫血的血细胞再生，主要表现在网织红细胞的转变成熟过程，且能改善机体的功能状态。方中加二至丸、枸杞子以滋肾填精，以充化源；淫羊藿、巴戟天、附子、桂枝以温振脾肾之阳，助化生作用；益母草在这里的作用是取其活瘀之功，即旧血不去、新血不生之意，合益气药共起益气活瘀之效。

再生障碍性贫血在临床上是一种顽症、疑难症，临证时只要把握病因病机，注意气血与脏腑的关系，采取补血养血、调补脏腑之标本同治之法，其病是不难控制的，有些病例是有望获愈的。同是，少量的活瘀药在治疗中可起画龙点睛之效，不妨一试。

第二节　血小板减少性紫癜

一、定　义

由于血小板减少所引起的紫癜称为血小板减少性紫癜。血小板减少是血小板计数在 $100 \times 10^9/L$

以下，人群中仅占5％，且特发者较少见，病程多呈慢性断续的经过。在继发性病例中，病因可为药物或其他血液病，如再生障碍性贫血、白血病、淋巴瘤、骨髓内癌浸润等。感染特别是败血症，偶可发生血小板减少。

血小板减少性紫癜无论是原发或继发，均表现为皮肤黏膜出血，或有内脏出血，因而该病归属于中医"血证"、"衄血"、"虚劳"等病范畴。本节主要讨论特发性血小板减少性紫癜，也称原发性血小板减性紫癜（ITP）。

二、唐祖宣诊治经验

（一）病因病机

1. 西医认识　急性型多发生在病毒感染的恢复期，患者血清中有较高的抗病毒抗体。血小板表面的IgG（PAIgG）明显增高。血小板破坏的机制可能由于血小板表面吸附的病毒抗原产生自身抗体，或者由于免疫复合物与血小板的Fc受体结合；也可能与两者都有关。如果封闭吞噬细胞的Fc受体，可使急性ITP的病情减轻。急性ITP经切脾后，病情可有好转，提示脾脏对发病机理也可有影响。

慢性型ITP常无前驱感染的病史。几乎所有病例的PAIgG或C_3均可促使血小板生命期缩短及功能发生变化。目前已证实这类抗血小板抗体是在脾脏及骨髓内生成的。与抗体或补体相结合的血小板在单核-巨噬细胞系统内被吞噬破坏。脾切除后PAIgG即行减少，部分患者血小板数迅速上升。但切脾无效病例，其PAIgG可能骨髓大量产生，并且肝脏或骨髓内也可破坏具有PAIgG的血小板。正常人静脉滴注ITP血浆（如果含有大量PAIgG）后，也可能发生血小板减少性紫癜。

2. 中医认识　老年性紫癜虽然多表现为肌衄，但其发生与血脉及内脏病变均有密切关系，外感和内伤均可诱发老年性ITP。

（1）邪毒内蕴：外邪侵袭，蕴毒于内是诱发该病的重要原因。ITP急性型即属此类。感外邪从阳化热，邪毒与气血相搏，若灼伤脉络，血液渗于脉络之外，留著于肌肤之间，则发为紫癜。若邪毒蕴结于内，常因血随火升，上出清窍而为吐衄，移热下焦，灼伤阴络而便血、尿血。因此，邪毒内蕴、热盛迫血是引起该病的重要原因。正如《丹溪心法·发斑》所说："发斑，炽热也。"

（2）阴虚火旺：朱丹溪特别强调"阳常有余，阴常不足"。他在《平治会卒·血虚阴难成易亏论》中云："诸经有云：阳道实，阴道虚，阳道常饶，阴道常乏，阳常有余，阴常不足。以人之生也，年至十四而经行，到四十九而经断，可见阴血之难成易亏如此。阴气一亏，所变之证妄行于上，则吐衄，衰固于外，则虚劳，妄返于下，则便红。"因此阴虚火旺可引起衄血发斑。

出现阴虚的原因多由于饮食、情志、劳倦等多种因素导致脏腑内伤，胃阴、肾阴亏虚，而致阴虚火旺，特别是肾精亏虚更为重要。正如《景岳全书·吐血论治》所云："格阳失血之证，多因色欲劳伤过度，以真阳失守于阴分，则无根虚火浮泛于上……而大吐大衄，失血不止……此格阳虚火证也。"王纶《明医杂著·血病论》也谓："凡酒色过度，损伤脾肾真阴，咳嗽吐痰、衄血吐血、咳血咯血等症……乃阴血虚，而阳火旺……"，又云："人之一身，阴常不足，阳常有余。况节欲者少，过欲者多，精血既亏，相火必旺，火旺则阴愈消，而劳瘵咳、咯血吐血等症作矣"。虚火内盛，大热灼伤脉络，血液溢于肌肤之间而引起紫癜。

（3）气虚不摄：气能生血、摄血。《血证论·吐血》曰："气为血之帅，血随之而运行，血为气之守，气得之而静谧。气结则血凝，气虚则血脱，气迫则血起。"这里所说的"气"主要是指脾气，脾可生血统血。《难经·四十二难》所云"脾裹血，温五脏"即指这一功能。沈自南在《沈注金匮》中说："五脏六腑之血，全赖脾气所摄。"

由于饮食不节，损伤脾胃，或素有脾胃虚弱，因而气血生化乏源，不但气血不足，而且统摄血液的功能也随之削弱，加之反复出血，气随血去，故气虚不能摄血，脾虚不能统血，血失统摄，则血液不循常道而溢于脉络之外，而出现紫癜，或衄血、便血、尿血等症。尤在泾在《金匮翼》中强调："脾统血，脾虚则不能摄血，脾化血，脾则不能运化，是皆血无所主，因而脱陷妄行。"

（4）瘀血阻络：由于脾胃虚弱，或肾脏亏虚皆可引起气血双亏，气为血帅，气虚则不能推动血液运行；血为气之守，血少则气散。故气滞不行，血液运行不畅，皆可造成局部血液凝滞，脉络瘀阻。《张氏医通·诸血门》云："盖气与血，两相维附，气不得血，则散而无统，血不得气，则凝而不流。"由于气虚而血瘀，瘀血阻滞脉道使血液不能循其常道而运行，溢于脉外而见各种血证。《血证论》曰："且经隧之中，既有瘀血踞住，则新血不能安行无恙，终必妄走而吐溢矣……。"

（二）诊断与鉴别诊断

1. 诊断　原发性血小板减少性紫癜在临床上分为两种类型，即急性型，多见于儿童；慢性型多见于成人，也见于老年人。故这里重点讨论慢性型 ITP。

慢性型与急性型临床表现不同，一般症状较轻，主要为紫癜，黏膜出血程度不一，很少出现血肿或血疱，可见有鼻出血、牙龈出血、胃肠道出血，或者在拔牙等小手术或外伤后出血时间延长。也有因出血严重或颅内出血而造成死亡，但其少见。

血小板关减少性紫癜是由于血小板产生、分布或破坏的紊乱引起的。其检查确诊的方法主要是外周血常规及骨髓象。

原发性血小板减少性紫癜通常是侵犯年轻人的疾病。而自身免疫性抗血小板抗体引起的继发性的慢性血小板减少性紫癜可出现于任何年龄，有血小板减少和脾肿大，主要可引起自发性出血，特别是颅内出血。

慢性型自身免疫性血小板减少性紫癜的血小板计数中度减少，通常在 $(30 \sim 80) \times 10^9/L$ 为多见；骨髓巨核细胞的细胞大小基本正常而数量增多，其中颗粒型增多，成熟型明显减少。由于出血过多而引起的贫血并不少见。当血小板明显减少时，出血时间可以延长，偶有血小板浓度减少而出血时间仍正常。毛细血管脆性试验阳性，凝血酶原消耗不良，而凝血酶原时间和凝血时间均正常。血小板聚集功能稍有异常，但与出血无关。血小板表面 IgG 含量增高，对免疫性血小板减少性紫癜的诊断更为确切。

2. 鉴别诊断　老年血小板减少性紫癜应注意与下列疾病相鉴别。

（1）过敏性紫癜：多见于儿童和青年，为一种变态反应性疾病。其临床特点为皮肤紫癜，伴有腹痛、关节痛及肾脏病变等。皮肤症状表现为初起为各种皮疹，细小荨麻疹，淡红色小丘疹，同时伴有局部水肿，以后因点状出血而形成紫癜；略高于皮肤，有瘙痒，呈对称分布，四肢和臀部多见。血小板计数、出血时间、血块退缩试验均正常，嗜酸粒细胞计数多增高，红细胞沉降率增快，毛细血管脆性试验多阳性。

（2）药物和感染性血小板减少性紫癜：药物性血小板减少性紫癜在发病前有明确的用药史，停药后症状很快缓解。感染性血小板减少性紫癜有明确的感染史及原发病的症状和体征。

（3）再生障碍性贫血：除血小板减少外，临床主要以贫血为主，周围血常规示红细胞、白细胞及血小板均减少，淋巴细胞相对增高，网织红细胞绝对值明显降低。骨髓象红细胞、粒细胞、巨核系细胞明显降低，血小板减少，非造血细胞增加。

（4）急性白血病：出血以皮下、齿龈、口腔、鼻黏膜及中枢神经系统等部位最常见。主要由血小板减少，其次是纤维蛋白溶解，凝血酶原减少及弥漫性血管内凝血等因素所致。此外尚有发热、贫血、浸润等症状，外周血和骨髓中有幼稚血细胞。

（三）辨证论治

老年血小板减少性紫癜以出血为主，辨证应以血证为主，但老年人多体虚，脏腑功能失调，气血阴阳失和，所以应参考虚劳辨证。治疗方面，应以止血为主，同时应参以补益肝肾、凉血止血及活血化瘀等法，以标本同治。

1. 辨证要点

（1）辨紫斑的数量及颜色：紫斑面积小、数量少者，出血较少，一般病情较轻；面积大、数量多者，出血较多，一般病情较重。斑色红赤者，病情较轻；斑色紫黑者，病情较重。

（2）辨病位：病紫斑伴有呕血、齿衄、鼻衄等上部出血者，多系肺胃热盛或虚火上浮；若紫斑伴有便血、尿血，多属虚证，常因脾不统血，或肾阴亏虚，虚火妄动而致。

（3）辨火热的有无及证候的虚实：紫斑属血证之一，与其他血证有类似之处。《景岳全书·血证》说："血本阴精，不宜动也，而动则为病；血主营气，不宜损也，而损则为病。盖动者多由于火，火盛则逼血妄行；损者多由于气，气伤则血无以存。"紫斑的证候主要有热盛逼血、阴虚火旺、气不摄血及瘀血阻络四类。归纳起来，热盛迫血及阴虚火旺均属火热熏灼，但前者为实火，后者为虚火；前者为实证，后者为虚证。气虚不摄和瘀血阻络均为虚证，由气虚引起，前者为纯虚证，后者为虚实并见，均属于无火的类型。应综合四诊所得，辨别有火无火，属实属虚，抑或虚实夹杂，以便正确地立法、遣方、用药。

2. 论治原则

（1）肾上腺皮质激素（简称激素）的应用：激素是治疗 ITP 的首选药物，65%～75% 病例有不同程度缓解。该药可迅速控制出血，提高血小板数量，PAIgG 下降。作用机理为改善毛细血管脆性，抑制抗体生成或阻碍抗原－抗体反应，从而减少血小板在脾内的扣留和吞噬。常用剂量，泼尼松为每日 40～60mg，分 3 次口服，或氢化可的松静脉滴注每日 200～300mg。少数患者加大剂量可更有效，尤其对血小板上升不明显者。如果每日剂量超过 1mg/kg，时间在 6 周以上而仍无效时即应更换其他疗法。多数患者用药后疗效迅速，数日内出血停止，以后血小板数逐渐上升。待血小板恢复正常，出血好转后可改为维持量，一般可 2 周减少 10mg/日。降至 20mg/日，每 2 日给药一次，直至每隔日 5～10mg，维持 3～6 个月，或更长时间再停药。

（2）脾切除：是慢性 ITP 治疗的一种重要方法，作用机理在于减少血小板抗体的生成，同时消除血小板的主要破坏场所。手术指征为：①慢性成年病例，病程 6 个月以上，各种内科治疗法未能缓解者；②激素无效，或虽有效但停药或减量后复发，或需用较大剂量（泼尼松 20mg/日以上）维持，才能控制出血者；③对激素应用有禁忌者；④有颅内出血倾向并以内科积极治疗无效者。

（3）免疫抑制剂：适用于激素疗效不佳并不愿切脾者或切脾后疗效不显。常用长春新碱、环磷酰胺和硫唑嘌呤。长春新碱每周 1～2mg 静脉注射，血小板可在 3～4 日迅速增加；如静脉缓慢滴注 6～8 小时，效果较好。惜该药作用不持久，须反复应用。环磷酰胺每日 50～150mg 口服或静脉注射，可单独或与激素合用。本药不良反应较少，但见效慢。如服用 3 个月，疗效不佳，应更换其他制剂。

（4）中药祛邪与扶正：老年血小板减少性紫癜主要有热盛迫血妄行，阴虚火旺及气不摄血三类。热盛迫血妄行及阴虚火旺均属火热熏灼，但前者为实火，后者属虚火；气虚不摄为虚证。热盛妄行则应清热解毒，凉血化斑。阴虚火旺者则应滋阴降火，凉血宁络。气不摄血者，则应健脾益气，养血摄血。

（四）病案举例

1. 阴虚火旺型紫癜治验

该证型临床上多见皮肤紫红色瘀点瘀斑，伴见头晕，乏力，心烦，肌肤潮热，手足心热，或盗汗，舌质红苔少，脉细数。此型患者大多病史较长，反复发作。故治疗上多以养阴清热，凉血止血为法。现举临床治验于下。

> 韩某，女，65岁，1990年10月30日诊治。
>
> 患者10年来经常双下肢遍布紫斑，时多时少，齿衄尤以刷牙时更甚，血小板计数常为$50\times10^9\sim70\times10^9/L$，间断口服知柏地黄丸、归脾丸等药仅获一时之效，至今未愈。刻诊：面潮红、头晕，心烦，失眠，舌质红绛无苔，脉弦细数。此乃阴虚火旺，迫血妄行所致。治宜养阴清热，凉血止血。
>
> 方用：女贞子15g，旱莲草15g，龟板30g（先煎），山萸肉12g，枸杞子12g，生地榆20g，丹皮10g，甘草6g。
>
> 上方共服60余剂，紫癜退，伴随症状随之亦除，后以归脾丸、二至丸晨晚分服，每次8g，调理半年，追访3年未复发。

体会 老年人患血小板减少性紫癜，临证时需辨证准确，药投病机，方能取得较好效果。本案患者乃阴虚内热、血热妄行所致，故用二至丸为主，以养阴清热、凉血止血，加山萸肉、枸杞子以育阴清热；选加生地榆、丹皮以加强凉血止血之功；龟板育阴潜阳，且有升高血小板作用。全方药精力专，奏效显著。由于该病为慢性病，因此症情改善后改汤为丸，配合益气养血、健脾之剂以滋化源，故其病能从根本上治疗。

2. 脾肾阳虚，气不摄血型紫癜治验 该型表现为紫癜色紫暗或暗淡，时起时消，反复发作，遇劳加重。伴见神疲乏力，头晕目眩，心悸，气短，食欲缺乏，面色苍白或萎黄，少部分人还有畏寒的表现。舌质淡，脉细弱无力。该证型为老年血小板减少性紫癜的最多证型，治疗时必须引起足够重视。由于老年人自身多虚的特点，因此治疗以宜培益脾肾，补气摄血。现举典型治验于下。

> 王某，女61岁，1999年2月5日诊治。
>
> 患者自去年7月份以来，头晕乏力，双下肢散在出现紫癜，此起彼伏，曾在某三甲医院确诊为"血小板减少性紫癜"，连续服用利血生等，曾一度好转，终难向愈，遂求治于我院。现症见：形体消瘦，面色萎黄，形寒怕冷，食少便溏，舌淡苔薄白，脉细弱无力。血常规检查：白细胞$4.8\times10^9/L$，红细胞$3.2\times10^{12}/L$，血小板$46\times10^9/L$。脾肾阳虚，气不摄血，血溢脉外，紫癜乃作。患者年高体弱，病史较长，故宜固本，即培补脾肾、益气摄血。
>
> 方用：生黄芪60g，当归9g，党参15g，淫羊藿15g，巴戟天15g，补骨脂15g，熟地黄10g，仙鹤草30g，甘草6g。
>
> 上方共服30余剂，精神好转，紫癜消退。复查血小板$110\times10^9/L$。药既奏效，效不更方，改汤为丸，每服9g，早、晚吞服，以善其后。

体会 肾阳为一身阳气之根本，能温运五脏；气为血之帅，血为气之母，两者互为应用。今脾肾阳虚，故见食少便溏，形寒怕冷；气虚不能摄血，脾虚不能统血，则血液不循常道而溢于脉络之外，而见紫癜。当归补血汤加味治疗本病，正是体现了药投病机这一特点。方中重用生黄芪，《本草求真》称其"为补气诸药之最"，对一切气衰血虚之证有强壮补益之功。当归长于补血，为血中之圣药。因此，取其作为主药，配合党参益气；熟地补血养血滋化源；淫羊藿、巴戟天、补骨脂温补脾肾，现代药物研究，淫羊藿有类激素之作用；仙鹤草有促进血液凝固的作用，为强壮性收敛止血之品。全方共奏益气养血、温补脾肾之功，对老年血小板减少性紫癜之脾肾阳虚、气不摄血型有较好的效果，值得进一步探讨。

第三节 白 血 病

一、定 义

白血病是造血系统中的一种恶性疾病，或称为血癌。由于干细胞受损，其克隆中的白血病细胞失去进一步分化成熟的能力，或者增殖与分化能力不平衡，而停滞在细胞发育的不同阶段。异常增生的白血病细胞，向全身各组织浸润、破坏。在周围血液中白细胞质与量发生改变，正常的造血功能受到影响。

根据白血病细胞的成熟程度和自然病程，白血病可分为急性和慢性两大类。根据主要的受累细胞可将白血病分为急性淋巴细胞白血病和急性非淋巴细胞白血病。慢性白血病分为慢性粒细胞白血病，慢性淋巴细胞白血病及少见的多毛细胞白血病，幼淋巴细胞白血病等。其中，慢性淋巴细胞白血病在 50 岁后才明显增多，故属本节重点讨论的范畴。

慢性淋巴细胞白血病，简称慢淋，是机体的淋巴细胞在体内异常增生和积累伴有免疫功能低下的疾病。由于慢淋患者淋巴细胞寿命较长，并经常伴有免疫反应缺陷，故又称"免疫无能淋巴细胞蓄积病"。临床主要表现是以淋巴结肿大为主，常伴有肝脾肿大、贫血及出血等症状，少数患者还伴有皮肤损害。

本病的发病率在西欧及美国高，占当地白血病总数的 30%。我国的慢淋发病率为白血病的3.2%左右，发病年龄多在 50 岁以上，以 60～70 岁多见。男性多于女性。

白血病尚无类似的中医病名的记载，根据其临床表现可归属于祖国医学"瘰病"、"积聚"、"虚劳"、"温病"、"内伤发热"、"血证"等病的范畴。

二、唐祖宣诊治经验

（一）病因病机

1. 西医认识 本病的发生与电离辐射、各种化学性致癌物质或肿瘤病毒有关。目前，发现遗传因素可能具有一定作用，慢淋有明显的家族史，同一家族内偶有数例慢淋发生，但确切的遗传方式未明。慢淋患者的染色体异常相当多见，包括数量和结构的异常。常见到非随性染色体易位（14；19）。该易位涉及一个新的原癌基因 bel—3，其可能的作用机制是刺激细胞增生，但并不使细胞转化。慢淋的 T 细胞亚群研究表明，引起慢淋淋巴细胞不能成熟为浆细胞和不能合成免疫球蛋白的主要缺陷是，正常的辅助性 T 淋巴细胞缺乏而抑制性 T 淋巴细胞相对增加，两者共同影响慢淋中 B 淋巴细胞分化和免疫球蛋白的合成，使慢淋患者经常发生感染。

本病的病理：淋巴结构肿大，正常结构消失，代之以小淋巴细胞的大量汇集，脾肿大多不严重，其结构亦为大量小淋巴细胞浸润取代。肝大轻度，并有淋巴细胞浸润，呈结节性或弥漫性不定，骨髓早期为斑片性，以后骨髓几乎为淋巴细胞所取代，粒红细胞和巨核细胞等均受到抑制，即形成所谓"骨髓塞实"综合征。此外胃肠道和皮肤亦受累。

2. 中医认识

（1）热毒痰瘀论：认为本病因热毒致病，一般将致白血病的因素统称为"邪毒"，这包括各种理化因素、生物因素等。其中毒包括热毒、温毒、风毒、湿毒等；热则包括温热、湿热、火壅成毒，毒自内生。另外毒还包括火毒和上述病因的病理产物痰及瘀。内外合毒，温热毒邪蕴积于内，日久化热伤及气阴、气血，造成气阴气血虚弱；毒邪进一步深入，侵入营血，攻注骨髓、肝脾及三焦，使阴阳失调，致造血器官功能障碍，引起白血病细胞显著增生的病理现象，则出现壮热、口渴、衄血、发斑等热毒炽盛的表现。邪毒内蕴，加之七情内伤，造成热灼痰凝，气滞痰气凝结，则渐成症积、瘰疬、恶核而见肝脾肿大；肝气不疏，肝气郁结，导致肝郁气机阻滞，由气及血，气行不畅，则血流不利，气滞则血瘀，瘀积日久，凝结成块而为积。

（2）虚实论：白血病患者多属正虚邪实，在虚实主次及其相互关系上，认为肾阴亏虚为本，火热蕴毒为标，其中包括痰凝和血瘀。邪正相争，热盛动血，以致气血耗伤，阴虚更甚。痰凝是邪毒内伤的病理产物，也是致病因素之一。邪毒侵及机体，潜伏经络阻碍气机运行，日久出现气滞。血随气行，气行则血行，气滞则血凝，随着气滞的发生而出现血瘀。瘀滞日久，而成症积肿块。《医林改错》云："肝腹结块必有形之血。"因而白血病的肝脾肿大多与血瘀有关；由于瘀血的存在，妨碍了新血的生成，正所谓"瘀血不去，新血不生"，因此瘀血又与贫血的发生关系密切；另外，随着瘀血的产生而出现瘀血阻络的现象，血不随常道而出现衄血现象，溢于内脏则见咯血、吐血、便血，溢于肌肤而见紫斑，因而瘀血又可进一步产生出血。如瘀血日久可化热，或成败血而出现高热证候。痰凝和瘀血一样，既是病理产物又是致病因素。其产生的原因有两：一为邪毒蕴久化热，热炼津液而生痰。正如《咽喉经验秘传》所云："火者痰之本，痰者火之标，故言火则痰在其中。"二为邪毒内伤脾胃，脾失健运，而水湿停滞，聚湿成痰。《医宗必读》曰："水精四布，五经并行，何痰之有"，又说："脾土虚弱，清者难升，浊者难降，留中滞膈，淤而成痰"。因而痰之由来"非水泛为痰，则水沸为痰"。当痰留凝于经络肌肤之间结为痰核、瘰疬等；当痰与瘀胶结于腹腔则发为腹块。正如《丹溪心法》所云："痰之为物随气升降，无处不到，凡人身上中下有块者多是痰。"故白血病的发生与痰凝也有密切关系。

（3）脏腑亏虚论：认为脏腑亏虚，气血不足，邪毒内蕴，搏结营血，结而成积为其基本病机。根据邪毒盛衰趋势及正气强弱，有热毒搏结、正虚积成或邪毒内伏、郁而待发，久则阴精被灼，营血热炽，终必五脏俱损。而邪毒之所以能够侵袭机体是由于正气虚弱所为，正如《素问·评热病论》所说"邪之所凑，其气必虚"；《医宗必读·积聚》也说："积之成也，正气不足，而后邪气踞之。"造成正气虚损的主要成因为内伤，包括劳倦、饥饱、房欲、七情，伤及肝、脾、心、肾等脏腑。《素问·寿夭刚柔》曰"忧恐忿怒伤气，气伤脏，乃病脏……"；《素问·痹论》谓"饮食自倍，肠胃乃伤"；《素问·宣明五气》亦云："五劳所伤，久视伤血，久卧伤气，久坐伤肉，久立伤骨，久行伤筋，是谓五劳所伤。"由于内伤，则脏腑功能失调，使邪毒有可乘之机，说明正气虚弱是白血病的内在原因。

（4）伏气温病论：认为精血亏为内因，温热毒邪为外因。由于精气不足，温毒乘虚陷入，伤及营血，毒入骨髓；或由于邪热内伏，毒未透发，久必累及脾肾，损伤阴精和气血，一旦伏邪自内而出或新感引发则为伏气温病。

（二）诊断与鉴别诊断

1. 诊断

（1）症状：慢淋起病缓慢，约25%患者在就诊时无明显自觉症状，常因体检或其他检查血常规偶尔发现，部分患者可因贫血、淋巴结肿大而就诊。本病一般症状有疲乏无力、头晕、心慌、气短、齿衄、皮肤紫癜、体重下降、皮肤瘙痒等。经常因感染有发热。由于患者免疫功能低下，加之长期使用皮质激素，极易发生感染，尤其是发生皮肤和肺部感染的机会较多，重者可死于败血症。此外，因白血病细胞浸注而引起出血和骨骼疼痛。

（2）体征：慢淋患者多有下列体征。

1）淋巴结肿大：约80%的患者全身淋巴结均肿大，以颈部淋巴结最常见，其次是腋窝、腹股沟和滑车淋巴结，一般呈中度肿大，表面光滑，不粘连，硬度中等，活动度好，且无压痛，如纵膈淋巴结受累，支气管压迫引起咳嗽、声音嘶哑和呼吸困难，腹腔淋巴结肿大可导致腹痛。

2）肝脾肿大：脾肿大约占72%，肿大程度不及慢性粒细胞性白血病明显，一般在肋下3～4cm内，个别可平脐，肝脏轻度肿大。

3）皮肤损害：约10%患者在病程中出现不同类型皮损，包括瘙痒、色素沉着、荨麻疹、红斑、丘疹、湿疹、剥脱性皮炎、单纯性疱疹及带状疱疹。由于白血病细胞浸润，还可见结节和红皮病的特异皮损。

（3）临床类型和分期

1）临床类型

A. 良性（稳定期）：患者一般情况良好，白细胞总数和淋巴细胞增加，淋巴结、脾肿大而无症状，骨髓如被浸润，可有贫血与血小板减少。

B. 进行性（活动性）：体重减轻，发热，肝、脾、淋巴结肿大明显，可有压迫症状，伴有贫血和血小板减少。血细胞总数和淋巴细胞呈进行性增加。

2）临床分期

A. 0期：仅血液中淋巴细胞增多，高于$15×10^9$/L。

B. Ⅰ期：淋巴细胞增多伴有淋巴结肿大。

C. Ⅱ期：淋巴细胞增多伴有脾和（或）肝脏肿大。

D. Ⅲ期：淋巴细胞增多伴有贫血（血红蛋白<110g血红蛋白）。

E. Ⅵ期：淋巴细胞增多伴有血小板减少（<$100×10^9$/L）。

注：Ⅲ期和Ⅳ期可有或可无全身淋巴结、肝和（或）脾肿大。

（4）理化检查

1）血常规：红细胞和血红蛋白早期正常，后期可降低，是正细胞正色素性贫血。在溶血时，网织红细胞升高，可见多染色性红细胞及幼红细胞。白细胞常>$15×10^9$/L，一般为$30×10^9$～$200×10^9$/L，分类中80%～90%为成熟小淋巴细胞、亦有少量大淋巴细胞、异型淋巴细胞和幼淋巴细胞。

2）骨髓象：增生明显活跃，淋巴细胞占优势，成熟的小淋巴细胞占50%～90%，偶见原幼淋巴细胞，一般不超过1%～2%，涂抹细胞和蓝状细胞较多。

3）生化和组化：本病淋巴细胞PAS反应强阳性，积分较正常人显著为高，而中性粒细胞碱性磷酸酶活性正常或稍高。约1/3患者Coomb试验阳性（此时常合并自身溶血），约半数以上的病例伴低丙种球蛋白症（以IgA、IgM减少为明显）。部分患者尿酸增高，植物血凝素转化率明显降低。约5%患者可有异常单株副蛋白如单株IgG或IgM浓度的增高。

（5）诊断要点

1）疲乏，消瘦，发热易感染。晚期出现皮下瘀斑，鼻衄，全身营养不良性水肿。

2）全身淋巴结肿大，伴有皮肤、眼、喉、肺、胸膜及胃肠道浸润。

3）白细胞$20×10^9$～$100×10^9$/L，细胞分为类成熟淋巴细胞，晚期血红蛋白下降，血小板降低。骨髓象原始淋巴细胞加幼淋巴细胞<10%；晚期巨核细胞减少。

4）免疫功能异常：有低丙种球蛋白血症及单株性丙种球蛋白或轻链增高，后者可在尿中出现。

具备1）～3）项可确诊。

2. 鉴别诊断　白血病应与下列疾病加以鉴别。

（1）再生障碍性贫血：少数白血病因血常规中白细胞数减少，分类中未见原始细胞、幼稚细胞，需与再生障碍性贫血、粒细胞缺乏症及特发性血小板减少性紫癜相鉴别，但根据骨髓象鉴别不困难。

（2）传染性单核细胞增多症（传单）：传单也有发热、浅表淋巴结肿大、血常规中有异常淋巴细胞，但传单无进行性贫血，一般也无血小板减少和出血，骨髓象中仅有少量异常淋巴细胞。偶见急淋与传单同时存在。有些巨细胞病毒感染、弓形体病、良性病毒感染也有发热、浅表淋巴结肿大，脾肿大，血常规中并伴有异常淋巴细胞，必须根据临床表现的演变和骨髓象的检查进行鉴别。

（3）粒细胞缺乏症（粒缺）：有时可与急性粒细胞白血病相混淆。在粒缺的恢复早期，骨髓象中原始和早幼粒细胞可增多，类似急性粒细胞白血病，但缺粒恢复后骨髓象也恢复正常，此外，粒缺症中一般无贫血和血小板减少。

（4）白血病的脾肿大要与肝硬化、血吸虫病、黑热病、霍奇金病等引起的脾肿大相鉴别。发生脾梗塞时，其腹痛类似急腹症。由于白血病的特殊血常规、骨髓象与上述疾病的鉴别并不困难。

（三）辨证论治

1. 辨证要点

（1）辨虚实，决标本：白血病为虚实夹杂性疾病，病情变化往往比较迅速，证型转化比较常见，并可在短期内发生，而且证型界限并不十分明显，应仔细抓住主证。如因正气虚弱复感外邪出现发热；因血热妄行或气不摄血而出现吐血、便血、尿血、肌衄、鼻衄等；因瘀闭阻络脉而出现肢体剧痛等；这些都是虚实夹杂、标本兼病的情况，应加以辨别。

（2）辨外感与内伤发热：低热而无热毒病位可查者，伴有五心烦热、盗汗、手足心热，常为阴虚内伤发热。若高热伴有明显的感染病灶如皮肤黏膜的疮疖、溃疡糜烂、咽部、肛周等部位的感染，有恶风寒者一般为外感发热。

（3）辨卫气营血各期：白血病一般传变迅速，一发病往往营血同病，或气营两燔、气血两燔，甚至气营血证俱在，应辨别清楚。

（4）辨病期白血病不同的病期如初病、化疗后及化疗后完全缓解时表现都不尽相同。初病表现为以邪实为主，夹有正虚；化疗后正虚比较明显，夹有实邪；完全缓解后，以正虚为主，但仍有热毒。

2. 论治原则

（1）化疗药的应用：老年白血病的治疗方案与成人相同，但考虑到老年人体质虚弱，耐受力较差，心、肝、肾等主要脏器衰老或有慢性疾病，所以化疗的用量及疗程的长短，则应根据不同的情况加以适当减量或缩短化疗时间，但在身体允许的情况下，也要尽量达到早期、足量、联合、注意骨髓外白血病及个体化的化疗原则。

（2）扶正祛邪，标本兼顾：中医治疗本病的原则，就是补其不足，损其有余，即扶正祛邪。扶正包括补气养血，调补阴阳。祛邪包括清热解毒、活血化瘀、化痰散结。一般来说，早期患者正盛邪实，应以祛邪为主，佐以扶正；病情进一步发展，出现壮热、口渴、出血等实证且正气尚足，则宜清热解毒、凉血止血、活血化瘀、软坚散结，即以祛邪为主；缓解期患者，因气血耗伤，多有明显虚象，宜扶正为主，用补气养血之品，调补阴阳，佐以清热解毒祛邪；恶化期患者，因邪实正虚，宜攻补兼施，或以扶正为主，佐以祛邪。

（3）善后调理：白血病完全缓解后，应注意继续化疗强化和巩固、维持治疗，以延长其缓解期。在此期间中医应以扶正为主，多以补气养血、益气养阴、补益脾肾法为主，但也应适当应用清热解毒等祛邪药物。

（四）病案举例

白血病是危害人类健康及生命的顽症之一。目前该病仍然没有突破，是一个世界性的疑难问题。现代医学治疗该病的手段包括化疗、皮质激素的应用、放射治疗、脾切除、骨髓移植、白细胞分离术、干扰素的应用及辅助免疫增强剂等法，对白血病的治疗向前推进了较大一步，但是上述治疗在临证中有一定的局限性，特别是中老年患者更为明显，诸如胃肠道反应、免疫功能低下等。中医治疗该病历来强调治本，重视内因，从整体观念出发，运用中医辨证与辨病的方法，扶正与祛邪，从而使该病得到缓解。唐祖宣在40余年的临证中，运用中西医结合疗法治疗该病体会颇深，发挥两者之长处，进行有机的攻补兼施，达到既能消灭白血病细胞，又能保存祖国传统医学的特色。

关于老年白血病的中西医结合疗法，据数十年的临证经验，化疗不一定过于猛烈，剂量可适当偏小，疗程不宜太长，支持疗法应该加强。对出血及感染等并发症中西医结合防治尤为重要。关于中医药治疗该病，唐祖宣认为应该分三步进行，一是急性期（化疗前或化疗中），热毒炽盛，妄血妄行，宜用大剂清热解毒、活血化瘀、软坚散结之品，少佐以扶正固本之药，常用的药物有七叶一枝花、白花蛇舌草、大青叶、制大黄、胡黄、金钱草、连翘、蒲公英、山栀子、黄芪、三七参、仙鹤草、西洋参等。二是化疗期间的胃肠反应，中医认为是痰湿中阻、气虚、胃失和降，治疗宜除湿化痰、益气健脾和胃为主，稍佐祛邪之品，常用的药物有黄芪、党参、苍术、枳壳、川厚朴、茯苓、半夏、白术、柿蒂、山慈菇、白花蛇舌草、七叶一枝花等。三是化疗间歇期或缓解期，由于患者表现的是以正虚为主，因此治疗以扶正为治，即益气养血、滋阴补阳，稍佐祛邪之品，常用药物有黄芪、人参、熟地、何首乌、淫羊藿、补骨脂、当归、女贞子、旱莲草、枸杞子、扁豆、三七参、山慈菇、贝母、猫爪草、僵蚕等。

关于上述三个时期的治疗，始终贯穿于白血病的治疗全过程，但在具体应用时要视患者的具体情况而定。一般来讲，老年白血病患者发病不似青少年那样典型，各阶段没有严格的区分线，常交叉出现，因此临证时必须考虑老年人自身多虚的特点，从脏腑、气血阴阳上调补更为适宜。同时注意辨病治疗，目前研究发现大多数的清热解毒中药具有抑制白血病细胞的作用，其中发现山慈菇的主要成分为秋水仙碱，有防止或减轻高尿酸血症的作用。而补益药中黄芪、人参、熟地、何首乌、淫羊藿、补骨脂、当归等药，既具有抑制白血病细胞的作用，又具调节免疫的作用，充分发挥扶正祛邪之长。

随着白血病分子机制的了解，因此对该病的治疗也迈上了分子水平。只要各级医疗科研机构与临床医师通力合作，相信终有一天人们谈论该病就如同今天的结核病一样轻松，随着时间的推移，这一天正在向人们走来。

第十二章　老年内分泌及代谢性疾病

第一节　单纯性肥胖症

一、定　义

肥胖症是指当人体进食的热量多于消耗的热量，而以脂肪形式储存于体内，使体重超过标准体重20%者。常以均匀性肥胖为特点，以肺泡低换气综合征、心血管症状、内分泌代谢紊乱及消化系统症状等为主要临床表现。肥胖可分为两大类，即单纯性肥胖（包括体质性肥胖和获得性肥胖）和继发性肥胖（包括间脑性肥胖、垂体性肥胖、肾上腺皮质功能亢进性肥胖、性腺功能不足性肥胖）。其中无明显内分泌、代谢病病因可寻者，称为单纯性肥胖。该病可发生于任何年龄，以40～50岁中壮年多见，尤以女性为多。该病起病缓，发展快目前尚无特效治疗措施。

单纯性肥胖症相当于祖国医学的"痰湿"范畴，中医学虽无肥胖症的病名，但有类似症状的描述。如《灵枢·卫生失常》曰："是故膏人，纵腹垂腴；肉人者，上下容大；脂人者，虽脂不能大者。"

二、唐祖宣诊治经验

（一）病因病机

1. 西医认识　单纯性肥胖症的病因有：①遗传因素。父母一方肥胖，其子女40%～50%肥胖；双亲皆肥胖，其子女70%～80%肥胖。②饮食因素及生活方式。爱吃甜食、煎炸油腻食品，嗜酒，饮食过量，导致热量过剩，营养不均衡，从而脂肪在体内沉积，形成肥胖。平时缺乏体力活动，忽视运动而使代谢缓慢，也可导致脂肪堆积而形成肥胖。③食物中枢平衡失调。食欲中枢和饮食中枢失调，而致食欲亢进形成肥胖。④精神因素。由于精神压力，从"吃"中取得心理安慰与补偿，饮食过量而肥胖。

2. 中医认识

（1）饮食不节：老年肥胖多由平素嗜食肥甘厚味，或贪饮酒浆，使脾胃功能受损，水液输布失常，水不化津，津不化气，阻滞体内，为湿为痰，痰湿积聚，精微不布，发为肥胖。如《杂病源流犀烛》曰："饮啖过度，好食油丐猪脂，以致脾气不利，壅塞为痰。"可见饮食不节，脾胃运化失司，则痰湿积聚，是导致肥胖的因素之一。现代朱宪彝在《内科讲座·肥胖病》中认为："进食过多，饮食所含热量超过机体基础代谢，生长发育，生育哺乳以及生产劳动能量消耗的要求，多余营养物质以脂肪形式在机体储存起来，使机体脂肪增多，脂肪组织增生，为肥胖症的直接起源。"所论颇相近似。

（2）脏腑功能失调：年老之人，气血虚衰，脏腑功能失调，津液代谢受阻，可导致肥胖症的发生。临床所见，尤以脾肺气虚为主，病久可影响脾肾。

1) 脾肺不健，气虚饮停：脾胃为水谷之海，又为气血生化之源。脾虚则运化失司，不能将水谷精微上归以养肺，则肺气虚弱，通调受阻，水湿停滞，可致肥胖。亦有年老之人，活动量减少，动作迟缓，平时缺乏锻炼，可使脾运不健，脾虚气阻，亦可出现肥胖。《杂病源流犀烛》曰："人之肥者气必虚。"说明脾肺气虚，可导致痰湿停聚，发为肥胖。

2) 脾肾阳虚，水湿内盛：年老之人，肾气不足，肾阳虚衰，不能温化寒水，化生精微，同时影响促进脾胃运化水谷功能，以致脾肾阳虚，精微不布，痰湿滋生，发为肥胖。亦有体本阴虚，或早婚、多育，耗伤阴血，或思虑忧郁过度，损伤肝脾，阴虚之人，病程日久，阴损及阳，形成脾肾阳虚，水精不化，发为肥胖。

综上所述，该病的病因为饮食不节及脏腑功能失调，其病理变化所涉及的脏腑是脾、肺、肾，三者又以脾运失常为关键。

（二）临床表现与诊断要点

1. 症状及体征　该病轻度肥胖可无症状，中度、重度肥胖症有下列症状和体征。

（1）症状

1) 肺泡低换气综合征又称 Pickwickian 综合征。由于大量脂肪堆积于体内，体重过增，活动时须消耗能量，耗氧也增多，故大多数患者少动、嗜睡。稍事活动易疲乏无力，因胸壁增厚、横膈抬高，换气困难，故 CO_2 贮留，PCO_2 常超过 6.3kPa（48mmHg），而缺氧［正常为 5.3kPa（48mmHg）］，以致气促，甚至可发生继发性红细胞增多症，肺动脉压增高，形成慢性肺源性心脏病而心力衰竭，但当体重减轻后可恢复。

2) 心血管系统症状：重度肥胖者可能由于脂肪组织中血管增多，有效循环血容量及心输血量均高，有时伴高血压、主动脉粥样硬化，使心肌负担过重，引起左心室肥大。因心肌内外脂肪沉着易致心肌劳损、左心衰竭，加上述肺泡低换气综合征，有时可猝死。

3) 内分泌代谢紊乱：空腹及餐后胰岛素分泌增高，基值可过 $30\mu U/ml$，餐后可达 $300\mu U/ml$ 约比正常人高 1 倍，而肥大细胞对胰岛素不敏感，使糖耐量减低，血脂增高，可促进动脉硬化、冠心病、糖尿病、胆石症等。甲状腺及肾上腺功能一般正常，妇女患者多有闭经不育，有时伴多囊卵巢综合征；男性患者多有阳痿不育，类无睾症；提示性功能异常。

4) 消化系统症状：善饥多食，便秘腹胀，尤其是伴糖尿病者更明显；肝脏可因脂肪变性而肿大，伴胆石症有慢性消化不良，胆绞痛发作史。

（2）体征：体型呈对称性肥胖，女性以腹部、臀部、乳房及四肢为主；男性以躯干和头颈部为主。如伴有高血压，皮肤可见较细紫纹，色泽呈紫红或红色，分布于臀部外侧，大腿上部内侧，膝关节及下腹部等处。

（3）临床分型

1) 轻度肥胖：体重超过标准体重 20%～30%者；

2) 中度肥胖：体重超过标准体重 30%～50%者；

3) 重度肥胖：体重超过标准体重 50%以上者。

2. 理化检查

（1）生化检查

1) 胆固醇、三酰甘油、游离脂肪酸常增高。

2) 基础代谢率正常或偏低。

3) 空腹或餐后血浆胰岛素增高。

4) 24 小时尿 17-羟皮质类固醇、17-酮皮质类固醇正常或增高，但小剂量地塞米松抑制试验正常。血浆皮质醇正常并保持正常昼夜节律。

5）血糖：少数可升高。

（2）心脏检查：可见心脏扩大、心肌劳累等损害。

（3）眼底检查：部分可见眼底动脉硬化。

3. 诊断要点 本病的诊断标准参考如下。

（1）标准体重测定 成人体重标准：[身高（cm）−100]×0.9＝标准体重（kg）。

（2）体重指数测定：体重指数（BMI）＝体重（kg）／[身高（m）]^2；体重指数在 26～30 为轻度肥胖，30～40 为中度肥胖，>40 为重度肥胖。

4. 鉴别诊断 许多疾病可伴随肥胖，这些肥胖总称为继发性肥胖。单纯性肥胖的诊断是在排除继发性肥胖后而确诊的。继发性肥胖都有原发性疾病的临床特征，容易鉴别。继发性肥胖包括下丘脑性肥胖、多囊卵巢综合征、甲状腺功能低下、皮质醇增多症、高胰岛素性肥胖、性功能低下、先天性遗传性肥胖，以及药物性所致肥胖如噻嗪类药物。在继发性肥胖中，成人以库欣综合征和甲状腺功能减退症常见。

（1）皮质醇增多症：多为向心性肥胖。皮肤紫纹、高血压、月经紊乱或闭经、满月脸水牛背、多毛、多血质外貌等。血尿皮质醇水平增高且不被小剂量地塞米松抑制。

（2）原发性甲状腺功能减退症：可有肥胖，还有怕冷、全身浮肿、贫血、月经过多等症状。血中 T_3、T_4 水平减低，TSH 增高。

（三）诊疗原则及措施

1. 治疗原则 肥胖的治疗是一个非常棘手的问题。目前治疗肥胖的方法有饮食控制、行为矫正、体育锻炼、药物治疗和手术治疗。以前三种为基本治疗。药物治疗仅是一个辅助手段，手术治疗不宜常规使用。医疗实践证明，减肥过程实际上是对肥胖患者生活、饮食、习惯艰苦的改造过程。患者要有坚定的信念、坚强的意志和持久的耐力，同时辅以一系列的措施，以期达到降至标准体重的目的。

2. 治疗措施

（1）教育及行为治疗：教育与行为治疗包括营养教育、增加体力活动、社会支持、认知战略、自我训练、合理的情绪治疗、改变不正确的认识和饮食行为。可由内科医生、心理学家、营养医师和护士组成指导小组，家庭配合，指导患者进行饮食运动计划，开展教育讲座，提高患者及其家属对肥胖危害的认识。

（2）饮食治疗：人体内存积大量的脂肪才能肥胖，而体内大量的脂肪来源是经口摄入，所以，减少脂肪的摄入，限制能量的摄入量，使总热量低于消耗量，就可以起到有效的减肥目的。

减肥并非减体重，而是减去体内过多的脂肪，并防止其再积聚。低能量饮食疗法是每日每公斤理想体重给予 10～20kcal 的热量，极低能量饮食疗法是每天每公斤理想体重给予 10kcal 的热量或更低。目前也是根据患者的代谢率算出 24 小时热量，再扣除每日 600kcal，使每周体重 0.8～1.5g 高质量蛋白，且需要补充维生素和矿物质，避免进高脂肪食物，少吃甜食。

极低能量饮食疗法并不适用于所有患者。它的绝对禁忌证包括：恶性心律失常、不稳定型心绞痛、蛋白质消耗性疾病（如库欣综合征、系统红斑狼疮）、肝肾功能衰竭者；应用引起蛋白质丢失药物（如类固醇激素和抗癌药）的患者；体重未超过理想体重的 20% 或 BMI<25kg/m^2 者；有酮症的糖尿病患者。它的相对禁忌证包括：充血性心力衰竭、应用排钾性利尿剂及肾上腺素能促进剂、超重低于 50% 或 BMI<30kg/m^2 者。

（3）运动疗法：运动疗法是肥胖患者减肥治疗的重要手段之一，它的重要性仅次于饮食控制。科学地选择运动疗法配合饮食控制，常能达到预期的目的。

单纯地控制饮食时机体的代谢率降低，能量支出减少，辅以体育锻炼时使能量消耗增加，两者结合使能量进一步负平衡。因此，作为老年肥胖患者，必须在医学检查、体力测定的基础上，选择适合的运动量，如气功、太极拳（剑）、保健操等；或慢步、慢跑；或球类运动，如羽毛球、乒乓球等，均有助减肥而增强体质，健身以却病延年。

（四）唐祖宣治疗肥胖症的经验与体会

不少人一到中年，就会渐渐"发福"。有人认为这是自然规律，对自己的"将军肚"颇为自得。殊不知，肥胖会直接带来"代谢综合征"的高风险。一旦体重指数大于或等于30，代谢综合征的患病风险将提高10倍。临床上，将以胰岛素抵抗为病理基础的多代谢症候群，包括肥胖、高血糖、高血压、高血脂、高尿酸、脂肪肝等称为"代谢综合征"。其中，血三酰甘油增高、向心性肥胖和糖耐量低减构成了"代谢综合征"的三大危险因素。

为了有效地治疗肥胖症，预防"代谢综合征"的发生，唐祖宣在数十年来临证中发现，单一的任何治疗手段都是徒劳的，必须采取综合方法治疗。针对不同的人群，运用灵活的治疗手段，以达到"未病先治"、"既病防变"的目的。特别是老年人，由于自身脏腑生理性衰退或有慢性病史者，更应注意肥胖症的问题。2000年曾在一次专题讲座中，就肥胖症的问题，唐祖宣讲了几点个人观点，在此以供同道探讨。

1. 未病先防　肥胖症是危害人类健康的大敌，预防老年性肥胖症必须从中青年抓起。该病在欧美一些发达国家早已是常见的疾病之一，而在我国自改革开放以来，由于人民物质生活水平的提高，不合理的膳食结构，不良的生活方式等造成了肥胖症逐年增高，因此，健康教育对肥胖症的预防十分重要，应放在首要地位。

（1）全面查体，并咨询一次营养门诊：在很多人心目中，"去医院"就意味找大夫看病，没有病的人是不愿意轻易去医院。但实际上这是一个认识上的误区，因为一年一次的全面查体对每个人来说都很重要，它可以早期发现疾病，为治疗赢得宝贵的时间，对肥胖症早期尤其重要。

（2）节酒：有人说，喝酒可以少吃饭，有利减肥；还有人期望通过酒来舒筋活血，甚至治疗一些疾病。这些看法虽有一定的道理，但都不全面。总的来看，酒精对人体的影响弊多利少。饮酒可导致食欲下降，影响正常进食，以致发生各种营养素缺乏，严重时还会造成酒精肝硬化、血脂水平升高、动脉硬化，增加高血压、中风、心脏病等危险。同时酒精含有高热能，1g酒精可以产生7kcal热量，看来是起不到减肥的目的。

（3）合理膳食：时常称称体重，回顾自己饮食有无不妥之处，再根据季节的食物供应制订合理的食物搭配。注意适量的饮水；每日吃1~2个水果；每日1杯牛奶等，这样才能促进营养物质的吸收，补充体内维生素、无机盐、钙质、膳食纤维等，有利身体健康，却病延年。近年来，油类食品中大多倡导回归自然，崇赏天然食品，其中橄榄油尤受推崇。橄榄油中单不饱和脂肪酸的含量高达80%，还含有心血管健康有益的角鲨烯、谷固醇和维生素A原和维生素E等成分。最新研究表明，常食用橄榄油可预防钙流失，同是可预防肥胖、胆结石、高血压、减少癌症发生率及降低胃酸、降低血糖等作用。因此，中老年人如条件许可，不妨一试。

（4）体育运动：生命在于运动，肥胖症的预防亦应重视运动。中青时期应坚持体育锻炼，消耗体内堆积的多余脂肪。老年人应根据自身的健康状况，选择适宜的运动项目（包括有氧运动和无氧运动）。

（5）行为保健：人有七情六欲，健康的标准是身体健康与心理健康的统一体。人至中年以后，由自身及社会、家庭诸多方面的原因易引发肥胖症。因此，老年人肥胖症的预防行为疗法尤为重要，因老年人的社交面窄、个体鳏寡孤独及自身生理等方面均与中年人不可同日而语。老年人宜选交友、旅游，多注意在琴、棋、书、画诸方面的情趣培养，使自己心情愉悦、踏实，没有自卑心理。这样对老年肥胖症的预防大有裨益。

2. 既病防变　肥胖病患者的治疗，除用以上未病先防措施外，同时还必须配合必要的药物治疗，个别严重患者需要进行手术治疗。目前减肥药品大量充斥市场，鱼目混珠，真假难辨。因此笔者个人的治疗体会根据不同的群体、年龄、个体禀赋、有无合并症等诸多因素，选择合理的减肥处方。只有这样，才能预防因肥胖引起的诸多系统并发症，从而提高人们的身体素质，起到延年益寿的作用。

第二节　高脂血症

一、定　义

高脂血症是指血液中一种或多种脂质成分异常增高，如高胆固醇血症、高甘油三酰血症，是中老年人的常见病、多发病，发病率较高，病程长，并发症多，对人类健康有很大的危害。随着我国经济的不断发展，人民生活水平有了明显的提高，膳食结构的改变使得高血脂症的发病率呈逐年上升的趋势。

高血脂症与冠心病的发生有密切关系，而冠心病发病的主要病理基础为冠状动脉粥样硬化。高脂血症是引起或加重动脉粥样硬化的危险因素。美国脂质研究中心报告胆固醇水平大于6.19mmol/L 时，其冠心病的死亡危险是小于 5.2mmol/L 者的 3.45 倍；低密度脂蛋白胆固醇（LDL-C）大于 4.13mmol/L 者，比小于 3.38mmol/L 者的死亡危险高达近 6 倍。流行病学调查显示血浆高密度脂蛋白胆固醇（HDL-C）水平与发生动脉粥样硬化与冠心病的危险性呈负相关。Framingham 研究发现，HDL-C 值每提高 0.03mmol/L 时，冠心病的危险性可降低 2%～3%，男性与女性结果相似。HDL-C<0.09mmol/L 时，冠心病危险明显增加。Stockaholm 研究结果表明，血清三酰甘油（TG）水平的升高，是心肌梗死发病的独立危险因素，当 TG>200mg/dl、LDL-C/HDL-C>5 时危险最大，发生急性心肌梗死的可能性比低于此指数者高 3.8 倍。用氯贝丁酯和烟酸治疗高 TG 血症，冠心病死亡率的降低与 TG 的下降显著相关。

高脂血症是现代医学的病名，鉴于历史条件的限制及医学理论体系的不同，祖国文献中没有"高脂血病"这一病名的记载，其内容包括在痰浊、瘀血、肥胖、中风、眩晕、胸痹、胸痛等病证之中。

二、唐祖宣诊治经验

（一）病因病机

1. 西医认识　高脂血症的病因有原发和继发两类。原发性系由脂质和脂蛋代谢先天性缺陷（或遗传性缺陷）及某些环境因素（如年龄和性别、饮食、吸烟、职业等）通过尚未知的机理引起的。继发性常由于肥胖症、糖尿病、甲状腺功能低下、肾病综合征、急性肾衰竭、慢性肾衰竭、肝脏疾病、急性胰腺炎、药源性等疾病引起。在临床上，以 TG 或血清总胆固醇（TC）水平超过正常值，排除继发性高脂蛋白血症，有黄色瘤、动脉粥样硬化证据、阳性家族史、高胆固醇、高碳水化合物、饮食习惯等有助诊断。并可根据血浆外观、血脂测定及脂质白纸上电泳来分型。

高脂血症的主要病因与脂质蛋白代谢异常有关，而冠心病的发病主要病理基础为冠状动脉粥样硬化，其中"脂质浸润学说"已被广泛接受。高脂血症与动脉粥样硬化发生密切相关，多数学者认为：①低密度脂蛋白（LDA）受体不足，血浆 LDA 水平明显升高，或被氧化修饰。②基因突变，APOE 基因突变，$APOE_3$、$APOE_4$ 缺乏，血浆中含 $APOE_2$ 的 LPA 残基堆积，变成泡沫细胞，这些细胞聚积成脂肪条索，进一步导致胆固醇堆积，加上凝血系统的参与，最终形成动脉粥样硬化斑块。③脂蛋白 LP（a）被氧化，与纤维蛋白溶解酶原具有相似结构，它可竞争性地结合纤维溶解酶激活剂的结合位点，抑制纤维蛋白酶的活性，造成高凝状态。但对 LP（a）的研究，尚属初步阶段，这对人体生理与病理的意义，仍不很清楚。④载脂蛋白（APO）近年来研究进展相当迅速，1983 年 MacieJko JJ 等报道的 108 例冠状动脉造影资料说明，用所测指标差别冠状动脉存在有临床意义病变的敏感性与特异性，为早期诊断冠心病的重要指标。⑤免疫假说：随着增龄，自身免疫减退，脂蛋白的堆积可刺激机体产生特异性抗体，形成大量循环免疫复合物（CIC），若沉积于血管内皮，可通过激活补体等途径，引起免疫损伤，导致动脉粥样硬化。说明脂代谢紊乱与免疫功能紊乱有关。⑥其他危险因素：高脂血症与饮食、吸烟、饮酒、运动、肥胖、年龄、性别、精神因素及应激、药物、季节有关。

2. 中医认识　随着现代医学科学的发展，中医学家对高脂血症的认识更加完善和深入，并将高脂血症作为一个独立的病证加以论述。综合历代医家对该病的认识，高脂血症的病因病机主要有以下几个方面。

（1）饮食不节：饮食能提供能量，维持组织器官正常的生理功能活动，是人体赖以生存的必要条件。但饮食失宜，又是导致疾病发生的重要因素。宋·严用和《济生方·宿食门》对此有详尽的论述："善摄生者，谨于和调，一饮一食，使入于胃中，随消随化，则无滞留之患；若禀肥怯弱，饥饱失时，或过多五味，鱼腥乳酪，强食生冷果蔬，停滞胃脘，遂成宿滞，轻则吞酸呕恶，胸满噎噫，或泄或痢；久则积聚，结为癥瘕，面黄羸瘦，此皆宿食不消而主病焉。"可见，饮食以适量、调和、清洁、不偏食为宜。若久食膏粱厚味、肥甘之品，易伤心脾；有人提出"厚味甘肥，可助阳生气、生阴；生阴者，转化为脂液，浸淫脉道，脉膜变异（粥样斑块成）"；进而血行不利，阻碍气之运行，血失气煦，则气结血瘀，引起脉痹。且过食肥甘，易致湿困脾阳，脾气滞缓，致清气不能化浊，血中脂质增高，阻遏血脉，脉络不畅，心络阻于痰浊乃至气逆胸闷、半身不遂等。

（2）痰浊不化：痰浊属继发性致病因素，是人体脏腑气血功能异常在疾病过程中所形成的病理产物，其形成后又直接或间接作用于心脏、经络、气血，导致新的疾病而成为致病因素。由于过食膏粱厚味，加之脾不健运，水谷不能化生为精微，反而聚湿成痰，痰之为病，无处不在，流聚于血脉则引起高脂血症，渗于脉络则可致动脉硬化。"高脂血症为血中之痰浊"这一理论已被大多数临床与实验研究所证实。有人曾对冠心病不同证型患者做血脂水平分析，并同时设立正常对照组，发现"痰浊型"患者的胆固醇、三酰甘油和低密度脂蛋白胆固醇含量明显高于非痰浊型和正常对照组，认为血清三酰甘油和低密度脂蛋白胆固醇含量明显高于非痰浊型和正常对照组，认为血清三酰甘油和低密度脂蛋白胆固醇含量升高是冠心病痰浊型特有的重要生化物质基础。又有人进行了动物实验研究，利用化痰、消瘀两法对家兔动脉粥样硬化治疗的观察比较，发现化痰组中总胆固醇、三酰甘油、低密度脂蛋白胆固醇均低于空白对照组和消瘀组，同时表明化痰法对家兔动脉硬化模型的抑制作用优于消瘀法，因此认为动脉硬化初起病机可能是以痰浊内阻为主。从临床方面看，临床常见的高脂血症一般多形体肥胖，嗜好肥甘厚味，头脑昏沉，胸痞胀闷，喘息不畅，心悸气短，恶心欲呕，入睡作鼾，肢麻沉重，甚至中风偏瘫，苔见滑腻，脉多弦滑，这些都痰浊内阻的表现。

（3）瘀血阻滞：瘀血和痰浊一样，亦属于继发性致病因素，凡是离经之血未及时排出体外，积存体内；或行不畅，瘀阻于经脉脏腑，均称为瘀血。就高脂血症而言，其中血瘀的形成主要在于气虚、气滞和痰阻。气虚，不仅推动血液运行之力不足，而且还因气虚不能使血中脂浊及时运化而阻涩脉道，出现高脂血症和动脉粥样硬化；气滞则气机不行，血运阻滞，升降功能失常，脂浊不能正常代谢而引起高脂血症；痰浊之邪停聚血脉之中，阻碍气机的运行，使气滞进而形成血瘀。现代医学研究表明，高脂血症患者血液流变学指标都明显升高（如全血黏度、纤维蛋白原增高，红细胞沉降率加快，血小板聚集率增加等），客观地反映了末梢循环存在瘀滞的状态。

（4）脾失健运：脾为后天之本，气生化之源，又具有统血摄血的功能。根据"脾主运化"的机制，高脂血症的形成与脾的关系至为密切。早在《素问·经脉别论篇》中指出："饮入于胃，游溢精气，上输于脾，脾气散精，上归于肺，通畅水道，下输膀胱，水津四布，五经并行。"说明水谷精微的输布无不依赖于脾主运化的功能。如果脾不健运，水谷精微输布失常，聚而成痰，痰浊阻滞于血脉，膏脂不能正常代谢而导致高脂血症。故祖国医学有"脾为生痰之源"之说。现代医家也越来越重视脾在高脂血症发病中的作用。如姚培教授认为高脂血症是由于脾胃虚弱，运化失健，加上饮食不当，嗜食膏粱厚味而损伤脾胃，致使脾虚运化失司，日久成痰，痰从浊化，膏脂失运，酿成高脂血症。

（5）肾气衰弱：肾为先天之本，肾气衰弱，则气血亦相应衰退，经脉失养，膏脂难以正常运化，易致高脂血症。肾气衰弱与高脂血症的发病关系主要体现在以下几个方面。一是肾气虚衰，失其温煦作用，脾气亦虚；脾虚则运化失健，易致痰浊内生，而痰浊滞留血中又是引起高脂血症的重要因素。正如张景岳所谓："痰之化无不在脾，痰之本无不在肾。"因此，肾虚不能温煦脾阳，痰浊内生从而导致高脂血症的形成。另一方面，肾主藏精，主生殖发育，先天禀赋于肾，肾与遗传因素的存在。《灵枢·决气》指出："两神相搏，合而成形，常先身生，是谓精。"由此可见肾精与遗传的关系说明了肾与高脂血症有关。此外，从现代研究也表明，血清高密度脂蛋白胆固醇水平下降已被认为是脑与冠状动脉粥样硬化的共同特点，可见高密度脂蛋白或高密度脂蛋白胆固醇水平下降是高脂血症患者体内脂质代谢紊乱的主要表现。现代研究还表明，高密度脂蛋白或高密度脂蛋白胆固醇含量与肾气盛衰有密切关系，肾气衰则高密度脂蛋白胆固醇含量低，而血脂也较易升高，抗动脉粥样硬化的能力弱。

（6）肝胆失于疏泄：肝藏血，主疏泄，喜条达而恶抑郁，肝郁不畅，胆汁排泄不利；或肝郁克伐脾土，使脾失健运，痰浊内生转为脂浊；或肝气逆乱，肝阳妄动，气血壅滞，络道失和，脉道不利，均可引起痰浊不化；胆为肝之余气而成，具有很强的消化作用，若其排泄不利，一旦肥腻食物入胃，则难以消化而形成痰浊。"高血脂为血中之痰浊"，痰浊不能运化代谢，停聚脉道，则引起高脂血症。另外，肝郁日久，易化火伤阴；肝肾阴虚，脉络不柔膏脂混于血中，清从浊化；或阴虚内热，炼津为痰，痰浊内聚，也可此起高脂血症。正如《医宗必读》所言："症状不齐，总不外心伤而火动，火郁而生涎也。"可见，痰火也是引起高脂血症的常见原因之一。

（二）诊断与鉴别诊断

1. 诊断 由于高脂血症属现代医学病名，其诊断主要依赖于实验室检查结果，临床上一般以空腹 12～24h 血清总胆固醇超过 5.7mmol/L（220mg/dl）、或三酰甘油超于 1.8mmol/L（160mg/dl）、或低密度脂蛋白胆固醇超过 3.6mmol/L（140mg/dl），即可确诊为高脂血症。通常在临床上将其分为四种类型。

（1）单纯性高胆固醇血症：TC 含量增高，即 TC>5.70mmol/L（220mg/dl）；TG 含量正常，即 TG<1.81mmol/L（160mg/dl）。

（2）单纯性高甘油三酯血症：TG 含量增高>1.81mmol/L（160mg/dl）；TG 含量正常，即 TC<5.70mmol/L（200mg/dl）。

（3）混合型高脂血症：TC 和 TG 含量均增高，即 TC>5.70mmol/L（220mg/dl）、TG>

1.81mmol/L（160mg/dl）。

（4）低高密度脂蛋白血症：HDL-C 含量降低，即 HDL-C<0.91mmol/L（35mg/dl）。

国际卫生组织（WHO）将高脂血症又分为 5 型 6 类。

（1）Ⅰ型——高乳糜微粒血症：空腹时血清中存在乳糜微粒，其他脂蛋白基本正常，伴前 β 脂蛋白含量轻度增高。

（2）Ⅱ型——高 β 脂蛋白血症：血清 β 脂蛋白含量增高，其中又分为两类，Ⅱ$_a$ 型仅见血清 β 脂蛋白含量增高，而前 β 脂蛋白含量正常；Ⅱ$_b$ 脂蛋白含量增高。

（3）Ⅲ型——"阔 β"带型：血清中出现一种异常的脂蛋白，电泳时表现为"阔 β"带。

（4）Ⅳ型——高前 β 脂蛋白血症，血清中 β 脂蛋白含量增高。

（5）Ⅴ型——高前 β 脂蛋白血症和乳糜微粒血症：空腹时血清出现乳糜微粒，且前 β 脂蛋白含量增高。

2. 鉴别诊断　对所有高脂血症患者，均应排除继发性原因，将原有疾病控制后即可使高脂血症减轻或控制在正常水平。临床上常见的容易引起继发性高脂血症的疾病有下面几种。

（1）糖尿病：糖尿病Ⅰ型可发生高脂蛋白血症Ⅴ型或Ⅰ型，糖尿病Ⅱ型易出现高甘油三酯血症。

（2）甲状腺功能减退症：以Ⅱ$_a$ 型和Ⅱ$_b$ 型为多，系由于胆固醇降解为胆汁酸排出减少所致。

（3）肾病综合征：以Ⅱ型多见，也可为Ⅳ型或Ⅴ型。

（4）肝病：慢性肝炎和脂肪肝主要为Ⅳ型，肝肿瘤以Ⅳ型和Ⅱ型较多；肝内外胆管梗阻以Ⅱ型为多，主要由于胆固醇降解为胆汁酸后排泄受阻所致；少数可有异常型 β 脂蛋白血症。

（5）胰腺炎：多为Ⅳ型和Ⅴ型，偶见于Ⅰ型。

（6）酒精中毒：属Ⅳ、Ⅴ型。

（7）肥胖：多属Ⅳ型，可伴脂肪肝。

（三）辨证论治

1. 辨证要点

（1）辨舌象、脉象：单纯高脂血症患者临床症状往往不多，有些甚至无明显自觉症状，仅在实验室检查时发现血脂增高，此时舌象、脉象在辨证中具有重意义。一般而言，舌苔厚腻，脉弦滑者多为痰浊内阻；舌质暗或有瘀斑瘀点，脉涩多为瘀血阻滞；舌淡胖，脉沉细弱多为脾肾阳虚；舌红少津，脉细数多肝肾阴虚。

（2）辨形体：中医认为肥人多痰湿，瘦人多火。形体肥胖之人，以痰浊内阻型、脾虚湿盛型、脾肾阳虚型多见；而形体消瘦之人，则以肝肾阴虚型多见。

（3）辨伴随症状：高血脂伴有食欲不振，脘闷腹胀，便溏者为脾虚；伴有腰膝酸软，健忘，遗精者为肾虚；伴有形寒肢冷，面色㿠白者属阳虚；伴有口干咽燥，五心烦热，颧红潮热者属阴虚内热；伴有肢体沉重，头重如裹，胸脘痞闷者为痰浊内盛；伴有头痛，胸痛者往往有瘀血内停。

2. 论治原则

（1）治标与治本：高脂血症属本虚标实之证，其中以脾虚、肾虚、肝郁为本，痰浊、瘀血为标。中医认为，高血脂为血中之痰浊，高脂血症初期，往往表现为痰浊、瘀血等标实之证。然而，痰浊、瘀血的形成无不与脏腑功能失调有关，或因脾失健运，或因肾气虚弱，或因肝胆失于疏泄。因此，在治疗高脂血症时，要详察标本，以标实为主时，则主治其标，佐以治本。

（2）降脂中药的选用：研究发现，许多中药具有不同程度的降脂作用，它们的功效各不相同，其中以利湿祛痰类、活血化瘀类、行气消导类和补益类为多。因此，在辨证论治的基础上，适当选用一些具有降脂作用的中药，会使治疗的效果更理想。

（3）降脂西药的应用：目前用于治疗高脂血症的西药主要有 HMG-COA 还原酶抑制剂（如洛伐他汀、辛伐他汀、普伐他汀、氟伐他汀），胆酸隔置剂（如考来烯胺、考来替哌），贝丁酸类（如非诺贝特、吉非贝齐），烟酸类（如烟酸、阿西莫司）。临床上单纯胆固醇增高者可首先 HMG-COA 还原酶抑制剂，其次可选用胆酸隔置剂、贝丁酸类；胆固醇和三酰甘油均增高者主要选用 HMG-COA 还原酶抑制剂，也可联合用药，如选择贝丁酸类加胆酸隔置类，或胆酸隔置类加烟酸类；而 HMG-COA 还原酶抑制剂与贝丁酸类或烟酸类合并使用时应谨慎。

（四）病案举例

高脂血症，目前公认为是动脉粥样硬化及冠心病的前驱病证，但是，在临证中众多医生多从西医微观（即总胆固醇、三酰甘油等）方面单独调治，往往收效甚微，或取效一时。唐祖宣在临证中，多从痰瘀调理，把握病机的主次，每收良效，兹介绍典型案例如下。

> 左某，男，68 岁，1995 年 6 月 20 日诊治。
>
> 5 年以来经常头晕头痛，血压正常，血脂检查各项指标均显著增高。屡服"月见草"、"烟酸肌醇酯"、"复方丹参片"、"川芎嗪"等药效果欠佳。近日因家务繁忙，头痛加重。现症见：形体肥胖，满头胀痛，每因紧张或用脑过度则加剧，甚时如针刺，伴头晕、胸闷、气短、口干。舌质暗红，边尖紫暗，脉沉弦涩。心电图提示 ST-T 段压低；脑血流图检查提示：脑动脉硬化Ⅲ°。证属痰蕴血瘀，痹阻清宫。治宜化痰活瘀，升清荣脑。方用自拟活瘀降脂汤加减：丹参 30g，川芎 12g，赤芍 15g，水蛭 20g（研末冲服），石菖蒲 15g，地龙 20g，生山楂 30g，猪苓 15g，泽泻 12g，夏枯草 20g，天麻 12g，郁金 12g，杞果 10g。
>
> 上方加减调服 40 余剂，头痛头晕渐愈；复服 30 余剂，血脂复查：总胆固醇 5.92mmol/L，三酰甘油 1.98mmol/L。

体会　近年来，现代医学所谓的高脂血症及血液的高凝状态，与中医的"痰浊"、"瘀血"密切相关。痰瘀乃有形之阴质，随血流窜，无处不到，其黏滞之性，既可滞留于脉管壁（形成粥样动脉硬化癥块），阻塞管腔，又可使血液黏稠凝滞，从而形成痰瘀互结。故在临证中，对高脂血症患者多从痰瘀入手，使痰化瘀消而高脂血症遂步缓解，乃至痊愈。

活瘀降脂汤乃多年来治疗高脂血症的经验方。具体应用时，早期宜汤剂，以挫高脂血症的主证，后期可改汤为丸或制成片剂常服，以达到降低清总胆固醇、三酰甘油的目的，因此，说该方具有"净化血液"的作用。

第三节　糖　尿　病

一、定　义

糖尿病是一种常见的代谢性内分泌疾病，分原发性和继发性两类。前者占绝大多数，有遗传倾向，其基本生理改变为绝对或相对胰岛素分泌不足和胰升血糖素活性增高所引起的代谢紊乱，包括糖、蛋白质、脂肪、水及电解质等，严重时常导致酸碱平衡失调；其特征为高血糖、糖尿、葡萄糖耐量减低及胰岛素释放试验异常。临床上早期无症状，至症状期才有多饮、多食、多尿、口渴善饥、消瘦或肥胖、疲乏无力等症状，病久者常伴发心、脑血管，肾、眼及神经等病变。严重病例或应激时可发生酮症酸中毒、高渗昏迷、乳酸性酸中毒而威胁生命，常易并发化脓性感染、尿路感染、肺结核等。自胰岛素及抗生素药物问世以来，酮症及感染已少见，病死率已明显下降。如能及早防治，严格和持久控制高血糖，可明显减少慢性并发症的发生。

我国首次调查糖尿病于 1978～1979 年在上海 10 万人口中发现患病率为 10.12‰，1980～1981 年在全国 14 个省市 30 万人中患病率为 6.09‰。该病多见于中老年，患病率随年龄增长而增长，自 45 岁后明显上升，至 60 岁达高峰。我国糖尿病患者绝大多数属于非胰岛素依赖型（Ⅱ型 NIDDM）。1994～1995 年在全国约 25 万人口中（>25 岁）又进行了一次调查，发现糖尿病和糖耐量减退（IGT）各占 2.5%，患病人数较 15 年前增长了 3 倍多。佑计至 21 世纪初，我国的糖尿病患者将达到 2000 万人，其主要原因是生活水平提高、生活方式现代化、营养过剩、体力活动减少等。

现代医学的糖尿病属于中医学消渴病范畴。消渴病是因肺、胃、肾三脏燥热阴虚，水谷输布失常所致的口渴多饮、消谷善饥、尿频量多、或尿浊而有甜味、形体逐渐消瘦为主要特征的疾病。

二、唐祖宣诊治经验

（一）病因病机

1. 西医认识　糖尿病的病因和发病机制至今尚未完全阐明。胰岛病变致胰岛素分泌缺乏或延迟，循环血液中存在抗胰岛素抗体，胰岛素受体或受体后缺陷致靶组织对胰岛的敏感性降低应是发生糖尿病的基本环节。通常认为遗传因素和环境因素及两者之间复杂的相互作用是发生糖尿病的主要原因，而且很可能属于多基因遗传疾病的范畴。20 世纪世纪 70 年代以来的一些研究认为，遗传因素在糖尿病的病因中占有重要地位，尤其是非胰岛素依赖型糖尿病。在胰岛素依赖型（IDDM，Ⅰ型 DDM）糖尿患者中胰岛细胞抗体阳性和胰岛炎病变支持自体免疫反应，在发病机制上可能起重要作用。然而，病毒易感性和自体免疫都为遗传因素所决定。

非胰岛素依赖型糖尿病的胰岛病理改变大都较轻，遗传因素系此型糖尿病的基本病因。在各种环境因中，肥胖是非胰岛素依赖型糖尿病的重要诱发因素之一。肥胖者外周组织靶细胞胰岛素受体数量减少，肥胖的 2 型糖尿病患者，不仅靶细胞胰岛素受体数量减少，而且亲和力减低或存在受体后缺陷，因而对胰岛素的敏感性降低，是导致高血糖的另一重要因素。感染、缺少体力活动、多次妊娠等均可能是糖尿病，尤其是非胰岛素依赖型糖尿病的诱发因素。高血糖素等拮抗胰岛素生理作用的激素分泌增多，邻分泌（胰岛素、生长抑制激素）功能调节失常，在导致糖尿病代谢紊乱的机制上有重要影响。

2. 中医认识

（1）禀赋不足：素体阴虚，五脏虚弱是消渴病发病的内在因素。因五脏主藏精，精为人生之本，肾又受五脏六腑之精而藏之，若五脏虚赢，则精气不足，气血虚弱，肾亦无精可藏，复因调摄失宜，终致精亏液竭而发生消渴。《灵枢·本藏》篇谓："心脆则善病消瘅热中"，"肺脆则苦病消瘅易伤"。《医贯·消渴论》谓："人之水火得其平，气血得其养，何消之有？"说明人体脏腑气血的强弱与消渴病的发病有一定的关系。

（2）情志失调：长期过度的精神刺激，情志不舒，或郁怒伤肝，肝失疏泄，气郁化火，上灼肺胃阴津，下灼肾阴；或思虑过度，心气郁结，郁而化火，心火亢盛，损耗心脾精血，灼伤胃肾阴液，均可导致消渴病的发生。有关精神因素与消渴病的关系，中国历代医籍中均有论述。如《灵枢·五变》中说："怒则气上逆，胸中蓄积，气血逆流……转而为热，热则消肌肤，故为消瘅。"金·刘河间《刘河间·三消论》中说："消渴者……耗乱精神，过违其度，而燥热郁盛之所成也。"明·杨士瀛《慎斋遗书·渴》说："心思过度……此心炎乘脾，胃燥而肾无救。"清·叶天士《临证指南医案·三消》说："心境愁郁，内火自燃，乃消症大病。"以上均说明了情志失调，五志过极，化热伤津的病理过程。另外，肝主疏泄，对情志因素影响最大，故古代医家十分强调消渴病的发生与肝脏的密切关系。

（3）饮食不节：长期过食肥甘厚味和醇酒，损伤脾胃，脾胃运化失司，积热内蕴，消谷耗液，损耗阴津，易发生消渴病。这在中国历代医籍中均有记载。如《素问·奇病论》在论述消渴病的病因病理时指出："此肥美之所发生也，此人必数食甘美而多肥也，肥者令人内热，甘者令人中满，故其气上溢，转为消渴。"宋·赵佶《圣济总录》也说："消瘅者膏粱之疾也。"元·朱丹溪《丹溪心法·消渴》载："酒面无节，酷嗜炙煿……脏腑生热，燥热炽盛，津液干焦，渴饮水浆，而不能自禁 。"以上均说明饮食不节、过食肥甘厚味与消渴病的发生有密切关系。

（4）形体肥胖：目前已共认肥胖是 2 型糖尿病发生的一个重要因素。而中医学早在两千多年前已认识到肥胖者易发生消渴病。《素问·通评虚实论》说："消瘅……肥贵膏粱之疾也。"此后历代重要医书对此均有记载，如明·张景岳《景岳全书》载："消渴病，其为病之肇端，皆膏粱肥甘之变……皆富贵人病之而贫贱者少有也。"富贵人由于营养过剩，体力活动少，形体肥胖，故易患消渴病。这是中国古代医家通过大量临床病例的观察所得出的结论，至今仍是十分科学的。

近年国内外大量流行病学的调查资料表明，随着经济的发展，生活水平的提高，由于长期摄取高热量饮食，或过多膳食，加之体力活动的减少，身体肥胖，糖尿病的发病率也逐渐增高。这与中医学的认识是完全一致的。

（5）外感六淫：《灵枢·五变》中的"余闻百病之始期，必生于风雨寒，外循毫毛而入腠理……或为消瘅"，指明了六淫之邪侵袭或从肌肤而入，或从口鼻而入，犯肺袭胃，引起肺燥胃热，耗伤津液，终致消渴病。如明·秦景明在《症因脉治》中将消渴病根据病因不同分为外感消（燥火三消、湿火三消）和内伤三消（积热三消、精虚三消）。外感三消即外感六淫，毒邪内侵散膏（胰腺），旁及脏腑，化燥伤津，亦可发生消渴病。

（6）乱用补品：传统补品多为滋阴壮阳、补气养血之剂或肥甘滋腻之品，乱用补品或滋补太过，容易生湿蕴热，耗伤津液，津伤无以输布，发生消渴。或因过食滋腻之品，呆滞脾胃，损伤脾气，导致脾不摄精，精气游溢，发为消渴。

（7）医源病因：在中国古代，自隋唐以后，常有人为了壮阳纵欲或养生延寿而嗜服用矿石类药物炼制的丹药，致使燥热内生，阴津耗损而发生消渴病，许多古医籍中都有嗜服丹药而发生消渴病的记载。如隋·巢元方《诸病源候论》云："内消病者……由少服五石，石热结于肾内也，热之所作"，又说："渴利者……由于少时服乳石，石热盛时，房室过度，致令肾气虚耗，下焦生热，热则肾燥，燥则渴，肾虚又不得制水液，故随饮小便"。唐·孙思邈《备急千金要方》载："正观十年，梓州刺史李文博先服白石英久，忽房道强盛，经月余渐患渴，经数日小便不利，日夜百行以来，百方治之，渐以增剧，四体羸惙，不能起止，精神恍惚，口舌焦干而卒。"元·朱丹溪亦说："自唐时太平日久，膏粱之家，惑于方士服石长生说，多饵丹石，迨宋至今，犹未已也。"据史家记载，历代帝王服食丹药者不乏其人，如唐代服丹药的就有太宗、高宗、玄宗、宣宗等，他们的症状都是"燥甚"、"病渴而中燥"、"肤泽如消枯"、"疽发背而崩"等。现服石药之风不复存在，但长期服用温燥壮阳之剂，亦可导致燥热伤阴，继发消渴病。现代医学认为，确有一些化学药物如四氧嘧啶、链脲佐菌素、吡甲硝苯脲及某些药物如口服避孕药、肾上腺皮质激素等，可以导致糖尿病的发生。

（二）诊断与鉴别诊断

1. 诊断　老年糖尿病患者多无明显自觉症状。典型病例可出现口干多饮、多食、多尿、疲乏、消瘦等表现，但大多数患者无典型症状，而以各种并发症、伴随症状或兼有病证群出现。如以冠心病心绞痛、心肌梗死、心律失常等为表现，或以脑梗死、脑出血，在抢救时发现糖尿病，或表现为白内障、手足麻木、眼底出血、大便干燥等，少数情况下高渗性昏迷是首发症状。因此，对于老年人糖尿病的诊断主要是靠实验室检查，即血糖、尿糖检查结果。

1980 年 WHO "糖尿病专家委员会"第二次报告提出如下糖尿病诊断暂行标准：①如有糖尿病症状，任何时候血糖≥11.1mmol/L（200mg/dl）及（或）空腹血糖≥7.8mmol/L（140mg/dl）可诊断为糖尿病。如任何时候血糖≤7.8mmol/L（140mg/dl）及空腹血糖<5.6mmol/L（100mg/dl）可排除糖尿病。②如果结果可疑（血糖值在上述两者之间），应进行 OGTT。2 小时血糖≥11.1mmol/L（200mg/dl）可诊断为糖尿病；若<7.8mmol/L（140mg/dl）可排除糖尿病；血糖为≥7.8~11.1mmol/L（≥140~200mg/dl）为葡萄糖耐量异常。③如无糖尿病症状，除上述两项诊断标准外，尚需加一项标准以确定诊断，即口服葡萄糖后 1 小时血糖也≥11.1mmol/L（200mg/dl），或另一次 OGTT 2 小时血糖也≥11.1mmol/L（200mg/dl），或另一空腹血糖≥7.8mmol/L（140mg/dl）。

有人提出，老年人有下列情况者应警惕有糖尿病的存在，并应检查血糖以早期发现、早期诊断、早期治疗。

（1）较早出现白内障或视力减退，眼底出现视网膜病变。

（2）反复发生皮肤化脓性感染或皮肤瘙痒。

（3）肢端麻木、疼痛、进行性肌无力、行走困难。

（4）不明原因多发性神经炎者。

（5）小便失禁或尿潴留，残尿不尽。

（6）顽固性便秘或腹泻，经常腹部不适。

（7）阳痿或顽固性外阴瘙痒。

（8）浮肿、蛋白尿，类似肾病综合征者。

（9）高血压、肥胖、少运动生活方式者。

（10）冠心病（包括心绞痛、心律失常和心肌梗死等）、心力衰竭、脑血管意外患者。

（11）有糖尿病家族史患者。

2. 鉴别诊断

（1）肢端肥大症：由于生长激素分泌过多，拮抗胰岛素作用而引起糖代谢紊乱，可并发糖尿病，轻型糖尿病口服降糖药有效，病情重者则需很大剂量的胰岛素才能使病情得到控制。典型肢端肥大症征群常有助于鉴别。

（2）柯兴综合征（皮质醇增多症）：肾上腺皮质增生或肿瘤及药物（肾上腺皮质激素）所引起的皮质醇增多症，多伴有糖耐量减低或糖尿病。因肾上腺皮质激素可促使糖原异生，抑制己糖磷酸激酶和对抗胰岛素作用，而致糖耐量异常，甚至糖尿病。但这类糖尿病一般较轻，口服降糖药或用胰岛素治疗效果良好，当皮质过多得到纠正或停用胰岛素后，糖尿病多可消失。典型柯兴综合征群也有助于鉴别。

（3）嗜铬细胞瘤：因肾上腺素及去甲肾上腺素大量分泌，致使磷酸化酶活性加强，促进肝糖原分解为葡萄糖进入血液。此外，肾上腺素还可促进肝糖原异生，兴奋中枢神经系统，能使垂体的促肾上腺皮质激素分泌增加，也可通过糖皮质激素（个别嗜铬细胞瘤分泌 ACTH），使血糖升高，糖耐量减低，少数患者可出现糖尿病，多为轻型，手术切除肿瘤后，糖代谢可恢复正常。

（4）甲状腺功能亢进症：甲状腺激素过多使肝糖原分解增加，也可因甲状腺素使人体对儿茶酚胺的敏感度增加。甲状腺功能亢进加速全身代谢和消耗热量，葡萄糖利用和氧化增加，肠道对糖类吸收加速引起暂时高血糖，加重胰岛的负担，使其功能受损而诱发糖尿病，约50%的患者可因甲状腺功能亢进而使原有的糖尿病加重。

（5）胰岛细胞瘤：胰岛 α 细胞瘤分泌过多的胰升血糖素，迅速动员肝糖原，并促进肝糖原异生而使血糖升高；胰岛 D 细胞生长抑制素肿瘤也可使糖耐量减低或发生糖尿病。

（6）胰腺疾病或切除：包括急性胰腺素、胰腺肿瘤、囊性纤维化症、血色素沉着症、外伤、胰腺切除、先天性胰岛缺损等，引起胰腺组织广泛破坏而引起糖耐量异常或发生糖尿病。

（7）肥胖症：肥胖者常伴有糖耐量低，因为肥胖者体内肥大的脂肪细胞，每单位面积脂肪细胞膜上的胰岛素受体数相对减少，对胰岛素的亲和力降低，对胰岛素不敏感，需要量增加，久之，导致胰岛 B 细胞功能减退，而致糖耐量降低。

（8）痛风或高尿酸血症：糖尿病患者很少并发痛风，但约 1/3 痛风患者伴有糖耐量减低或糖尿病。痛风并发糖尿病者空腹血糖多正常或接近正常，不需用胰岛素治疗。

（9）药物因素：肾上腺皮质激素、促肾上腺皮质激素、醛固酮、生长激素、咖啡因、儿茶酚胺、氯噻酮、可乐定、二氯甲嗪、呋塞米、利尿酸钠、胰升血糖素、吲哚美辛、异烟肼、女性口服避孕药、尼古丁、酚妥拉明、噻嗪类利尿剂、三环抗抑郁制剂、苯妥英钠等，均可使血糖升高而致糖耐量减低。

（10）其他：慢性疾病及长期体力活动减少或卧床休息者会使糖耐量减低，但空腹血糖一般正常；饥饿及营养不良者体内组织利用葡萄糖的能力减弱，胰岛素分泌减少而致糖耐量减低或糖尿病；细胞内外低钾或低钙可影响胰岛素的分泌，末梢组织对葡萄糖的利用能力减弱，而致糖耐量减低。

（三）辨证论治

1. 辨证要点

（1）辨"三消"症状的主次与联系：消渴病的三多症状往往同时存在，但根据其表现程度上的轻重不同，而有上、中、下三消之分，及肺燥、胃热、肾虚之别，通常把以肺燥为主，多饮症状较突出者，称为上消；以胃热为主，多食症状较突出者，称为中消；以肾虚为主，多尿症状较突出者，称为下消。老年糖尿病虽然三消症状不典型，但其肺燥、胃热、肾虚亦各有所偏重，临证时就详细诊察，以指导治疗用药。

（2）辨标本虚实：老年糖尿病以阴虚为本，燥热为标，两者互为因果，常因病程长短及病情轻重程度的不同，而阴虚和燥热之表现各有侧重。一般初病多以燥热为主，病程较长者则阴虚与燥热互见，日久则以阴虚为主，进而则由于阴损及阳，导致阴阳俱虚之证。可见，辨证应分清标本虚实之孰重，方能决定补泻之偏重。

（3）辨证与并发症：多饮、多食、多尿和消瘦为该病的基本临床表现，而诸多并发症则是该病的另一特点。本证和并发症的关系，一般以本证为主，并发症为次；多数患者先见本证，随病情的发展而出现并发症。但老年糖尿病"三多"和消瘦的本证不明显，常常被患者忽略，而因痈疽、眼疾、心血管疾病而发现该病。根据治病必求其本的原则，一旦辨明本证与并发症的关系，在治疗上不可舍本逐末，忽略对该病的治疗。

（4）辨证与辨病相结合：中医对该病的认识，无论是哪一类病证，只要有证可辨，并辨明寒热虚实、脏腑所属，以及在气在血之后，即可立法处方用药。但对确有其病，而又无证可辨者，则需辨病论治了。临床所见，老年糖尿病患者多数无明显的临床表现，在这种情况下，则应"舍症从病"，治疗以辨病为主，抓住本病阴虚燥热这一本质，结合患者的体质进行论治。

2. 论治原则

（1）治病求本，审因论治：老年糖尿病病因复杂，但亦有其规律可循。治病求本，对因治疗，是辨证论治的一个基本原则。针对老年糖尿病的主要病因，若禀赋不足者，治当补肾；情志失调，治宜调肝；饮食不节，宜慎饮食；劳逸过度，当重起居。

（2）分清主次，抑强扶弱：老年糖尿病为肺、脾（胃）、肾三脏同病，但病有先后，证有余和不足。临床当分清主次，抑有余而扶不足。该病大多数具有阴津亏损，燥热偏盛的病理特点，并以阴虚为本，燥热为标。故清热润燥，养阴生津为本病的治疗大法。临床具体应用时还需根据"三消"症状的主次灵活应用。《医学心悟·三消》说："治上消者，宜润其肺，兼清其胃"，"治中消者，宜清其胃，兼滋其肾"，"治下消者，宜滋其肾，兼补其肺"。此乃治疗消渴之要旨。

（3）标本兼顾，防治变证：中医认为先病为本，后病为标。对于老年糖尿病，三消症状是其本，痈疽、眼疾、瘀血症等乃其标。临证时，除积极治疗本证外，还应重视治疗标证，标本兼顾，才能防止变证丛生，有利于疾病的康复。

（4）病证结合，取中西医之长：老年糖尿病病因常无证可辨，而以辨病论治为主。故临证时应病证结合，即结合现代医学，从实验室检验指标和现代药理研究结果来指导临床用药，中西并重，取长补短，从而最大限度地发挥中药的作用。

（四）病案举例

1. 糖尿病治案一

苏某，男，60岁，1983年10月18日诊治。

患者自1983年春季开始，常觉口渴喜饮，饮而不解（日饮水在5000ml左右），小便量骤然增多（日排尿量4500ml左右），曾在某省级医院查空腹血糖及尿糖定性确诊为糖尿病，先后在多家医院诊治。经用西药治疗，血糖、尿糖有所下降，但多饮、多尿等症不减。现症见：口干舌燥，渴而喜饮，四肢困倦，头晕目眩，多食易饥，腰膝酸痛，目干昏蒙，小便量多，大便稍干，舌质红，苔薄黄，脉沉弦数两尺无力。查血糖14.32mmol/L，尿糖（++++）。此为本虚标实之证，肝肾阴虚为本，虚热内炽，耗气伤津为标。鉴于目前以标证为主，故宜益气清热、生津止渴治标，兼以滋养肝肾治本。方用白虎加人参汤合黄连阿胶鸡子黄汤加减：党参15g，麦冬20g，生石膏45g，知母15g，黄连6g，阿胶15g（烊化），白芍12g，生山药20g，天花粉30g，枸杞子15g，黄精18g，何首乌15g，地骨皮15g，旱莲草30g，生鸡子黄1枚，生龙牡各30g。水煎服，每日一剂。

二诊（1983年11月10日）　上方连服22剂，口渴明显减轻，小便量减少，空腹血糖降至9.38mmol/L，尿糖（++），但仍头晕目眩，乏力，查舌质淡红，边有齿龈，少苔，脉沉数。仍守上方化裁：党参15g，麦冬20g，生石膏30g，黄精15g，知母15g，生山药20g，天花粉30g，旱莲草30g，草石斛30g，何首乌12g，地骨皮15g，阿胶12g（烊化），生鸡子黄1枚（另冲）。水煎服。

上方续服40余剂，空腹血糖降至6.12mmol/L，尿糖转阴，三消症状消失，已能从事轻度体力劳动。

体会　糖尿病的治疗，当以上消症状（口渴喜饮）突出时，多用白虎加人参汤合黄连阿胶鸡子黄汤化裁。此两方均出自仲景《伤寒论》，原汤证的基本病理为"里热炽盛，津液亏损"，"肾阴虚衰，阴虚阳亢"，恰与消渴病的基本病机相吻合，故作为基本方，酌情化裁而用之。其生石膏味辛性寒，入肺胃经，善清气分郁热，能除烦生津止渴；知母甘苦寒，入肺胃肾经，清肺胃滋阴润燥；天花粉甘酸性寒，清热生津止渴；黄连苦寒，主入心肝胃经，与石膏、知母、天花粉、地骨皮协同，滋阴中清热，清热而保津，针对虚热丛生而引起的一系列标证；人参、麦冬益气养阴；何首乌、生山药、黄精等味甘而益气，质润而养阴，皆为滋补肝肾之品；阿胶、鸡子黄乃血肉有情之品，亦入肝肾经，大补阴液，加之白芍柔肝平肝、养血敛阴，诸药协同，针对阴精亏损之本，具有"壮水之主，以制阳光"之妙。综观全方，具有滋补肝肾、益气清热、养阴润燥、生津止渴之功效。方中虽有益气固本之人参，但无化火伤阴之弊端，虽有何首乌、黄精、阿胶等滋补之品，但无补腻复热之后患。

2. 糖尿病治案二

周某，男，67 岁，1992 年 2 月 26 日诊治。

患者有糖尿病病史 20 年，一周前无明显诱因下出现双足水泡，自行用针挑破后渐出现双足部红肿溃烂，后又出现纳呆、恶心，遂由家属陪同入住我院。入院时症见：神疲乏力，面色㿠白，消瘦，视物昏花，口干，纳呆，四肢麻木，双足皮肤红肿溃烂，夜眠差，二便调。

体检：双足背、足趾间及双足外侧赤白肉肉际处可见多处红肿溃疡，伴肿液渗出，足趾间尤甚，趾间隙消失，足底部 3/4 皮肤呈现焦黑色，足背动脉尚可触及搏动，双下肢皮肤见散在多处色素沉着。舌淡黯嫩红，苔白，脉沉细。入院诊断：中医诊断消渴，证属气阴两虚、湿浊内停；西医诊断 2 型糖尿病，糖尿病合并肢端溃疡。

入院时空腹血糖为 19.82mmol/L，酮体 4.65mmol/L，血浆二氧化碳总量（TCO_2）21.8mmol/L，白蛋白 30.2g/L，血常规增高。治疗上在降血糖、降酮体、抗感染及营养支持等综合治疗的基础上，中药以生脉散合五妙散加减，足部护理以呋喃西林外洗，并予川芎嗪、山莨菪碱、庆大霉素及胰岛素混合湿敷。外科会诊建议转科治疗，必要时截肢。患者拒绝转科，遂邀唐祖宣会诊。

综观患者年事已高，病史较长，辨证为肝肾阴虚，兼脾虚，拟用六味地黄汤加黄芪，重用怀山药。方药如下：黄芪 60g，怀山药 120g，丹皮 10g，生地 15g，熟地 15g，山茱萸 15g，茯苓 12g，泽泻 10g，苍术 12g，仙鹤草 30g，桃仁 4g，红花 6g。另外，双足溃烂是由于正气不足、不能托毒外出所致，故停用局部抗生素，加强局部营养，每日予冷开水（或呋喃西林、生理盐水）清洗双足后，用黑木耳（炒）粉和葡萄糖粉混合后，外撒于创面上，再用绷带稍加包扎。黑木耳可活血化瘀，葡萄糖粉外用不容易吸收入血液影响血糖，在局部主要通过高渗作用杀菌，而且在血糖控制良好的基础上，可起到营养局部组织及神经，加速伤口愈合的作用。

如上法治疗 3 周，患者精神日渐转佳，口不干，四肢麻木减轻，血糖控制稳定，双足部潮红消退，足趾间已无脓液及渗液，趾间隙显露，创面愈合良好，双足外侧赤白肉际处仍余少许渗液，但见部分新生嫩红组织生长，足底部焦黑死皮逐渐脱落。4 周后伤口愈合良好，于 1992 年 4 月 5 日康复出院。

体会 肾为先天之本，主藏精而寓元阴元阳，肾阴亏虚则虚火内生，上燔心肺则多饮，中灼脾胃则消谷；阴虚阳亢固摄失司，故小便量多。《石室秘录·消渴》曾指出："消渴一证，虽分上、中、下，而肾虚以致渴则无不同也。故治消之法，以治肾为主，不必问其上、中、下之消也。"中老年消渴患者，多以肾虚真阴不足为本，虽然三消症状不甚典型，但须辨病与辨证相结合。

滋阴益肾、健脾益气乃是治疗本病的关键所在，而六味地黄汤其立法以肝、脾、肾三阴并补。方中生地、熟地并用，滋肾阴、益精髓；山茱萸酸温，滋肾益肝，山药、黄芪健脾益气，用量宜大，有气复津还之意，共成三阴并补以治本之功，亦即"壮水之主，以制阳光"之意；茯苓、泽泻健脾利水，丹皮消虚热，虽补泻并用，但以补为主；更佐苍术燥湿，有利于减轻疮面的渗出；益母草、桃仁、红花活血化瘀，改善微循环，有利于祛腐生肌。外用药取于王清任《医林改错》之木耳散，由于慢性溃疡，局部辨证应为虚损之证，主要矛盾在于正气衰败，气血亏，复生不能。葡萄糖之作用，不仅高渗杀菌，更重要的在于给溃疡面一个有营养的环境，这符合中医扶正祛邪的法则，故能生效。

第四节 痛 风

一、定 义

痛风是一种代谢障碍性疾病，是一组由嘌呤代谢紊乱而导致血尿酸含量增高为特征的疾病。其临床表现为高尿酸血症，及由此引起的痛风性急性关节炎反复发作，或关节、肾脏或其他组织中尿酸沉积而引起这些器官的损害和痛风石的形成。该病起病隐匿或急骤，病程长，尚不能根治，痛风虽可见于各年龄组，但男性多见于40岁以后，女性多见于绝经期后，男女之比为20∶1，不少患者有痛风家族史。

痛风属于祖国医学"痹证"范畴。如《素问·痹论》"风寒湿三气杂至，合而为痹也。其风气胜者为行痹；寒气胜者为痛痹；湿气胜者为着痹也"。《金匮要略》中称痹病为"历节病"。是因感受风寒湿热之邪引起的以肢体、关节疼痛、酸麻重着、变形、活动障碍为主要症状的病证，临床具有渐进性反复发作的特点。其主要病机是气血经络痹阻不通，筋脉关节失于濡养所致。

二、唐祖宣诊治经验

（一）病因病机

1. 西医认识 痛风是嘌呤代谢失调所致的疾病，嘌呤代谢失调而致血清尿酸增高是痛风发病的病理基础。造成血尿酸升高的原因有：①体内嘌呤分泌代谢，即内源性尿酸生产过多；②高嘌呤食物的分解代谢，即外源性尿酸摄入过多，如食入过量富含嘌呤的食物（动物内脏、鱼、瘦肉、豆类等）；③肾脏排泄尿酸能力降低。

2. 中医认识

（1）风寒湿痹：老年人多卫阳不固，腠理空疏，易受风、寒、湿邪侵袭，三邪杂至，闭阻肌肤、经络，而致关节、肌肉疼痛。

（2）风湿热痹：老年人素体阴虚，或感受热邪，阳热内蕴，复感风、湿或素体生湿；或风寒湿邪郁久化热，而致风、湿、热邪（以热邪为主）壅闭关节，气血郁滞，而成风湿热痹（简称热痹）。

（3）顽痹：老年人气血衰，脉道涩。若痹证日久，经络为邪壅滞，气血、水液运行不利，变生痰浊瘀血，停留于关节骨骱，痼结根深，而致关节疼痛剧烈，肿胀变形。

（4）气血虚痹：年高气血不足，或因大失血，或宿有脾肾亏虚，或大病之后，或实痹日久不愈伤及气血，筋骨、肌肉失于气血濡养而致发病。

（5）阳虚痹：老年痹证日久，阳气不足，表卫不固，外邪易袭，从而影响气血运行，导致发病。

（6）阴虚痹：老年久痹，肝肾阴虚，或长期过用温燥祛风之品，损伤肝肾之阴，使筋骨失于濡养而成。

总之，该病初起多在肢体皮肉经络，久病则深入筋骨或脏腑，与肝、脾、肾三脏最为密切。其有新久虚实之异，属实的有风寒湿痹、风湿热痹；属虚的有气血虚痹、阳虚痹、阴虚痹；而顽痹是以实为主的虚实夹杂证。

（二）诊断与鉴别诊断

1. 诊断

（1）诊断标准参考

1）典型体型：突发蹠趾趾关节、跗跖、踝及膝关节等处剧烈疼痛和触痛，局部皮肤呈紫红色或红色，温度升高，夜重日轻，受累关节完全不能负重。可伴有畏寒、发热、血细胞升高和血沉增快，常以饱餐、嗜食动物内脏、大量饮酒、劳累或局部外伤为诱因。

2）血尿酸水平增高：因不同的检测方法结果不一，一般男性大于 0.38mmol/L，女性围绝经期前后分别大于 0.30mmol/L、0.38mmol/L，该值增高与临床严重程度不一定平行。

3）滑囊液检查：见到血尿酸盐结石晶体。

4）痛风石特殊检查：活检发现典型尿酸盐结晶的痛风肉芽肿。

具备以上四条，就可以确诊痛风病（《老年骨科与骨疾病》）。

另外，还可参照一次以上的急性关节炎病史，痛风家族史及性别为男性考虑诊断。

（2）临床分期

1）无症状期：除有血尿酸增高外，无任何关节及肾脏症状和体征。

2）急性期：表现为急性关节炎症状及体征。

3）间歇期：受累关节无任何症状、体征。

4）慢性期：表现为关节炎发作不明显，多数受累关节发生僵硬和畸形，关节功能多严重受限，晚期可出现肾绞痛、血尿、少尿甚至尿闭等，严重者伴尿毒症症状。

2. 鉴别诊断

（1）类风湿关节炎：一般以青中年女性多见，好发于四肢小关节及腕、膝、踝、骶髂和脊柱等关节，表现为游走性、对称性多关节炎。受累关节呈梭形肿胀，常伴有晨僵现象，反复发作可引关节畸形。类风湿因子多为阳性，但血尿酸水平原不高；X 线照片可见关节面粗糙，关节间隙狭窄，晚期可有关节面融合，但骨质穿凿样缺损不如痛风明显。

（2）脓性关节炎与创伤性关节炎：创伤性关节炎一般都有关节外伤史，化脓性关节炎的关节滑囊液可培养出致病菌，两者的血尿酸水平均不高，关节滑囊液检查无尿酸盐结晶。

（3）关节周围蜂窝织炎：关节周围软组织明显红肿，畏寒、发热等全身症状较为突出，但关节疼痛往往不如痛风显著，周围血白细胞明显增高，血尿酸水平正常。

（4）假性痛风：系关节软骨钙化所致，多于甲状腺素进行替代治疗的老年人，一般女性发病较男性多见。最常受累的关节为膝关节，关节炎症状发作常无明显的季节性。血尿酸水平正常。关节滑囊液检查可发现有焦磷钙结晶或磷灰石。X 线照片可见散骨呈线状钙化，还可有关节旁钙化。部分患者可同时合并有痛风，或可有血尿酸浓度升高。关节滑囊液检查可见尿酸盐和焦磷酸钙两种结晶。

（三）辨证论治

该病以关节疼痛反复发作为主证，根据这个特点，临床上将该病临床 4 个分期分为发作期和缓解期两类。发作期正虚邪侵所致，以邪实为主，临床出现关节疼痛或疼痛明显加重。老年人以正虚为本，因此在治疗上要祛邪扶正并重。缓解期关节疼痛不明显或消失，表现为正虚邪恋，治疗上以扶正为主，佐以祛邪。正气盛则邪无所侵。

1. 辨证要点

（1）辨疼痛：从关节有无红、肿、热、痛及疼痛的性质、程度等进行辨证。发作期关节灼痛，局部红肿者为热证；关节胀痛难忍，屈伸不利，疼痛遇寒加重，遇热暂安者为寒证。缓解期，关节疼痛时作，肿胀变形，屈伸不利，畏寒喜热，为阳虚证；关节疼痛反复发作，以夜间多发，拘挛不利，畏热喜凉，为阴虚证。

（2）辨虚实：老年人以正虚为本，邪侵为标，急则治标，但若宣发太过，则正气愈损；若滋腻太过，则有助邪为病之嫌。是故辨证中分清虚实标本，对临床用药十分重要。

2. 论治原则

（1）对症治疗：老年人一经检查出血尿酸浓度高于正常，就应采取积的防治措施。在无症状期、急性期、缓解期应选用相应的药物治疗，同时应注意其毒副作用，治疗中应监测肝肾功能。

（2）祛正祛邪：老年人患该病多为本虚标实，急性期风寒湿邪内侵，形为实证，实为虚实夹杂，所以，在治疗中要分清邪气之盛衰，正气之强弱，以便选用合理治法、方药。缓解期正虚邪恋，当以补虚为主，祛邪为辅，但也须慎防滋腻太过，助邪为病。

（四）唐祖宣对痛风的诊治思路

痛风病是代谢性疾病，其发病不仅是内外合邪，而内外之间又以正虚为其病本，是发病的关键，脾虚外湿易侵，血虚外风易入，阳虚外寒易袭，阴虚外热易犯。同时还有外来受邪，因脾虚生内湿，久生痰浊，血虚生内风，阴虚生内热，阳虚生内寒，气虚生瘀血等，风寒湿热、痰浊、瘀血从内而生，以往重视肝肾在痛风发病中的作用。然痛风多夹湿，湿之由在脾，痛风多夹风，风之源可由血虚；痛风多夹瘀，瘀之因多气虚；气血之源又在脾胃，痛风的病变部位主要在四肢的肌肉关节。而脾主肌肉，又主四肢，阳明主润宗筋主束骨利关节，故脾胃虚弱，气血不足在痛风病的发生发展中是不可忽视的。痛风病的临床表现不仅要重视关节肌肉，更要重视整体，不仅有实象，更多见虚候。久病不已，治疗不当，更伤正气。因此，痛风病不论其病因病机，还是证候表现皆以虚为主，其治疗应以扶正培本为基本法则。

1. 病程有别，治有异同 痛风病病程短，病轻者多伤及气血；病程长，病重者多损伤阴阳；气血虚久而导致阴阳亏，阴阳损必寓有气血不足，一般病初注重补脾胃，病久注重益肝肾。病初病在脾胃，多用健脾运湿、益气养血等法，病轻而易治，病久病重在肝肾，常施温养肝肾、补阳散寒、滋补肝肾、养阴清热法，病重而难疗。痛风不论久暂，多有脾胃虚弱、气血不足、脾虚湿胜之症。通过健脾气使湿邪化，益气血而复阴阳，此类病例多以健脾运湿、益气养血法为主治疗而获效，或其他法配合此法治疗。体会到益气养血、健脾运湿法对消除肿胀，缓止疼痛，改善全身症状，虽起效较缓，但效果明显而持久。运用扶正培本法同时，依其标本兼见之不同，多兼以祛邪，才能符合病情，适于临床。

2. 守方守法 痛风多夹湿，湿与他邪裹结，胶着难解，决定了痛风病程缓慢缠顽，证情变化较小，故在治疗中，只要辨证准确，用药合拍，须守方守法，不宜朝改夕易，在守方守法的基础上，依症之变化，稍有加减，坚持治疗，定能获效。

3. 注意药物配伍 张景岳云："善补阳者，必于阴中求阳，则阳得阴助而生化无穷；善补阴者，必于阳求阴，则阴得阳升而源泉不竭。"故在益气时需用养血药，补血时加益气药；补阳药中加益气药，滋阴药中配补血药；补阳时辅以养阴之品，使阳有所依，并借补阴药制补阳药之温燥；补阴时辅以补阳之药，使阴有所化，要借补阳药之温运制补阴药之凝滞。同时，还必须注意使补而不滞，滋而不腻，温而不燥，清而不寒，勿伤脾胃。

4. 病多夹瘀 在痛风辨证治疗方药中，加入虫蚁动物药之品，增加透达宣通之功，提高疗效。

总之，痛风病病程缠顽，治疗棘手，且又易复发，故不能操之过急，只宜缓图，逐渐取效。

第五节 甲状腺功能亢进症

一、定 义

甲状腺功能亢进症（简称甲亢），是指甲状腺功能增高，分泌激素增多或因甲状腺激素在血液循环中水平增高所致的一组内分泌病，病因有多种，病理呈弥漫性、结节性或混合性甲状腺肿和甲状腺炎等及多种脏器和组织由甲状腺激素直接和间接引起的病理生理与病理解剖改变。临床上呈高代谢综合征，神经、心血管系统等功能失常，甲状腺肿大等特征；弥漫者大多伴不同程度的突眼症。

老年人甲亢，常呈隐匿性发病，以心血管症状、胃肠功能紊乱或精神淡漠为主要临床表现，多不典型。其特征是：患结节性比患弥漫性者多，尤其女性患者，程度一般较轻；表情淡漠，呆滞者多，食欲亢进及体重减轻者不甚突出；多汗及震颤等症状多见；突眼出现率较青壮年所低；心血管系统以期前收缩、心房颤动发生率较高，明显心力衰竭者亦多见。老年性甲亢全身症状较重，羸弱，消瘦，全身衰竭，精神抑郁淡漠，有时神志迷糊，甚至昏迷。极易被误诊、漏诊。诊断主要依靠三碘甲状腺原氨酸（T_3）、甲状腺素（T_4）、^{131}I 等测定。

甲亢的临床表现与中医的"瘿病"、"郁证"、"心悸"等病证相似。中医药在治疗上除继承前人消瘿散结的治法外，在理气、活血、化瘀的具体应用上有新的进展，并增加了许多行之有效的治疗方药。

二、唐祖宣诊治经验

（一）病因病机

1. 西医认识 该病病因和发病机制至今尚未完全阐明。据近二三十年来研究证明，该病的发病主要是在遗传基础上因精神刺激等应激因素而诱发自体免疫反应所致。大量研究证明，该病为自体免疫性疾病已确信无疑，但其发病机制尚多推测，尤其是始动原因不明，据目前认识，可能由于病体 Ts 细胞的免疫监护和调节功能有遗传性缺陷，当遭到精神刺激、感染等应激时，体内免疫稳定性被破坏，"禁株"细胞失去控制，其结果引起产生甲状腺刺激性免疫球蛋白（TSI）的 B 淋巴细胞增生，在 Th 淋巴细胞的辅助下分泌大量自体抗体 TSI 而致病。

精神创伤等因素应激常为该病的诱因，但发病机制亦未阐明。据近年推测可能由于应激反应影响了 T 淋巴细胞的监护功能，使有部分遗传缺陷者恶化而发病。当疾病已发生后，T_3、T_4 增高，还可作用于淋巴细胞影响免疫机制，使其病情继续恶化。

2. 中医认识

（1）老年性气瘿

1）气滞痰凝：肝主疏泄，肝郁不舒，气机不畅，气行受阻而气滞，肝郁化火，灼津为痰；脾主运化，脾运失健，运化失常，水湿运化失调，聚而为痰，气滞痰凝，循经上犯，结于颈部而为瘿。

2）阴虚阳亢：素体肝肾阴虚，虚火内炽，灼津为痰，痰郁火结，循经上扰，滞于颈部而成瘿。

3）气阴两虚：年老体虚或久病而致气阴两虚，或情志不遂，郁而化火，耗气伤阴，也可致气阴不足，气虚则气化不行，水液停聚，凝而为痰；阴虚火旺，灼津为痰，气痰瘀火凝结于颈部，发为瘿病。

4）阴虚风动：老年体虚，或久病及肝肾，耗伤肝肾之阴，或肝郁化火，灼伤阴液，而致肝肾阴虚。阴虚火旺，炼津为痰，痰火循经结于颈部则为瘿病。

（2）老年性肉瘿

1）痰气郁结：忧思劳倦，饮食失宜而伤及脾胃，脾运失司，水湿停聚，聚湿为痰；情志不舒，肝郁气滞，痰湿气滞，互为因果，结于颈部，发为瘿肿。

2）气血亏虚：气虚、气滞则血行不畅而瘀血阻滞；气虚则气化失司，水津不布，聚湿为痰，气滞血瘀痰凝，互结于颈部而生瘿肿，质常硬韧。

（3）老年性石瘿

1）痰凝毒聚：肝气郁结，郁久化火，炼津成痰，气痰郁火则生毒，凝于颈部，发为瘿肿且坚硬如石，不能随吞咽上下移动。

2）阴虚火郁：老年体虚或素体久病阴虚，或肝郁化火，灼伤阴津，致阴虚火旺，灼津为痰，痰阻气滞，血行不畅，血脉瘀滞，气火夹痰夹瘀，结于颈部，常可肿大迅速，质地坚硬，活动受限。

综上所述，该病的基本病机是痰、气、瘀壅结颈部。其病本虚标实，本虚在肝脾肾，尤以肝为主；标实为气痰瘀火壅结。其中肝的病理变化及气的病理变化，贯穿于老年瘿病的始终。

（二）诊断与鉴别诊断

1. 诊断 老年甲亢的临床特征，可分为两组：一组是具有典型的表现，如过度兴奋、烦躁不安、怕热多汗、食欲亢进、体重减轻等，具有兴奋性增高和代谢增高的表现，并可见突眼、甲状腺肿大或心动过速等体征。对此诊断并不困难。

另一组为不典型甲亢，常常缺乏甲亢的典型表现和体征，常以一个系统的症状较突出，尤以心血管系统为著。如原因不明的充血性心力衰竭，难治性充血性心力衰竭，阵发性心律紊乱，不能解释的体重下降，全身肌病，慢性腹泻，长期低热。有些患者非但无神经激动，反而出现神经抑制，称为淡漠型甲亢。其临床特点：①神情淡漠、抑郁、迟钝、嗜睡；②面容憔悴、消瘦、皮肤干冷起皱、可有色素沉着；③一般无突眼，但眼睛发呆，可有眼睑下垂；④甲状腺轻度肿大，常有结节；⑤肌肉消瘦，常有近端性肌病，累及肩部、髋部肌肉；⑥心率轻度或中度加快，甚少超过110次/分，心力衰竭及心房颤动较常见；⑦甲状腺功能变化不如典型甲亢者，但肯定不正常。淡漠型甲亢的发病原理还不清楚，有认为交感神经对甲状腺不敏感，或儿茶酚胺耗竭，近也有认为与缺镁有关。

甲亢患者钙的转换增加，钙从肠道吸收减少，因此，有的老年患者偶以骨质疏松和钙代谢紊乱作为甲亢突出的临床特征，甚至有发生骨折的危险。

2. 鉴别诊断 老年甲亢应注意与下列病证相鉴别。

（1）单纯性甲状腺肿：同属于中医瘿病范畴，但成因及病机不同。单纯甲状腺肿多因缺碘引起，故与水土有关。甲状腺功能前者大致正常，后者则增高。

（2）瘰疬（淋巴结结核）：瘰疬与该病都在颈部有肿块出现，需加以鉴别。鉴别的要点：一是肿块的位置，二是肿块的性状，三是实验室检查。瘿病的肿块在颈部正中，较大；而瘰疬的肿块在颈两侧，肿块数目较多，大小不等，实验室检查瘰疬患者 T_3、T_4、血促甲状腺激素（TSH）均正常。

（3）消渴（糖尿病）：消渴与该病中的部分患者都表现为多食易饥的症状。消渴病以多饮、多食、多尿、尿有甜味为主证，而颈部无肿块；多食易饥者，类似中消，但常无多饮、多尿、尿无甜味，而以颈部肿块为症状特征，实验室检查可明确诊断。

（三）辨证论治

老年甲亢虽以颈部前肿块、突眼为主证，但临床很多老年患者症状常不典型，所以要根据临床，并结合实验室有关检查以明确诊断。该病因气、痰、瘀互结为主，临床多表现实证，但老年人多正气亏虚，或久病伤正，故多出现虚实夹杂的证候，临证时要审明虚证的轻重，治疗方面，要根据老年人正虚的特点，祛邪时要顾护正气，祛邪而不伤正。

1. 辨证要点

（1）辨别虚实：老年甲亢，病程长，病情复杂，应辨别虚实。该病为本虚标实之证，一般初病为实，久病为虚。从证候而言，气滞痰凝，痰气郁结，痰凝毒聚，以实为主；而气阴两虚，阴虚阳亢，阴虚风动，气血亏虚，阴虚火郁当以虚为主。临床上治疗甲亢当首辨虚实。

（2）分清气血：老年性甲亢有气血之分。气分病，病位较浅，未及经脉，当用理气之法；病入血分，病位较深，迁及经脉，宜用活血通脉之法。从病程而言，初病在气，久病在血；从瘿肿的质地来说，软者在气，硬者入血；从该病的分类而言，老年性肉瘿多在血分之初，气分之末。

（3）辨明五脏：五脏皆诱发该病，尤以肝脾肾为要。一般初病在肝，久病在肾；实证在肝，虚证在肾。两者皆可累及到脾。在肝当理气，在肾当滋阴。

2. 论治原则　该病的治疗主要以祛邪为主，理气化痰、消瘿散结这一治则贯穿于该病治疗的始终。但由于老年人多虚，或久病伤正，易形成虚实夹杂之征象，论治中还要详细分析病证，审明虚实，根据虚实主次不同，制订合理的治疗原则，选用适合的方药。当邪实正虚时，应祛邪佐以扶正；随病情发展，出现邪实正虚甚时，应祛邪与扶正并重；后期出现正气不支时，应以扶正为主，待正气恢复，再行祛邪之法。

（四）唐祖宣对甲亢的临证经验及思路

老年甲亢是指年龄在60岁以上的甲亢患者。老年人，甲状腺分泌功能降低，当患甲亢时，虽然甲状腺激素分泌有所增加，但由于血液对甲状腺素结合力下降，组织对激素的反应能力减弱，以及其他衰老变化等因素影响，致老年甲亢临床表现不典型，易被误诊、漏诊或延迟诊断，故掌握老年甲亢的临床特征，有重要的意义。老年甲亢的后果严重，而疗效较成年甲亢好，故做好老年甲亢的诊断极为重要。

关于老年甲亢的特征，唐祖宣在数十年的临床实践中，发现有以下特点：老年甲亢多呈非典型表现，甚至1/3患者无任何症状，而是在检查其他疾病时偶然发现。由于患者长期不能确诊，甲状腺功能亢进得不到有效的控制，因此老年甲亢患者40%可产生不同程度的恶液质。老年甲亢多为结节性肿大（包括甲状腺瘤和多结节性甲状腺肿），其特点是腺瘤结节分泌过多的甲腺激素，它不依耐于TSH的调节，故不被T_3所抑制，称为自主功能甲状腺结节（Plummer病），核素扫描显示热结节。对此类甲亢患者，唐祖宣多采用清热活瘀、软坚散结为法，方用栀子清肝汤加减（柴胡、栀子、丹皮、当归、白芍、贝母、夏枯草、生地、玄参）。1/3以上老年甲亢患者无甲状腺肿大，即使有肿大也常为轻度肿大，不易触及，老年甲亢很少有突眼表现，并且无明显的高代谢状态，而常表现为食欲减退，厌食，呕吐，体重明显降低（易误诊为消化道癌）。对此类患者，唐祖宣多采用益气健脾、软坚散结为法，方用自拟方（黄芪、人参、白术、茯苓、半夏、吴茱萸、海藻、昆布、黄药子、当归、川芎）。心率无明显加快，但易发心力衰竭或心律失常等，老年人不明原因的心房颤动，有10%是由于甲亢引起的。对此类患者，唐祖宣多采用益气养阴、宁心安神为法，方用生脉散合一贯煎加减（人参、麦冬、五味子、沙参、当归、枸杞子、生地、茯苓、白芍、党参、远志、酸枣仁）。肌肉消瘦，疲乏无力是老年甲亢的常见表现，震颤也较常见，但老年震颤的原因很多，对甲亢的诊断没有太大的诊断意义。老年甲亢的临床表现常以一系统的症状为主，称为"单一系统性"，即某些症状与一个系统有关。对于确诊为甲亢而合并有震颤症状多，唐祖宣多采用滋肾柔肝、潜阳息风为法，方用三甲复脉汤合天麻钩藤饮加减（生鳖甲、炙龟板、生龙牡、生地、白芍、何首乌、枸杞子、天麻、钩藤、石决明、怀牛膝、地龙）。

淡漠型甲亢是甲亢的一种特殊类型，在老年人较为常见，淡漠型甲亢患者非但无精神神经激动紧张，反而呈抑郁状态，原来典型的甲亢表现被掩匿，易被误诊。该型多发于高龄患者，女性居多。其临床特点是：病程长、表情淡漠、抑郁、迟钝、嗜睡重者昏迷、体重明显降低甚至恶液质状态。一般无突眼，但眼神可发呆，可有眼睑下垂；甲状腺可轻度肿大或不肿大，常有结节；肌肉消瘦，常有严重的近端型肌病，累及肩部、髋部肌肉；心率轻至中度加快，很少超过110次/分，心脏往往扩大，心力衰竭较常见，可有室性期前收缩；病情严重，易发危象，一旦发生患者可迅速进入半僵状态或昏迷，体温不甚高，心率可不太快，不像一般甲状腺危象那样激动，可有谵妄。实验室检查提示甲状腺功能亢进的改变，但甲状腺功能的变化不如典型甲亢那样显著，多呈轻度增高或正常高限，出现临床表现与实验室结果不相一致的情况。此型甲亢患者的发病机制还不清楚，由于易发生危象，因此需高度重视。唐祖宣在临证中每多遇到此类患者，他医往往从神经系统查找原因，结果贻误治疗时机，给以后的治疗带来了麻烦。如曾有一位80高龄的女性患者，因表情呆迟、嗜睡、双下肢无力等症入院，经活血化瘀、清脑开窍等法治疗无效，后经化痰开窍、益气健脾、滋补肝肾法而获效（注：诊断为甲亢并周期性麻痹）。因此，辨证与辨病相结合是治疗此类患者的关键。

老年甲亢的临床表现复杂且不典型，但根据其特点，只要想到甲亢的可能性，结合必要的实验室检查，还是可以较早确立诊断。尤其是当老年人患有心房颤动及充血性心力衰竭，经过合理的洋地黄治疗无效时应考虑到甲亢的存在。

对于甲亢的治疗，中医药虽有其一定的优势，但不能完全拘泥于中医中药。就目前治疗手段来说，唐祖宣认为放射性碘治疗是老年甲亢的首选方法，因为即使产生了甲状腺功能减退，影响也并不很大且易于治疗。由于老年甲亢的主要原因是毒性结节性甲状腺肿，因此主张大剂量疗法。在治疗之前给予口服药物控制甲亢，然后停药一周后再用放射性碘治疗可减少甲状腺危象的发生率。口服抗甲状腺药物治疗，老人的剂量一般比成人略小，甲状腺功能保持正常高限即可，以免发生甲减。老年人甲亢一般不主张手术疗法，但对于大结节甲状腺肿所引起压迫症状及新近发现的冷结节怀疑有癌变者可考虑手术。由于甲亢有复发或发生甲状腺功能减退的可能性，因此，应定期随访，每半年复查一次甲状腺功能，做到早发现早治疗。

第六节 甲状腺功能减退症

一、定 义

甲状腺功能减退症（以下简称"甲减"），是由多种原因引起的甲状腺激素合成、分泌或生物效应不足所致的一组内分泌疾病。可发生于任何年龄。起于胎儿或新生儿等，称呆小病；起病于儿童等，称幼年型甲减；起病于成年等称成年型甲减。病情严重时各型均可表现为黏液性水肿。临床成年型甲减多见，女性多于男性（5：1）。在老年人群发病率较高，据报道60岁以上老年住院患者中占5.9%。临床主要表现为工作效率下降、记忆力减退、表情淡漠、嗜睡、无力等，后期可出现黏液性水肿。

　　甲减在祖国医学中归属于"虚劳"、"虚损"、"水肿"、"肤胀"等病的范畴。老年人本正气虚衰，又加生活失调，情志过极，损伤正气，或久病失养伤精气，脾肾亏损而致病。

二、唐祖宣诊治经验

（一）病因病机

　　1. 西医认识　甲减可由甲状腺、垂体或下丘脑疾病所致。甲减诊断明确后，应尽量弄清病因，因为有些甲减去除病因后可以恢复。此外，甲减可能是某些潜在严重疾病（如垂体肿瘤）的表现之一。多数患者通过病史和体格检查可以明确病因，尤其要注意有无甲状腺疾病病史，是否用过抗甲状腺药物，是否正在使用某些影响甲状腺功能的药物，并注意触诊甲状腺。

　　（1）原发性（甲状腺性）甲减：较多见，约占甲状腺功能减退症的96%，是由于多种病致甲状腺本身的病变所引起的。病因有抗甲状腺药物、慢性淋巴细胞性甲状腺炎、甲状腺功能亢进症或甲状腺癌的甲状腺大部切除术后、放射性碘治疗后、先天性甲状腺缺乏如或克汀病、侵袭性纤维性甲状腺炎、致甲状腺肿药物（如碘化物、锂盐、保泰松等）、先天性甲状腺激素生成障碍、甲状腺转移癌及地方性碘缺乏等。

　　（2）继发性（垂体性）甲减：较少见，是由于垂体疾病使 TSH 分泌减少引起的，如垂体瘤、席汉综合征、垂体卒中、垂体手术或放射治疗等。

　　（3）三发性（下丘脑性）甲减：罕见，由下丘脑产生 TRH 减少，使垂体 TSH 分泌减少引起，如鞍上肿瘤、先天性 TRH 缺乏等。

　　（4）末梢组织对甲状腺激素抵抗：罕见，呈家族发病倾向，常染色体显性或隐性遗传，大多数是由于甲状腺激素受体基因突变、核受体缺乏、T_3、T_4 与受体的结合障碍及受体后缺陷所致。

　　（5）甲状腺功能减退症的病理改变

　　1）黏液性水肿：含透明质酸、黏蛋白、黏多糖的液体在组织中浸润，在皮下浸润使皮肤肿胀，表皮萎缩、角化；肌纤维的浸润引起骨骼肌及心肌退行性变，以致坏死。

　　2）甲状腺：由于病因的不同，甲状腺可以萎缩或肿大。甲状腺缩小者甲状腺滤泡及胶质部分或全部消失，出现致密透明样的纤维组织。甲状腺肿大者，早期可见甲状腺滤泡细胞增生、肥大，胶质减少或消失；久病者甲状腺呈结节状，滤泡上皮细胞呈扁平状，滤泡内充满胶质。

　　3）垂体：垂体的病理因病因的不同而不同。原发性甲减者由于甲状腺激素分泌减少，对垂体 TSH 细胞的反馈抑制作用减弱，TSH 细胞增生使垂体前叶增大，甚至呈结节状增生，MRI 或 CT 检查示垂体增大，有时误诊为垂体肿瘤。继发性甲减者垂体有相应表现如垂体肿瘤、垂体坏死、萎缩等。

　　2. 中医认识　老年甲状腺功能减退症是肾、脾、肝的亏损而致，其病因相当复杂。张景岳指出："色欲过度多成劳损"，"疾病误治及失于调理者，病后多虚损"。《理虚元鉴》指出虚证的形成有六种原因：先天，后天，痘疹病后，外感，境遇，医药。以下根据临床实际对该病病因、病机进行论述。

　　（1）体质因素：先天禀赋不足，如父母体虚，精血不旺，胎气不足，或胎中失养，临产损伤等，使脏腑不健，身体怯弱，形体不充，生机不旺，则易患疾病，久病不复而成虚损。其次，机体的自然衰老，也是易患此病的重要原因。《素问·阴阳应象大论》说："年四十而阴气自半也，起居衰矣。"基本描述了人的自然衰老过程。自然衰老可致虚劳，虚劳能加速衰老。

　　（2）生活因素：张景岳指出色欲过度，劳倦不顾，少年纵酒皆可导致虚劳。房室不节，淫欲过度，耗损真阴，积微成损，积损成衰，形成虚劳。劳倦过度，情志内伤，均可造成脏腑亏损，久而精气过耗而成虚劳。《素问·宣明五气篇》提出"五劳所伤"，劳逸不均，易致形气损伤，久而脏腑不荣而致虚损。饮食不节，或暴饮暴食，或长期饥饿，或酗酒，或偏食均可损伤脾胃，脾胃失于运化，脏腑气血失于濡养，久而成虚劳。

（3）正虚邪侵：大病邪气过盛，脏气过伤，或失治误治，久病失养，客邪久留，耗伤机体元阳，而致脾肾阳气亏虚而发病，或因药物损伤或长期接触有害物质（如有毒化学品，放射线等），使机体气血阴阳受损而致病。

上述三因，在虚劳的病理过程中不是孤立的，既可一种病因致病，也可多种病因同时致病，各种病因相互影响，互为因果。因此，在辨证论治时要重视。

（二）诊断与别诊断

1. 诊断　老年甲减症的临床表现不典型，许多症状与衰老过程的一些表现相似而易误认为一般衰老现象，故应根据下述的临床表现及实验室检测认真诊断。

根据患者有地方性甲状腺肿、自身免疫性疾病、甲状腺炎及抗甲亢药物治疗史等，表现有畏寒少汗、乏力、纳少、少言懒语、记忆力减退、智力低下、嗜睡、抑郁、头痛、四肢感觉异常、麻木、灼痛、腹胀、便秘、性欲减退；当典型的黏液性水肿发生后常表现性淡漠、困钝愚蠢、面色苍白、皮肤干燥脱屑，以下肢为甚，踝部非凹陷性水肿，毛发脱落，手脚掌呈姜黄色，体重增加；心动过缓（<60 次/分）是该病特征性体征，另外还有胸腔积液、腹水、心包积液等。实验室检查 FT_4（血游离甲状腺素）降低或正常低限，TSH 升高，TSH 升高是原发性甲减的最早表现，常先于 T_3、T_4 下降；血常规中常呈轻中度贫血；血糖正常或偏低；血清胆固醇、三酰甘油和 β 脂蛋白均增高。B 超或 X 线片显示心脏双侧普遍性增大，提示心包积液；心电图示窦性心动过缓，低电压、ST-T 异常等，即可诊断。

2. 鉴别诊断

（1）贫血：甲减常误诊为恶性贫血、缺铁性贫血或再生障碍性贫血，查血 T_3、T_4、TSH 可以鉴别。

（2）慢性肾炎：肾病期的全身浮肿，类似于黏液性水肿，且血清胆固醇也可升高。但甲减患者尿常规及肾功能正常，血压多正常。

（3）特发性水肿：无典型甲减表现，血 T_3、T_4、TSH 正常，TSH 对促甲状腺素释放的反应正常。

（4）低 T_3、T_4 综合征：重症、消耗性疾病使 T_3 和（或）T_4 呈现低值。首先 T_3 比 T_4 的分泌量减少，随病情加重，T_4 转化为 T_3 受抑制，转化为 rT_3 增多，于是导致低 T_3 综合征、低 T_4 综合征有利于减少重症患者的能量消耗，是一种机体生理保护反应。患者存在严重消耗性疾病，血三碘甲状腺原氨酸（TT_3）、血甲状腺素（TT_4）、血游离三碘甲状腺原氨酸（FT_3）水平均降低，FT_4 正常或降低，TSH 正常或低值。

（三）辨证论治

祖国医学中，与虚劳相关内容非常丰富，但不外五脏六腑、气血阴阳。老年甲状腺功能减退症多表现为饮食减少，倦怠无力，委靡不振，畏寒肢冷，面色㿠白，耳鸣，水肿，阳痿等脾肾阳虚证候。由于五虚相关，气血同源，阴阳互根，故病理上每相互转化，相互影响，临床表现交错复杂，或阴阳两虚，或气血同病，后期还可见五脏俱亏、气血阴阳俱虚的现象。所以辨证时应分主次，辨顺逆。审证求因，合理用药。

1. 辨证要点

（1）辨病性，知病势：老年甲状腺功能减退患者都为虚证，早期以脾肾阳虚多见，病势较轻，主要表现为食少乏力，畏寒肢冷，面色㿠白，随病势加重，则以脾肾虚衰证为主，除脾肾阳虚证重外，还出现浮肿、毛发脱落、肌肤甲错、阳痿等症，后期转为气血阴阳俱亏，上述诸症加重，甚至出现昏迷。所以，应辨明证候属性及病势，及时准确遣方用药治疗，才能阻止病情发展。

（2）辨明主次：老年人多虚、多痰、多瘀。该病多见虚证，早期虚损不甚，而又有痰瘀积聚征象者，应扶正祛邪，后期脾虚肾衰兼有痰瘀之证者，应先图补虚，待正气回复再佐以祛邪扶正。总之，要辨明主次标本，针对病机的主导环节，逐步扭转病势。

2. 论治原则

（1）替代疗法：一旦诊为老年甲减，就应及时进行甲状腺激素替代治疗。老年甲减患者多伴有心血管疾病，若激素剂量过快，可能会诱使心血管疾病加重，甚至出现心绞痛、心肌梗死、心律失常或心力衰竭。临床用药中应引起注意。中西医结合治疗采用温阳补肾的中药与甲状腺激素合用，对于老年甲减伴有心血管疾病的患者疗效较好，能有效地预防心血管疾患加重。

现代研究发现，温肾助阳益气的中药（如桂附八味丸等）可使甲减患者的低代谢状态有所提高，使其症状减轻，但中药不含激素，其机制是通过整体调节，改善甲状腺本身的功能而起作用。这些研究都肯定了中医药治疗老年甲减的效果。但临床重症如黏液性昏迷仍以激素治疗为主。

（2）温补阳气：老年甲减以脾肾阳虚为基本病理，但随病势的不同，其病理亦有所不同，处方用药亦有差异。轻者温肾健脾，中者以补肾阳、启命门火为主，命门之火旺，则脾肾自得温煦，重者则应壮阳滋阴，阴平阳秘，病势才有转机。所以，临证时要认真区别，合理选择用药。

（四）病案举例

老年甲减是老年人一种常见疾病，临证时必须正确诊断、用药合理、辨证与辨病相结合，必要时中西医结合。唐祖宣在数十年的临床工作中，多从脾肾论治，收效颇丰，兹举典型治验于下。

郝某，女，68岁，1990年3月26日诊治。

患者1989年12月份出现表情淡漠，嗜睡，记忆力下降，对周围事物反应迟钝，怕冷，多汗，腰背冷痛，全身肌肉酸痛，面部及双手明显肿胀，按之随按随起，体重增加，毛发脱落，眉毛稀疏，并有心悸及心前区闷痛，脉率缓慢，血压偏高，纳呆，食后腹胀，便溏，小便量少等症。某医曾按"心脑病症"处理两个月周效，且症状呈进一步加重的趋势遂于今日求治于我院。查 T_3、T_4、TSH 均低于正常。诊断为"甲状腺功能减退症"。查舌质淡胖，苔白润而厚，脉沉迟细。此为脾肾阳虚、气血亏损所致，治宜益气养血、温补脾肾。拟方如下。

黄芪45g，当归9g，党参30g，白术12g，桂枝9g，何首乌15g，泽泻12g，升麻9g，巴戟天15g，淫羊藿15g，菟丝子30g，山药15g，柴胡6g，炙甘草6g。水煎服，每日1剂，生姜、大枣为引。

上方加减变化调服60余剂，精神好转，胃纳正常，大便成形，颜面及四肢肿胀、怕冷、腰痛均减轻，记忆力恢复，四肢较以前有力，已能从事简单的家务劳动，复查 T_3、T_4、TSH 基本接近正常。嘱其早、晚分别服理中丸、金匮肾气丸。追访3年症情稳定。

体会 患者之肿胀，随按随起，不留凹陷，与水肿之凹陷不起者有所区别。前贤有"肿不水溢，胀则气凝"之谓，故此症实属肤胀。王九峰曰"脏寒生满病，脾虚生气胀"；马培则谓肤胀"肺脾肾三脏同病"。该病的病机特点是脾肾阳虚、气血亏损，故用益气养血、温补脾肾为法而奏效，这也符合老年人多虚的证治。待病情控制，改汤为丸，缓而图之，以达到控制病势，减少甲减的并发症发生。

第十三章 脑神经系统

第一节 短暂脑缺血发作

一、定 义

短暂脑缺血发作（TIA），是由于左右颈动脉或椎-基底动脉短暂供血不足所引起的局部脑功能暂时丧失的临床综合征。临床以一过性失语、黑朦、轻偏瘫、偏身麻木或发作性眩晕为特征，持续数分钟至数小时，不超过 24 小时可完全缓解，常反复发作。TIA 多发于 50～70 岁，男性多于女性。有资料表明，年龄在 55～64 岁，年发病率为 1‰，65～74 岁为 2‰，75 岁以上为 3‰，老年退休人群中发病率为 8‰。

TIA 是发生脑梗死的先兆，25%～50% 的病例 5 年内发生脑梗死，其中半数在 1 年内发病，20% 脑梗死在 30 天内发生。近期内频发 TIA 者比无 TIA 者的脑梗死发病率高出 10 倍。因此重视 TIA，及早诊断和正确处理已成为预防脑梗死、降低病死率和致残率的关键。

该病属于中医学的中风、偏枯、偏风、仆击等症证范畴。老年人多气虚、多阴（血）虚，多痰浊，易致气虚血瘀、阴虚血涩、痰浊瘀阻等病变，当瘀阻于脑之窍络，则发生歪僻不遂，旋见旋止，反复发作，无意识障碍，病情缓解后一如常人的特点，故又称作"小中风"。

二、唐祖宣诊治经验

（一）病因病机

1. 西医认识 TIA 病因和发病机制目前尚不完全清楚，主要有微栓塞学说、脑血管痉挛学说、血液学改变、血液成分异常、颈椎病等。多在体位改变，活动过度，颈部突然转动或屈伸等情况下发病。

（1）微栓塞学说：颈内动脉系统动脉硬化狭窄处的附壁血栓、动脉粥样硬化斑块的脱落，或胆固醇结晶等，形成微栓子随血液进入脑内，阻塞小动脉，出现脑部缺血症状。由于栓子很小，又易破裂，或经酶的作用而分解，或因栓塞远端血管缺血扩张使栓子向更远端移动，以致血供恢复，症状消失。

（2）脑血管痉挛学说：血液通过颈内动脉或椎-基底动脉系统动脉硬化后的血管狭窄时，可能导致血液涡流，刺激血管壁引起血管痉挛，出现 TIA；涡流减速时，缺血症状消失。

（3）血液成分异常与血流动力学改变：严重贫血、真性红细胞增多症、白血病、血小板增多症、高凝状态、异常血脂高、高血糖等，可导致血液成分改变，并影响血液流变性；或一过性低血压，头部急剧转动或颈部伸屈，使脑血流量减少而诱发 TIA。

（4）颈椎病：可压迫椎动脉，血流减少；加之椎动脉硬化、迂曲、松弛，当转头、头颈过伸或向一侧转动时常可出现 TIA。

（5）心脏疾患：如各种心脏瓣膜病，心律失常，心肌梗死，心肌炎或感染性心内膜炎，心血管手术所致的空气、脂肪、去沫剂等栓子，心脏黏液瘤等发生的瘤栓，脑外盗血综合征等，均可诱发 TIA。

颈内动脉系统 TIA 主要由大脑中动脉缺血，或大脑中动脉与大脑前动脉皮层质的分水岭区缺血，或大脑中动脉与大脑后动脉皮质支缺血，或大脑前动脉、中动脉、后动脉皮质支分水岭区缺血而使顶、枕、额交界区受累所致。

椎-基底动脉系 TIA 主要由脑干网状结构缺血、脑干前庭系缺血（累及边缘系统的颞叶、海马、海马旁回和穹隆）、大脑后动脉距状支缺血（枕叶视中枢受累）、椎动脉及基底动脉小脑分支缺血、中脑或脑桥缺血等所导致的，临床表现复杂。

2. 中医认识

（1）肝阳上亢：肝为风木之脏，体阴而用阳，主升主动，素体阳盛或忧郁恼怒，肝阴暗耗，或肾阴素亏，肝失所滋，肝阳亢盛，风阳上扰，气血逆乱，发为歪僻不遂、眩晕。

（2）痰湿中阻：饮食所伤，思虑劳倦，损伤脾胃；或久嗜烟酒，助湿生痰，痰湿中阻致清阳升，浊阴不降；痰郁化火，上扰清窍，闭阻窍络，发为歪僻不遂、眩晕。

（3）气血亏虚：久病不愈，耗伤气血；失血之后，虚不得复；脾胃虚弱，气血生化乏源，以致气血两亏，气虚则清阳不展，血脉瘀滞，血虚则脑失充养，髓海空虚，发为歪僻不遂、眩晕。

（4）肾精不足：先天禀赋不足，后天又失于调摄，肾精不充；或久病及肾，肾精匮乏；或房事不节，肾精暗耗；或年老肾虚，精血不得互生则血脉空虚而淤滞，发为歪僻不遂、眩晕。

（二）诊断与鉴别诊断

1. 诊断　由于 TIA 发作持续时间很短，多数患者就诊时已无症状及体征，诊断主要根据病史。诊断要点为：①突然出现短暂的神经功能缺失发作，持续时间不超过 24 小时；②神经功能障碍必须局限于某脑血管分布范围；③临床症状常反复、刻板地出现，发作间期无任何神经系统阳性体征。为了预防以再发或发生脑梗死，需要寻找病因，进行治疗。首先要注意检查是否有高血压、动脉粥样硬化、高血脂症、心脏病等；注意两侧颈动脉搏动情况、颈动脉处和锁骨上窝处是否有杂音；可行视网膜中央动脉压测定、血液流变学测定、颈椎双斜位 X 线平片、TCD 等。有条件的单位均应行 CT 检查。至于 MRI、MRA、CDA 或 DSA 则根据需要选择进行。

2. 鉴别诊断

（1）部分性癫痫：主要与单纯部分发作相鉴别，表现为脑皮层刺激性症状，出现肢体抽搐或发麻，持续时间短暂，仅数秒至数分钟，常自一处开始向周围扩展，脑电图多有异常。部分性癫痫多为症状性，脑内常有局灶性病变，辅助检查可能发现病灶。

（2）梅尼埃病：表现为发作性眩晕、恶心、呕吐，与椎-基底动脉 TIA 相似，但发作时间多较长，常超过 24 小时，伴有耳鸣。多次发作后听力可减退。该病除有眼震外，无其他神经系统体征，且发病年龄较轻。

（3）阿-斯综合征：该病可引起阵发性全脑供血不足，有意识障碍，神经体征不明显。注意脉搏及心律，做心电图即可鉴别。

（4）颅内占位病变：国内外均有报告颅内占位病变（颅内肿瘤、慢性硬膜下血肿、脑脓肿）以 TIA 发病者，其发病机制尚不清楚，可能与局部血循环障碍（包括盗血、动静脉分流）、瘤性微栓塞与瘤体刺激引起血管痉挛有关。虽发病不多，亦应引起注意。

（三）辨证论治

首当辨虚实，本着"虚则补之，实则泻之"的治疗原则，对于实证之痰湿中阻、肝火偏盛者，分别施以燥湿祛痰及清肝降火或滋阴潜阳之治则；对于气血不足、肾精亏虚之虚证，当治以调补脾胃、益气养血及补肾填精之治法。临证时亦可见因实致虚，或虚中夹实者，当把握病机，权衡缓急而调之。

（四）唐祖宣对 TIA 的临证经验及思路

短暂性脑缺血发作（TIA）在临床上是中老年人的常见病、多发病。多年的临床实践观察到，随着社会的变迁，经济的发展，人民群众生活水平的提高，TIA 的发病率呈逐年上升趋势。同时，根据四时的变化，观察到该病与季节有明显的关系，即四季交替时发病率高、冬春季发病高。根据数十年的临证经验，唐祖宣认为 TIA 是可以预见、可以预防的。

首先，祛除 TIA 的诱因。中老年人，特别是肥胖者，血脂、胆固醇正常与否起关键作用，只有把血脂、胆固醇控制在理想的水平，才能预防动脉血管硬化，减少动脉血管内壁斑块形成及管腔狭窄，使血流畅通。为此，对中老年人来说，每年一至两次的健康检查十分必要，有针对性地选择一些降血脂、软化血管药品。唐祖宣根据中医"痰瘀"理论，精选化痰除湿、活瘀通络之中药之剂，制成"脑脉安"颗粒，用之于临床，屡试不爽。方药组成为：生山楂、陈皮、半夏、云茯苓、菖蒲、天麻、瓜蒌实、益母草、丹参、川芎、赤芍、鸡血藤等。另外，选择性地食用具有降血脂、软化血管的食物或药物浸茶内服，如西芹、黑木耳、绞股蓝、银杏叶等。

其次，部分 TIA 患者是由心源性，或是来自颅外、颅底大动脉粥样硬化病损处脱落的微栓子等。对于这类患者，治疗原发病是预防的关键，不能见 TIA 患者即用扩张血管、活血化瘀，而应具体问题具体对待。随着现代医学的发展，从事中医的医务的工作者，必须接受现代医学的先进理念、先进方法，融中西医理论、治法于一体，全方位为患者服务。只有这样，才能有效地预防 TIA 的发生。

最后，健康教育及体育锻炼不可或缺。随着人们生活节奏的加快，心理因素已远远超过生理因素。老年人亦是一样，因此应教育老年脱离世俗杂念，保持七情相对稳定，反对过怒过喜，有条件者可定期咨询"心理门诊"。懒惰是健康的大敌，适度的运动锻炼，不仅可以增强体质，而且有延缓血管硬化作用。

总之，TIA 的预防是全方位的。唐祖宣在临证中，对老年人每年在秋末冬初、春末夏初二时预防地应用一些活血化瘀药品，对预防 TIA 的发生大有裨益，不妨一试。

第二节 脑 梗 死

一、定 义

脑梗死（CI）是脑部血液供应障碍，缺血、缺氧引起的局限性脑组织坏死或软化。又称缺血性脑卒中（CIS）、缺血性中风，占全部脑卒中的 75%～80%。脑动脉主干或其皮层支因动脉粥样硬化及各类动脉炎等可使血管管腔狭窄或闭塞，导致脑血栓形成，多见于有动脉硬化的中年、老年，而动脉炎所致者多见于中青年。大脑半球深部白质及脑干缺血坏死、液化并被吞噬细胞吞噬后，形成直径小于 2mm 的梗死灶，称为腔隙性梗死，约占脑梗死的 20%，多发生于 40～60 岁及以上的中老年人，男性多于女性，常伴有高血压、脑栓塞是各种栓子随血流进入颅内动脉系统闭塞血管致使相应供血区脑组织缺血坏死及脑功能障碍；又称栓塞性脑梗死，约占脑梗死的 15%，任何年龄均可发病，多见于青壮年，女性多于男性，可能由于女性患风湿性心脏病较多的缘故。近几年来，脑梗死的发病率有上升的趋势，发病年龄也趋向于年青。因此有效地预防、治疗缺血性脑血管病，对于提高社会劳动生产力、降低死亡率，都将会产生积极的作用。

中医将脑梗死归属于"中风"、"风痱"、"偏枯"、"喑痱"、"瘫痪"的范畴。多因肝肾阴虚，肝阳暴涨，阳化风动，夹火夹痰，扰动血气，血随气逆，上冲于脑，蒙蔽心窍，横窜经络而发病。

二、唐祖宣诊治经验

（一）病因病机

1. 西医认识

（1）血管病变：最常见的病因为动脉粥样硬化，由于颈内动脉、大脑中动脉及其分支、大脑后动脉、大脑前动脉、椎-基底动脉及颈动脉的颈内外动脉分叉处的动脉粥样硬化斑破裂或形成溃疡，胆固醇沉积于内膜下层，引起血管壁脂肪透明变性，进一步纤维增生，动脉变硬弯曲，管壁增厚，血小板及血液中其他成分、纤维素等附着于受损粗糙的内膜上，形成附壁血栓，在血压降低、血流缓慢、血流量减少，血液黏度增加和血管痉挛等影响下，血栓逐渐增大，最后动脉完全闭塞。与高血压有关的脑深穿支中小动脉硬化易引起腔隙性脑死。另外，先天性动脉瘤、脑血管畸形、各种原因引起的动脉炎、颅静脉病变、头颈部外伤等也可导致脑梗死。

（2）血液成分及血流动力学改变：血液中胆固醇、纤维蛋白原增加，高血糖，血细胞减少或增多，可使血液黏度增加、血凝性增高和红细胞表面负荷降低，可形成血栓。

（3）栓塞：心源性栓子主要来源于风湿性心脏瓣膜病、慢性心房颤动、心内膜炎赘生物及附壁血栓脱落等，占脑栓塞60%~75%。颅内大脉粥样硬化性附壁血栓，手术、外伤、潜水、高空飞行、输血输液引起气体栓塞。外伤引起的骨折，尤其是股骨或胫骨骨折占大多数，可产生游离脂肪球形成脂肪栓塞；导致缺血性和出血性脑梗死，后者发生率约占30%以上。

脑梗死大约4/5发生于颈内动脉系统，1/5发生于椎-基底动脉系统，腔隙性脑梗死，多发生于基底核、内囊、丘脑、脑桥，少数位于放射冠及脑室管膜下区。

脑血栓在发生后6小时内，肉眼尚见不到明显病变；可见部分管内皮细胞、神经细胞和星形胶质肿胀，线粒体肿胀空化。6~24小时缺血区脑组织苍白，轻度肿胀，神经细胞、星形胶质细胞和血管内皮细胞呈明显缺血性改变。24~48小时大量神经细胞消失，胶质细胞坏死，中性粒细胞、单核细胞、巨噬细胞浸润，脑组织明显水肿，脑沟变窄，脑灰质界线不清。7~14日病灶区液化变软，坏死达高峰。3~4周后软化和坏死组织在数月~2年逐渐被吞噬和清除，胶质细胞增生，小软化灶形成瘢痕，大软化灶形成囊腔。接近皮质的脑梗死容易继发出血。

腔隙性脑梗死好发于直径为100~200μm的深穿支血管，多见于豆纹动脉、丘脑深穿动脉及基底动脉的旁中线支分布区。病灶呈不规则的圆形、狭长形，小者多为0.2mm，大者可达15~20mm，但以直径3~4mm为多，主要分布于基底核区，还有放射冠、丘脑和脑干、大脑、小脑皮质等，偶见于胼胝体。腔隙内有纤细的结缔组织小梁、吞噬细胞；也可见脑、基底核萎缩，胼胝体变薄等。病变血管透明变性，玻璃样脂肪变性，玻璃小动脉破死，血管壁坏死和小动脉硬化，微动脉瘤等。

脑栓塞引起的脑梗死大多数是缺血性的，主要病理改变与脑血栓形成基成相同。

2. 中医认识

（1）年老气衰：李东垣所谓"非外来风邪，乃本气自病"，认为"凡人年逾四旬气衰之际，或忧喜忿怒伤其气者，多有此疾，壮岁之时无有也"。张景岳认为"肥人多有非风之证，以肥人多气虚也"。此为脑梗死常见的原因，气衰血运无力，停而成滞，滞久成瘀，阻于脑脉窍络而成偏枯，甚或昏仆。

（2）上气不足：《内经》有"上虚则眩"之说，张景岳认为"非风眩晕，掉摇惑乱者，总由气虚于上而然"。素有高血压、低血压眩晕病史之老年人，则易发生脑梗死，故为"卒倒之渐，所由致也"。气虚于上，脑髓血液循环易发生障碍，窍络瘀阻而成偏枯不遂之证。

（3）肝肾阴虚：老年人肝肾不足，阴虚于前，阳亢于后，内风时起，形成阴虚阳亢之证。所以张锡纯认为"肝过盛生风，肝虚极亦可生风"；叶天士则阐发了"阴亏阳亢"的病机。凡此致内风动越，扰动痰浊，瘀阻脑络而发生偏枯昏仆之证。

（4）饮食不节：嗜好肥甘，脂痰内盛；或脾常不足，饮食不化，聚湿为痰。特别是老年人若酒食无度，易致痰浊瘀阻，脑脉壅滞，终致痰瘀互结而脑窍闭塞发生脑梗死。

（5）血虚生风：老年人劳倦败伤精血，或素体血亏，精血亏损，内燥亏损，内燥生风。如《景岳全书·非风》认为："肝血虚，同燥气乘之，而木从金化，风必随之。"故"总由精血败伤而然"，主张"医风先医血，血行风自灭"。血虚内燥，津亏脉涩，血行不畅，凝而渐瘀，阻于清窍脑络，则发为偏枯歪斜之证。

总之，老年人脑梗死多因年老衰退、饮食不节、劳倦无度等而成，为本虚标实之病证。本虚为气、血、阴精及脾胃不足；标实主要表现在风、燥、痰、瘀诸方面。基本病机为气虚血瘀，可夹痰、化风为患。

（二）诊断与鉴别诊断

1. 诊断

（1）病史：①多数患者既往有动脉硬化、高血压、糖尿病、高脂血症等病史；②发病年龄多在60岁以上；③多在安静、睡眠血压下降和血流缓慢的情况下发病；④发病较慢，在数小时到1~2日内症状达到高峰，少数可达1周；⑤多有先兆症状，发病前数日或数月内出现短暂性脑缺血发作，出现肢体无力、轻瘫、肢体麻木感、感觉异常、语言不利、一过性黑矇、头晕或眩晕、头痛、恶心或血压忽高忽低等。

（2）症状和体征：根据受累脑组织病变多由脑血栓形成、腔隙性脑梗死、脑栓塞等引起，依据神经定位性体征，多数患者发病时意识清楚，多以偏瘫、失语等为首发症状。

（3）实验室检查：血液流变学检查黏度增高、血小板黏附率增高、血小板活性增高、高凝状态等。颅脑CT检查是目前确诊脑梗死的一种重要方法，并可与脑出血、脑肿瘤相鉴别。MRI（磁共振成像术）在脑梗死发病早期（12小时内），对脑干和小脑的梗死，MRI的诊断优于CT。

2. 鉴别诊断

（1）脑出血：中年、老年多见，有高血压及动脉硬化病史，血压突然升高引起动脉破裂，发病急骤，多在活动或情绪激动时发生，昏迷较深，多呈持续性，瘫痪最常见，大约半数患者有脑膜刺激征，间有抽搐，多有颅内压增高征，脑脊液压力高，多为血性，头颅CT发病后即出现高密度影。

（2）蛛网膜下腔出血：青壮年多，先天性动脉瘤或脑血管畸形或动脉硬化性动脉瘤破裂，发病急骤，起病时有剧烈头痛，意识障碍常为短期轻度昏迷。可有一侧眼神经瘫痪，肢体瘫痪较少，脑膜刺激征明显，抽搐少见，多有颅内压增高征，脑脊液压力高，血性，头颅CT多数可见脑室、脑池或外侧裂中有高密度影。

（3）脑脓肿：常有原发性脓灶。脑脓肿的视觉障碍为1/4象限盲，脑梗死常为完全的偏盲。约半数脑脓肿患者血中白细胞增多。脑脊液常有白细胞增多，偏重于多核白细胞，蛋白轻度增高，但不如脑梗死增高明显。

（4）高血压脑病：可有偏瘫，眼底有改变，如视盘水肿，视网膜出血及渗出，血压高。降低压后神经症状迅速消失。

（5）病毒性脑炎：首发症状多为精神异常，神经系统阳性体征出现较晚，脑脊液可有炎性改变，脑电图的弥波为其特征性改变。

（6）多发性硬化：多见于青壮年，常有视神经改变、脊髓损害及伴随一些发作性症状，如痛觉异常、三叉神经痛等。SSEP、MEP、BAEP 及 VEP 可有异常，CT 及 MRI 检查可区分。

（7）硬膜下血肿：有外伤史，在一定时间以后出现神经、精神症状。意识状态有明显波动，有瞳孔的变化及锥体束征，脑脊液内可见红细胞，颅脑 CT 高密度灶。老人慢性硬膜下血肿，由于发病缓慢、特征性临床表现不多，且在发病时因时间已久，外伤史常被遗漏。

（三）辨证论治

1. 辨证要点

（1）察先兆，重并病：脑梗死多有先兆症状，通过了解先兆症状，可临床初步明确疾病的诊断；进一步了解以往病史，如眩晕、头痛、消渴、肥胖、饮食等，有助于掌握病情，决定论治重点。若先兆症状明显，并病时间久且严重，在论治中风的同时，应加强对并病的治疗。如消渴病可加重脑梗死病变，影响中风者的预后，因此控制消渴在论治中也十分重要；又如经常出现发作性眩晕（TIA），要注意复中的可能。

（2）辨顺逆，明轻重：临床要注意患者偏瘫症状、神志的变化。若偏瘫或口眼㖞斜继续加重，或初起仅以偏瘫、语言不利为主，继出现神志时清时寐，甚或昏迷者，为病情发展，临床恶化的进展性缺血性中风，病情逆转危重；若病发后偏瘫口㖞无加重，或患侧肢体感觉力量恢复，则病情稳定好转为顺。

（3）分标本，定虚实：该病本虚标实，但发病急性期内应区分标本虚实的孰轻孰重。病发早期以风痰、瘀闭阻为主，因此证当标实；然老年人体弱气衰，因虚而瘀的虚实夹杂亦为常见；即在发病后期，虽本虚为主，但虚中夹瘀也多见。所以，该病虚实兼夹贯通整个病程，辨证过程需区分虚、实的偏向，而决定证型。

2. 论治原则

该病因清窍脑络闭塞，治疗当以开闭通络为主。闭塞虽为风夹痰瘀所引起，究其本则因机体气衰血弱，阴阳失调。故应从本治标，标本兼顾。标实为主，在豁痰化瘀开窍通络中以益气活血为助；虚实夹杂，在益气活血化瘀开窍中以协调阴阳为法；本虚为主，在益气养血息风和阳中当以活血化瘀通络为巩固。所以，化瘀开窍、益气活血、养血息风、滋阴潜阳、涤痰通络等为常用法则。

（四）病案举例

1. 补阳还五汤治验

邹某，男，75 岁，1995 年 11 月 21 日诊治。

患者 5 日前无明显诱因突然出现左半身不遂，右下肢软无力，行走时向左侧偏斜，左上肢抬举受限，语言不利，口干欲饮，大小便调。查：舌质紫暗，苔白厚腻，脉沉弦有压，血压 130/80mmHg，CT 提示大脑右侧基底核区腔隙性梗死。证属气虚血瘀，痰湿阻络，经气不通。治宜益气活血，化痰除湿，通经活络。方用：生黄芪 45g，当归 12g，赤芍 12g，石菖蒲 15g，川芎 10g，杏仁 9g，藿香 10g，佩兰 9g，牛膝 15g，木瓜 15g，薏苡仁 15g，鸡血藤 30g，伸筋草 15g。10 剂，水煎服。

3 年后患者复来诊治其他疾病时得知，上方服完后诸症均消失，四肢灵活，语言流利，生活自理。

体会　对中风之发病，李东垣有"正气自虚"之说。本案年事已高，气虚自存，气虚无力推动血液运行，肢体失养，故上下肢瘫软无力；气虚可内生痰湿，痰湿内蒙，心窍不宣，故语言不利，脉证合参，证因气虚血瘀、痰湿阻络所致。治以补阳还五汤合三仁汤加减，益气活血，化痰阻湿，通经活络。药证相符，10剂而愈。本案治疗，中风之病未必每例患者都是由风邪所致，必须以证为先；同时，中风虽然为顽症，但只要辨证准确，及早治疗，药投病机，治疗亦不难获效于朝夕之间。

2. 自拟"脑脉通"治疗中风（缺血性）分析

杜某，女，62岁，1990年3月18日诊治。

患者自春节以来由于家务繁忙，睡眠不足，始觉头晕乏力，渐而出现肢体麻木，近两周以来舌强语蹇，右侧肢体活动不便，当时血压190/105mmHg，经某医院确诊为"脑血栓形成"，经西药治疗，血压稳定至正常范围，但他症不减，遂求治于我院。现症见：右侧肢体麻木，活动不遂，语言不利，伴头晕乏力，记忆力减退，纳减，二便正常。查舌质暗红，苔白，脉沉弱无力；血压140/80mmHg。辨证为气虚血亏，风邪入中，络脉闭阻，脑失所养而致。治宜益气固本，活血化瘀，通经活络，通督荣脑。予自拟"脑脉通"方加减：生黄芪30g，葛根30g，当归12g，川芎9g，丹皮10g，石菖蒲12g，地龙12g，红花10g，全蝎6g，水蛭3g（冲服），三七粉3g（冲服），生山楂30g，桑寄生30g，通草6g，葱白2根。5剂水煎服，每日早晚各服1次。

上方服毕后语言较以前流利，肢体麻木明显减轻，举臂过头，扶杖可行，但仍神疲乏力，头昏不清，舌质红稍暗，苔薄白，脉沉缓。上药既效，仍予脑脉通方，生黄芪增至60g，取10剂量，共为细末装入胶囊，每服10粒，日3次口服，连服3个月，诸症均失，已能正常参加工作。

体会　"脑脉通"系唐祖宣数十年临证之验方，方中生黄芪甘温补气，使气盛而血行，改善血液循环；当归配红花、川芎、桃仁以活血，配水蛭、三七、生山楂以逐瘀，配地龙、通草以活络，配葱白以通阳；葛根辛甘，升清通督以荣脑，据现代药理研究所含黄酮苷能扩张脑血管，改善脑循环；桑寄生补益肝肾，强筋壮骨以振痿。全方共奏益气固本，祛风活络，通阳逐瘀之功。临证时用本方为主治疗老年性气虚血亏，风中经络引起的半身不遂，每获良效。

3. 中风后遗症治验

王某，女，65岁，1999年10月9日诊治。

患者自述15年前患慢性肾炎，继患肾性高血压，屡治不愈。1年前患右半身不遂，曾在某市级医院确诊为"脑血栓形成"，经用脉络宁、维脑路通、川芎嗪等治疗日久欠效，特求治于唐祖宣。现症见：右半身活动不遂，右手持物无力，右下肢僵硬，步履困难，头晕项强，心烦急躁，语言不利，饮食尚可，便略干。查：舌质紫，苔白而干，脉沉弦有力；尿蛋白（+），上皮细胞（+）；血压180/100mmHg。辨证为水不涵木，肝阳上亢，痰热上蒙心窍，瘀血阻滞经络所致。治宜滋水涵木，平抑肝阳，清热化痰，活瘀通经。方用：玄参15g，麦冬12g，生龟板30g，白芍30g，葛根30g，丹参12g，生地15g，天麻15g，胆南星9g，桑寄生30g，水蛭6g（研末冲服），牛膝15g，泽泻15g，石菖蒲12g，鸡血藤30g。5剂水煎服。

> 二诊（1999年10月15日） 头晕、项强、烦躁均有所好转；语言较以前流利，但舌根仍强；右半身较前轻快，但肢体功能仍差；大便溏泻，日3次左右；腰部略痛，全身乏力；舌质边红有齿龈，苔白，脉弦细；血压150/80mmHg。宗上方加炒山药30g以助健脾除湿，10剂水煎服。
>
> 三诊（1999年10月26日） 舌强、腰痛消失，精神状态良好，尿检正常，血压140/75mmHg，脉弦细。方用：生黄芪30g，当归15g，赤芍12g，地龙15g，生山楂15g，泽泻15g，川芎12g，全蝎6g，桑寄生15g，水蛭6g（研末冲服），杜仲15g，鸡血藤30g，续服60余剂，血压稳定，症状消失，肢体功能明显恢复。

体会 脑血栓形成多属"本虚标实"。《灵枢·刺节真邪》曰："虚邪偏客于身半，其入深，内居营卫，营卫稍衰，则真邪去，邪气独留，发为偏枯。"此证以中老年者多见。《东垣十书》谓："凡年逾四旬气衰之际，或因忧喜忿怒伤其气者，多有此疾。"其发病机制初起多责之肝肾阴虚，水不涵木，肝阳上亢，痰热内蒙，日久多见气虚血瘀，络脉不通。故治疗时，若肝阳上亢，痰热内蒙，治宜平肝潜阳、清热化痰为主，待肝阳得平，再以益气活血、通经活络为主。这充分体现了中医辨证论治的观念。

第三节 脑 出 血

一、定 义

脑出血（ICH）是指非外伤原因所引发的血液自破裂的血管直接进入脑组织的一种病症。我国是脑血管病的高发国家，其死亡率位于诸病之首。有资料表明，我国脑出血患者15%～40%死于中风急性期，且满5年的累积生存率为50%～80%，满5年的累积复发率超过25%。由此可以看出，脑出血的发病率在整个脑原发病中所占比例虽不及缺血性脑血管病，但其死亡率，尤其是首次发病导致死亡人数的比例，以及急性期后致残率都远高于缺血性脑血管病。ICH是对我国中老年人生命构成威胁和影响中老年人晚年生活质量的主要病种。

脑出血属于中医"中风病"的范畴。随着中医药剂型改进和新药的不断研发，以及中西医结合的开展，对脑出血患者度过危险期和减少后遗症、提高生存质量，将呈现出良好的前景。

二、唐祖宣诊治经验

（一）病因病机

1. 西医认识 高血压和动脉硬化是脑出血的主要原因，有60%～70%的脑出血与高血压和动脉硬化有关。其他原因有脑动脉瘤、脑血管畸形、脑淀粉样血管病、脑肿瘤、血液病（白血病、再生障碍性贫血、血小板减少性紫癜、血友病、真性红细胞增多症和镰状细胞病等）、Moyamoya病、脑动脉炎、中毒、变态反应、动静脉畸形、硬膜静脉窦血栓形成、夹层动脉瘤、梗死性脑出血、抗凝或溶栓治疗等。

高血压性脑出血的发病机制迄今不明，认为与长期高血压引起的脑内小动脉或深穿支动脉壁纤维素样坏死或脂质透明变性，并形成小动脉瘤或微夹层动脉瘤有关。而动脉瘤长度短，管腔大，管壁薄，血流方向与大脑主要动脉垂直或逆向，存在着压力高、血量大、回旋多，易于破裂的潜在危险。在某些诱发因素作用下，如情绪激动、用力排便等使血压骤然升高，血液自血管壁渗出或动脉瘤壁直接破裂，进入脑组织形成血肿。豆纹动脉自大脑中动脉近端呈直角分出，受高压血流击易发生粟状动脉瘤，是脑出血好发部位。一次出血通常在30分钟内停止，但研究发现20%～40%在病后24小时内血肿仍继续扩大。

脑出血一般单发，也可多发或复发，出血灶大小不等。好发部位为壳核、丘脑、尾状核头部、脑桥、小脑、皮质下白质及脑叶、脑室等。绝大多数高血压性ICH发生在基底核的壳核及内囊区，约占脑出血的70%，脑叶、脑干及小脑齿状核区各占约10%。壳核出血常侵入内囊和破入侧脑室、血液脑室系统和蛛网膜下隙；丘脑出血常破入第三脑室或侧脑室，向外可损伤内囊；脑桥或小脑出血则可直接破入蛛网膜下隙或第四脑室。

较大新鲜出血灶中心是血液或血凝块（坏死层）周围是坏死脑组织，并含有点、片状出血（出血层），在外周为明显水肿，瘀血的脑组织（海绵层）并形成占位效应。如血肿较大而又发生于大脑半球深部，可使整个半球严重肿胀，对侧半球严重受挤，整个小脑半球幕上的脑血流量明显下降，此种继发性脑缺血又加重了脑水肿。脑室系统亦同时受挤、变形及向对侧移位，又加上部分血肿破入脑室系统，使已经移位变小的脑室内灌入了血液并形成血凝块，仍造成脑室系统的脑脊液循环严重梗阻，这些继发的梗阻性单侧、双侧脑积水或积血，又加重了脑水肿的过程。当脑出血进入恢复期后，血肿和被破坏的脑组织逐渐被吸收，小者形成胶质凝块，大者形成一中间含有黄色液体的囊腔。

非高血压性ICH多位于皮质下，无动脉硬化表现。主要病理改变是出血侧半球肿胀、充血，血液可流入蛛网膜下隙或破入脑室系统；出血灶呈大而不规则空腔，中心充满血液或紫色葡萄浆状血块，周围是坏死脑组织，并有瘀点状出血性软化带；血肿周围的脑组织受压，水肿明显，血肿较大时引起颅内压增高，可使脑组织和脑室移位、变形，重者形成脑疝；幕上半球出血，血肿向下挤压下丘脑和脑干，使之移位、变形和继发出血，并常常出现小脑幕疝；如颅内压增高极明显或小脑大量出血可发生枕大孔疝。急性期后血块溶解，吞噬细胞清除含铁血黄素和坏死的脑组织，胶质增生，小出血灶形成胶质瘢痕，大出血灶形成中风囊。

2. 中医认识

（1）积损正衰："年四十而阴气自半，起居衰矣"。阴精亏虚，阴不制阳，内风动越，携痰夹瘀，上扰清窍，突发本病。

（2）情志郁怒：暴怒伤肝，五志化火，肝阳暴张，或心火暴盛，风火相煽，血随气逆，上冲于脑，致气血逆乱，脑络破溢，清窍瘀阻而发中风。

（3）劳倦内伤："阳气者，烦劳则张"，操劳过度，形神失养，致阴血暗耗，虚阳化风；或纵欲伤精，水亏于下，火旺于上，肝风内旋，上扰清空，致发本病。

（4）饮食不节：恣食肥甘厚味，饮酒无度，痰浊内壅，郁久化热，痰火互夹，引动肝风，风痰火上扰，发为本病。尤以酗酒诱发最烈。

（5）气候变化：气温骤变，寒邪入侵，寒性收引，气遇阻击，激发上冲；或早春厥阴风木主令，风阳暗动，遇寒激发，均可诱发本病。

另外部分老年人行动障碍，大便秘结，因跌仆努力，也可诱发。

综观本病，由于老年人脏腑阴阳失调，或素体肝阳偏旺，加上劳倦内伤、忧思恼怒、饮酒饱食、用力过度、气候变化等，致阳化风动，血随气逆，冲击于脑，脑络破溢，引起昏仆不遂而为中风。病机概而论之不外虚（阴虚）、火（肝火、心火）、风（肝风、外风）、痰（痰热、痰湿）、气（气逆）、血（血溢而瘀）六端，此六端在一定条件下可相互影响，相互作用。病性以上盛下虚为主，上盛者为气血逆乱冲击于上，下虚多为肝肾阴虚。基本病机为气血逆乱，上犯于脑。

（二）诊断与鉴别诊断

1. 诊断

（1）起病急骤，前人喻为"如矢石之中人"。

（2）具有神志障碍、半身不遂、口眼㖞斜、言语蹇涩等特定性的临床表现。

（3）舌质多暗，有瘀点、瘀斑、脉多弦劲有力或弦滑；若脉洪大、促疾、沉迟多为病危之证。

（4）严重时可并见剧烈头痛、呕吐、反应迟钝；但近 50% 的小到中量脑出血患者没有头痛，意识仍清楚，因老年人原先多有脑萎缩，为额外的颅内容物提供了场所。

（5）多数患者有高血压病史，未发之前，多有先兆症状。《中风斠诠》曰："其人中虚已久，则必有先机，为之瞑兆。"眩晕、头痛常为发病之先兆。

（6）脑内出血的诊断已由 CT 彻底革新。血肿表现为白色、高密度、周边清晰的损害。出血也可由 MRI 所见，能更好地在冠状面、矢状面显示出血的范围和剖面。

2. 鉴别诊断

（1）脑梗死：常在安静或睡眠时发病，肢体瘫痪，感觉障碍，偏盲，精神、智力障碍等。起病缓慢，发病后 1~2 日内意识清楚，或仅有轻度神志改变。有脑动脉硬化及血脂及异常等。头颅 CT 或 MRI 有梗死病灶。

（2）肝昏迷：多有肝病病史，肢体活动无异常，有黄疸、肝脾大、腹水、蜘蛛痣等体征，肝功能异常，血氨升高。

（3）糖尿病酮症酸中毒：有糖尿病病史，起病慢，肢体活动自如，血压下降，呈脱水貌，呼吸深快，呼气如烂苹果味。血糖、血酮显著增高，尿糖、尿酮体阳性。

（4）低血糖：任何年龄均可出现，因饥饿或胰岛素注射过量等引起昏迷，表现有心悸、汗出，心率增加，手足不温，血压降低，血糖低。

（5）一氧化碳中毒：任何年龄均可见，有一氧化碳接触史，意识障碍，肢体无偏瘫，血压下降，呼吸浅快，脉快而弱。血中有碳氧血红蛋白，脑脊液正常。

（6）尿毒症：可见于任何年龄，嗜睡或昏迷逐渐出现，伴有恶心、呕吐、腹泻、头痛、无力、失眠、抽搐等，呼吸有尿素味。无肢体瘫痪，血尿素氮和肌酐显著升高，多有肾脏病史。

（7）急性硬膜外血肿：颅脑外伤后短暂昏迷，间有清醒状态，伴有头痛、呕吐。以后出现躁动不安，再度昏迷，一侧瞳孔散大，对侧偏瘫，一侧或双侧有病理反射，脑脊液呈血性，压力增高。

（8）脑挫伤：挫伤后出现昏迷，数日后清醒。多数有头痛、呕吐、大小便失禁。或有抽搐，单瘫或偏瘫，一侧或双侧的病理反射，偏侧感觉障碍及下丘脑受损的症状等。颅脑 CT 可见颅骨骨折影。

（三）辨证论治

1. 辨证要点

（1）重病史察先兆：老年人平素有高血压病史，常表现有发作性眩晕、头胀、头痛，或素体肥胖，面赤、颈短的所谓"中风质"者，若突发半身不遂、口眼㖞斜、言语謇涩时，应注意出血性中风的可能；若起病时即见神志障碍，应做详细的了解病史和体检，必要时应做 CT 或 MRI 检查，以明确诊断。

（2）辨病性明轻重：脑出血大多来势急骤，病情凶险。素有头痛、眩晕，若突然出现半身不遂，甚或神昏、抽搐、肢体强痉拘急，为内风动越；若神昏半身不遂，喉中痰鸣，舌苔厚腻，脉弦滑，为痰浊壅盛之候；若面红目赤，口干口苦，甚或身热烦躁，大便秘结，小便黄赤，为风火邪热之证；若因跌仆逐渐出现神志不清，甚或神昏，伴半身不遂，为外伤血溢瘀阻，病势险恶。脑出血大多属传统理论中的中腑、中脏表现，临证尤须引起重视。如张锡纯《医学衷中参西录》所述："若其忽然昏倒，移时苏醒者，其血管或罅漏，出血不多，犹不至破裂甚剧者也。若其血管破裂甚剧，即昏仆不能复苏矣。"

（3）辨闭证脱证：脑出血大多有神志障碍，属中医的闭证、脱证范畴，而闭证与脱证的处理原则截然不同，因此急性期首先要区别闭证、脱证。闭者，邪实内闭也。症见神昏、牙关紧闭、口噤不开、肢体强痉，为实证；根据有无热象，又分阳闭和阴闭。阳闭因于痰热闭郁，清窍闭阻，症见面赤身热，气粗口臭，烦躁不宁，舌苔黄厚或腻，脉弦滑数；阴闭为湿痰或瘀血内闭清窍，症见面白唇黯，静卧不烦，四肢不温，舌质黯滞或苔白腻，脉沉滑或缓涩。阳闭和阴闭可以相互转化，当据证而断。脱证为脏腑真阳散脱，症见神昏愦无知，目合口开，四肢松懈瘫软，手撒肢冷汗多，或二便自遗，鼻息低微，为中风危候。另外，临床上还可见到内闭未开而外脱已露，此即"内闭外脱"证，往往是疾病安危的关键时刻，应引起高度警惕。

（4）辨病势须逆：临床要注意观察患者"神"的变化，尤其是神志和瞳孔。若病起即神愦无知，为中脏表现，病位深、病情重。若神志时清时昧，此为中腑，是正邪交争的表现。如患者渐趋神昏，瞳神时大时小，或出现呕吐、头痛、项强者，为正气渐衰，邪气日盛，病情加重。若神昏而神志转清，半身不遂未再加重或有所恢复者，病势转轻，为向好之兆。若目睛固定，两侧瞳神大小不一，或呃逆频频，或昏愦抽搐，或身热肢冷，甚或呕血等，为病势逆转，难以为救。

2. 论治原则　出血性中风病本为上盛下虚，但急性期因风夹痰、火、瘀等蒙蔽清窍，壅塞清阳之府，故以"上盛"症状明显，以风阳、痰热、腑实、血瘀等标实之证候为主。按急则治标的原则，开闭固脱、平肝息风、化痰活血、清热通腑等。因邪气盛，治无缓法，速去其病即安。

脑内出血一旦确诊，即应以中西医结合积极抢救。大量脑内出血者常在未开始治疗之前死亡，较小量的脑内出血具自抑性，有自限性临床过程，治疗主要是预防性的控制血压（不应降至正常水平以下）和预防复发性出血。脑内出血的发展表现为意识状况恶化、局灶性神经体征增多，对某些脑内出血可考虑外科手术治疗，但丘脑和脑桥血肿不适宜手术治疗。

（四）病案举例

1. 脑出血治验一

　　厉某，男，65 岁，1990 年 4 月 12 日诊治。

　　患者于 1990 年 4 月 11 日晚散步时突觉右侧上下肢活动无力，继而出现失语，右侧上下肢瘫痪，神志昏迷，遂请当地卫生所医师检查，血压 180/110mmHg，神志昏迷，被动体位，面赤身热，双目瞳孔等大等圆，右鼻唇沟变浅，口角左歪，颈强，肺气肿征，双肺可闻及细小湿啰音，心率 108 次/分，律不整，右侧上下肢肌张力弛缓，巴宾斯基征及布鲁津斯基征阳性。入院后查头颅 CT 示：大脑左半球底部和内囊部位出血（约 5.5cm×2.6cm×6cm）。现症见烦躁，间有抽搐，气粗口臭，喉间痰声漉漉，大小便闭，口唇红而干，舌红绛，苔黄厚干焦，脉弦滑数。鉴于患者症情凶险，其家属请求配合中医治疗。

　　经辨证为肝风内动、痰瘀阻塞清窍之中风（中脏），在西医常规（吸氧，吸痰降颅压，抗感染，营养脑细胞，纠正水、电解质平衡等）治疗下，中药拟平肝息风、豁痰化瘀开窍为法，药用：①安宫牛黄丸每日一粒半，其中一粒鼻饲，余半粒用冷开水 10ml 调匀，频频点舌；②羚羊角 12g（先煎），竹茹 12g，天竺黄 6g，草决明 30g，胆南星、地龙、三七、橘红各 10g，连翘 12g，僵蚕 10g，丹参 15g。每日 1 剂，分温频饲。

二诊（1990年4月15日） 患者神志转清，喉间痰鸣消失，呼吸平稳，口臭稍减，失语及右上下肢功能未恢复，大便自病后一直未解，舌质红，苔黄厚而干，脉弦滑。血压150/80mmHg。处理：①安宫牛黄丸用法同前；②大黄30g，煎水约200ml，低位保留灌肠（灌肠后约45分钟排便，量约1200g）；③中药：石决明30g（先煎），竹茹12g，白芍15g，枳实15g，石菖蒲、胆南星、制半夏、三七、丹参、陈皮各12g，太子参30g。每日1剂，水煎服。

三诊（1990年4月20日） 患者神志清楚，语言不利，右侧偏瘫肢体似有所恢复，神疲体倦，二便调，舌质淡，苔白，脉细。考虑患者年龄偏高，证属气血两虚、脉络瘀阻。故改用益气养血、祛瘀通络为法，方用补阳还五汤加减，药用：黄芪60g，赤芍、川芎、当归、地龙、红花各12g，地龙、石菖蒲各15g，鸡血藤30g，秦艽、五加皮、威灵仙、木瓜各15g。每日1剂，水煎服，同时嘱其加强患肢被动功能锻炼。

用上方为基本方加减变化调治3个月，患者语言流畅，已能做简单的家务，复查颅脑示：大脑左半球血肿吸收后空洞形成。

体会 脑出血患者急性期多表现为标实，这时的治疗尤为关键，必须把握时机，及时合理地运用中西医的一切手段挽救患者生命。具体本案患者，虽然年事已高，但急性期表现的风、痰、火、瘀证候比较明显，属于阳闭证，因此清热息风、化痰、开窍诸法联合应用而获效。至恢复期（或稳定期）后，依据气血亏虚的表现，不失时机地更用益气养血、通经活瘀之剂而使诸症日渐好转。为了使恢复期患肢功能恢复加快，唐祖宣的体会是在加强患肢被动锻炼的基础上，可以配合针灸、理疗、按摩，这样更有利于恢复。

2. 脑出血治验二

陈某，女，68岁，1995年6月30日诊治。

患者有高血压病史已20余年。今年春节期间亲人团聚，欣喜过度，先觉右侧肢体不遂，旋即昏迷不醒，遂急送某市医院，经CT检查确诊为"脑出血"，经抢救20余日神志转清后而出院。近日出现神志模糊，时清时寐，啼叫谵语，舌强语謇，心烦急躁，捻衣撕被而右半身僵硬不遂，小便失禁，大便干燥。查舌质红，苔黄腻，脉沉滑数；心率96次/分，心音低钝，血压140/80mmHg。此为中风（脑出血）恢复期，证为痰邪内蕴、清窍被蒙、阳明燥热、经络瘀阻。治宜清热化痰，宣利清窍，滋阴润燥，通经活瘀。方用：丹参18g，丹皮10g，麦冬15g，生地15g，川芎10g，红花10g，桃仁9g，地龙20g，石菖蒲12g，枳实9g，胆南星10g，半夏10g，鲜竹沥15ml（温服），生甘草6g。

二诊（1995年7月15日） 服上药12剂，神志较以前清楚，神态较以前安静，语言较前清晰，大便质软能控。现有痰不易咯出，睡眠差，舌淡红，苔黄少津，脉弦滑有力。药用：丹参18g，麦冬15g，葛根30g，胆南星15g，橘红12g，炒山栀子9g，淡豆豉10g，枳实12g，石菖蒲12g，赤芍15g，红花15g，茯苓15g，炙甘草6g，淡竹叶4g。

三诊（1995年7月31日） 服上药15剂，神志完全恢复，六亲可辨，语言清晰，对答如常，睡眠安稳，右下肢知觉渐复。鉴于痰热已除，神志转清，再治当以益气养血、通经活络为主，力图恢复患肢功能，兼以清心宣窍，保护和恢复脑功能。药用：生黄芪60g，当归12g，丹参30g，赤芍15g，红花12g，地龙20g，川芎10g，葛根30g，山栀子10g，枳实6g，石菖蒲20g，陈皮10g，淡竹叶10g，炙甘草6g。

四诊（1995年8月5日） 上方加减调服30剂，病情明显好转，与前判若两人，诊视可见，患者与客人谈笑风生，应答自如，能自行翻身，亦能起身端坐，右下肢已能抬高离床20cm。唯长期卧床，心情急躁，微咳有痰，痰白质嫩，苔白有津，脉弦数。治在益气活血同时，加入宣肺化痰之品。药用：生黄芪60g，丹参30g，赤芍18g，当归15g，红花10g，地龙15g，胆南星9g，杏仁9g，桔梗12g，鸡血藤30g，牛膝15g，石菖蒲20g，山栀子6g，陈皮10g，炙甘草6g。

五诊（1995年9月20日） 上方出入加减调服30余剂，吐痰减少，神态安详，反应灵活，右下肢功能明显恢复，卧位时右下肢能抬高45°，但右下肢仍僵破不遂，腹部稍胀，大便略干，小便可控。再治在益气活血同时，应注意调理脾胃，增强消化功能，以固后天之本。方用：生黄芪60g，丹参18g，麦冬9g，赤芍24g，红花12g，桃仁9g，葛根30g，地龙15g，陈皮10g，炒山楂15g，建曲15g，全虫6g，鸡血藤30g，炙甘草9g。

上方为宗，调服50余剂，患者可以下床，扶杖行走，自行洗脸、解便。

体会 患者素为肝阳上亢之体，卒然欣喜，喜则气乱，肝阳鸱张，阳化风动，气血并逆，冲上犯脑，旋即神志丧失，昏迷不醒，虽经西医抢救20余日神志苏醒，但仍神志昏蒙，六亲不辨，舌质红语塞，啼叫谵语，生命仍危在旦夕之中，在治疗中，不应受西医"脑出血"病名的限制，大胆立足于中医辨证施治。患者病久气郁，郁而化热，热邪内扰，神明逆乱，故心烦，啼叫谵语，捻衣撕被；热邪内炽，灼津为痰，痰火蒙蔽心窍则舌强语塞；痰浊阻滞经络，则半身不遂。综观全证，病机不外"痰"、"热"、"瘀"，故治宜清热养阴、化痰宣窍、活血通络，待热清痰消，神志复常，转以益气活血、通络活络为主。治疗期间应注意调理脾胃，顾护后天之本。

第四节　帕　金　森　病

一、定　义

帕金森病（PD）又名震颤麻痹（pralysisagitans），以进行性运动减少（或迟缓），肌僵直，静止性震颤，姿势平衡障碍为临床特征，是神经系统退行性疾病。1817年由Parkinson首先描述。发病年龄多在50~60岁，大部分为原发性，约有60%发生在60岁以后，20%患者发生在40岁之前。60岁以上者发病率高达1%，随年龄增长而增高，两性分布差异不大。1998年北京市及上海市调查显示，60岁以上发病率为1.2%；我国6个城市调查发病率为44.3/10万。约有10%表现出家族性的特征，可能有遗传趋势，家族性帕金森病呈现常染色体显性遗传，多在青年期起病。

本病属于中医"颤证"、"震颤"、"颤掉"、"痉病"等范畴。中医学对该病的认识记载始见于《素问·至真要大论第七十回》"诸风掉眩，皆属于肝"，"诸痉强直属于湿"。确立了该病病因病机的认识准则。后又经历代医学探讨，对该病病因病机、治疗、诊断等方面趋于完善。

二、唐祖宣诊治经验

（一）病因病机

1. 西医认识 该病病因不明，可能与年龄老化、环境因素、遗传因素有关，有多种因素参与。遗传因素可使患病易感性增加，但只有与环境因素（如长期接触杀虫剂、除草剂或某些工业化学品等可能导致 PD 发病的危险因素）及年龄老化的作用下，通过氧化应激、线粒体功能衰竭、钙超载、兴奋性氨基酸毒性作用、细胞凋亡、免疫异常等机制才能导致黑质多巴胺（DA）能神经元变性丢失而发病。颅脑损伤、肿瘤、感染、动脉硬化、中毒、药物等均可引起与帕金森病类似的临床症状或病理改变，统称为帕金森病综合征或震颤麻痹综合征，病变主要位于黑质和黑质纹状体通路。正常情况下多巴胺能神经元自血液中摄入左旋酪氨，经过酪氨酸水解酶的作用转化为左旋多巴，再经过多巴胺脱羧酶的作用转化为多巴胺。多巴胺是纹状体的抑制性神经递质，与乙酰胆碱拮抗平衡；乙酰胆碱在短轴纹状体神经元间的活动受到多巴胺的抑制。由于中脑黑质的多巴胺能神经元退化、变性，使通过黑质纹状体束作用于纹状体的神经递质多巴胺减少；纹状体内多巴胺储存明显减少，而乙酰胆碱兴奋作用就相对增强，导致骨骼肌和梭形肌运动的活性普遍增高，表现为肌僵直和运动缓慢。

主要病理改变集中于脑干某些含色素的神经元，如黑质的多巴胺神经元、蓝斑的去甲肾上腺素神经元。脑干中缝核中 5-羟色胺神经元、迷走神经背核、下丘脑、苍白球、尾状核等部位的神经细胞变性、空泡形成和缺失，胞浆中出现嗜酸性玻璃样同心形的包涵体，其中以黑质破坏最严重，肉眼可见色素消退，镜下可见神经细胞缺失，黑色素细胞中的黑色素消失，伴不同程度的胶质增生，苍白球和尾状核变性较显著。疾病后期可有脑室扩大。

2. 中医认识

（1）肝肾不足：《内经》曰："诸风掉眩，皆属于肝"，又曰："肝，一阳也；心，二阳也；肾，孤脏也"。古人认为一水（肾阴）不能胜二火，于是木夹火势而寡于畏，反侮所不胜，直犯无惮。其意为肝风内动，是由于肾水不足、气血失衡失调所致。

素体肝肾不足，体弱多病之人，年逾四十则肾精更亏，或劳倦过度，房室不节而伤肾，肾虚则脑髓不足，虚风内动而成为颤证。肝主筋，因所愿不能而造成郁怒伤肝，则引动肝风发为颤证。《临证偶拾》曰："震颤麻痹者，筋之病也。肝主筋，肝血充盈，才能淫气于筋；筋之病故属肝与血也。"

（2）气血亏虚：老年人气血素亏，复因劳倦过度，或思虑内伤虚损，气血更新不足，筋脉失于温煦、濡养，血虚化风；或久虚入络，气血两伤，运行不畅而致肢体颤抖，造成颤证。正如《医宗己任编·颤证》所言"大抵气血俱虚，不能荣养骨，故为之振摇，而不能主持也"。

（3）风痰阻络：老年人脾胃虚薄，或恣食肥甘，壅补太过损伤脾胃，痰浊内蕴，加之肝风内动，风与痰相搏，闭阻脑络，颤证发生，多呈"面具脸"，表情淡漠，说话不流利，举动迟钝；或因风痰瘀血，阻于络道，以致筋脉气血不通，则肢体拘急、强硬或见头部振摇、单一肢体轻微颤动。

此外，瘀血既是病因也是一种病理产物。老年阴血虚少，血脉不充，或年老气虚运血无力，或痰浊阻滞，皆可致瘀。瘀血阻络，筋脉失养，则肢体颤振。总之，颤证可从虚实立论。虚者，肝肾阴亏，气血亏虚；实者，风、火、痰、瘀；病机核心是风气内动。

（二）诊断与鉴别诊断

1. 诊断 帕金森病的诊断完全依靠临床。典型者，根据老年前期起病，缓慢进展及有典型的震颤、强直、动动减少、"面具脸"、"慌张步态"等典型症状，一般诊断不难。不典型者，凡在中年以上出现原因不明，逐渐出现动作迟缓、表情淡漠、肌张力增高及行走时上肢前后摆动减少或消失者，则考虑本病的可能。脑脊液中高香草酸减少，可作为早期诊断的依据。

诊断标准：根据 1984 年 10 月全国锥体外系疾病讨论会所定，原发性帕金森病的诊断，主要依靠临床观察，要考虑以下几点。

（1）至少具有 4 个典型症状和体征（静止性震颤、少动、僵直和位置反应障碍）中的 2 个。

（2）是否存在不支持诊断原发性帕金森病的不典型症状和体征。例如，锥体束型、失用性步态障碍，小脑症状，意向性震颤，凝视麻痹，严重自主神经功能障碍，明显的痴呆伴有轻度锥体外系症状。

（3）脑脊液中高香草酸减少，对确诊早期帕金森病和对特发性震颤、药物性帕金森病综合征与帕金森病的鉴别是有帮助的。

诊断要点如下所述。

（1）病史：发病年龄在中年以上，男性多于女性；起病隐匿，渐进发展加重，不能自行缓解。

（2）临床表现：该病以震颤、肌肉强直、运动徐缓为临床特征。轻者只表现为肢体发僵、头部或手足单一肢体轻微震动、颤抖，重者头部震摇大动，甚至有痉挛转样动作，四肢颤动不止，兼有项强、四肢拘急、口角流涎，其则痴呆等。

（3）实验室检查：脑脊液中多巴胺的代谢产物高香酸含量及 5-羟色胺的代谢产物 5-羟吲哚醋含量降低，尿中高香酸含量亦降低。

老年人的帕金森综合征，很少是典型的。这些患者可能表现为反复跌倒，不能坐下或从椅子起立，上下床困难等。上述症状也可能是由于其他老年人的常见病引起的，如抑郁、痴呆和黏液性水肿，这些疾病还有其他一些症状也是与帕金森病相类似的。

2. 鉴别诊断

（1）脑血管性帕金森综合征：多数有多发性脑梗死的症状，在纹状体、苍白球等基底核有血管性病变，脑 CT、MRI 可见相应的脑梗死影像，腱反射亢进，病理征阳性。一般无静止性震颤，病情呈阶段性进行、恶化，左旋多巴（L-Dopa）等药物治疗效果较差，且易出现药物不良反应。

（2）药物或中毒性帕金森综合征：有明确的服药史，常见药物有神经安定剂（吩噻嗪类、丁酰苯类药氯丙嗪、氟丙嗪），利血平、甲基多巴衍生物等降压药，桂利嗪、氟桂利嗪等钙离子拮抗剂，α-甲基多巴、甲氧氯普胺等。多发生于治疗后或停药后数月，停药后症状显著消除或改善。

（3）老年性震颤：震颤出现在随意运动中，一般无僵直，多见于老年人，常伴有痴呆。

（4）甲状腺功能亢进：手指震颤，双手平伸及用力时明显，突眼。甲状腺肿大，T_3、T_4 异常。

（5）脑炎：甲型脑炎患者多半在病愈后数年内出现持久和严重的帕金森综合征，发病年龄较早，自主神经症状较显著。常见动眼危象，皮脂溢出及流涎增多，症状一般不进性加重。

（6）一氧化碳中毒：有急性中毒病史，意识清醒后可出现肢体轻微震颤和强直。

（7）麻痹性痴呆：轻度手颤，合并舌肌、面肌震颤，有梅毒病史。梅毒血清阳性，阿-罗瞳孔。

（8）锰中毒：有长期接触史，在出现锥体外系症状之前，一般多先有精神异常如情绪不稳、记忆力下降等。

（9）乙醇中毒：有长期大量饮酒史。震颤持久，合并面肌痉挛，胃肠道症状，谵妄，无僵直及帕金森其他症状。

（10）癔病性震颤：常有精神因素，震颤不规则，转移注意力时震颤消失。

（11）肝豆状核变性：多见于青少年，一侧或双侧肢体震颤，静止时出现，随运动时增强，智能减退。K-F 环阳性，血清铜、铜蓝蛋白、铜氧化酶减低，尿铜增加。

（12）家族性或良性震颤麻痹，或持发性麻痹：震颤以姿势性或运动性为特征，做随意运动时加重，多限于双手或双臂，亦可扩展至口唇及面部；无肌僵直和运动迟缓，肢体静止时减轻，饮酒或服用普萘洛尔后震颤可显著减轻。发病年龄多在 25 岁之前，约 1/3 病例有家族史。

（13）抑郁症：表情贫乏，言语单调，随意运动减少，无肌僵直和震颤，抗抑郁剂试验治疗有效。但与 PD 同时存在时须认真鉴别。

（14）亨廷顿病：运动障碍以肌僵直、运动减少为主，伴有痴呆，有家族史，遗传学检查可以确诊。

（15）多系统萎缩：主要累及基底核、桥脑、橄榄核、小脑及自主神经系统，可有帕金森病样症状，多数患者应用左旋多巴疗效差。包括：①纹状体黑质变性表现为运动迟缓和肌僵直，但震颤不明显，可兼有锥体系、小脑、自主神经症状，临床罕见。②Shy-Drager 综合征表现为直立性低血压，无汗，性功能障碍及排尿障碍，以及锥体束、下运动神经元和小脑功能缺陷体征等。③橄榄脑桥小脑萎缩，小脑及锥体系症状突出，MRI 显示脑干与小脑萎缩。

（16）进行性核上性麻痹：多发于中老年，隐匿起病，缓慢加重，早期即有姿势步态不稳和跌倒，运动迟缓和肌强直，震颤不明显；核上性眼肌麻痹（垂直凝视不能），应用左旋多巴效果差。常伴有额颞痴呆、假性球麻痹、构音障碍及锥体束征。

（17）皮质基底核变性：表现为肌强直，运动迟缓，姿势不稳，肌阵挛，皮质复合感觉缺失，一侧肢体忽略、失用、失语、痴呆；左旋多巴治疗无效。肌张力增高，眼球活动障碍，病理征阳性。

（18）路易体痴呆：以被动性认知障碍、精神障碍及帕金森综合征为特征。多发生于老年期，大脑皮质及脑干内神经元胞质内有路易小体。早期智能障碍不明显，约 80% 患者出现幻觉，肌阵挛，肌张力障碍，吞咽障碍，睡眠障碍，自主神经功能紊乱。若认知障碍与帕金森综合征（肌僵直、运动迟缓、轻度震颤，对 L-Dopa 治疗反应差）症状在 1 年内相继出现具有诊断意义。

（三）辨证论治

老年帕金森病的辨证以头部与肢体的摇动、颤抖为主，此属于肝风内动之证。其实质为本虚标实，本虚主要表现在肝肾阴虚，以及由此转化的气血、阴阳皆虚；标实主要是风，可夹痰、瘀之邪。该病初期阶段，表现为头部轻微摇动或限于手足或单一肢体的轻微颤动，尚能坚持工作，生活自理。此期本虚之证并不突出，主要以痰、瘀阻滞之标实为主，当以涤痰、化瘀为主要治法；后期常见头部、口唇、舌体、颈项、四肢、躯干等全身颤抖，幅度大，程度重，颈项肢体强痉拘急，走路慌张不稳，言语缓慢不清，口角流涎，乃至痴呆，不能工作和自理生活，甚或卧床不起。此期因年老体弱，病程较长，其本虚之证逐渐突出，治疗当以滋补肝肾、益气养血、调补阴阳为主，兼顾息风通络。

1. 辨证要点

（1）辨病因：老年人帕金森病的病因主要是年老体虚，素体肝肾不足、体弱多病之人，年逾四十则肾精亏，髓海不足，虚风内动发为本病；或素体肝肾阴虚之人，因情志不遂，郁怒伤肝而引动肝风，或饮食不节，损伤脾胃，运化失职，生痰阻络，气血生化无源，而筋脉失养；或劳欲过度伤及脾肾，脾虚则气血不足，筋脉失养，肾虚则脑髓不足，虚风内动而发为本病。辨证时要注意以上病因的主次轻度不同。

（2）辨病位：该病病位在脑髓、筋脉、肝、脾、肾。早期主要在肝，渐进发展累及脾肾、脑髓、筋脉，造成多脏腑器官的功能损害。辨证用药时应加以考虑。

（3）辨病性与病势：该病之病变性质为本虚标实，以肝肾阴亏、气血不足为本，肝风痰瘀为标。病之早期，以肝风、痰浊、瘀血等标实为主，病久不愈，则导致正气衰败，正阴亏损，肝脾肾多脏器受损而病势加重，临床多见虚实夹杂之证。辨证用药时应注意区别之。

（4）辨病机转化：病之初期，主要在肝，涉及脾，以肝风内动、痰浊、瘀血内停为主，也可见有气血亏虚之证。临床常见风痰阻络证，气血两虚证。这一阶段尚无正气大亏的表现，积极治疗后，肝风息，痰浊化，瘀血去，气血得以调养，临床症状尚可减轻。反之，病情迁延，渐进加重，出现气血阴阳衰败，肝脾肾多脏器功能受损，以致难治。部分患者由于年老体衰，肝肾不足，病初期见真阴亏耗、肝脾肾受损的表现。因此，在辨证中根据病机转化，决定虚实标本的孰轻孰重，老年多虚，为病有实；病急以病实为标；病缓以体虚为本。

2. 论治原则

（1）抗震颤治疗：老年人帕金森病的西药治疗，可将病程分为代偿期或失代偿期。帕金森病早期为代偿期，这时脑部黑质和纹状体的神经元虽有减少，而存留的神经元尚可起代偿性多巴胺合成，脑内多巴胺并不减少，所以此期应尽量采用理疗（按摩、水疗等）和医疗体育（关节活动范围、呼吸肌、步行、平衡和言语锻炼及面部表情操练等），特别是要争取患者家属的配合，尽量用上述治疗方法维持老年人的日常生活和工作能力，尽量推迟强力的药物治疗。帕金森病后期为失代偿期，已显著影响患者的日常生活和工作，这时就需要考虑选择应用左旋多巴、金刚烷胺、抗胆碱能药物、选择性单胺氧化酶抑制剂如炔丙基胺（deprenyl）、叔二苯哌啶（budipne）和多巴胺激动剂和里舒麦角晶碱（lisride）、溴隐亭（brmocripine）、培高利特（pergolide）及多巴胺加强剂如 PLG 三肽（脯氨酸-亮氨酸-甘氨酰胺）等。另外，还可考虑手术治疗，如立体定向手术疗法或自体移值疗法。

（2）扶正祛邪，标本兼顾：老年人帕金森病的突出症状是震颤，属肝风内动之证。其病机属本虚标实，本虚表现为肝肾不足、气血两虚；标实则为风痰、瘀血之邪为患，在辨证治疗时应扶正而治其本，标实则疏肝理脾、活血化瘀，兼以息风以祛邪而治其标。由于该病患者年老体弱，临床病理病程较长，本虚与标实之变化纷杂，本虚证有随病理而逐渐突出之趋势，因此在治疗上不能拘泥于一方一法。须强调辨证施治，凡虚实相兼，宜扶正与祛邪兼施，若病久，当守缓治，兼以调节情志。

（3）善后调治：老年人帕金森病为神经系统慢性疾病，目前多数患者以服用抗胆碱能药或多巴胺类药物为主治疗。应指出的是，中医中药治疗该病具有较高的疗效。主要表现在中医中药治疗本病，待症状逐渐好转后，可逐步递减西药，同时，中药能减轻西药的不良反应。一般在疾病早期服用中药，可明显缓解和控制症状，同时可减少西药用量，又可减轻应用西药带来的不良反应，巩固西药的疗效。

由于本病因肝肾阴虚，风气内动而发病，因此在积极治疗时或恢复后，宜增强人体正气，避免和消除易引起肝风的各种致病因素。如忌抑郁、恼怒、惊恐等情志损伤，忌食肥甘厚味及暴饮暴食，忌过咸伤肾之品，戒除烟酒，劳逸结合，生活有规律，节制房事，避免感受外邪等。

（四）病案举例

帕金森病，目前中西药都不能阻止其自然发展，但可在一定时间内，在不同程度上减轻症状，从而延长患者工作或生活的活动时间，并可因减少并发症而延长生命。然而由于治疗是长期的，各种耐药性、不良反应，以及应用递质替代疗法时，常发生受体功能改善现象，都需要事先考虑和严密观察。中医药治疗该病，先辈已积累了一定的成熟经验，验之于临床，效果颇丰。但是，由于帕金森病是老年人的多发病，且因个体差异，因此治疗时必须谨守病机，正确辨证论治，不能守一方一药。唐祖宣在数十年的临证中，对帕金森病的治疗体会较深的是中西并重，及时了解国内外治疗新动态、新方法，并适时应用于临床。现介绍典型帕金森病治验，以供参考。

左某，男，70岁，1990年3月20日诊治。

右肢震颤、步态不稳2年，自觉阵寒、烦热，口角流涎，言语不利半年。2年前无明显诱因出现右侧肢体活动不灵，步态不稳，上肢震颤，静止期明显，情绪激动时加重，睡眠时消失。无头痛、肢乏等。半年前口角流涎，语言不利，记忆力下降，头晕，无恶心呕吐，无肢体抽搐。自觉每日上午10时至下午16时发冷五六次，每次约半小时，冷从背部发出，甚至寒战，19~23时则烦热，热自胸中，但体温正常，余无异常。曾在某医院按颈椎病治疗无效而求治唐祖宣。

症见：神清，面红，唇黯，前冲步态，右手震颤，头晕目眩，耳鸣，动作笨拙，健忘，夜间烦躁难眠，小便多，大便烂，每日两三次。查舌黯质嫩，苔白厚浊，舌边无苔，左脉沉重按无力，右脉细弱，寸弱；经生理生化、肌电图等检查确诊为帕金森病，中医诊断为颤证。详细询问病史，获患者曾服激素3年（自停半年）。

脾虚为先之本，脾胃为气血之海，唇黯为脾之外候，乃气血不运所致；苔白厚浊，为脾不运化，故大便烂；脉弦、震颤为肝风内动之征；背冷难忍乃阳气虚甚之候；阳损及阴，阳不潜藏故面红；久服激素亦伤及肾阳。治宜健脾、温肾、潜阳。

方药：桂枝、炙甘草、茯苓、白芍各15g，生龙骨（先煎）、生牡蛎（先煎）、党参各30g，黄芪20g，白术25g，巴戟天、淫羊藿各12g，生姜10g，大枣3枚。5剂，水煎服，每日1剂。

二诊（1990年3月26日）　上症未减，复因受凉恶寒，仍觉冷、热，便溏，每日3次，舌黯，苔黄润，脉浮。处方：桂枝、白芍各15g，生姜10g，炙甘草6g，大枣5枚，五爪龙30g。

三诊（1990年4月1日）　无恶寒，仍觉背寒，夜烦热，便溏3次，舌黯红，苔黄润，脉沉。守首诊方去巴戟天、淫羊藿、生姜，加砂仁（后下）4g。

四诊（1990年4月6日）　仍恶寒，夜烦热，便溏，舌红，苔黄润，脉沉。上方去砂仁，加干姜6g，巴戟天、菟丝子各12g。

五诊（1990年4月11日）　仍恶寒，夜热，眠可，大便稍烂，每日两次，双下肢踝以下浮肿。舌质红，苔白腻，脉沉。治宜加强温阳健脾利湿。方用：桂枝、熟附子、红参（另炖兑服）、炙甘草各10g，黄芪、党参、茯苓皮各30g，白术15g，山药20g，干姜6g，巴戟天12g。

六诊（1990年4月20日）　病情继续好转，偶觉夜间热，汗出，双下肢无浮肿，大便成形，每日两次。舌红，苔白，脉缓。方用：桂枝、猪苓各12g，炙甘草、黄芪、鸡血藤、党参各30g，茯苓皮15g，白术20g，淫羊藿、仙茅、红参（另炖兑服）各10g。

守上方略加减服药2个月，病情缓解，停服药物。1991年6月随访，病未复发。

体会　本案辨证为脾虚兼肝风内动，肾阳亏虚，阳失潜藏之证。一诊以黄芪加四君健脾，桂枝、巴戟天、淫羊藿壮肾阳，白芍、龙骨、牡蛎敛肝潜阳。二诊外感，治以桂枝汤，因其体虚，加五爪龙以扶助正气。三诊表证已除，仍觉恶寒、夜烦热、便溏，虽见苔黄润并非热象，故以桂甘龙牡汤合四君子汤加黄芪。四诊因外感已愈，复加补肾药。五诊下肢浮肿，兼以温阳利水。本例以辨证诊治为纲，不受西医病名所限，循序渐进，虽未根治震颤，但追访1年未见复发，足以说明中医中药的优势。

第五节　痴　呆　症

一、定　义

英国皇家内科学会对痴呆的定义是："痴呆是不伴有明显意识障碍的皮层高级功能的获得性的全面障碍。它包括记忆、解决日常生活问题和已获得的技能、正确的社交技巧和控制情绪反应能力的障碍，通常是进行性的。"根据这一定义，痴呆在理论上应该是：在神志清楚的情况下，记忆、判断、计算、定向、自我控制等能力的进行性障碍，并影响了患者的生活和社交能力。

老年期痴呆包括阿尔茨海默型痴呆、血管性痴呆、混合型痴呆及其他痴呆。其中阿尔茨海默型痴呆和血管型痴呆是老年期痴呆中两大主要类型，患病率占所有老年期痴呆的90%以上。阿尔茨海默型痴呆，又名老年性痴呆，是一种以脑的退行性病变、脑细胞萎缩为其病理基础的痴呆综合征。在临床上，以隐匿起病，记忆力、智力呈慢性、进行性减退，乃至部分或全部丧失，并影响到日常生活和社交活动能力为主要特征，可伴有精神、行为异常表现。该病在欧美等西方国家占所有老年期痴呆的60%～73%，而在日本、俄罗斯，该病占所有老年期痴呆的25%～39%。我国上海地区该病则占所有老年期痴呆的2/3。北京医科大学精神卫生研究所等单位，对北京西城区60岁以上的老年人的调查中，发现该病的患病率为1.93%。老年期痴呆的另一主要类型——血管性疾呆是因脑血管病变引起的痴呆综合征。该病在西方国家的患病率60岁以上为2.2%，65岁以上为3.1%，并随着年龄的增长而增长，占全部65岁以上老年期痴呆的18%～37%，仅次于阿尔茨海默型痴呆，而该病在日本、俄罗斯的患病率则高于阿尔茨海默型痴呆，占所有老年期痴呆的60%左右。在我国，该病的患病率在65岁以上为2%，占全部老年期痴呆的35.8%～39%。老年人痴呆症已被认为是引起老年人致残的三大疾病之一，对老年期痴呆的预防和治疗已引起世界各国的广泛关注和重视。

老年性痴呆是西医学的病名，在中医学中尚无相同病名，但早在先秦时期中医文献中即有类似的记载，如《左传》中曰："不慧，盖世所谓白痴。"《医学正传》谓之"愚痴"；《资生经》谓之"痴证"；《针灸甲乙经》名曰"呆痴"；《辨证录》谓"呆病"；《景岳全书》称为"痴呆"；《临证指南医案》曰"神呆"等。虽然名目繁多，但总以智能低下、愚痴傻呆、不能独立处理日常事物为特征。从中医古代文献中可以看出，已有医家认识到中风与痴呆之间的内在联系，如《灵枢·调经论》云："血并于下，气并于上，乱而善忘。"《临证指南医案》也云："中风初起，神呆遗尿，老人厥中显然。"《杂病源流犀浊·中风》也有"中风后善忘"之说。从中医角度而言，血管性痴呆主要是中风以后的病理变化，为中风后遗症之一，故冠以"中风后痴呆"更为贴切。

二、唐祖宣诊治经验

（一）病因病机

1. 西医认识　老年性痴呆的真正病因迄今未明，多数学者认为与以下因素有关。

（1）遗传假说：老年性痴呆具有家族聚集性，呈常染色体显性遗传及多基因遗传。

（2）慢性病毒学说：发现老年性痴呆与已经证实慢性病毒感染的C-J病和Kura病在病理上有相似之处，故疑老年性痴呆与慢性病毒有关。

（3）乙酰胆碱假说：老年性痴呆的胆碱乙酰转移酶水平显著降低，故推测老年性痴呆与胆碱功能低下有关。

（4）免疫假说：老年人随着年龄的增加而老年性痴呆的患病明显增高，而年龄的增高与免疫系统衰退、自身免疫性疾病有关，而且老年性痴呆的老年斑中戴一标记和免疫球蛋白链相似，因而提出抗原-抗体复合物沉积形成淀粉样核心，可能导致神经变性和老年斑形成。

（5）铝中毒学说：有人发现老年性痴呆患者脑中的铝含量增高。

（6）其他危险因素：老年性痴呆与年龄、性别、种族、脑外伤史、疾病史、社会心理因素、人格等有关。

其实上述因素仅为诱因，老年性痴呆最显著的神经组织学病理特征是神经细胞之间大量的老年斑和神经细胞内存在的神经元纤维缠结，老年性痴呆晚期还伴有乙酰胆碱水平降低，胆碱能神经元和胆碱能突触数目减少。这些病理特征大多在脑区可见，但以新皮质、前脑基底胆碱系统、颞中回、海马、杏仁核、中缝核、蓝斑及某些丘脑和下丘脑尤为明显。现已发现，β-淀粉样蛋白在老年斑的形成过程中起十分重要的作用；Tau 蛋白的异常磷酸化是神经元纤维缠结产生的主要原因，载脂蛋白 E 同老年性痴呆的发病密切相关。家族性老年性痴呆分别同 1、14、19 染色体上的早老蛋白-2、早老蛋白-1、淀粉样前体蛋白、载脂蛋白基因突变有关。

对血管性痴呆，虽然机制尚有许多不清，但一般认为，导致血管性痴呆的主要原因之一是由于脑动脉硬化而引起脑血流下降。所谓缺血就是指脑血流低于正常，甚至处于完全性组织坏死状态，继而表现出神经症状。脑一旦处于缺血状态，首先引起血管扩张，继而提高脑对氧的摄取率，从而以确保大脑的氧供，这种状态称之为代偿灌流综合征，长期处于此状态，可促使细胞缺血，以致死亡。从脑血管病发生痴呆，存在一个由量变到质变的过程，痴呆之所以多发，与卒中的因素，如动脉硬化、高血压、糖尿病等未得到及时有效的治疗有关。

2. 中医认识

（1）七情内伤：精神因素是指七情外触，五志内伤而言。中医学认为，情志是脏腑功能活动的外在表现，神志是脏腑功能活动的主宰和灵慧所在，正所谓脏腑藏于内而象形于外。脏之所以赖神运幄，外事不扰，情顺理畅，则脏功能强健，神识敏捷。若郁怒愤恚而隐含不泄，或屈隐之事难以启齿，或事不如愿无可诉衷，或大怖惊恐志意懦怯，或久思积虑疑或敏感，以致情伤于外而气郁于内，势必酿成神识呆滞之患。《景岳全书·杂证谟》曰："痴呆症凡平素无痰，而或以郁结，或以不遂，或以思虑，或以疑惑，或以惊恐而渐致痴呆。"

（2）脑失所养：该病多因人至老年，体力渐衰，肝肾亏损，心脾不足，气血虚弱，精神衰少致脑髓空虚；或将息失宜，烦劳过度；或大病久病，邪热久羁，耗气伤精，津液消脱，脑髓渐消而产生健忘、呆傻、愚笨等症。

（3）痰瘀阻窍：痴呆为神志病，其病位在脑。老年人痴呆症虽与脑髓关系十分密切，亦与脏腑气血失和有关。在脏主要为心、肝、脾、肾功能失调，脑失所养；在邪则主要是痰、瘀、火蒙窍扰神，脑失所用。清·陈士铎《辨证录·呆病门》言其病因病机为："大约其始也，起于肝气之郁……肝郁则木克土，而痰不能化……。"《石室秘录》曰："呆病……痰势最盛，呆气最深。"《类证治裁》曰："年老体衰，若血瘀于内而善忘如狂。"

凡因年老阴阳失调，阴亏于下，阳亢于上，肝阳化风，加以忧思、恼怒；或饮酒饱食过度，血随气逆，冲犯脑髓；或痰浊瘀血，壅塞阻窍；或各种内外因素影响老年人的心、肝、脾、肾等脏功能失调，导致痰浊瘀血阻窍，均可造成精神障碍，形成痴呆。

（二）诊断与鉴别诊断

1. 诊断

（1）阿尔茨海默型痴呆：见于60岁以上的老年人，起病缓慢，呈进行性发展，故又名老年性痴呆、原发性老年期痴呆。它是一种以脑的退行性病变,脑细胞萎缩为其病理基础的痴呆证候群。老年性痴呆的早期诊断是困难的;许多患者需要长达数月的观察。

老年性痴呆的头颅影像学检查的主要特征是:脑沟、脑室扩大,大脑实质细胞萎缩改变而未发现梗死灶、出血点。

老年性痴呆的诊断还需要排除脑血管性痴呆,其他痴呆及容易和痴呆相混淆的疾病。其典型的临床表现是以记忆障碍为首发症状,判断能力下降,患者不能对问题进行推理,工作及家务漫不经心,空间和时间定向障碍亦早期出现。患者在熟悉环境中迷路,虽早期能做熟悉的工作,但任何新的要求都暴露出能力不足。情感淡漠和多疑常为早期症状。第二阶段,失语、失用和失认及其他认知缺陷同时出现。初期的情感淡漠变为不安,并频繁地走动为其特征,偶有尿失禁。最后实际上所有智能都受损,出现明显的运动不能,以致瘫痪。

(2)血管性痴呆:临床症状可分为两类,一类是构成痴呆的精神症状。在构成痴呆的精神症状中,记忆力衰退是早期的核心症状,包括近记忆、远记忆及即刻识记,但最早出现的是近记忆力的缺损,远记忆力障碍多在后期出现。随着记忆力减退,逐渐出现注意力不集中,计算力、定向力、理解力均有不同程度减退。由于血管病变引起的脑损害,根据部位不同可出现各种相关的精神神经症状。一般来说,位于左大脑半球皮层(优势半球)的病变,可能有失语、失用、失读、失写、失算等症状;位于右大脑半球的皮层病变,可能有视空间觉障碍;位于皮层下神经核团及其传导束的病变,可能出现相应的运动、感觉及锥体外系障碍,也可出现强哭、强笑假性球麻痹的症状,有时还可出现幻觉、自言自语、木僵、缄默、淡漠等情神症状。

血管性痴呆至少具备以下特征:①必须是痴呆;②必须有明显的脑血管疾患和特征,如病史、临床检查、头颅影像学检查等;③上述两项必须互相联系,即必须是因脑血管病变引起的痴呆综合征。近年来多采用 DSM-IV 诊断标准,即:①发生多方面认识缺陷,表现为以下两者记忆缺陷(不能学习新资料或不能回忆所学到的资料);至少有下列认知障碍之一,失语、失用(虽然运动功能没有问题,但不能执行动作)、失认(虽然感觉功能没有问题,但不能认识或识别物体)、执行管理功能的障碍(即计划、组织、安排次序、抽象)。②以上认识缺陷导致社交或职业功能缺陷,并可发现这些功能明显不如以前。③存在局限性神经系体征和症状(如深腱反射亢进、伸跖反射、假性球麻痹、步态障碍、某一肢体软弱);或提示脑血管疾病的实验室依据(如涉及皮质及白质的多梗死)并可认为是此障碍的病因。④这些缺陷并非由谵妄所致。结合 HDS、MMSE测定。

2. 鉴别诊断 老年痴呆症需与痫证、狂证、脏躁等作鉴别诊断。

(1)癫狂:癫狂为精神失常的病变,特别是狂证,狂乱无知,刚暴毁物,气力过人,与痴呆明显有别。

(2)痫证:癫痫是一种发作性的神志异常疾病,以突然昏仆,昏不知人,口吐涎沫,两目上视,四肢抽搐,醒后如常为特点;而痴呆以呆傻笨愚为主要表现。

(3)脏躁:好发于妇人,症为悲伤欲哭,像如神灵所作,但可自制;与痴呆的木讷被动有别。

(三)辨证论治

该病多缓慢起病,记忆力减退常常是最早出现的症状。进行性智力低下、病态人格、不同程度意识障碍、幻觉和妄想是其临床特征。其病机是在于年老体弱、肝脾心肾不足及脏腑功能失调为本,以痰浊瘀血之邪阻窍为标,故其治疗大法以扶正为主,辅以祛邪。扶正以填精补髓为主,祛邪多以祛瘀化痰。

1. 辨证要点

（1）辨病位：老年人痴呆症为神志病，其病位在脑，与肝脾心肾有关系。如心主神明，为神志思维活动之中枢；肝藏魄，在志为怒；脾志为思，思即思考、思虑；肾主藏精、生髓，听力乃肾气所充，肾在志为恐。该病多由肝脾心肾脏腑病变累及于脑，脑病之后，又加剧其他脏腑病变，辨证时宜分清主次轻重。

（2）察虚实：该病的发生与人的体质密切相关，总体是以正气不足为主，肝肾二脏之虚是该病发生的根本。老年多虚，为病有实，肝主疏泄，肝郁气滞可致血瘀阻络、脑神失养或逆乱；心脾不足可致聚湿生痰，影响心神。病程中邪实与正虚互为因果，相互影响，多见虚中夹实，不可不察。

（3）决标本：该病一般病势徐缓，逐渐加重，多由于年老体衰、精血亏损所致，其病机以肝肾亏虚为本，痰浊、瘀血、气滞等为标，临证时应分清标本虚实，分别施治。

2. 论治原则

（1）对症治疗：西医学对该病的治疗尚无确切有效的方法和药物，作为一般的处理，对多数患者主要应同时对症疗法，如脑血管扩张剂改善和促进脑血流循环，脑供氧的药物和脑细胞代谢剂等。但这些药物仅能改善和治愈血管性痴呆患者的部分症状，如精神行为异常等，且主要是对缺血性脑血管病的痴呆较为有效，而对出血性的血管性痴呆疗效不显，甚至反而可能加重病情，同时这些药物对加强记忆等作用不大甚至无效。

现代药理研究揭示了中药治疗痴呆的机制。如黄连解毒汤能改善脑循环，抑制血小板凝集和改善脑代谢；钩藤散有抑制中枢神经、阻断自主神经、抗痉挛、血管扩张等作用；当归芍药散有明显的扩张末梢血管作用并能活化脑代谢，增加烟碱型乙酰胆碱受体，进一步增加去甲肾上腺素和多巴胺，从而改善短期记忆。

（2）扶正与祛邪：老人多虚、多瘀、多痰，发病多为虚证，虚证以虚为主，亦兼有夹实者，实证则多为虚中夹实。论治中应详细分析正虚邪实互相夹杂的病机，扶正补虚勿忘兼祛实邪，祛实勿忘肾虚精亏之本。同时，在治疗时应注意，邪气盛而正未大虚的情况下，可暂时以祛邪为先，不必急于扶正，但必须密切注意正气虚衰的程度和邪气衰退的情况，以定下一步治疗方案；在正气大虚而邪气不盛时，可先以扶正，待正气见复，再以祛邪；正气衰竭，邪气炽盛时，宜急于固正，以防厥脱之变，如用祛邪之品，主要在于和胃运中，以使药能受纳，其他祛邪药物可暂缓使用；正气虚弱，邪气渐退，可扶正祛邪兼顾。

（四）唐祖宣临床经验及思想

老年人痴呆症的治疗，就目前来看尚无肯定、特效及治愈的方法，因此，早诊断、早干预、早治疗在治疗中显得尤为重要。只有这样，方可改善症状，延缓病情发展，甚或有望治愈。药物治疗是老年人痴呆症防治措施中的一个重要环节，但除了服药以外，还应重视患者的心理调节、智能训练、睡眠、护理、膳食等诸多方面的综合治疗，从而改善老年人痴呆患者的生活质量。

唐祖宣在临证中，根据老年人"多虚"、"多瘀"的特点，探索出从肝肾虚损、血瘀阻窍的病因病机上，组合益智祛瘀方，取得了治疗老年人痴呆症较好的疗效。此方的适应证不分阿尔茨海默型痴呆和血管性痴呆。具体方药组成为：生地、熟地、天麻、枸杞子、杭菊、党参、生黄芪、水蛭、地龙、胆南星、石菖蒲、水蛭、枣仁、远志、柏子仁、何首乌、川芎、甘草。随症加减，每日1剂。病情改善后，可用上药制成散、丸、片剂长服。

中医认为，"脑为髓海"，肝肾为人体阴精之根，肝肾不足，气血亏损，心神（脑）失养，故脑窍欠慧，为病之本；血瘀痰阻，脉道不利，气机不利为病之标。故选用生熟地、何首乌、枸杞子、杭菊等大批补肾填精之品，以期滋其化源；由于气能生血，阴血同源，故用党参、生黄芪益气生血；水蛭、地龙、胆南星、石菖蒲、川芎共奏祛瘀化痰开窍之功；心主神明，故用远志、枣仁、柏子仁以宁心安神益智；其中天麻一味尤不可少，因在《神农本草经》中谓其"久服益气力，长阴肥健"。甄权称其能治"瘫痪不随，语多恍惚，善惊失志"。《开宝》更指出它"利腰膝，强筋力，久服益神"。对老年人痴呆症是既治标又治本的一味佳药，效之于临床，体会颇深。

第六节 抑 郁 症

一、定 义

抑郁症是老年期常见的一类精神疾病。其临床表现是以情绪低落、丧失兴趣和乐趣为主，并伴有精神运动性激越或迟滞、自我评价过低、食欲减退和失眠等症状。Lehman 估计抑郁症占西方国家人口的 3% ~4%，终身预期发生率为 10%。65 岁以上的精神门诊患者中，约有 20% 为抑郁症患者。Allen 报道，在养老院或老人之家中最近 1 年的患病率达 10%，新入院老年人中在 1 年内患抑郁症的比例为 20%，精神病院的老年病房中约一半患者是抑郁症。但据我国的资料，上海市精神卫生中心老年精神病组的统计中，60 岁以后发生精神障碍的初诊患者中，有 7.56% 为抑郁症患者。北京市安定医院等对北京市 10 多万居民的老年精神疾病调查中，发现抑郁症占查得老年精神疾病的 5.91%。我国抑郁症的患病率明显低于西方国家。这种差别可能与不同的文化背景、社会环境及诊断标准有关。

本病属于中医学"郁证"的范畴。广义的郁证，泛指由外感六淫、内伤七情引起的脏腑功能不和，从而导致气、血、痰、火、湿、食等病理产物的滞塞和郁结。本节讨论狭义的郁证，则是指由情志不舒、气郁不伸而引起的性情抑郁、情绪不宁、悲伤善哭、胸胁胀痛、咽中如有异物梗阻等多种复杂症状。

二、唐祖宣诊治经验

（一）病因病机

1. 西医认识 一般而言，老年期抑郁症患者和青年期抑郁症患者病因学基础基本相同，遗传因素意义不大。目前较为一致的观点是，老年人在生理和心理老化过程中的变化共同作用构成易感因素。可以认为，老年人遭受各种心理、生理和社会的应激事件的发生较多，以及老年人生活的艰辛、孤独等，尤其老年人对缓冲精神压力和精神创伤能力的下降为该病的一个重要促发因素。

从生物化学方面对抑郁症的研究颇受重视。有大量资料提示此类患者脑内的单胺类、乙酰胆碱、酶、肽和激素等有变化，对人的情绪和行为改变有明显影响。

2. 中医认识 老年期抑郁症以精神抑郁，情绪多变，胸胁不舒为其主要症状。其常无明显原发病因、继发病因和诱发因素等可分，常见的致病因素是情志内伤致气机郁滞。正如《古今医统·郁证门》所载："郁为七情不舒，遂成郁结。"现结合临床实际对该病的病因、病机讨论如下。

（1）体质因素，肝气易结：老年人体质素虚，情志变化复杂，如《千金翼方》云："人年五十以上，阳气日衰，损与日至，心力渐退，忘前失后，兴居怠惰，计授皆不称心，视听不堕多退少进，日月不等，万事零落，心无聊赖，健忘嗔怒，性情变异……"《灵枢·天年》曰："六十岁，心气始衰，苦忧悲；……八十岁，肺气衰，魄离，故言善误。"《养老奉亲书》曰："眉寿之人，形气虽衰，心亦自壮"，"才骤觉孤寂便生郁闷""性气不定，止如小儿"。说明老年人神气浮弱，性气不定，肝气易结，由于精神紧张，所欲不遂，家庭不和，遭遇不幸，忧愁思虑均可招致肝失条达，气机不畅，而致抑郁之证。

（2）肝郁气滞，脏腑失调：郁证的发生，总因郁怒、思虑、悲哀、忧愁七情之所伤，导致肝郁气滞，脾失运化，脑神失常，脏腑阴阳气血失调而成。《素问·举痛论》曰："百病生于气也，怒则气上，喜则气缓，悲则气消，恐则气下……惊则气乱……思则气结。"情志活动由内脏产生，但过激的异常情志活动，则可使脏腑功能失调，而成为致病的重要因素。肝郁日久，可发生诸多病理变化；肝气郁结化火，则兼见火郁的证候；气行则血行，气滞则血瘀，气郁日久，可致血瘀证；若肝郁及脾，脾失健运，食欲不消，蕴湿生痰，则可兼见食郁、湿郁、痰郁之候。郁证初起，以气郁为主，常并发其他的郁滞，多属实证；经久失治，损及脏腑气血阴阳，致脏腑功能失调，则由实转虚，形成心脾两虚、肝肾亏虚等证。

（二）诊断与鉴别诊断

1. 症状

（1）情感障碍：大部分患者常有忧郁寡欢、兴趣下降、孤独感、悲观失望无用感，有突然的焦虑烦躁症状。有时也表现为激越。

（2）思维障碍：患者感到脑力减退，思考问题困难和主动性言语减少，痛苦的联想增多，常出现自责自罪和厌世观念。

（3）认知功能减退：有比较明显的认知功能损害症状，如计算力、记忆力、理解力和判断力下降，但临测验又不存在记忆能力的丧失。国内外学者将此种表现称为抑郁性假性痴呆。

（4）意志行为障碍：较轻者依赖性强，遇事犹豫不决，稍事时活动减少，不愿社交，严重者可处于无欲状态，日常生活不能自理。最危险的病理意向活动是自杀企图和行为，老年患者一旦决心自杀，常比青壮年患者更为坚决，行为也更为隐蔽。

（5）不少患者伴有突出的躯体性焦虑，甚至完全掩盖了抑郁情绪，表现为隐匿性抑郁的形式，在躯体不适症状的基础上产生疑病观念，进而发展可出现虚无妄想，如坚信躯体变空不复存在或功能丧失。有时出现使患者厌烦的幻听等。

2. 诊断要点

（1）患者老年期首次发病，一般起病缓慢，可由躯体疾病和（或）其他精神因素诱发。

（2）临床症状具有老年期心理和生理特点。抑郁心境持久，但情绪体检常不如青壮年患者，焦虑和精神运动性抑制比较明显。躯体症状繁多，应重视抑郁症状的躯体倾向。

（3）躯体、神经系统和化验检查一般无阳性所见。运用各种症状评定量表，使临床检查、诊断结果量化，检查结果更具客观性、可比性和可重复性。

1994 年 7 月制定的《中国精神疾病分类方案与诊断标准》（CCMD-2-R）中抑郁发作的诊断标准如下。

（1）症状标准：以心境低落为主要特征且持续至少 2 周，在此期间至少有下述症状的 4 项，对日常活动丧失兴趣，无愉快感；精力明显减退，无原因的持续疲乏感；精神运动性迟滞或激越；自我评价过低，或自责，或内疚感，可达妄想程度；联想困难，或自觉思考能力显著下降；反复出现想死的念头，或有自杀行为；失眠，或早泄，或睡眠过多；食欲缺乏，或体重明显减轻；性欲明显减退。

（2）严重程度标准：精神障碍至少造成下述情况之一社会功能受损；给患者本人造成痛苦或不良后果。

（3）排除标准：不符合脑器质性精神障碍，躯体疾病与精神活动物质和非依赖性物质所致精神分裂症的诊断标准。若同时符合精神分裂症的症状诊断标准。鉴别诊断可参考分裂情感性精神病的诊断标准。

3. 鉴别诊断

（1）神经衰弱：神经衰弱的情感以焦虑、脆弱为主，自知力良好，症状波动性大，求治心切，病情往往有明显引起高级神经活动过度紧张等精神因素。

（2）精神分裂症：精神分裂症的情感不是抑郁，而以平淡或淡漠为主。妄想内容也比较荒谬。精神分裂症紧张型应与木僵型抑郁鉴别，前者精神活动与环境不配合，常伴违拗、紧张性兴奋等表现。

（3）癫痫性病理性心态恶劣：此种情绪障碍的起始、终止均较急骤。持续时间也较短，缺乏典型的情感低落和运动性抑制症状，而以坚强、恐惧和烦闷为主。

（4）郁证与噎膈：噎膈多发于老年男性，咽喉梗阻常与进食关系密切，病情日甚，终可致水米不入，与郁证不难鉴别，辅助检查有利于明确诊断。

（5）郁证虚证：与血证、热病之后的心脾两虚、肝肾阴虚等相鉴别。鉴别要点如下。

1）郁证的起病与精神因素有密切关系，病情的反复和波动也明显地受到精神因素的影响。而血证、热病致虚者，无明显精神因素的诱因，起病与血证、热病有关及相应的临床表现。

2）郁证的各种证候，都在不同程度上表现为心情抑郁、情绪不宁、焦虑紧张等气机郁滞的症状。而血证、热病所致的虚证，则不表现此类症状。

（三）辨证论治

老年期抑郁症的辨证以郁证为主，同时可参考脏躁、梅核气等病。其临床表现常见性情抑郁、胸闷胁胀，或易怒欲哭、多愁善虑、心疑恐惧，或咽中如有异物梗阻、失眠等，常因情志所伤致气机郁滞，渐至脏腑气血阴阳失调而成。郁证初起，以气郁邪滞为主，多属实证，但应注意老年人体质素虚的特点，加之肝气易结，易致体虚标实之证，此时应注意审定虚实标本的孰轻孰重。治疗方面，气郁当以理气开郁为主，老年虚证则应偏重于补益滋养之法。治疗郁证精神疗法亦是不可忽视的重要环节。

1. 辨证要点

（1）析病机：老年人体质素虚，肝气易结，易为七情所伤，肝失条达，气失疏泄而成气郁。由气及血可成血郁；气滞湿阻，聚而成痰可成痰郁；气有余便是火可成火郁；气滞水气不行，湿气停留可成湿郁；气滞痰湿不化则食积难消可成食郁。此六郁互为因果又互相兼夹。郁久则心肝脾受损，病机可转化为心脾两虚、肝肾阴虚等。辨证时注意分析病机，以对症用药。

（2）定病位：郁证之病位在肝、脾、心三脏。精神抑郁不畅，常因情绪的变化而变化，一旦事不如意，则胸胁不舒、闷闷不乐、默默不语，或时时叹息，或常常欠伸，或暗暗流泪，则病变部位在肝；多思善虑，常常愁眉苦脸，忧忧不已，郁郁不乐，甚则不思饮食、神疲乏力，病变部位则在肝与脾，以脾为主；心悸胆怯、心中惶惶不可终日，或心乱如麻、六神无主，夜不成寐，食不甘味，稍有紧张则内心纷忧、坐立不安，病变部位在肝与心，以心为主。可见，郁证虽以肝为主，但亦宜参考其他脏的症候分析病机，以正确辨证。

（3）察病性：老年期抑郁症的辨证应详察病性的虚实。郁证初起多见情绪怫郁、愁思怏怏、忧虑重重、胸闷善息、胁痛欠伸、腹胀气攻，病性属气、属滞。老年多虚，为病有实，也多本虚标实，可见烦躁不宁、喜怒无常、手舞足蹈、怒骂号叫之症。在辨证中分清病灶虚实的孰轻孰重，对指导治疗十分必要。

2. 论治原则

（1）理气与补虚：老年期抑郁症的基本病机是气机郁滞，故治疗的基本原则是理气开郁。正如《医方论·越鞠丸》所说："凡郁病必先气病，气得疏通，郁于何有？"但应注意，肝藏血，又为刚脏，内寄相火，故理气药之用，应当适事为度，不能过于香燥，否则肝气未疏，而肝血肝阴先伤。且老年人多虚、多瘀、多痰，加之由于忧思郁怒、情志过极等精神因素可耗伤脏腑的气血阴阳，而在发病初起即出现比较明显的虚证，多见正虚邪实、虚实夹杂的证候，因而在治疗时，应在理气的同时，根据损及脏腑、气血阴阳亏虚的不同情况而予以扶正补虚。大抵气虚者益其肺脾，血虚者养其心肝，阳虚者温补脾肾，阴虚者滋养肝肾。另外，根据气机郁滞所引起的血瘀、痰结、湿滞、食郁、火郁等脏腑气机不和，兼顾采用活血、化痰、祛湿、消食、消火等法。一切香燥、升提、破气、破血之品，均属禁例。

老年人体质素虚，一般病程较长，用药不宜过猛。治邪实应注意理气而不耗气，活血而不破血，清热而不败胃，祛痰而不伤正；补虚应注意补益心脾而不过燥，滋养肝肾而不过腻。正如《临证指南医案·郁》指出："不重在攻补，而在乎用泄热而不损胃，用理气而不破气，用滑润濡燥涩而不滋腻气机，用宣通而摅苗助长。"

（2）心理学治疗：祖国医学蕴含丰富的心理治学思想，中医心理学在治疗抑郁症方面更具有独特的优势。它的内容包括：移情疗法、通过释疑、顺意、怡悦、暗示等方法，消除患者的精神刺激，宣泄或转移忧郁、焦虑等不良情绪；易性疗法：根据患者病前的不良性格的种种表现，通过说理开导，改易其心志；以情胜情疗法：根据中医五志相胜的原理，抑郁情绪可用喜胜忧的方法治之；情境疗法：根据中医"天人相应"的整体观，可多用清洁、热烈、欢快的环境来改善、消除患者的抑郁情绪。

心理治疗是治疗老年期抑郁症不可忽视的重要环节。经过心理学治疗，使患者正确认识对待自己的疾病，树立战胜疾病的信心，常可缩短疗程，促进痊愈。正如《素问·宝命全形论》所谓："一曰治神，二曰知养生，三曰知毒药为真，四曰制砭石大小，五曰知脏腑血气之诊。"

（四）唐祖宣临证经验及思想

老年期抑郁症，或喜或怒，或欠或伸，其症不一。而肝气郁，脏阴亏，实为病之症结所在。气郁则化火，化火必伤阴。上扰于心，则心血虚而神不安，下累于肾，则肾阴亏而相火独旺，并殃及中土，运化失职，化源受累。同为肝郁化火，须视其何脏受累为重；脏阴亏损，当究其何脏亏损为甚，然后定其滋养何脏为主，方能切中病机。

肝郁化火，心血亏损为主，则用甘麦大枣汤主之。甘润生津，养心之血，润肝之体；甘能缓急，柔肝之用也。而唐祖宣在临证中发现，老年期抑郁症用甘缓调治疗效并不理想，细体会老人多虚故也。因肝郁化火，下累于肾者尤多，于是用肝肾同补之一贯煎加减，收效颇丰。曾治一老妪，因老年丧子，遂精神恍惚，心悸怔忡，多忧善虑，面容憔悴，形体消瘦，骨蒸潮热，周身疼痛，引及两胁，胃纳呆钝，二便不畅。按其脉证，病系肝郁化火，累及中土，上扰心神，下灼肾阴。故拟滋养肝肾为主，略加疏利之品，方用一贯煎化裁：沙参15g，川楝子12g，丹皮10g，生地12g，枸杞子15g，麦冬10g，乌梅6g，桑白皮12g，瓜蒌仁15g。服药5剂二便调，去瓜蒌仁，加调脾胃之白术、山药、薏苡仁，治疗两周而获愈。

一贯煎中之方药为补气血、滋阴之良方。养气血，则肝体自荣；补阴，则滋水涵木。故临证时须掌握肝肾阴亏者是本方的适应证，其他证型则非本方所宜。

第三篇　唐祖宣谈益寿

第十四章 唐祖宣谈情志养生

情志养生，是指人在智、情、意、行方面的精神状态，主要包括发育正常的智力，稳定而快乐的情绪，高尚的情感，坚强的意志，良好的性格及和谐的人际关系。中医养生历来强调情志养生法，并列为诸法之首。因为人为"万物之灵"，具有很高的思维能力，人的情志状态如何，决定人体整个机体的平衡和失调。所以，祖国医药学也就非常强调精神情志状态对人体健康的影响，认为良好的精神状态可以增进健康和延年益寿，而不良的精神情志刺激可使人体气机紊乱、脏腑阴阳气血失调，导致疾病的发生。由此可以看出，情志养生在养生保健中的地位是非常重要的。由于种种原因，许多人往往只重视运动养生、药物养生和饮食养生而忽略了情志养生。再加上在现实生活中，生活节奏快，工作压力大，致使不少人在一般情况下能够正常学习、工作和生活，可是生活质量差，工作效率低，极易疲劳，同时也伴有食欲缺乏、失眠健忘、心绪不宁、精神委靡、焦虑忧郁、性功能减退等现象。

祖国医学认为，人的情志和形体是一个有机的整体，形从情来，寿随志走。情志是形体之根，内涵精、气、神三大枢要。《黄帝内经》云："其知道者，法于阴阳，和于术数，饮食有节，起居有常，不妄作劳。故能形与神俱，而尽终其天年，度百岁乃去。"这是世代医学家恪守的养生法则，也是中国式长寿秘诀的总纲领。

第一节 保持生命活力：养神

神是人体生命活动的主宰，人体所具备的神，是指人的生命活力及其灵性和生机。活力，指生命之盛旺；灵性，指思维之敏捷；生机，指社会活动之蓬勃。

养神，就是人对自身认识的一种回归，是一种精神、意识、情感和思维方面的修炼活动。不是逃避现实，消极不为，而是追求真正的人生，对人格有强化作用。古人认为神浊则骨老，多情则骨衰；神在于养，情在于节，其要律就在这里。

一般情况下，情志健康、有所寄托的人，也是生理上最能保持健康的人。精神稳定乐观，神思就稳定；神思稳定，气血就平和；气血平和，就有利于保护脏腑功能；脏腑功能正常，人就远离疾病和衰老。若是生活无目标、无信念、精神委靡不振，无以激发身体各部位的功能，时间久了就会减弱原本强健的脏腑功能，使气血运行失常，精神和身体得不到有益的滋养，疾病将随之而至。精神不空虚，意志不消沉，可使神有所依，志有所靠；神与形俱，才能尽享天年。

一、安心养神

养生者应心情安闲，心思若定，心除杂念，心清如镜，以便真气顺畅，精神守于内，疾病无处生，形体劳作但不致疲倦，身体健康而无疾。一为泰然处之。要养成理智和冷静的态度，凡事应从容对待，冷静思考，学会"处变不惊"。"既来之，则安之"，这是人所共知的养生格言。《寿世青编·养心说》云："未事不可先迎，遇事不可过忧，既事不可留住，听其自来，应以自然，任其自去，忿懥恐惧，好乐忧患，皆得其正，此养生之法也。"指出遇事应泰然处之，以安心养神。二为及时排遣。《备急千金要方》中有："凡人不可无思，当以渐遣除之。"《友渔斋医话》云："遇逆境，即善自排解。"这些都说明人们只有改善并及时排遣忧患，才能保证安心养神。古人的一些"排遣"方法，至今仍有借鉴作用。"塞翁失马，安知非福"的典故，就是告诫人们，世事皆有倚优，如意处常有大不如意之变，看到了事情的两面性，不可忘形于一时的辩证法。

二、休眠养神

所谓休眠养神，就是指通过睡觉，使大脑处于休息状态，同时使身体内各部位的神经、关节、韧带、肌肉和器官无负荷或少负荷，尽而达到积蓄精力，复苏体质。生理医学研究表明：保证睡眠 6～8 小时所积蓄的精力可供正常活动 16～18 小时的耗费。如果气候和环境条件复杂或劳作过重，往往会酿成过度疲劳和某些器官失调。因此，生活中应劳逸结合。而过多的思虑则伤神气损寿命。《万寿丹书》谓"多思则伤神"，因为神为心所主，养神必先养心，心静则神安，心动则神疲。故此，要养好神，最好的办法是使自己处于休眠状态，摒弃杂念，四大皆空，无思、无虑、无忧、无喜、无悲、无怒、无恐，以此养神则长寿，否则，多思则心动，心动则伤神。因此，休眠养神是养生保健的又一重要思想。

三、清 静 养 神

古人认为心静神自安。《黄帝内经》也有"静则神藏，躁则神亡"之说。如果一个人终日心神不安，思虑万千，哪有不生病的道理？特别是在当今社会里，紧张的工作，快节奏的生活，激烈竞争的社会环境，科技创新的高要求，加之噪声、污染、下岗、待业、再就业，终日使人心神不定，烦躁不安。焦虑失眠、神经衰弱和过度疲劳相继而至，继而高血压、冠心病等影响身心健康的疾病也会接踵而至。所以，要使自己能在经济腾飞的大潮中，赶上时代的步伐，就要爱惜生命，学会"闹中取静"、"静中养生"的方法，搞好宁静养心的保健。

伟大的文学家郭沫若青年时代在日本留学时，由于经常废寝忘食地贪婪学习，不久就得了神经衰弱症，心悸亢进，睡眠不宁，记忆力减退，影响学习，非常苦恼。后来就学练"静坐法"，每日早上和晚上临睡时各静坐 30 分钟，月余竟收到明显效果，他坚持不懈，后来症状全部消除。郭老在以后半个世纪的人生历程中，之所以身体康健，与他年轻时练静坐是大有关系的。

所以，要保持身体健康，必先保持心理健康。而要做到这一点，最好的方法就是"恬淡"、"清虚"，使外邪不入，内心安定。清静养神这一方法对老年人健康长寿非常有益。明代嘉靖年间，有一个叫李通政的人长期患病，许多医生都认为不可治愈，名医麻东辉诊病后认为，疾病是由于心火郁结，不用吃药，只要在清静之处，清心静养，使其思念专一，30 日后疾病就能够痊愈。后来李通政按照他的指点在清静之处平心静坐，30 日后果然痊愈。

静志安神，清心静养，古人把养生啬神总结为"十二少"，戒除"十二多"。"十二少"指："少思、少念、少欲、少事、少语、少笑、少愁、少乐、少喜、少怒、少好、少恶"。行此"十二少"，为养生之都契也。"十二多"指："多思则神殆，多念则志散，多欲则损志，多事则形疲，多语则气争，多笑则脏伤，多愁则心摄，多乐则意溢，多喜则忘昏错乱，多怒则百脉不定，多好则专迷不治，多恶则煎熬无欢"。此"十二多"不除，丧生之本也。

在充满变幻和快节奏的现代生活中，人们的确比以往任何时候都更需要放松一下自己，中老年人应该利用静默片刻这种每个人都有能力运用的方法来修身养性。每日白昼如能保持大脑安静半小时或一小时，可充分发挥脑细胞的潜力，协调生理与情绪，减少热能的消耗。大脑安静使肌肉容易放松，气血畅通，达到"心静神安，老而不衰"的境界。

四、"糊涂"养神

"糊涂"是一种意念，一种境界，一种超凡脱俗的心理。"糊涂"用在养神上，乍一看不雅，细品起来含意深远。"糊涂"养神是一种比喻，一种象征，指在平时行为规范中，有意识不参与意义不大或价值不高的事情，不无原则地争执和较真，不计较鸡毛蒜皮的是非，让脑筋和心情松弛下来。

作为社会中的人，生活在复杂、日益变化的生活当中，难免会遇到一些不尽人意的地方。同时，人有七情六欲，烦恼和忧虑对于每个人来说都有可能碰到。如不能正确对待，就会产生忧虑情结，影响身体健康。一般认为忧虑产生的原因主要有三：第一，无忧找忧，不仅为自己眼前的事前思后想，为自己前途所虑，而且还为一些不该自己担忧的事去忧虑不已，结果使自己陷入深深的忧虑之中；第二，对面临的问题从负面的方面想得多，想得复杂，有时甚至把自己的想法看成是既成的事实，而产生忧虑；第三，胸襟狭窄，常常去计较个人的得失，为一些个人的琐事愤愤不平，而产生烦恼。要想保持乐观的情绪，要驱除这些"忧虑情结"，就要学会去"糊涂"处理。对于日常生活当中所碰到的一些容易产生忧虑的事情，如经济上的拮据，事业上的不如意，生活中的挫折及悲欢离合、生老病死等，首先要做到心胸开阔，正确认识，从实际出发，以现实的态度去面对现实，积极想方设法加以消除。对于一些难以解决的问题和不容改变的事实，也要平静地加以接受，坚定生活的信念。

五、节欲养神

我国历代医家及养生学家十分重视清心寡欲，认为这是调摄精神、益寿延年的重要环节。

大凡之人，多为名利困扰，为欲望所累，婆娑世界，滚滚红尘，不如意事常有八九，情场受挫、考场失利、官场沉没、商场败北，如此等等，人若不能摆脱贪欲，摆脱自己，必堕无边苦海。许多古寺门口都写有这样一副楹联"晨钟暮鼓惊醒世间名利客，佛号经声唤回苦海迷津人"。它告知世人，人生若为名利所累，便如牛马鹰犬，任人鞭策，听人羁络；欲望为苦海，回头才是岸。所以，嵇康说："养生有五难，名利不去为一难，喜怒不除为二难，声色不去为三难，滋味不绝为四难，神虑精散为五难。"若五难尚存，虽心希不老，也难以益寿延年。所以嵇康希望世人"五者无欲心中，则信顺日跻，道德日全，不祈善而有福，不求寿而自延，此养生之大旨也"。可见只有寡欲，才能清心，只有清心，才能全神。一个人如果能寡官欲，就不会投机钻营，卖身投靠，买官卖官，争名于朝；节物欲，就不会贪污盗窃，坑蒙拐骗，敲诈勒索，行贿受贿，图财害命，争利于市；少性欲，就不会抢男霸女、包二奶、抛结发、弃儿女；节食欲，就不会暴饮暴食，伤身害体。让人们牢记清心寡欲之名言，节制嗜欲全精神。

要想清心寡欲，具体来讲，应在以下几方面加以节制。

1. 节制钱财欲　《万寿丹书》中讲："广惠子曰：欲未善言，不欲先计较钱财"，"财固人所必用，但以轻重较之，财则又轻于命也。何则，人既病火，则危如累卵，善调则生，失调则死，岂常病可例视乎，必静心寡欲，疑神定志，毋以纤维扰心君，庶火息水恬，病或可瘳"。说明不计钱财，静心寡欲，有利于养生却病，反之，则损年折寿。

2. 节制名利欲　《万寿丹书》云："老子曰：名与身孰亲，我知之矣，我当既明且哲，深根固蒂，以保其身，不取虚名也。"说明远欲必须对于名利的欲望加以节制。只有这样，方能达到恬淡虚无、无为的境界，从而颐养天年。

3. 节制色欲　节制色欲为摄生急务，若一味纵欲，则可导致精气耗竭，损伤生命之本。对于节制色欲措施，古人亦提出了一些行之有效的方法。第一是要明理智，如《养心录集要》中指出："见理既明，节嗜欲自寡，嗜欲即寡，见理自明。"指明了明理智与节嗜欲的互为因果关系。第二是要存敬戒，如在《养心录集要》中云："常存敬心，嗜欲自然寡矣。"说明了常存敬心与戒惧之心，可以节制嗜欲。第三要有决心，《养心录集要》中云："练心如练将，制欲如制敌。"说明清心节欲，要如同克敌制胜那样。只有下定决心，方可节制嗜欲。第四要早觉速惩，对于不良的嗜欲要即早觉察迅速惩胜，使之不为大害。

第二节　养生之根本：养性

养性，也称养德，养性养德是中医摄生学中的重要组成部分。历代养生家都十分注重道德的养生价值。

人是由意念、有形的机体和气血这三部分维持和支配自身的一切活动，这三部分互相影响，互相配合，互相牵制，若三者协调平衡则身体健康，反之则影响身体，直至衰竭。

古人有修身养性之说，也就是通过意念来调整自己的形态，使气血达到顺畅调和的状态。在这种状态中，可使意念更深一层入静，入静之后，便能使机体进一步调整，使气血达到深层次的顺畅调和的状态，从而意、形、气三者相和，达到你中有我、我中有你。此时，有形机体、意念、气血互相混化进入空、虚、灵的境界，性就在空、虚、灵中。这样反复修炼，就能强身健体、延年益寿。

医家的"德全不危"，儒家的"德润身"、"仁者寿"，释家的"积德行善"、"进修德行"，道家的"仁者德之光"，都是把修养德行作为养生的一项重要内容，富贵名利不强求，财情意气不强争，坚持正道，身体力行，在日常生活中培养自己仁厚善心、重义轻利、乐善好施的德行。善，不单单是一个理念，更重要的是一种实践。行善，是大智，善举是大德。只有善良，才能包容，才能宽恕。存善心做善事，才能造福社会、造福人类，才能做一个真正的德高望重的人，心存善根，就必然福寿延年。

一、养性的五条原则

（一）仁礼

古人养性十分注意仁与礼。《孟子·离娄下》曰："仁者爱人，有礼者敬人。爱人者，人恒爱之；敬人者，人恒敬之。"说明为人要重视仁、礼的修养，一言一行都要注意礼仪，相互之间要注意仁爱。只有这样，才能利于健康长寿。所以孔子反复强调"仁者寿"。《养心录集要》也讲："身心严肃便是持敬，动作合宜便是集义"，"意诚则定，心正则静，身修则安"。

（二）性善

我国古代养生学者很注重"性善"，认为"性善"不仅可以免除灾祸，而且可以祛病延年。如《千金要方》曰："夫养性者，欲所习以成性，性既自善，不习无不利也。性自自善，内外百病皆悉不生，祸害亦无由作，此养性之大经也。"《寿世保元·延年良箴》亦谓："积善有功，常存阴德，可以延年。"

（三）知足

"知足"是修身养心的重要内容。《道德经》云："祸莫大于不知足，咎莫大于欲得。故知足之足，常足矣。"《庄子》曰："以其知之所知，以养其知之所不知，终其天年而不中道夭者。是知之盛也。"《遵生八笺·延年却病笺》谓："知足不辱，知止不殆。"这些论述告诉人们，只有"知足"，才能"常乐"，而终其天年；反之则病祸即至，而夭其寿。

古人认为"人生解知足，烦恼一时除"，"草食胜空腹，茅堂过露居"，指明知足者常乐，即使食草食、住茅堂比空腹、蒙露也能满足人的起码需求。

"有人斯有禄"是说大自然有了人，就会有其禄用。反映了知足者心安的思想格局，如同蚕饿了，桑树就抽出叶子喂养；蜂饥了，树就开出花来供食，因此贫穷者不必去嗟哀叹，费心思虑。因为往往会想要得到，却反而失去，想要往东，却反而往西了。"未来杳无定，何必预劳思"这种思想如果从顺从自然客观规律来谈养生康体是正确的，但如果把"何必预劳思"渗透进思想，并以此否定人的主观能动性，否定人去自觉认识养生长寿之道，陷入"宿命论"的怪圈，则是一种错误观点。

（四）忍让

古人认为，修身养性要注意"忍让"。我国古代十分注意忍让，把忍让看作美德。《彭祖摄生养性论》曰："神强者长生，气强者易灭。柔弱畏威，神强也；彭怒聘志，气强也。"《养老奉亲书》亦云："百战百胜不如一忍，万言万当不如一默。"《寿世保元·延年良箴》谓："谦和辞让，敬人持己，可以延年。"常言道："忍得一时之气，免得百日之忧。"这些，都说明注意忍让，敬人持己，可免除忧患，不使神形受伤，从而可获延年益寿。

（五）宽容

古人云，宽容使人寿。养生之道在于胸怀坦荡，与人为善，通情达理，不计恩怨。生活中多一份宽容，就多一份友谊，少一份烦恼。宽容会使人心更静，体更健。宽容的心境如大海，能纳百川，容千帆。遇有烦心事，有一颗大心，盛得下喜怒，吃得下，睡得香。宽容别人，也能得到别人的宽容。漫漫人生路，悠悠岁月情，学会宽容，人与人之间才有真情。做到宽容，才能情长路更长，身心更健康。

上述"养性"的几个方面，虽有其历史的局限性和认识上的片面性，但其积极的一面可供修身养性，摄生延年者借鉴。

二、养性的六种方法

（一）淡泊名利

古代养生家们都认为：人若想养生，必先治其身。如果一方面想延年益寿，另一方面又追求名利权势，财产地位，无异于缘木求鱼，隔墙吹火，绝难长寿延年。因为善养生者就应做到身勿妄行，心勿妄动，省言语，少嗜欲，淡泊名利，矢志一心。而追逐名利者反其道而行之，孜孜以求声势权柄，念念不忘名利荣禄。这样的人，明明是视钱如命，贪得无厌，却要装成超凡脱俗，两袖清风；明明是好色之徒，男盗女娼，却要装成正人君子，道貌岸然；明明是巧取豪夺，中饱私囊，却要装成正直无私，清正廉明；明明是自吹自擂，厚颜无耻，偏偏要装成强政励志，福为民开。其结果不但升得越快，跌得越快，而且是耗散真气，戕伤心志，劳伐体肤，损害健康，心理上还要承受各种不利因素的影响，造成脏腑气血功能紊乱，情志抑郁，神经紧张，急躁易怒，焦虑不安，使身心受到极大的摧残。东晋著名医药学家、道家葛洪在谈到养生时指出：养生者必先除"六害"：一曰薄名利，二曰禁声色，三曰廉货财（看轻钱财），四曰损滋味（少食厚味），五曰除佞妄不安（谄媚乖张），六曰去沮嫉（勿嫉贤妒能）。这"六害"不除，养生则会徒劳无益。

（二）安分守己

安分守己是指规矩老实，不做违法乱纪的事。

古人认为人要安分守己，安贫乐道，淡泊功名利禄，不作非分之想，岂会遭杀身之祸。"所要怀全璧"，表现古人甚望全躯寿终，以求不损不辱而没世。若俸禄厚了，名声高了，难免遭来非分之祸。所以要谨慎小心处世，有牛被解杀了，就赶紧把刀藏起来，羊跑了，就赶紧把羊圈修好，不使再跑。不贪图功名富贵，为免遭杀身之祸，宁可过着贫困的生活。因为世上那些功名利禄全都是诱人心痒的癣疥，何必要去苦苦地搔它呢？

古人的养生思想受中国传统文化影响，尤其是庄子思想的影响。"牛解谨藏刀，羊亡密补牢，达人忧禄厚，奇祸出名高"，表明事物都有两个方面：显藏、疏补、喜忧、福祸。人们的认识只有从对立的方面入手，才能在养生上达到两方面的"互补"，才能做到"怀全璧"，保全身。为人能做到：牛解而藏刀无把柄，亡羊补牢不再失，获厚禄而忧失，名分高而防祸，就可以拒"癣疥"而自安。这种慎于自我修养、远离祸胎的思想，不仅包含了古代辩证法，而且与庄子的"无为"思想是相通的，虽带有消极、保守的色彩，但对于善于养生的高龄老人，又有何挑剔的呢？人若能思其能力有限，世事无涯，谨慎所行，从稳健方面来看也是不无积极意义的。

（三）不计得失

古人认为人生在世不应计较荣辱得失。因为人生的达穷或穷达，草木的荣枯或枯荣，大地的谷岸或桑沧，都是在反复不断地进行的。

轻得失、淡荣辱，不为情志上的悲喜所左右的养生思想，是养生史上的一种静养观点。静养学派始祖是老子，他主张："至虚极，守静笃"、"见素抱朴，少私寡欲"。这种思想被历代静养学家所继承发展。三国时期，著名的养生家嵇康从实践中悟出"形恃神以立，神领形以存"的道理，在《养生论》中提出"修性以保神，安心以全神"，以"静神"来养"形"的思想，他说："夫服药求汗，或有不获；而愧情一集，涣然流离。终朝未餐，则嚣然思食；而曾子衔哀，七日不饥。夜分而坐，则低迷思寝；闪怀殷忧，则达旦不暝。颈刷理鬓，醇醴发颜，仅乃得之；壮士之怒，赫然殊观，植发冲冠。由此言中，精神之于形骸，犹国之有君也。神躁于中，而表丧于外，犹君昏于上，国乱于下也。"详细地指出了"神"对于生命的不可忽视的重要作用。白居易"寄言荣枯者"、"势去未须悲，时来何足喜"，也是对"修性以保神，安心以全神"思想的继承，即神不被"悲"、"喜"所左右，看透世事的变化"反复殊未已"，安心修身养神，则心境必然安静，形体必然康健。

（四）舒畅情志

在调摄情志方面，古人十分重视舒畅情志。认为情志舒畅可以健身延年，情志不快可损年折寿。至于舒畅情志的方法，古人论述颇多，现仅录如下。

《养老奉亲书·古今嘉言》中引证了不少的舒畅情志方法。如："倪正父锄经堂述五事云：静坐第一，观书第二，看山水花木第三，与良朋讲论第四，教弟子读书第五"，"述齐斋十乐云：谈义理字，学法贴字，澄心静坐，益友清谈，小酌半醺，浇花种竹，听琴玩鹤，焚香煎茶，登城观山，寓意奕棋"。指出了老年人舒畅情志，修心养性的主要内容。读书吟诗，漫游山林，可畅情悦心，增添兴趣，有利于增寿。

清·马大年说："浇花种竹"可以"怡情"。说明老年人逍遥闲散地栽花种草或种菜植果，皆有益于怡养情志。

宋·陈直讲："至乐莫如读书，至要莫若教子。"说明品读书籍是老年人怡养情志的一个重要方面。元·邹铉曰："（画）可供老人闲玩，供宾友高谈，人物山水，花木翎毛，各有品吟，咏亦广后生见闻，梅兰竹石尤为雅致……丹青装点，尤为其玩……阅此可以疗疾。"说明书画佳作的品阅，有益于老年人怡养情志。

古人云："诗言志，歌吟言。"诗歌与音乐皆可陶冶人情志。《前汉书》曰："威仪足以阅目，音声足以动耳，诗语足以感心。故闻其音而德和，审其诗而志正，论其数而法立。"指出了诗歌与音乐对人类生活的重要作用。此外古人亦指出了音乐具有矫治忧郁之疾的作用。欧阳公在《永乐大典》中云："予尝有幽忧之疾，退而闲居不能治也，既而学琴于友人孙道滋，受宫深数引，久而乐之，不知疾之其体也。"

弈棋也可以怡养情志，活跃神明。陈直说："养老之法，凡人平生为性，各有好嗜之事，见即喜之，有好书画者，有好琴棋者……"观尝四时景花，亦可涵养精神。如徐勉《怡情小录》云："冬日之阴，夏日之阳，良辰美景，负杖蹑履，逍遥自乐，临池观鱼，折林听鸟，浊酒一杯，弹琴一曲，求数刻之乐。"

由上可见，古人怡畅情感的养生之道，丰富多彩，迄今仍有重要的现实意义。

（五）安心常乐

古人认为安心方能常乐。大千世界，千奇百态；富贵贫贱，千差万别，各行其是，各行其道，知足则常乐，常乐则心安。千万别去攀比，"人比人，气死人"，人欲无止境，得陇又望蜀。秦中有《十不足民歌》曰："终日奔忙为了饥，才得饱食又思衣；冬衣绫罗夏穿纱，堂前缺少美貌妻；娶下三妻并四妾，又怕无官受人欺；四品三品嫌官小，又想面南做皇帝；一朝登了金銮殿，却慕神仙下象棋；洞宾与他把棋下，更问哪天上天梯；如若此人大限到，上到九天还嫌低。"可见人心没足，人们应当面对现实，"愉愉快快知足乐，苦苦甜甜心自安"。

（六）乐观向上

我国春秋时期著名的思想家孔子在《论语》中写道"发愤忘食，乐以忘忧，不知老之将至"，早已说明"人老心不老"的道理。

三国时期的曹操在《龟虽寿》中亦写道："老骥伏枥，志在千里；烈士暮年，壮心不已"。反映了这位年过半百的著名政治家的一片"壮心"。

英国首相撒切尔夫人离任卸职前，面带微笑地向人们话别："真正的人生从65岁开始，现在是我人生又一个新的起点！"此后她或是撰写回忆录，或巡回讲学演说，或充当顾问，或主持电视节目，显示了她年轻的心理年龄。

20世纪世界画坛一杰的毕加索活了91岁。在他88岁那年画了165幅画，在90岁作画时，仍然不落俗套，力求创新。他的"不老"经验是"让自己的精神状态保持在30岁的水平"。

乐观以怡心。就是对生活要充满乐观的精神，使心情得到怡悦，始终保持良好的心理素质。赵朴初先生在92岁时作了一首《宽心谣》，歌曰："日出东方落西山，愁也一天喜也一天。遇事不钻牛角尖，人也舒坦心也舒坦。每月领取养老钱，多也喜欢少也喜欢。少荤多素日三餐，粗也香甜细也香甜。新旧衣服不挑拣，好也御寒赖也御寒。常与老友聊聊天，古也谈谈今也谈谈。内孙外孙同待看，儿也心欢，女也心欢。全家老少互慰勉，贫也相安富也相安。早晚操劳勤锻炼，忙也乐观闲也乐观。心宽体健养天年，不是神仙，胜似神仙。"乐观怡悦的心情，可以说是保证老年人身心健康的良药。

许多事实证明，具有年轻心理年龄的人，由于拥有乐观向上这一优势，他们的实际年龄要比没有这一优势的人年轻得多，这也是长寿的秘诀。

第三节 生命存在之本：养气

气是构成人体和维持人体生命活动的最基本物质，因此，要想健康长寿，不单单是靠药物的治疗，而且还要保养人体的真元之气。

一、不生泄气

人生在世，凡事都没有一帆风顺，胜利和失败共存，光明与黑暗相间，这原本是很自然的事，有志之人，不为失败所挫，不为黑暗所困，从不气馁，从不泄气。一代文豪蒲松龄一生"郁郁不志"，却不泄气，奋发向上，终成《聊斋志异》之伟书。

所以，悲观泄气对于现代人来说是不可取的，怨、怒、闷、妒更要不得。在坎坷不平的人生道路上，难免会遇到困难、挫折和失败，一旦遇到逆境就悲观泄气，对前途、对事业失去信心，这样势必导致气泄则气衰，气衰则心竭，心竭则身亡。人贵有精神，如果对生活缺乏信心，必然会伤阴阳二气，对身体危害很大。特别是老年人，莫存黄昏之悲凉，莫愁老境之无奈，要老有所为、壮志不已，用自己欢愉的心情去重塑更红的晚霞。

二、不生闷气

闷气在胸，如鱼鲠在喉，吐而不出，咽而不下，愁忧眉际，闷闷不乐，结果气滞于胸，潜埋于心。终日里不思饮食，不恋床榻，胸闷气短，有气无力，神散经迷，卧而难眠，痛苦不堪。足见生闷气对人体危害甚大。

清代名人阎敬铭写《不气歌》以自慰。歌曰："他人气我我不气，我本无心他来气，倘若生气中他计，气出病来无人替，请来医生将病治，反说气病治非易，气之危害太可惧，诚恐因病将命弃，我今尝够气中气，不气不气就不气。"阎君之咏，真谓直理明言，实为现代人排解闷气的灵丹妙药。

三、不生怨气

不生怨气，就要顺其自然，小肚鸡肠，怨声载道，实为今人之不可取。昔日孔子曾说"君子坦荡荡，小人常戚戚"，他还教导人们"在邦无怨，居家无怨"，"不怨天忧人"。

在现今生活中原本就充满着许多矛盾，官场上的明争暗斗、商海中的尔虞我诈、家庭中的鸡毛蒜皮、感情中的分分离离、对于这些不顺心的事，切莫存在心里，自生闷气，如积压深久则会损神伤肺。所以，人们应自觉地从现实生活中，从不顺心的困惑迷惘中解脱出来，不自戴枷锁，给自己造成心理和精神上的压力，以"少言语"来和养肺气，以"坦荡荡"来克服怨气，凡事不怨天忧人，该去的自去，该来的自来，自然自我，自然人生，就会自然有好心情。

四、不泄阳气

阳气乃人体之根本，有阳则生，有阳则健。所以，古人对不泄阳气看得很重。人体内只有阴阳平衡，才能达到养生的目的，而人体内的阴阳消长又与自然界的阴阳变化有关。自然界的阴雨、浓雾、疾风、暴雨、雷霆、严寒、酷暑等因素都可能直接或间接地导致人体内部阴阳平衡失调，这就需要及时作出适合自然界阴阳变化的适应性调节。中医养生离不开天地，而阴阳是天地之道。阳是用、是释放，阴是体、是收藏，所以冬季阳气内收，切忌出大汗以泄阳气，夏季阳气旺盛，切忌以寒避汗。

五、不泄精气

中医学认为，节欲保精是不泄精气的有效养生方法。为此，古人对房中之事尤为重视，谨忌纵欲。房事活动要有法则，忌大醉行房、愤怒行房、大喜大悲行房等。若狂欲不慎极意房中，则阴精亏虚，而致相火炎炎，精神气魄耗伤。故朱丹溪曰："心为火居上，肾为水居下，水能升而火能降，无有穷矣，故生意存焉"，又曰："相火藏于肝肾阴分，君火不妄动，相火唯有禀命守位而已，焉有燔灼之虚焰，飞走之狂势也哉"。

古人强调夏季尤要忌房事。因夏日天热人烦，心气虽旺而肾气颇衰，看似强健，实为虚弱。故人入夏季应择阴凉通风之处，选清静安逸之所，蒲扇一把，凉席一张，薄被一条，淡茶一杯。切莫贪图房欲，而应养肾固精，真气布护、庶能耐暑，是为根本。若先是贪凉挥扇，后以房事犯之，凡中其虚，必成大疾。故心绪入定，欲火不动，自然节欲保精，方能益寿延年。

第四节　调控情志贵有衡

情志养生是指喜不过旺，怒不过激，思不过虑，恐不过惧，惊不过神的正常情绪状态。如果精神刺激太强，或持续时间太久，情志变化太过，它不仅能伤肝脏，亦可伤心、伤胃、伤脑等，还将破坏人体健康，导致疾病的发生，使人处于情志异常状态。古人云："欲有情，情有节，圣人修节以止欲，故不过行其情也。"其含义正在于此。只有善于节制自己的情绪，避免忧郁、悲伤等不愉快的消极情绪发生，使心理处于怡然自得的乐观状态，才会对人体的生理起良好的作用。

所以，提高大脑及整个神经系统的功能，学会调控情绪，调整心理平衡，确保心理健康，使各个器官系统和功能协调一致，不仅使焦虑、失眠、头痛、神经衰弱等轻度的心理疾病可以避免，还可使人保持正常的情志状态，以此减少发病机会。

一、古代人的心理健康标准

所谓健康是指没有躯体疾患，且有健全的心理状态和社会活动能力。前者为躯体健康，后两者则为心理健康。

心理健康，也就是精神健康。古代医家和养生学家对心理健康的标准界定不一。经笔者对大量医学文献进行研究和对现今专家的学术成果进行分析归纳，古代人的心理健康标准如下所述。

（1）心境乐观，心神宁静，恬淡虚无，居处安静，以恬愉为务，以坦然而安身。

（2）不惧于物，不为物欲所累，志闲而少欲，不奢不侈。

（3）不为邪淫所惑，不为魔诱所动，既不妄想，也不妄为，无思想之患，则自安之。

（4）意志坚强，精神专一，行事理智，不激不昂，身不存悔怒，魂不离自身，情爽而神怡。

（5）起居有常，有劳有逸，生活合乎规律，神清气爽则大健。

（6）善于适应环境变化，"婉然从物，或与不争，与时变化"。

（7）涵养性格，陶冶气质，不断完善自身，保持良好的人际关系，做到乐善好施，善附而好利他人。

二、现代人的心理健康标准

现代医学心理健康的标准既适用于中青年人，也适用于老年人。

（1）对现实生活具有敏锐的知觉。

（2）热爱生活、热爱他人、热爱大自然。

（3）在所处的环境中能保持独立的安静状态。

（4）注意基本的哲学和道德伦理。

（5）对日常所发生的事情保持兴趣。

（6）乐于助人，能和一些人建立友谊。

（7）能兼容并纳，听取各种不同的意见。

（8）工作有创造性，能克服困难。

（9）具有幽默感，但又不落俗套。

（10）能承受欢乐与忧伤的考验。

具备 8 条以上者为心理健康，具备 4～7 条者为心理基本健康，具备 3 条以下者为心理基本不健康。

老年人的心理状态与生理功能一样，随着年龄的增长也会出现老化现象。老年人心理健康的标准，除应具备上述 10 条外，科学家们认为，还应具备老年健康心理特征。

（1）开拓进取，老有所为，充分实现人生的价值。

（2）紧跟时代步伐，对新事物敏感，不故步自封。

（3）心胸宽阔，开朗乐观，知足常乐，不计较个人得失。

（4）自尊自信，乐于奉献，热爱社会活动。

（5）宽厚待人，甘为人梯，积极培养年轻人。

（6）沉着冷静，珍惜生命，发挥余热。

三、古人清心养生 15 法

古人在清心养生方面，积累了丰富的经验，为中国式养生之可行之道，今予以编纂，以供读者借鉴和参考。

（1）安神定心法：孙思邈在《存神炼气铭》中指出："若欲存身，先安神气。若欲安神，须炼元气。气在身内、神安气海。气海充盈，心安神定。定若不散，身心凝静，静至定俱，身存年永。"即安其神者，方静其心，盈其身，存其身，永其年。

（2）清静无为法：老子《道德经》主张"清静无为"的养生之道。清静无为的方法，要求做到"致虚极，守静笃"的境地。就是说，要尽量虚其心灵，排除杂念，始终如一地坚守清静，务必心清神静。要做到虚静，必须"见素抱朴，少私寡欲"，如能这样，便可节护专神，延年益寿。老子认为，清静无为者，不做力所不及的事；恬淡虚无者，能淡待生活中的事与物；道法自然者，能顺乎自然无以为生。这样的人可以"贵生"，即心"不以事累意"、身"不以物累形"。

（3）守神祛病法：《黄帝内经》早有"精神内守"的著名思想，"精神内守"是养神之法，总的要求及功效是清除妄心，抑制邪念，意念集中，神不外驰，内养元气，外慎六淫，阴阳平衡，气存形全，故而不生病。

（4）静神化治法：中国古代医学思想中富有"清静养神"的主张，"静则神藏，躁则消亡"。静神化治，动则苛疾起。即清静者，可生元神，化元气，治疾起。"清静则肉腠闭拒，虽有大风苛毒，勿之能害"。清静养神可以使机体的生理功能正常，抗病力增强，不易罹疾生病。

（5）静而能虑法：是儒家的"养神法"，主要表现为"静虚坐忘"的修炼方法。《大学》对"静"与"神"的关系作了明确阐述："知止而后能定，定而后能静，静而后能安，安而后能虑，虑而后能得。"而在达到静而能虑，必须通过"坐忘"修炼。静坐忘我是儒家的修养大法。

（6）抱神以静法：《庄子·在宥》把老子学说发展到"抱神以静"、"必静必清"的更高度，极力主张"虚静恬淡，寂寞无为"，并以水静则明来说明神之当静，所谓"水静犹明，而况精神"。他认为，只有静而无为，排除忧患，以免神躁，才能长寿。但庄子之心静，并非绝对的静，而是动中之静，心清神静的关键在于心神静而"不杂"，则"不闭"。要想保养精神，完全不动神是不行的，只要排除事累，心神专一不杂，就能做到神静不躁。

（7）补脑修神法：道家强调性命双修，得道成仙，神仙非神话。《隐子》认为："神仙"只不过是通过修炼健身，而使头脑清醒，心智发达，神明通达，大觉彻悟而又寿高者罢了。修此"神仙"之道方法甚多，但其根本方法是"还精补脑"、"虚静修神"。

（8）戒能清心法：佛家修性养神关键是三个字戒、定、慧。这里的"戒"实际上是"清心法"。戒指戒规、戒律、防止错误和过失、防止恶欲和邪念，可见戒能清心。佛家修性养神，必先修持戒法。佛家有五戒、八戒、十戒等说。如"五戒"：一戒违真，二戒杀生，三戒偷盗，四戒邪淫，五戒妄语。"戒"能使心静如水，性净如洗，使心神不受杂念、妄念、邪念、恶念的污染，从而为"定生慧"扫清一切障碍。

（9）非礼勿为法：儒学创始人孔子的"清心法"主要表现为"克己复礼"和"非礼勿为"，认为"礼"是修心立身、治国安邦的规范。从儒家养生的角度看，心有礼则为"正"，意有礼则为"诚"；身有礼方为"立"，人有礼方为"仁"，"正、诚、立、仁"正是人心身健康的标准。"非礼勿视，非礼勿听，非礼勿言，非礼勿动"。由于"非礼"杂念往往通过扰眼耳鼻舌身而乱其心，故而必须清心。同时，"克己"还要求"已所不欲，勿施于人"。即是说，自己心中不欲求的，不要强加于别人身上，因为清己心不能以浊人心为代价。其次是"复礼"以礼之规范和仁之要求来诚意正心修身，因为"礼"对人性有导化、矫饰和社会净化之作用，无论心神意志和言行举止，还是衣冠服饰的声乐颜色等，都要合"礼"。"礼"是治国法则，也是儒家养生法则。

（10）闭目养神法：《遵生八笺》说："眼者身之镜，视多同镜昏；心之神，发于目，久视则伤心。"祖国医学认为："神归于目而役于心。"故而目不清则心不宁神不静。目不乱视，神返于心，乃静之本。正视而不乱，闭目以静神。

（11）抑耳静心法：《遵生八笺》说："声色动荡于中，情爱索缠，心有余，动有著，昼想夜梦。耳爱淫声，可喻攻心之鼓。"因此，净心还需制耳，这就要求"耳无妄听"、"耳之避声"、"耳不贪听淫声"；或者"正耳净心"、"俭听养虚"。抑耳不仅可以净心养神，还可以保精益肾。

（12）用神专一法：静以养神，并非绝对地静神不用；若静神不用，心神必然衰退；只有在用神之中，心神才能生机勃勃。因为神专则志定神凝，心境安定。专心地致力于一件有益的事情，或倾心于一项事业，达到志定神凝的境界，既可得事业成功，又可获心神健康。

（13）清净明了法：《遵生八笺》说："养寿之道，清、净、明、了四字为最好，内觉身心空，外感万物空，破诸妄想，是曰清净明了。"即养生之道的最好方法是：破妄、无著、空觉、清心、净神、明事、达理。

（14）内养四心法：《管子·内业》认为，养心达到的最佳状态是四心，善心，"凡道无所，善心安爱"；定心，"定心在中，耳目聪明"；全心，"心全于中，形全于外"；在心，"大心而敢，宽气而广"。因此，要达到四心就要做到：正静，正身静心；平正，和平心神；守一，不乱心志。

（15）定可生慧法：是佛家的"养神法"。在戒定慧三字中，戒是定的前提，慧是定的结果，故定是核心。所谓"因戒成定，因定发慧"即是此意。发慧必先修定，定则神情专注，断事如神，如"止不能鉴，静焰愈明"。"故心定而能慧，心寂而能感，心静而能知，心空而能灵，心诚而能明，心虑而能觉"。这里的定、寂、静、空、诚、虑为养神的境界，而慧、感、知、灵、明、觉则是养神的功效。

四、现代人情志养生方法

情志养生已成为 21 世纪的健康主题，一个人要在精神上保持良好状态，机体功能上得到正常发挥，就要修炼情志，善待人生。

情志养生要注意四点。

（1）心存善根，乐于助人。"善者寿"是古人的修身称谓，也是先人们数千年来对人生的感悟和总结，很深刻，也很耐人寻味。心地善良的人，自然具有泰然自若的心理状态，乐人之乐者，人亦乐其乐；忧人之忧者，人亦忧其忧。常乐于助人，与人为善，友好相处，就会使自己常因扶贫帮困而有欣慰之感和欢愉的心情，从而提高人的机体抗病能力。所以，人们说善良是心理养生不可缺少的高级营养素。

（2）胸襟坦荡，善于包容。一个人生活在社会中，吃亏、冤枉、被误解、受委屈的事总是不可避免地发生。面对这些不如意的事，最好的选择是宽容。宽容是一种良好的心理品质，它包含着理解和原谅，显示着气度和胸襟，表现出坚强和力量。宽容不是懦弱，而是理智的体现。一个只知苛求别人的人，其心理往往处于紧张状态，从而导致神经紧张、血管收缩、血压升高，使心理、生理进入恶性循环。学会宽容就要严于律己，宽以待人，退一步海阔天空，让一著当下心安。

（3）豁达乐观，知难而上。开朗乐观、幽默风趣是积极向上的性格和心境的反映，能激发人的活力，开拓人的潜力，从而使人信心倍增，迎难而上，解决矛盾，逾越困难；悲观丧气是一种消极颓废的性格和心境的反映，使人悲伤、烦恼、失望，在困难面前一筹莫展，影响身心健康。

（4）淡泊名利，无欲则刚。人们常说："无欲则刚。"当代著名作家冰心认为"人到无求品自高"。这说明，淡泊是一种崇高的境界和心态，是人生追求在深层次上的定位。当一个人具备了淡泊的心态，就不会在物欲横流的世俗中随波逐流，追名逐利；就不会对身外之物得而大喜，失而大悲；就不会对世事他人牢骚满腹，攀比嫉妒。淡泊的心态使人始终处于平和协调的状态，保持一颗平常心，这样，一切有损害身心健康的因素，都将被拒之身外。

五、老年人如何调控情志

情志在养生中有七种形态，称作"七情"。中国古代养生分为医、儒、佛、道、俗各派，对"七情"的释义及对"调控"的见解各不相同。经过数千年的实践和科学验证，总体认为医家和儒家论"七情"及"调控"更具有养生的可行性。祖国医学所指的"七情"是喜、怒、忧、思、悲、恐、惊，认为七情正常和适度则养生，七情异常和过度则伤身。主张调控异常情绪，恢复正常七情，以防病治病，益寿延年。儒家认为"七情"是：喜、怒、哀、惧、爱、恶、欲，认为"七情好恶不定，故云治"。主张以诚意正心，修德养性，治国平天下，从治已病之病达到治未乱之乱。步入老年，往事如过眼烟云，今后已来日不多，要养身以延年，参考和借鉴上述医家和儒家的养生方略，将大有裨益。

1. 离退休后的心理情况　人在离退休后，离开了繁忙的工作岗位和纷杂的人际关系，时间似乎放慢了，人生似乎到头了，或心灰意冷，或自感空虚，在心理上出现了严重的失调，往往出现下列不良症状。

（1）思想上的孤独感。人到老年，大都经历亲朋相继去世、晚年丧偶失子等悲苦之事，再加离退休在家，面对四壁，思亲无着，顿感离群之后的失落孤单，无所依靠及无限的孤独和无奈。

（2）心理上的自卑感。不少老年人认为自己辈分高，经验多，理应受到尊敬，喜欢以我为中心，家长式作风，一人说了算，还有的独断专行。但是当自己的行为受到挫折时，容易走到另一极端，出现自卑感，特别是自己的行为不为人尊重，或期望得不到实现时，心理特别沮丧，容易丧失信心，甚至悲观厌世。

（3）生活上的无用感。步入老年，眼花耳聋、动作缓慢、忘性增大等生理变化越来越显著，给生活带来许多困难，自觉活着无用，如退休金比现职人员工资少；医疗费发生困难；衣食住行发生不便或因丧偶子女分离而寡居，或因子女不孝，遭遇歧视等，常可因此而带来性格上的变化，如沉闷、多疑、烦躁、唠叨等。当疾病降临时，就会感到死亡的威胁，产生失望、空虚和恐惧心理。

2. 如何调整老年人心理健康　不良情结的产生是由于生理和生活环境发生了变化造成的。面对人生重大转折和突发事件，不少老年人缺乏精神准备，自我心理与客观现实出现了矛盾和冲突。实验研究证明：加强心理调适、保持心理卫生有助于心理健康。老年人的心理卫生主要包括以下五个方面的内容。

（1）调整好心态，适应新环境。老年人要认识老年阶段的生理特点，根据家庭环境和社会地位的变化，以积极的生活态度，调整和安排好晚年生活。

（2）克服自卑心理，增强自立意识。老年人在思想上要防止未老先衰，不断地增强和保持独立生活的能力，减少依赖性。

（3）走向社会，丰富精神生活。老年人要走向社会，参加文体和社会活动，融入社会，扩大人际交往，丰富精神生活，提高反应能力和灵活性。

（4）老有所学，健身健脑。经常使用大脑，是保护大脑功能的积极措施。保持健全的大脑是维系机体经常处于良好的状态和防止心理衰老的生理基础。很多高寿老人的经验之一就是勤于用脑，善于学习。

（5）善于应变，自我调适。人的情感是一种能量。心理卫生要求人的意识，要理智地控制大喜大怒与忧虑悲伤，不凭感情的冲动来对待事物，遇喜事要保持冷静，遇伤心事要把得失看淡。当受到强烈刺激而引起恶劣情绪时，专家们建议有三种方法：一是"倾诉"。通过谈心活动向亲朋好友和同情者倾诉，得到同情和安慰，缓解心理压力。二是"排泄"。可以大哭一场，让有害的化学物质排放出体外，可以减轻心理压力。三是"转移"。当遇到情绪异常激动时，力争把注意力转移到其他活动中去，或离开，或到亲朋好友家去，或参加文娱活动，或去干自己喜欢干的事情等，避开不良环境，转移注意力，除去不良心情。明代医家张介宾在《长寿话养生》中说："娱乐有制，失制则精疲力竭；快乐有度，失度则乐极生悲。健康有道，端正在心。喜怒不萦于胸襟，荣辱不扰于方寸，纵迁不站之疾，自有回天之功。无忧无虑，即是长生圣药；常开笑口，便是祛病良方。"总之，只要人们注意用积极心理去代替消极心理，就能做到心理健康，可望心理青春常驻，晚年和谐幸福。

六、情志养生应注意的事项

1. 过度忧愁易早衰早逝 常言道"愁一愁，白了头；笑一笑，十年少"可见，一个"愁"字对人的心理、体质的影响是巨大的。《红楼梦》中的林黛玉是一个多愁善感的女子，看到雷雨交加便愁树叶因打落而死；桃花花开花谢，又愁花死无处葬身。结果因一个"愁"字，导致她香销玉殒。东周伍子胥，因无计闯过昭关，一夜之间愁白满头青发；唐代文学家柳宗元，才华出众，但由于遭到打击，长期被贬，沉闷、忧郁的贬谪生活把他折磨得形容憔悴体质虚弱，得了毒疮又患霍乱，47岁就含恨长逝。

由此可以看出，过度忧愁可使人失去欢乐，悲伤恸哭，气消神弱。轻者愁眉苦脸，闷闷不乐，少言少语，忧郁寡欢，意志消沉，独坐叹息；重者，难以入眠，精神萎颓或紧张，心中烦躁，甚至诱发癌症或其他疑难重症。所以，"多愁多病，越忧越病"、"忧愁烦恼，使人易老"说的就是这个道理。

有的中老年人，整天生活在忧愁之中，心事重重，凡事总朝坏处想，好像树叶落下来都会砸破脑袋似的，本来不该他操心的事，他偏要操心；本来不应着急的事，他也要着急，结果不但于事无益，反而急出了一身疾病。

忧愁促人老。长寿学者胡夫兰德在《人生延寿法》中说："一切对人不利的影响中，最能使人短寿的就是不好的情绪和恶劣的心境，如忧愁、颓丧、惧怕、贪求、怯懦……。"《黄帝内经》指出："愁忧者，气闭塞而不行，盛怒则迷惑而不治，恐惧者，神荡惮而不收。"现代医学研究表明，长时间的不良情绪，诸如忧愁、悲伤、焦虑、苦痛，对人的健康危害很大，会使人行为失常，瞳孔缩小，血压升高，呼吸频率改变，如白居易所说："悲来四肢缓，泣尽双眸昏。"同时，还会使人容易得胃溃疡，肠胃蠕动减慢，如白居易所说："结为肠间痛，聚作鼻头辛。"

所以，老年人应"未事不可先迎，遇事不可过忧，既事不可留住，听其自然。应以自然，任其自去，愤愤恐惧，好乐忧患，皆得其正"。这是古人的养心之法，也就是自己要管制住自己的情绪。

（1）创造良好的心理氛围。人的情绪是大脑对外界事物和人的需要之间关系的反映，避免不良刺激，对保持愉快乐观的情绪很重要，在生活中处理好人际关系，建立和睦的家庭，搞好同志间的团结互助，就会减少或避免情绪忧伤的出现。

（2）提高修养，转移注意力。加强思想修养就会学会控制自己的情绪，一旦消极的情绪出现，也能积极设法转移注意力，改变自己的情绪，文学家屠格涅夫劝告急躁的人说，最好把舌头在嘴里转十圈。白居易在诗中所说："胡为恋此苦，不去犹逡巡，回念发弘愿，不结将来因，誓以智慧水，永洗烦恼尘，不将恩爱子，更种悲忧恨。"即是一种思想转移法。

2. 疑心太重影响健康 心胸狭窄，疑心太重的人，无论是看人看物看社会，总觉得有许多双眼睛在暗中窥看着自己，眼神中充满着阴险和暗算的目光。人们对他的赞许，觉得是对他的讽刺和挖苦，人们对他的关爱，觉得是黄鼠狼给鸡拜年——没安好心。总以为别人在暗算自己，不是在背后说自己的坏话，就是在做小动作。别人的一言一行都得提防，为此整日坐立不安，心神不宁，心慌惧怕而不可终日。

唐代有个叫李蟠的后生，经常怀疑自己会碰上毒物，怀疑什么都有毒就连饮水的井都锁上，最终患了"疑心病"，不治而亡。当时的史学家李肇将这一事件冠名为《疑毒锁井》，撰写成典故，收录于他的《唐国史补》中，以此启迪后人。

中医学家认为，心为精神所驻之所，若心之安然，精神则为之爽健。凡有疑心者，总觉心虚神恍，本未病却总觉病重难医，此为心病。心病则终身也难以痊愈，其病根在于疑惑。有猜忌心理人，往往爱用不信任的眼光去审视对方和看待外界事物，尤其是疑心重的中老年人总感觉别人对自己不友好，不理解自己、不同情自己；当别人看他或议论他时总感觉不痛快，有的担心子女图财害命，好捕风捉影，无中生有，节外生枝，挑起事端，其结果只能是自寻烦恼，害人害已。

3. 乐极生悲易猝死 人们常说，笑多没喜事，乐极易生悲。以此告诫世人，遇事不要大喜也切忌极乐，否则是要伤人的。在现实社会中，因狂喜极乐而丢掉性命者不泛其人。久旱逢甘露，他乡遇故知，洞房花烛夜，金榜题名时，这些喜庆之事，如不自控而突发狂喜可导致"气缓"，即心气涣散，血运无力而瘀滞，便会出现心悸、心痛、失眠、健忘等一类病症。成语"得意忘形"就充分说明由于大喜而神不藏，不能控制形体活动这一现象。清代医学家喻昌写的《寓意草》里记载了这样一个案例："昔有新贵人，马上洋洋得意，未及回寓，一笑而逝。"

暴喜、大喜、狂喜不利于健康。因过度兴奋造成的猝死，时常发生在中老年人中间。人过中年，全身的动脉均会发生程度不同的硬化，营养心肌的冠状动脉当然不会例外。如若心脏剧烈地跳动，必然增加能耗，心肌将会发生相对的供血不足，从而出现心绞痛甚至心肌梗死，或心搏骤停。这是"乐极生悲"的一个原因。此外，"乐极生悲"还可致血压骤然升高，健康的人尚可代偿，若已患高血压病，过度兴奋就会导致"高血压危象"，表现为突然感到头晕目眩、恶心呕吐、视力模糊、烦躁不安。"高血压危象"尽管可能持续几个小时，但也可能由此引起脑血管破裂发生猝死。

可见，任何情绪的过分激动都是不可取的。对于喜事与悲事、兴奋与气愤、顺境与逆境、快乐与痛苦等，都应采取"冷处理"的方法，善于自我调节情感，保持稳定的心理状态，一定注意不要超过正常的生理限度。

临床中有这样一个案例：一篮球运动员在一次常规体检中发现肺部有一阴影，医生以怀疑的口气说可能是肺癌。一个"可能"，竟使这位强健的篮球运动员精神崩溃，茶饭不思，无力支撑，以致卧床不起。后经复诊，阴影消失，身无大碍，遂精神好转，体力恢复，又重新返回体坛，足见过虑多疑实为毁身伤神之祸根。

在现实生活中，因思虑过度自伤其身的例子举不胜举。尤其是中老年人，思虑过度是身心健康的大敌。如在工作中无休止地思考问题，过分思念远方的亲人和已故的友人，对过去的成功得失一个劲儿地伤心回味，皆可造成人体功能的紊乱，这就是中医学所说的思则气结。中医学认为，思虑损伤心脾，长期从事脑力劳动、大脑高度紧张的知识分子，易患心脑血管疾病和消化道溃疡病。所以，在现实生活中更应引起高度重视。

4. 情绪过度紧张是百病之源 过度紧张的情绪，会使中老年人免疫力下降而易患疾病，这是实践所证明并被大家所公认了的事实。由于中老年人生理和年龄的关系，往往容易使情绪过度紧张，一旦形成这种不良习惯，百病缠身只是时间问题了。

《三国演义》中有这样一段描述：曹操自从埋葬关羽后，每夜合眼便见到关羽，使他十分惊恐，为了求得安宁，躲避行宫旧殿的"妖怪"，于是决定砍树建造新的宫殿，谁知当他举剑去砍伐一棵几百年的老梨树时，竟然出了怪事，一剑劈下，树中的血溅了他一身。曹操十分惊恐，当晚睡不安稳，只好坐在殿中，靠着茶几打盹。忽然看见那个被砍的"梨树神"身穿黑色衣服，举起宝剑向他砍来，曹操惊叫一声醒来后，顿觉"头痛欲裂"，从此以后，经常发作，苦不堪言。以后又遭几次惊骇，病情加重，不治而亡。

上述故事虽然带有夸张的色彩，但也说明了一个道理，在实际生活中，强烈的紧张情绪会使中老年人出现头痛、心悸、眩晕、高血压、冠心病等各种疾病的发生，只有做好自我调节，凡事不急、不躁、不过度紧张、不劳心伤神，才能防治疾病，身体康泰。

5. 妒忌心理害人害己损身体 有妒忌心理的人是一种以我为中心的病态。自己无能却嫉妒别人有成就，不考虑怎样奋起猛追，却希望别人栽跟头，虽不落井下石，却总希望别人被石所砸，一旦对方出事，便觉为己出气。没有大量之大才，却有嫉贤妒能之本事，这可以说是一切嫉妒心强的人共同特征了。

一般来说，强者不会嫉妒弱者，但是，弱者不是对所有强者都嫉妒。嫉妒往往产生在两个原先水平相仿的人中间。比如，甲乙两人本来关系很好，工件能力也差不多，突然有一天甲的成绩超过了乙，因而受到了领导的器重、大家的敬仰，乙不能正确对待，就会产生嫉妒之心。

妒忌是一种极为有害的心理疾病，中老年人只有除去妒忌之心，才能有一个好的身体，否则只能给自己找来事端。

6. 生怒气百害无益 怒则伤身，更伤人之真气，暴怒和怒气太盛，对身体伤害尤甚。过思会耗伤心神，心神疲惫，则更易患病，元气衰弱便会疾病缠身。它是由于某种目的和愿望不能达到，逐渐加深紧张状态，终于发怒。可表现为暴跳如雷、拍桌大骂、拳打脚踢、伤杀人畜，甚至昏厥死亡。可见，暴怒对于中老年人的危害非常之大。

《三国演义》第九十三回叙述"武乡侯骂死王朗"这一段，诸葛亮就是利用王朗年老体弱而又十分好气的心理状态，痛斥其食汉禄而背主事曹魏的罪行，使王朗在两军阵前"气满胸膛大叫一声，撞死于马下"。

当然，若是轻度的发怒，不仅不会对中老年人的身心健康造成大的影响，况且还有利于压抑情绪的宣泄，有益于健康，这就是说什么事情都有个度的问题。《三国演义》中对这些暴怒气绝的描写，不一定是历史的真实，但是描述了激动对于一般人特别是对于中老年人的危害是很有道理的。以上虽是小说的虚构，但也充满了保健心理学原理。由此看来，情绪虽然不是像病原微生物、理化因素等直接致人于病或致人于死，也不像药物和理化治疗那样有直接的治疗或毒性作用，但是情绪既能从积极方面促进人的健康，更能从消极方面致人于病，甚至致人于死。

发怒会影响人体内部精气血脉的运行，容易导致气郁肝脏，所以中医讲"怒则伤肝，七情伤人，唯怒为甚。盖怒则肝木旺而克脾土，脾伤则内脏俱伤矣"。现代医学认为，怒发冲冠时，神经系统兴奋性增强，心率加快，呼吸急促，血压升高，冠状动脉血流增加，瞳孔放大，视物不清，打破了身体内部各种器官的正常运转。所以在生活中，怒发冲冠之事常常有，君不见，有的人怒气一来，天不怕地不怕，不是舌枪唇战，对垒叫骂，就是拳脚相加，刺刀见红，致人死命。结果落了个监牢服刑，法场毙命，妻离子散，家破人亡。

昔日林则徐书"制怒"二字挂于堂前，日日自省，每每提防怒起祸端，足见生怒气实为百害无益，应力戒之，方可身心愉悦，诸事顺畅。

现代医学认为，情绪激动、急躁、好争斗的人，易患冠心病；而抑郁、焦虑的人则易引起心肌梗死；过分紧张的情绪可促使胃溃疡、脑溢血；而长期的情绪异常，会引起哮喘、偏头痛，围绝经期综合征等病症。恶劣的情绪，更使患者的康复能力降低，多受痛苦和折磨。老年人由于自身的特殊心理特点，常会产生一些异常的情绪，如生气动怒、忧愁焦虑、悲观厌世等。这些异常的情绪是养生的一大障碍。因此老年人应主动加强自身的思想修养，学会自我调整和控制情绪，树立生活信心，即使疾病缠身，也不要过度悲伤抑郁。只有这样，才能达到防病治病、益寿延年的养生目的。

所以在生活工作中，怒气一来，就要寻求制怒之法，要用"回避法"、"让步法"来消除对立；用"忘却法"来解脱思想负担；用"释放法"来自我平息怒气；用"公道法"来寻求法律解决。王蔚然的《莫恼歌》说："莫要恼，莫要恼，烦恼之人容易老。世间万物怎能全，可叹痴人愁不了。任你富贵与王侯，年年处处埋荒草。放着快活不会享，何苦自己找烦恼。"

制怒应坚持四原则：一是以忍制怒，一忍百祸消，"小不忍则乱大谋"，不为鸡毛蒜皮之事所左右；二是以智制怒，以深谋远虑的理智去战胜一时的感情冲动，始终保持一个平和心态；三是以平制怒，打掉官气、傲气、阔气、霸气，以平等待人的心境和态度，来处理问题；四是以冷制怒，头脑发热，就会"怒从心头起，恶从胆边生"，要用冷却降温的方法来制怒，谓之"冷处理"。

孙思邈认为：世人要想知道养护生命的道理，应当喜乐正常有节度，很少生气愤怒，心正意诚无邪，少思勿贪勿妄，顺应自然养身心，解除一切烦恼。

《内经》指出"暴怒伤阳，暴喜伤阴"。人的情志过度就会反作用于体内的脏腑，使其失去平衡，功能紊乱，神经中枢也会失去正常活动，使人精神抑郁，从而使疾病乘虚而入。反之，人能"喜乐有常"、"心正意诚"、"顺理修身"就不会被事所累、琐事扰挠、情绪也就自然正常，达到身心健康长寿。

"生气催人老，笑笑变年少"。保持乐观的情绪，开朗的性格，高尚的涵养，除去私欲杂念，是防病保健、延年益寿的重要条件，历来医家主张"恬淡虚无"、"清心寡欲"，《内经》曰："心者，君主之官也，神明出焉。……故主明则下安，以此养生则长寿。"临床上经常可见到那些情志抑郁、烦躁不安、患得患失、多愁善感者，易致虚火内萌、气滞血瘀、阴液暗耗、形体羸瘦，若能使之做到"心正意诚思虑除，顺理修身去烦恼"就能有效地协助发挥药物的作用加快痊愈，甚至可以不药而愈。

暴怒对人体有着严重的危害。祖国医学认为，良好的精神状态又可以促进人体健康长寿，不良的精神状态可以使人致病衰老。怒作为人的一种情绪，是人神志的正常反应，然当人受到外界严重的刺激，不符合自己的主观意志时，产生"暴怒"，顿时使人全身心激动起来，血液循环加速，神经紧张，血压升高，阴液消耗过大，《素问·阴阳应象大论》指出："人有五脏，化五气，以生喜怒悲忧恐。故喜怒伤气……暴怒伤阴，暴喜伤阳。怒气上行，满脉去形。"古有"大怒冲天贯牛斗，擎拳嚼齿怒双眸"之说，足见怒的不雅和不智。

怒气如同猛烈燃烧的火焰，烧起来只会使自己身心受到损伤。项羽、周瑜"只因一气殒天年，空使英雄千载忿"。以史为鉴，当今世人一旦遇到不称心的事切勿与之争逐，事情一过心里自然清凉。

"触来勿以竟，事过心清凉"，这是解怒最好的方法。怒不是与生俱有的，不是飞来之物，而是情志受外界刺激的反映。所以，制怒应从两个方面努力：一是避免外界不良刺激。怒，是人的一种情志表现。当人受到外界刺激，情志就会作出反应。情志通过心神来维持机体内外环境的统一。一旦怒火中烧，就会出现气逆的表现，在临床上引起很多病症，诸如中风、头痛、昏厥、吐血、腹痛、心痛、眼睛昏暗不明、鬓发焦枯。如果郁怒时间过长，气滞五脏，则会导致气绝而终。二要提高自己的道德修养。要做到"遇事不怒"，具有乐观的情绪和高尚的涵养，不与所犯争逐高低，静等事过，心中自然清凉，这样既可以不动肝火，又可以冷静从容地处理问题。否则，若内伤于忧怒则气上逆，气上逆则六输不通，温气不行，凝血蕴里而不散，津液涩渗，著而不去，而积皆成矣。

如何戒怒呢？大量的实践证明，最好的戒怒办法是"转移法"。

怒是由于外界不良刺激引起的，制怒则需要制在根本，即使思想上的兴奋灶转移，避开烦事、杂事、乱事和一切致怒之事，用一新的有意义的或有兴趣的信号加以取代，由心烦到心平如镜，由盛怒到泰然。

"转移法"的关键在于一个"转"字。因为人产生"暴怒"是由两方面原因造成的，一方面是外界刺激，一方面是主观状态。"掉转念头"就是增强人心理上的有意注意，有良好预定目的，有较强的自觉性，运用自己的意志，主动地建立一个新思绪，调动人的积极心理去战胜消极心理。

最后，怒伤肝胆、耳目致使血衰生百病。制怒歌中劝人戒怒，即使在闹中也要取静。

那么，如何闹中取静呢？

第一，少私寡欲。明确贪欲对人的危害，该来的自当来，该去的自当去，以理智收心静养心神；正确对待生活与工作中的利害得失，去掉忧心事，摒弃名、利、禄，使神安心静。

第二，抑静耳目。耳清目静，神气内守，则心不劳；若耳弛目躁，心扰不宁，则神气烦劳。其中抑目尤要，张紫阳曰："眼者神游于宅，神归于目而役于心，心欲求静，必先制眼，抑之于眼，使归于心，则心静而神亦静矣。"目虽不可不视，耳虽不可不听，但绝不可为私欲而乱听妄视，使目神累心动神，耳听扰心意烦。

第三，调摄情志。使其情绪乐观，神气安定，意志畅达。同时注意做到和喜怒，节思虑，去忧悲。

所以，中老年人遇事一定要冷静，因为只有冷静，才能积极思考，想出对策，圆满解决问题。而大怒则于事无益，只能招来灾祸，尤其对于患有高血压、心血管疾病的患者。

七、长寿的要诀在于平衡

心平气和利于寿，七情突发伤于心。喜、怒、忧、思、悲、恐、惊，随客观情况变化接踵而来，七情失调，心神则难平和。要懂得喜过则伤心，怒过则伤肝，忧过则伤肺，思过则伤脾，恐过则伤肾的道理。东汉·荀悦说："故喜怒、哀乐、思虑必得其中，可以养神也。"心平则神安，这就是他的"秉性中和"论的养生观。南怀瑾在《如何修正佛法》中举例说，一天，寒山问拾得："世间谤我、欺我、辱我、笑我、轻我、贱我、骗我，如何处置？"拾得曰："只要忍他、让他、避他、由他、耐他、敬他、不要理他，再过几年，你且看他。"此话何止佛家所言，对现实生活也极有裨益。对平衡养心大有好处。

《内经》有"恬澹虚无，真气从之，精神内守，病安从来"之说，强调人要胸怀坦荡，得失宠辱方可抑喜忧，制盛怒。这样，人的"真气"才能保养，疾病也就不会发生了。"心病"最损人，开朗从容养人心，乐观温和、豁达大度才是心理健康的重要标志。

要睡眠平衡。俗言："抠成的疮，睡成的病。"睡眠时间过长，身体各功能呆滞，久之必致病；睡眠不足，则精神耗竭无以复养而致痼疾。据调查，每晚睡 7～8 小时的人寿命长，不足 4 小时死亡率高两倍，而睡眠达 10 个小时以上者 80% 短命。

要饮食平衡，古人认为，"膏粱体质之人，病多不治"，《内经》说："饮食自倍，肠胃乃伤。"现代医学证明：进食太多，引起肥胖促早衰。胖人比中等营养状况的人平均少活 10～12 年。超正常体重，每公斤会使寿命短 8 个月。前苏联长寿者学会指出，如饮食合理平衡，可延长寿命 8 年左右。另外，偏食、挑食造成营养不全，会产生毒素积聚，破坏正常新陈代谢。

要阴阳平衡。古人认为把人体各方面归总为阴阳两大类，如表为阳，里为阴；热为阳，寒为阴；气为阳，血为阴等。"阴阳和调，此乃平人"。阴阳调和，才能相生相长，健康长寿。还要说明一点，即男女阴阳要谐和，互调适度。《古今医统大全》说："阴阳之精液为宝，谨而守之。后天而老。"纵欲者无疑会短命。但长期性生活不能满足而积郁者亦不能长寿。故健康的性心理也十分重要。

第十五章　唐祖宣谈运动养生

运动保健是养生防病的重要方法，养生莫善于习动。清·颜习斋曾说："一身动则一身强，一家动则一家强，一国动则一国强。"明确指出了运动能增进健康，强壮体质。

第一节　运动保健与起居调理

一、运 动 保 健

中国的养生保健，历来重视运动养生，把运动看作生命之本和强体之根基。古人有"运动以却病，体活则病离"之说，所以，运动在强身健体、延年益寿中的作用是非常重要的。华佗曾说："动摇则谷气得消，血脉流通，病不得生。"运动能促进气血循环的畅通，增强脏腑功能，使心脏耐劳，稳定血压，降低血脂，从而有利于预防和控制动脉硬化，预防冠心病。运动可以使肺活量增加，提高肺的换气功能，增强机体的卫外功能，从而达到适应气候变化，有助于减少呼吸道疾病的发生。运动还可以增强脾胃的消化吸收功能。此外，增强肝肾功能，改善睡眠，使人精力充沛，筋骨强壮，浑身舒展，体魄强健。古今许多名人都谈到运动有益于人体健康，清·曹庭栋在《老老恒言·卷一·散步》中讲："饭后食物停胃，必缓行数百步，散其气以输于脾，则磨胃而易腐化"，又曰："散步者，散而不拘之谓，且行且立，须得种闲暇自如之态"。洪昭光说："步行运动坚持下去，可以代替很多保健品。"蔡元培在《蔡元培全集·运动会的需要》中说："人的健全，不但靠饮食，尤靠运动。"清·张应昌编《清诗铎·徐荣〈劝民〉》曰："不见闲人精力长，但见劳人筋骨安。"清·梁章钜在《履园丛话·水利》中讲："善养生者必使百节不滞，而后肢体丰腴，元气自足。"朱德元帅讲："锻炼身体要经常，要坚持，人同机器一样，经常运动才能不生锈。"邓小平同志在 1978 年 11 月 16 日亲笔题词："太极拳好。"由此可见，强身健体是贯穿人的一生的一个重要措施，不可偏废，而且贵在坚持。洪昭光教授讲过，最好的医生是自己，最好的药物是时间，最好的心情是宁静，最好的运动是步行。

运动保健的原则是动静结合，因人因时因地制宜，顺其自然，循序渐进。运动保健有一个合理的运动量。运动量是指运动给人带来的生理负荷量。运动量的测定，往往是以运动者的呼吸、脉率、心跳、氧气消耗量等作为一些客观指标，并结合运动者自己的主观感觉来加以全面测量。一般来讲，人们往往把脉率及心率作为运动量的指标。如果运动量大，心率及脉率就快。一般认为，正常成人的运动量，以每分钟心率（或脉率）增加 60~100 次最为合适。一般情况下，在锻炼以前，可先测 1 分钟的脉搏数，锻炼后再测一次，如果运动量适宜，正常健康老年人运动后的最高心率不要超过 170 次/分。譬如，年龄在 60 岁，则运动后最高心率应控制在 110 次的水平。而且在 1 小时以内能恢复正常。这就说明自己所采取的运动量是合理适宜的。如果运动量过大，超出了身体的承受能力，运动过后，身体不但难以恢复，而且头昏脑胀、四肢无力、气短胸闷、虚汗不止。不思饮食、难以入眠、精神恍惚、昏昏然如腾云驾雾一般。

　　所以，保持合理的运动量在运动保健中非常重要，如果出现上述不适症状，应及时予以调整，或做进一步的检查，从而使自己处于合理的运动保健状态。合理的运动量可以使人情绪轻松愉快，工作精力充沛，睡眠香甜深沉，餐饮食欲增强，心清气爽，神情欢愉。

　　运动的时间，一般来讲早晨最好。如在饭前锻炼，至少要休息半小时后方可进食；饭后至少要90分钟以上才能锻炼。为了避免锻炼后过度兴奋影响睡眠，应在临睡前2小时左右结束锻炼。每个人要根据自己的身体状况，年龄阶段及体质来选择相应的运动方法和运动量，对一些患有慢性疾病的老年人应有针对性的方法来锻炼。

　　运动的方法可谓不拘一格，散步、导引、气功、太极拳、划船、舞剑、打门球、老年迪斯科及健身操等，条件允许者可在健身房锻炼。另外，老年人自我按摩，简便易行，安全可靠，若能与气功锻炼相结合，应用运气加强按摩的力量效果更好。这里需要提及的是，散步是老年人最好的运动健身方法。俗话说，"百炼不如一走"，所以，每当茶余饭后或闲暇之时，到一处有草、有花、有水、有新鲜空气的处所去散步，对身体是大有裨益的，"饭后百步走，能活九十九"讲的也就是这个道理。

二、起 居 调 理

　　中国人养生讲究起居调理，这在《内经》就有论述："饮食有节，起居有常，不妄作劳，故能形与神俱，而终其天年，度百岁乃去。"这是说，除了饮食有节以外，起居亦要有常。这样才能健康长寿；反之，如果起居无常，生活无规律，不善于保养，就会损寿。

　　自然界的气候变迁，在四季及昼夜之间，都是在变化的，人体的气血运行、脏腑经络的生理功能，亦是随之发生变化，这就是中医学中的"天人合一"效应。人作为自然界中的高智能动物，要使自己益寿延年，就必须顺应自然界的变化，在矛盾的对立和统一交错中，使人们的日常生活起居与自然界的气候变迁相适应。在起居调养方面，古人强调了不同的季节应有不同的作息时间。不仅一年的四季作息时间因季节而异，而且昼夜晨昏亦应有所不同。为此，祖国医学提出了"春夏养阳，秋冬养阴"的原则。

　　古人认为安卧有方，睡眠良好是保健和摄生的重要方面。祖国医学以阴阳学说为依据，对睡眠的机理作了论述。如《灵枢·大惑论》云："故阳气尽则卧，阴气尽则寤。"《灵枢·口问》曰："阳气尽阴气盛，则目瞑，阴气尽而阳气盛则寤。"说明睡眠是人体阴阳平衡的需要，是生命活动的需要。医学专家提供的资料表明，有良好睡眠习惯的中老年人的免疫能力要比不善调理睡眠者强，并且不容易诱发老年性疾病，如冠心病、高血压等。然而年高之人，由于气血逐减，肌肉松弛，阳逐衰，阴逐胜，五脏开始退败，营气开始衰少，致使白日里精神委靡不振，到夜晚又难入眠。这是老年人养生之大患。所以，保证老年人有一个良好的睡眠质量是颇为重要的。

　　一个人要想睡眠质量好，首先要调理好自身的精神状态。喜怒无常，悲忧不解，思虑过度，皆可影响心神而致睡眠不安。如《老老恒言》曰："邵子曰，寐则神栖于目，寤则神栖于心……神统于心，大抵以清心为切要。"《彭祖摄生养性论》曰："喜怒过多，神不归室；憎爱无定，神不守形。汲汲而欲，神则烦，切切所思，神则败。"因此，要想睡得稳，必先定心神。只有定神思睡，才能睡得香，睡得解乏，睡出健康。宋·蔡季通在《睡诀》中讲："先睡心，后睡眼。"只有"先睡心"，才能"后睡眼"。如果情绪烦躁不安，思念种种杂事，往往难以入睡，甚至导致失眠而有损健康。其次是夜膳勿饱。如果晚上食得过饱，必然会增加胃肠道负担，影响正常睡眠，对健康有害。最后是适当的活动，往往有促进睡眠的作用。有道是："饥不择食，困不择铺。"人饿了什么都好吃，困了在哪儿都能睡。它说明白天从事一定量的体力活动，晚上困倦，自然容易进入梦乡。如《紫岩隐书》云："每夜入睡时，绕室行千步，始就枕……盖行则身劳，劳则思息，动极而返于静，亦有道理……行千步是以动求静。"说明睡前稍事活动，散步、休闲，使精神舒缓，情绪稳定，则有助于睡眠。然而，睡前至少半小时以内不宜做剧烈运动，否则会难以入睡。

睡眠姿势是否正确，直接影响到睡眠的效果。古人主张的睡姿是向右侧卧，双腿微曲，全身放松。如《修龄要旨·起居调摄》曰："侧曲而卧，觉正而伸。"《华山十二睡功总诀》指出，睡眠时应该"松宽衣带而侧卧之"。《老老恒言》曰："卧宜右侧以舒脾气……卧不欲左胁……今宵敢叹卧如弓。"一般认为，睡眠的姿势最好不要仰着睡，以免双手压胸，引起噩梦；更不能俯卧，使胸部、腹部都受压迫，呼吸不够通畅，因而妨碍睡眠，影响健康。最好的睡姿为"右侧曲卧"。现代人说"睡如弓，坐如钟"，其含意就在于此。

老年人睡眠尤宜避风防冻，不可当风而卧。因风为百病之长，诸病借风之势进髓入骨。尤为熟睡之人，因身心之阳皆收于阴，极易受风邪所袭。为此，古人曾提醒人们，即使是盛夏酷暑季节，为一时之凉，暂得一快而夜宿月下，使露渗骨髓，风侵腠理，必然导致疾病的发生。《千金要方》云："赤露眠卧，宿食不消，未逾期月，大小皆病。"《孙真人卫生歌》曰："坐卧防风吹脑后，脑后受风人不寿。更兼醉饱卧风中，风入五内成灾咎。"均指出了当风而卧的害处，必须引以为戒。

睡眠切忌蒙头而卧，一定要露首。一般认为，蒙头睡觉，使人呼吸不畅，而且还会吸入自己呼出的浊气，因而有碍身体健康。为了平息静心，深沉熟睡，古人主张独卧。在《养性延命录》中，彭祖曰："上士别床，中士异被，服药百里，不如独卧。"《类修要诀》中也有"服药千朝，不如独宿一宵"之说。可见，老年人为了平稳安睡，最好能独卧为好。

古人对醒后及晨起的保养亦很重视，倡导了许多保健方法。指出，醒时伸展四肢，活动身躯，转动脖颈，可使气血流畅，脉络畅通。否则半身板重，或腰胁痛，或肢节酸困。《遵生八笺》云："夜后昼前睡觉来，瞑目叩齿二七回，吸新吐故无令缓，咽数玉泉还养胎。摩热手心熨两眼，仍更揩擦额与面。中指时时摩鼻频，左右耳眼摩数遍。更能乾浴遍身间，按擦暗须纽两肩。纵有风劳诸冷气，何忧腰背复拘挛。嘘呵呼吸吹及泗，行气之人分六字，果能依用力期间，断然百病皆可治。"所述醒后叩齿、吐纳、咽津、按摩等保健方法都具有保健作用，可以借鉴。

起居调理应慎防劳伤。劳伤是指过度劳累所引起的疾病。老年人由于年龄增长，脏腑生理功能逐渐减退，因而更易招致劳伤。劳伤不仅是指劳累过度，还包括情志伤、饮食伤、色欲伤、风湿伤等。如《养性延命录》曰："养寿之法，但莫伤之而已"，"养性之士，睡不至远，行不疾行，耳不极听，目不极视，坐不久处，立不至疲，卧不至懵；先寒而衣，先热而解，不欲极饥而食，食不过饱，不欲极渴而饮，饮不过多。不欲甚劳，不欲甚逸，不欲流汗，不欲多睡，不欲奔走车马，不欲极目远望，不欲多啖生冷，不欲饮酒当风，不欲数数沐浴，不欲广志远愿，不得观造异巧，冬不欲极温，夏不欲穷凉，不欲露卧星月，不欲眠中用扇，大寒大热大风大雾皆不欲冒之"。即过度劳作给身体带来的伤害，它可使脾胃受损，肝肺败溃。再一方面，这里所说的劳作伤，不仅仅是指过度劳动对身体造成的伤害，而是对有伤身体行为的一种"泛指"，视、卧、坐、立、行不当，均可造成过劳伤。中医学认为，古人慎防劳伤的论述范围极广，但归纳起来有以下几个方面需加以注意。

第一是防劳作伤。形体过度劳累或过度安逸均会引起劳作伤。《素问·举痛论》曰："劳则气耗。"久视能伤血，久卧能伤气，久坐能伤肉，久立能伤骨，久行能伤筋。即谓五劳所伤，强调了久视、久卧、久坐、久立、久行都会引起劳倦致病。它从体质的内部机理，进一步阐明"力所不胜而极举之则形伤"的道理，为了防止劳作所伤，历代医家总结出了一系列的方法。如《素问·上古天真论》及《奉亲养老新书》均主张老年人应在四季气候和畅之日，量其时节寒温，出门行三二里或二三百步。皆量力而行勿令气之喘而已。亲故相访，间同行出游百步，或坐，量力谈笑，才得欢通，不可过度。

第二是防止情志所伤。"多记损心，多怒伤精"是《医说》情志所伤对人的身心造成严重伤害的高度概括。它说明伤情志可伤人心伤精气。中医学认为，暴喜伤阳，暴怒伤肝，穷思伤脾，极忧伤心，过悲伤肺，多恐伤肾，善惊伤胆。《彭祖摄生养性论》云："积忧不已则魄神伤矣，愤怒不已则魄神散矣。喜怒过多，神不归室；憎爱无定，神不等形。汲汲而欲，神则烦；切切可思，神则败。"以上皆说明七情过度，可伤人脏腑，损精耗神。只有"勿使悲欢极"，"少思以养神"，方可延年益寿。

第三是防止饮食所伤。《素问·痹论》曰："饮食自倍，肠胃乃伤。"《老老恒言》云："太饥伤脾，太饱伤气。"《勿药无诠·饮食伤》谓："膏粱之度，足生大疔；膏粱之疾，消瘅痿厥；饱食太甚，筋脉横解，肠澼为痔；饮食失节，损伤肠胃，始病热中，末传寒中……饮食过度，则脏腑受伤。"这都强调了饮食太过肠胃乃伤，于健康不利。故俗语有："饥不饱食，渴不狂饮"，"要想身体好，吃饭莫太饱"。说明防饮食所伤，才有益于健康。

第四是防色欲伤。俗话说"色字头上一把刀"，是说过度的性生活，对身体带来的严重伤害。古往今来，凡贪欲者皆为短命之人。历代医家认为，人之生命长短，与他之性生活是否健康检点有直接关系。将身不谨，饮食过差，荒淫无度，忤逆阴阳，魂神不守，精竭命衰。百病萌生故不终其寿。尤其对男女交媾之事不知节啬，则百脉枯槁，交接无度，必损肾元。由此可以看出，贪色嗜欲的危害性是极大的，因而必须有所节制。《寿世保元》曰："年高之人，血气既弱，阳事辄盛，必慎而抑之。不可纵心盗意，一度一泄，一度火灭，一度增油，若不制而纵欲，火将灭更去其油。"说明老年人养生必须注意慎防色欲伤。

第五是防风湿伤。《素问·风论》曰："风者百病之长也。"《勿药元诠·风寒伤》云："沐浴临风，则病脑风痛风；饮酒向风，则病酒风漏风；劳汗暑汗当风，则病中风暑风；夜露乘风，则病寒热；卧起受风，则病痹厥。"说明风邪易伤人，致病多端，故当慎防。如《内经》强调"谨候诸风而避之"；《摄生消息论》则指出："不得于星月下露卧，兼便睡着使人扇风取凉。"外湿致病与季节、气候、环境等因素有关。若阴雨连绵或身居潮湿处所，皆易感受湿邪。外湿袭侵人体，既伤及皮肉筋脉，亦可损伤脏腑，损身减寿。如《勿药元诠·湿伤》曰："坐卧湿地，则痹厥疬风；冲风冒雨，则病重身痛；长著汗衣，则麻木发黄；勉强涉水则脚气挛痹；饥饿澡浴，则骨节烦痛；汗出见湿，则病痤痱。"因此，保养延寿之道，必须慎防风湿伤。

第二节 古代人的运动养生保健

一、勤 动 肢 体

生命在于运动，是说生命和运动的内在关系，它揭示了人类的生命活动所具有的运动特征。从这个意义上讲，有了运动便有了生命，所以运动在养生保健方面的作用是非常重要的，古人很注重运动养生，正是运用运动方式进行调养的一种养生法。

清代乾隆当了60年皇帝，活了89岁，是中国历史上209位帝王中最长寿的一位。究其"古稀"秘诀，与他的养生之道分不开。乾隆的长寿秘诀可以概括为16个字"吐纳肺腑，活动筋骨，十常四勿，适时进补"，而"活动筋骨"则是他长寿秘诀中最重要的内容。《吕氏春秋》中"流水不腐，户枢不蠹"，是春秋战国时期劳动人民对运动健身的形象比喻和描述，它说明"形不动则气精不流，精不流则气郁"的道理。古代的长寿老人，没有不重视勤动肢体练身强体的。唐代百岁名医孙思邈，经常坚持走步运动，他根据四时气候的变化和天气状况，或行二三里或走两三百步，坚持不懈，福寿俱增。

运动是健身的法宝，这是古往今来仁人志士、养生者、长寿者的共识，也是被长期实践和现代科学所证实的。古人强调，勤动肢体，要"形劳而不倦"，量力而行，防止疲劳过度。陆游把每日扫地作为健身的一课，他在诗中写道："一扫常在傍，有暇即扫地。即省得堂奴，亦以平血气。按摩与导引，虽善亦多事，不如扫地法，延年直差易。"适度运动，是养生健身的传统保健方法，同现代的医学观点完全一致。勤动肢体，适时锻炼，不但可以提高睡眠质量，提高工作效率，还可以增加对疾病的抵抗能力，使自己的生活和工作充满朝气和活力。

二、视听忌过久

古人强调人体要有适当的活动，不能久视久听。古代医家陶弘景曾说"视听坐行必不久"。长时间坐在那里看书说话做事情，坐着不动，不锻炼，不活动，不走路，周身血液流动不畅，筋骨舒展不开，久而久之，其心、其志、其思、其精都会受到严重挫伤。轻则头脑迟钝，行动迟缓，食欲减退，失眠健忘，终日里无精打采，委靡不振，重则五老七伤，导致二脏先损，心肾受邪，腑脏俱病。

人是靠精、气、神来维持生命活动的，而这种生命活动的本身却来自人的形体的锻炼。华佗是古代历史上受人敬仰的著名医学家，他一生不但积极倡导体育活动，而且还身体力行，坚持锻炼。他外出诊病，不骑毛驴，不坐轿子，坚持徒步行走。他还把进山采药、爬山攀崖看作是锻炼身体的好机会，并根据动物的运动特点创立了"五禽戏"，平时在家，总要忙中抽闲，走出户外，做做"五禽戏"，伸展四肢，扭身踢腿，使身体的各个部位都得到锻炼。华佗虽已过半百，却仍神采奕奕，精力旺盛，足见注重锻炼对人体健康的重要。

三、适当劳作

清朝著名画家高桐轩，把耕耘和扫地，作为养生之道，看作是一件非常快乐的事。耕耘虽很辛苦，但却能强健身心。平日里着墨弄画，心志神定，一日下来很是困顿，抽闲暇把锄田间，撒一把热汗，驱周身疲劳，顿觉神清气爽，天高云淡；仰或擦洗桌椅，打扫庭院，一时院清窗净，桌明几亮，既尘埃顿去，又健壮自身。所以，古人把适当劳作看得非常重要。它可以调节精神，消除疲劳，也可以舒筋活血，增强体质。

适当劳作，原本是一件轻而易举之事，可有的人却失其偏废，终日里饭来张口，衣来伸手，好逸恶劳，养尊处优，手不举，足不抬。久之，血气不畅，神疲体弱，抗病能力下降，身体未老先衰，最终导致精血枯竭，虚损而亡。

因此，适当劳作，既可强胃健身又可帮助消化，长期坚持，祛病祛邪，健康永驻。

四、散步养生

散步，对中老年人来说是一项很好的养生之道。饭后散步对人的身体健康是很有益的。因为，饭后胃内容纳了不少食物，需要靠胃的蠕动对食物进行不断的消化吸收。如果饭后坐而不动，卧而不起，使胃内蠕动减慢，血流不畅，消化不力，时间一久就要发病，尤其是对肝脏很不利，所以有"久卧伤肝"之说。两千多年前的《黄帝内经》就倡导人们"夜卧早起，广步于庭"。唐代医学家也主张根据人体和季节的情况，进行适宜的散步。清代养生家曹廷栋在其所著的《养生随笔》中，对散步也大加赞赏，而且他身体力行"散步以养神"。

人们在长期的健身实践中，把散步看作是人类最好的休息和保健方式，每当伏案书画过久或睡前睡起，舒展自己的肢体，解脱繁杂的工作，平和自己的心态，调顺自己的思绪，或漫步在田间村头，或徜徉在沟坎河畔，人们会觉得身体的各个部位一下子松弛下来，像小桥流水，像春风拂面，像一池清水，像一抹宁静的晚霞。这时，心里平静了，也悠闲了，身心自然舒畅康健了。

五、常 动 常 劳

常动常劳是保持身体健康的有效方法，是古人"体欲常劳"在现实养生保健中的贴切运用。经常性的劳动和活动，可以保持气血通畅，脏腑调和。

由于人们在社会所处的环境不同，其活动和劳动的方式也不同，但无论采取哪一种活动和劳动方式，都有利于人体的健康。不同的活动和劳动方式，由身体的不同部位去参与和配合。这就需要人们有意识地去互相弥补，互相搭配。脑力劳动要加强肢体锻炼，坐着劳作的人要加强腿部和双足的锻炼，同时，要做到劳动、活动与休息的有机结合，以此达到气血通达、劳逸结合、身心爽健之效果。

常动常劳和"体欲常劳"的主要目的是为了人体气血运行通畅和筋骨活动的舒展。由于一些人不注意劳作和休息的结合，缺乏劳动和活动的意识，四门不出，五门不迈，物质条件优越，生活环境安逸，不劳、不作、不展、不舒，营养过剩，气血不达，或五脏六腑不协，或肥胖多病难支，久之使人体弱早衰，心竭早亡。

因此，人们一定要谨遵古训，常动常劳。劳作中注意选择空气清新之环境，避开有毒有害气体之侵扰，有水则供肌肤浸润，有氧则供心血之扩展，劳逸结合，坚持不懈，久之，心爽体健，寿必延年。

六、勿 妄 为 常

古人在养生健体中，最忌以妄为常，要求人们在进行锻炼过程中，根据本人体质状况，适宜锻炼，不能超负荷运动或劳作，切记勿妄为常。大量的实践证明，过量的运动，不但伤身而且伤心，对身体各个部位都有伤害。以妄为常会导致未老早衰，气血流失而早逝。

勿思慧是元代蒙古族医学家，他兼蒙、汉医学，对养生学很有研究，在他的诸多著述中，对养生保健尤对坐立行走及视听有突出论述。他说，久坐伤血，久立伤骨，久行伤筋，久卧伤气，久视伤神。无论视、听、坐、卧、行，时间过久，均能招致损伤。古来长寿之人，多为不烦、不怒、不狂、不躁，凡事慢做，凡走慢行，凡虑慢思，凡食慢嚼。

明万历十七年进士董其昌在《万氏家传养生四要》中，强调不过分运动是为了保持人体真气的平静，使真气不耗不散，这是防止超负荷劳动和过量运动的重要方面。

由于当今世人，生活节奏加快，劳作程度日重，不顾自身肢体承受能力，或为生计，或为名利，昼夜不停，劳作不息，一旦躺下，长睡不起，致使身体失衡，血堵气阻，虽久睡而休，却难以复原。调查表明，平均每日睡7~8小时的人，寿命最长；如果每日睡眠10小时以上，有80%的人可能短命。因此，为保身体健康，应养成良好的生活习惯，讲究睡眠卫生，不妄劳作，才能强身延年。

七、按　摩　摄　生

按摩，在我国已有悠久历史，是祖先在长期生活实践中创造出来的一种有效的摄生保健养生法。按摩与导引，现代称之为推拿与气功，两者密切配合应用于临床实践，具有却病延年之功效。

清咸丰帝之妃，同治、光绪两朝实际最高统治者慈禧深信吕不韦提出的"流水不腐，户枢不蠹"的保健名言，一向注意形体锻炼。每日清晨起床后，练习一会儿"八段锦"后，便开始按摩。

按摩的功效，可促进血液、淋巴液循环，疏通气血，舒筋活血，调节神经系统功能，祛瘀化滞，缓解疼痛，调整人体功能，改善新陈代谢；苏东坡精于足心按摩而长寿；古代洛阳人刘几，因善于按摩，虽年过古稀，却精神不衰。所以，按摩是有效的摄生保健方法，通过对身体各个部位的按摩，可以调整人的气血阴阳，扶正祛邪，疏通经络，灵活关节。

按摩摄生，贵在坚持。因其见效慢，时日长，人们往往在运作过程中，溃于懒散。按摩的奇效在于日积月累的坚持之中，日复一日，月复一月，年复一年。随着时日的递进，自会心爽体健，受益终身。

八、咽　津　驻　容　颜

唾液中含有大量的游离钙质的酵素荼尔蒙，具有抗衰老的作用，有帮助消化、中和胃酸、消毒杀菌和修补胃黏膜之功能。历代养生学家把唾液看作是琼浆玉液，生命之水。古人有歌曰："津液频生在舌端，寻常漱咽不丹田。于中畅美无凝滞，百日功灵可驻颜。"足见唾液对人体是何等的重要。

古人将唾液称为津液，就是因为它不但可以杀菌补胃，中和胃酸，帮助消化，而且还能美容养颜。所以古人养生，一向把唾液看得很重，他们在平时是不轻易将唾液抛洒的。现代的人们，由于对唾液的重要性认识不足，或弃之不用，或随意吐去，这些有碍身心健康的行为都是不可取的。

如何用唾液养生驻颜，方法主要有以下五种：一是起卧咽津法。睡觉之前起床以后，以舌尖顶腭，紧闭牙关，稍作休息，待唾液满口时，低头缓慢咽下。二是深呼吸咽津法。舌顶上腭，仰卧于床，作腹部深呼吸运动，得津液满口时，慢咽腹中。三是入静咽津法。排除杂念，静坐不语，心清如镜，念及丹田，舌顶上腭，牙关紧闭，待唾液满口时缓缓咽下。四是漱口咽津法。用舌在口中上下左右搅动，待唾液多时，用其漱口后，徐徐咽下。五是无规则咽津法。无论工作期间，行走之中都可咽津，没有一定之规。只是要求在津液满口时，且忌下意识下咽，要用意念引领，入丹田而缓咽之。

九、洗　梳　首　足

乾隆皇帝被世人称为"古稀"天子。在他的长寿秘诀"十常四勿"中，把"发常梳，足常摩"放在非常重要的地位。南宋爱国诗人陆游，睡前用热水洗脚，并养成了良好的习惯。他在诗中说："老人不复事农桑，点数鸡啄亦未忘，洗脚上床真一快，稚孙渐长解烧汤"。明·沈仁《摄生要录》认为，每日梳发一次，可疏通血脉，散风湿。古代名人郭尚贤谓："梳头洗脚长生事，临睡之前小太平。"

从上可以看出，无论是天地之尊的"真龙天子"皇帝，还是食五谷杂粮的一介草民，都把洗脚和梳头看作是很好的养生方法。梳头是延缓衰老的有效方法，尤其以指代梳为最佳。每日早中晚三次，每次梳百次。以指代梳，需剪短指甲，以防指甲刮破头皮。以十指轻梳头皮并对头部按摩，至头皮发热微红。长期坚持，可降低血压，防止脑溢血，也可使白发变黑，稀发变密，细发变粗，更可延缓衰老，保健养生。洗足同样是养生保健的好方法。人体的足三阳、足三阴、手三阳、手三阴均直接、间接与足相联系，足部的大量穴位与身体的各个部位都密切相关，可以治疗全身性疾病。常按摩足底的涌泉穴，能滋养肾水，降低虚火。由于双足负担较重，全身重量全部压迫在双足上，长途行走，久站不坐，都会使双足麻木、酸软、疼痛。睡前用热水洗足，可以使局部血管扩张，促进血液循环，使韧带松弛，肌肉放松，使神经系统得到调节，令人容易入睡，对偏头痛、失眠、心悸、头晕等症均有一定作用。

十、揉腹可延年

揉动腹位是古人传下来的养生方略，它既可延年，又可祛病。不但对治疗消化系统和泌尿系统的疾病有良好的疗效，而且还有利于脾胃和肾功能的保健，长期坚持，对身体大有好处。古人称这种揉腹养生法是"行往坐卧处，手摩胸与腹。踞之彻膀腰，痛拳摩肾部，行之不厌烦，昼夜无穷处，祛病又延年，渐通神仙路"。

揉腹养生的方法不复杂，具体做法是：两手重叠，左手在上，右手在下（女则反之）。先以心窝处之膻中穴，自左向右顺时针方向按摩胸部 36 次，然后，再以肚脐为中心顺时针方向按摩腹部 36 次。在按摩中先用左手再用右手，两手不能同时应用。继而将两手停放在腹下小腹部位，上下按摩，到腰部发热为止。此法简便极易操作，长期坚持，必能达到养生保健之目的。

十一、勤叩牙齿促健康

中医学认为，肾为先天之本，主骨，生髓，而齿为骨之余，人的少长区别，盛衰差异，全在于此。一个人的牙齿代表着一个人的健康水平，牙齿整齐坚固，表示肾气旺盛，精力充沛，不仅咀嚼很好，而且还能长寿。

牙齿对人类非常重要，是进食的第一关，也是消化系统的第一阶段，如果牙齿不健康，对所进食物，不易咀嚼或咀嚼不细，囫囵吞枣，狼吞虎咽。长期下去就会使肠胃的负担加重，进入胃内的食物因缺乏牙齿的精细加工而难以消化，从而造成人体的营养不良，脏腑功能衰退，造血功能减弱，心脏功能衰败，最终命短而寿终。

牙齿对于人体的保健是非常重要的，古人历来很重视叩齿保健。明朝养生家冷谦从叩牙中深受其益，寿高百岁。民间也有"清晨起叩牙300，到老无病无灾"之说，不少长寿老人都坚持勤叩牙根，从而保持牙齿坚固。

叩齿不同于别的活动可以一次完成。由于牙齿都不在一个平面上，每一次叩齿不可能同时叩上，这就需要人们分步骤进行，叩齿的时间放在早晨起床和临睡之前为宜。叩齿的步骤是首先叩臼齿，其次叩门牙，其三叩左右犬齿。叩后，牙关紧闭，用舌尖在口内上下左右搅动，刺激唾液快速分泌，这样运作 10 分钟左右，待唾液充斥整个口腔，然后分 3 次缓缓咽下，像这样反复叩齿百余次，则牙坚齿牢，必有效验。

十二、静 坐 养 身

静坐养身，贵在"静"字。庄子提倡有志之士应当重视磨炼自己的自控能力，在紧张而繁杂的劳作中，创造静下来的心情。

所谓静者，指身不可过劳，心不可轻动。古代养生家李度远，在他90多岁的漫长人生中，遵循修身养心的箴言就是慈俭和静。李氏为了修身养性，每日坚持静坐修身，他从静中得到教益，并使自己益寿延年。

中医学认为，人体内元气是生命之源，静坐能很好地培养元气，并使其良性循环，有利于养生。古人云："养身在心，养心在静。"静坐先静心，"静"就是安静，把散乱的思维活动，通过静坐而静下来，使心底清宁，万念潜消。静坐的要领：一是两目垂帘，目视鼻准。两只眼睛低垂下视，目及鼻梁尖端，意志专一，除视鼻尖外，视外之物皆无视。二是两手相扣，精神放松。两手相扣放于盘腿之上，不作不为，不动不摇，精神放松，神态闲散。三是舌抵上腭，自然盘坐。舌抵腭而生津，闭齿而固生，盘腿而坐，静拥怀中。四是以阳抱阴，以阴和阳。人体行走为阳，睡卧为阴，白天为阳，夜晚为阴，如行走、活动过频、劳累过度，则阳气耗得多，得不到保养，也使阴气失其根，阴阳失衡则引起阴阳俱损。因静坐而壮阳且具抱阴之根。五是心息相依，引入静域。静坐先静心。道家的入静，佛家的入定，儒家的静坐，都是从"静"字上下功夫。以意领气，导气运行，心底清宁，陶冶心性。

静坐要排除杂念，意守丹田，内宁精神，聚气固本。用意念控制一呼一吸和自己的情志活动。通过静坐可有效地促进身心健康，达到保健养身之效果。

十三、修炼气功

一个人能否有宽阔的胸怀和容人的海量，是健康长寿的重要条件。世界是复杂的，在处理人与人的关系上，首先要有"容忍"和"容人"的胸怀，也就是宽宏大度，不为点滴利害所困惑，不为私心杂念所萦怀。

人要想长寿，必须遵循养生规律，首先要豁达乐观，注意精神保养。沈复为清代一介贫士，虽多才多艺，却不为功名劳心伤神，甘愿过平实的生活，一生只要喜欢，从不知烦恼。人在烦恼时常怨环境，常怨他人，实际他的烦恼的根子是在他的心里。

董其昌于明万历十七年中进士，官历翰林院编修、南京吏部尚书等职。他在总结养身十戒中，把"戒多忧"纳入其中，说："忧怨忿怒伤气，气伤脏，乃病脏"，还说"养生之道，眉开眼笑"。俗话说："笑一笑，十年少；愁一愁，白了头。"正说明了乐观豁达、笑口常开对养生健身的作用。

气功养生法是通过充分发挥练功者的主观能动性，以综合性地进行意识、呼吸、按摩和肢体运动等训练为其特点，以动作姿势、呼吸方式和精神意识为其内容。

气功的核心是调身、调心、调息，而"调心"也称"调神"，又是核心之核心。所以，修炼气功也是保健防老、延年益寿的重要措施，古人为此创造出多种多样的运动形式和气功功法，如太极拳、八段锦。古代著名医学家、养生家华佗创编的"五禽戏"，更是修身健体的绝妙之功。此功因模仿虎、熊、鹿、猿、鸟五种禽兽的动作而得名。无论修炼太极拳、八段锦、五禽戏，或其他任何功法，练功时都要做到心静体松，动静相兼，刚柔并济，以意行气，气贯全身，以气养神，精足气通，气足生精。

我国唐代极富才华的大诗人、大养生家白居易，原本身体虚弱，经过常年不辍的修炼气功，使身体一年比一年强健起来，而且精力也相当充沛。他在一首诗中生动地记述了练气功的过程和感受"呆呆冬日初，照我屋南隅。负暄闭目坐，和气生肌肤。初似饮醇醪，犹如蛰者苏。外融百骸畅，中适一念无。旷然志所在，心与空虚俱"。通过练习气功产生"饮醇醪"、"蛰者苏"、"一念无"的感受，自然是一种美妙的享受，更何况达到了"心与空虚俱"的境界了。

十四、避 风 祛 邪

大凡古代长寿者，对避风祛邪很有研究。病魔困顿不前，则久而自灭，无灾。若乘风入体，则百病盛旺，如毒蔓侵入脏腑为邪风。邪风入体尤为汗后浸入为最甚。《素问·风论》中记载，邪风入体，轻则头晕目眩，恶心呕吐，重则口噤、项强、震颤、抽搐以至双目上视，四肢瘫痪，所以中老年人起卧避风尤为重要。

风邪入体，多发于气候突变，汗后毛孔扩张而邪风趁机而入，导致寒暖失常，风湿、风燥、风热骤起，多侵人体上部，尤以肺腑与头面为重。继而，加害于肌肤，游走于筋骨。所以，人们一定要把坐卧避风作为起居坐卧的修养内容，注意风邪入体，以保身体安康。

十五、干 浴 洗 身

干浴洗身就是不用水，用手对全身进行按摩，在按摩中分节进行，操作时可由下而上，从足趾到头部，老年人也可从上到下。它在养身保健中的地位非常重要。古人曾著《摩手熨眼》和《遍身干浴》文以传后世。

干浴前，首先两手相对搓动，至发热止，然后浴面。其顺序如下所述。

（1）用手指梳发按摩头部，运用宜轻柔。从前额沿头顶至后脑循环往复按搓头部，每次梳头十至百次。

（2）浴面。按摩面部，能游发阳气。用手掌擦面部十次，每次1~2分钟。擦面可疏通经络，并有面部美容作用。每日清晨，两手搓热，以中指沿鼻部两侧自下而上，像洗脸一样，搓十余次。

（3）揉穴。两手示指分别压在双侧太阳穴，按顺、逆时针方向各十次左右。

（4）揉胸。两手掌按在两乳上，按顺、逆时针各按十次左右。

（5）抓肌。用手掌和手指抓、捏、提左右肩肌十次左右。

（6）豁胸。两手指微张置于胸壁，从内向外滑动，各重复十次左右。

（7）揉腹。五指张开向下，从胃脘部起经脐右揉到下腹部，然后向右、向上、向左、向下，沿大肠走向擦揉。

（8）擦腿。两手抱紧大腿部，从下擦至膝盖，然后擦回大腿跟，往来十次左右；后以两手掌挟紧一侧小腿腿部，旋转扭动十次左右。

（9）按摩脚心。两手相对搓动至发热后搓涌泉穴，用手搓至脚心发热，先左后右进行。

以上种种方法，均为易做之事，但贵在坚持。操作时，思想要集中，动作要轻缓，持之以恒，必有灵效。

第三节　现代人运动养生保健

运动是生命之本。"形气安然，形不动则精不流，精不流则气郁"，说明古人早就重视运动，只有通过运动才能使人真正获得身心健康，延长寿命。

生物学上有一条规律，叫做"用则进，废则退"，人体的各个组织、器官的发展变化也是如此。运动与生命息息相关，不断的坚持锻炼，参加各种形式的体育活动，不仅有利于人体各个器官的活动，更可以促使人们健康长寿。

第一，合理的运动能改善人体各个系统的功能，主要表现在增强心血管系统的功能，改善呼吸功能，提高消化系统的功能，改善神经系统功能，促进脑的血液循环，并使肌肉发达，骨质增强，调节内分泌系统。

第二，运动能改善人的心情。运动不仅有益于人的身体，而且还可以使人精神愉悦，情绪乐观，无论看人、看事、看社会都有一种好心情。

第三，运动是一种积极的身心休息。有人做过这样一种试验，不论何种压抑的心情都会被10公里的长跑所改变。心理学家和精神病学家认为，体育锻炼是治疗抑郁病的一个重要方法。体育运动是人们调整、顺应生活节奏的过程中一种重要的辅助手段，也是从一种相对比较消极、被动的"休息观"上升到积极进行"体质投资"的有益休息方式。它具有防范疲劳和获取人体能量的双重功效。

第四，运动是一种益智健脑的好方式。它能够益智健脑，促进思维。养生专家认为，聪明人运动多。是说人们随着年龄增长，智力有减退的趋势。智力减退不仅仅是由于衰老引起，也是脱离积极活动的结果。思考、运动、再思考、再运动，人的大脑会因此而健康聪明起来。

一、选择适合自己的运动项目

选择适合自己身体状况的运动项目，是运动健身最重要的一个环节，也是应首先考虑之事。随着岁月的流逝，上了年纪的人不可能还和年轻时一样蹦蹦跳跳，承受年轻时的运动量。那么，对希望以运动健身的人，到底应该如何选择适合自己年龄的运动方式？美国的一位训练专家最近设计出一套能让人一生受用的健身计划，使注重健康的人从二十几岁开始，一直到耳顺之年都能找到适合的运动方式，从运动中受益。今收录于后，以供选择参考。

1. 20多岁　20多岁的年轻人可选择高强度的养生运动，如跑步或拳击等运动方式。这些运动的好处是，消耗大量热量、强化全身肌肉，增进精力、耐力与手眼协调。在心理上，这些运动能帮助你解除外在压力，让你暂时忘却日常杂务，获得成就感。同时，跑步还有激发创意、训练自律力的优点；而拳击除了培养信心、克制力与面对冲突的能力等好处外，更适合拿来当做"出气筒"。

2. 30多岁　建议30多岁的年轻人选择攀岩、踏板运动、溜冰或者武术来健身养生。除了能减肥，这些运动能加强肌肉弹性，特别是臀部与腿部的肌肉；还有助于加强活力、耐力，能改善平稳感、协调感与灵敏度。在心理上，攀岩能培养专注力，帮助建立自信；溜冰令人愉悦，忘却不快；武术帮助你在冲突中保持冷静、自强与警觉心，同样能有效增进专心的程度。

3. 40多岁　40多岁的人可以选择低强度的养生运动，像快步走、爬楼梯、网球等运动。对身体的好处是能增加体力，加强下半身肌肉，特别是双腿。像爬楼梯既可以出汗健身，又很适合忙碌的上班族天天上下班顺便练习。网球则是非常适合的全身运动，能增加身体各部位的灵敏度与协调，让人保持活力充沛。而在心理上，这些运动让人神清气爽，松弛紧张和缓解压力。以爬楼梯为例，规律地爬上爬下常是控制自己，让心情恢复稳定的好办法；同样，打网球除了有社交作用，还能抛开压力与烦躁，训练判断及专心做事的能力。

4. 50多岁　适合50多岁人群的运动包括游泳、重量训练、划船及打高尔夫。游泳能有效加强全身各部位的弹性，而且由于有水的浮力支撑，不如陆上运动吃力，特别适合康复者、孕妇、风湿患者与年纪较大者。重量训练能坚实肌肉、强化骨骼密度；而打高尔夫球是在不断的快步运动中，起到稳定心脏功能的效果。心理上，游泳兼具振奋心情与镇静的作用，而专心的划水能让人从琐碎的杂务中解脱出来；重量训练有助于提高自我形象，让压力烦躁随汗水宣泄出来；高尔夫则可让人更专心、更自律。

5. 60多岁　60多岁的人可以选择散步、跳交际舞、做瑜珈功或水中慢跑。散步能强化双腿，帮助预防骨质疏松与关节僵硬；交际舞可增进人的全身韵律感、协调感，适合不常运动的人尝试；瑜珈能使全身更富柔韧性与平稳感，常做能预防身体受伤。水中慢跑时，在同样时间、强度下进行运动，水中比陆地消耗的能量要多，可以减去多余脂肪，增强肌肉力量与身体的弹性，适合肥胖者、孕妇或老弱者健身。这些都不算是激烈的运动，但是在健身之外，它们的最大功用是能使人精神抖擞，感觉有趣，并且能让老年人走出家门，结交更多的老年朋友。

二、四季运动注意事项

研究认为，老年人的健康也与气候息息相关，前苏联东南部的高加索山脉，是世界闻名的寿星诞生地。那里的人之所以能长寿，主要原因是那里气候平稳，即气压、气温上升或下降的幅度不大。老年人的死亡率也受气候的影响。1~3月，老年人死亡率达到高峰，在9月处于低谷；而青壮年的死亡率没有明显的周期性。就拿一天来说，老年人在早晨5~7时去世的概率较高，而青壮年则在一天24小时内呈散在分布。

气候的变化还可促进原有的疾病恶化，导致一些危象的发生。例如，冠状动脉供血不足的老人，气候骤变会引起心肌梗死，气候变化还可使老人出现多种疾病同时发作。据医学专家临床观察分析认为，两病的同发率为20%，四病以上的同发率竟高达75%。因此，气候变化对人体的影响尤其是对老年人身体的影响是很大的。那么，老年人如何在气候变化的环境中，顺应四季，达到身心健康、延缓衰老的目的呢？以下简述春、夏、秋、冬四季的保健措施，以供参考。

1. 春季 春天，阳气初发，是万物推陈出新、生气发动的季节。但冬春季头两个月空气污染严重，在一天中，早晨6点左右为空气污染高峰期，运动越剧烈，吸入的空气越多，受污染的程度就越大。在春天里，人与自然相应，气候平和，应晚睡早起，锻炼身体，经常外出散步，吸取新鲜空气。春天是万物生长的季节，身体要很好保养，不要受到摧残，否则到夏天生长就没有基础了。早春阳气初生，时有寒潮，初暖时，不宜过早或过快减衣，以防受凉外感。春阳升发，有些老年疾病可能发作，如风湿性疾病、劳伤、陈旧性损伤流感等呼吸道疾病也易在春天发生。所以，初春晨练以太阳出来时为适宜。这是因为早春清晨气温低，冷气袭人，如早起晨练，易受"风邪"的侵害，轻者患伤风感冒，重者嘴歪眼斜、面部麻痹。春练时，肢体裸露部位不宜过多，以防受潮寒诱发关节疼痛，应在空气清新之处。运动前要做好准备活动，先抡抡臂、踢踢腿、转转腰等身体的肌肉、关节活动开后，再做剧烈运动。锻炼时的最高心率应在130~150次/分。如果身上出了汗，要随时擦干，不要穿着湿衣服让冷风吹，以免着凉引起疾病。有的人习惯早上起床就先去锻炼，练完再吃早饭，这样对身体不太好。因为运动时身体会消耗大量的能量，经过一夜的消化和新陈代谢，前一天晚上吃的东西已经消化殆尽，身体中基本没有可供消耗的能量了，如空腹锻炼很容易发生低血糖。所以运动前应适当喝些糖水或吃点水果，这样让身体得到一些启动的能量，会更有利于健康。

2. 夏季 夏天是万物生长的季节，天气与地气交合。初夏气候温和，是人们锻炼身体的好时机，应晚睡早起。因夏季户外运动出汗多，必须及时补充水分。应多次少量饮水，不要把口渴的感觉作为补充水分的依据，要让水分均衡地补充。夏季参加户外运动，身体内的热量积累比散发的多，如果不注意防范，就很容易发生中暑。为帮助体温散发，在阳光下行走时，可以用水把帽子浸湿；在阳光照射不到的地方行走时，把帽子去掉。夏季在高温下运动，为利于身体散热，皮肤的毛细血管大量扩张。此时如遭遇过冷刺激，会使体表已经开放的毛孔突然关闭，造成身体内脏器功能紊乱、大脑体温调节中枢失常，导致生病，通常会发生"热伤风"，有时甚至会导致更严重的疾病。这里需要提及的是，因夏季气候炎热，运动要适度，要在运动锻炼的间隙，留下足够的时间安神静养，不要烦躁生气，也不要因热而过分贪凉和在室外露宿。贪凉过度，阳气不能生发，寒邪内闭，到了秋季易发寒热病。

3. 秋季　秋季是万物成熟的季节。秋季清晨的气温已经开始有些低了，所以，千万不能一起床就急着穿着单衣去户外活动，而要给身体一个适应的时间。尤其是老人，在早晨醒来后不要马上起床，因为老年人椎间盘松弛，突然由卧位变为立位可能会发生扭伤腰背的现象，有高血压、心血管病的老人起床更要小心，可以在床上伸伸懒腰，舒展一下关节，稍休息一会儿再下床。由于初秋天气较热，故不宜过食生冷，如贪食生冷过多，损伤肠胃，可致腹泻、腹痛。晚秋天气渐冷，运动时注意添加衣服，避免受凉。由于秋季天气干燥，肺气当令，燥热过甚，损伤津液，易患肺燥咳嗽、咽燥口干、大便秘结等症，故不宜饮酒，吃辛辣食物。再加上运动时丧失的水分会加重人体缺乏水分的反应，所以，运动后一定要多喝开水，多吃梨、苹果、乳类、芝麻、新鲜的蔬菜等柔润食物，或是平时多喝冰糖梨水、冬瓜汤等食物来保持上呼吸道黏膜的正常分泌，防止咽喉肿痛。从中医理论讲，秋天又是一个人体的精气都处于收敛内养的阶段，所以运动也应顺应这一原则，运动量应由小到大，循序渐进。锻炼时觉得自己的身体有些发热，微微出汗，锻炼后感到轻松舒适，这就是效果好的标准。相反，如果锻炼后十分疲劳，休息后仍然身体不适、头痛、头昏、胸闷、心悸、食量减少，那么运动量可能过大了。下一次运动时一定要减少运动量。

锻炼的同时要保证睡眠。健身运动一定要在最佳的精神状态和生理状态的情况下，用饱满的情绪投入，才能取得身体锻炼的成果和精神情趣的愉悦。俗话说"春困秋乏"，进入秋季气候宜人，日照时间变短，利用这一好时机尽可能保证睡眠充足不仅能恢复体力，保证健康，也是提高机体免疫力的一个重要手段。所以，在秋季要遵照人体生物钟的运动规律，养成良好的睡眠习惯，这时再加上有序科学的锻炼，身体才能越来越好。

调整饮食增强体力。到了秋天，天气转凉，人们都会食欲大振，使热量的摄入大大增加。再加上气候宜人，使人睡眠充足，为迎接寒冷冬季的到来，人体内还会积极地储存御寒的脂肪，因此，身体摄取的热量多于散发的热量。所以，在秋季既要多吃有营养的东西，增强体力，另一方面也要小心体重增加，尤其是本身就肥胖的人。注意多吃一些低热量的减肥食品，如赤小豆、萝卜、竹笋、薏米、海带、蘑菇等，不吃油腻的食物，免得加重肠胃负担，还会使体温、血糖上升，使人委靡不振，产生疲惫感。

4. 冬季　冬天气候寒冷，是万物生机潜伏闭藏的季节。为了避免受寒，应早睡晚起，注意衣被温暖干净，室内温度应适宜，过暖则出汗，反易受到寒邪的侵袭。有寒潮时不宜在户外活动，大雾时不宜外出锻炼。冬天是慢性支气管炎、心脏病发病的季节，运动时慎防过量。另外，冬季气温较低，人们在锻炼的时候很容易受伤。每次锻炼前一定要注意做好充分的准备活动，使人体的关节、韧带充分预热。这样，锻炼能够收到更好的效果。在户外锻炼应注意呼吸方法。锻炼时不要大口呼吸，而应采用鼻腔和口鼻混合呼吸的方法，以降低寒冷空气对呼吸道的刺激。另外，大风、大雾的天气不宜在户外锻炼。冬天锻炼时，对暴露在外的手、脸、鼻和耳朵等部位，除了经常揉搓以促进局部血液循环外，还应抹上适量的防冻膏、抗寒霜等以防止皮肤冻伤。

三、多做有氧运动

1. 什么是有氧运动　有氧运动是相对无氧运动而言的。什么是无氧运动？就是运动时人体需要的氧气不能满足需要，在运动后得到补偿的运动。如举重、短跑、拳击等激烈运动和比赛就属于此类运动，这些运动是对人体力量与速度极限的挑战，不利于身体健康。

有氧运动是提高体质的有效方法，可许多人对有氧运动只有一个模糊概念。其实，人体中糖的分解代谢在氧供应充分的情况下，最终生成二氧化碳和水，而在氧供应不充分的情况下，即启动无氧代谢，生成乳酸中间产物，再在有氧的情况下，代谢成水和二氧化碳。有时，运动太剧烈了，氧供应不足，乳酸生成就多。剧烈运动后感到肌肉疼痛就是这个缘故。由此可知，有氧运动就是不太剧烈的运动，能保证体内充足氧气供应的运动。

由于有氧运动是以增强人体吸入、输送氧气，以及与使用氧气能力为目的的耐久性运动。因而这些活动能有效改善心、肺与血管的功能，这些对人的健康是至关重要的。

2. 有氧运动的形式　常见的有氧健身运动有：步行、慢跑、滑冰、游泳、骑自行车、打太极拳、跳健身舞、做韵律操、打门球、打乒乓球等。但轻微的运动不是有氧运动，也达不到锻炼的目的。只有达到一定强度的有氧运动，才能锻炼心肺循环功能，提高人的体力、耐力和新陈代谢潜在能力，才是最有价值的运动。也就是说，有氧运动在达到或接近它的上限时，才具有意义。而这个上限的限度，对每个人来说都是不同的。

3. 掌握有氧运动的尺度

（1）心率。运动时达到多少心率才是最适当的呢？一般来说接近而不超过"靶心率"，靶心率为 MHR（220-你的年龄）的 60%～75%。比如一位 40 岁的朋友，最大心率为 220-40=180。则心率保持在 180 的 60%～75%，即 108～135 的锻炼才有效并安全。在运动时，可随时数一下脉搏，心率控制在 135 次/分以下，运动强度就是合适的，当然这是指健康的运动者，体弱多病者不在此列。如果运动时的心率只有 80 次/分，离靶心率相差甚远，就说明没有达到有氧运动的锻炼标准。

（2）时间。据研究，有氧运动前 15 分钟，由肌糖原作为主要能源供应，脂肪供能在运动后 15～20 分钟才开始启动，所以一般要求有氧运动持续 30 分钟以上，可长至 1～2 小时。主要根据个人体质情况而定。

（3）地点。氧气是有氧运动的关键所在，在运动时必须保证足够的氧摄入量，所以最好在户外或通气良好的室内做有氧运动。

（4）频率。一下子要求做 30 分钟的有氧运动，大部分人没有这样的体能素质。有的人勉强坚持完成，但工作时没精神，这是因为耐力的提高是不可能通过一两次运动就达到的，所以运动时间要循序渐进，没有运动基础的可一周两次锻炼，留出足够的时间使你的身体适应新的代谢节律，一段时间后，可视情况增加到每周三次、至多每周四次。

4. 提高有氧运动的质量

（1）运动前预热。一是活动各关节与肌群，增加弹性和活动范围，逐渐进入适当强度的运动状态。二是逐渐提高心率，使身体做好高强度运动的准备，以防发生意外和损伤。

（2）自我感觉是掌握运动量和运动强度的重要指标，包括轻度呼吸急促、感到有点心跳、周身微热、面色微红、津津小汗，这表明运动适量；如果有明显的心慌、气短、心口发热、头晕、大汗、疲惫不堪，表明运动超限。如果运动始终保持在"面不改色心不跳"的程度，心率距"靶心率"相差太远，那就说明锻炼不可能达到增强体质和耐力的目的，还需要再加点量。

（3）后发症状即运动过后的不适感觉，也是衡量运动量是否适宜的尺度。一般人在运动之后，可有周身轻度不适、疲倦、肌肉酸痛等感觉，休息后很快会消失，这是正常现象。如果症状明显，感觉疲惫不堪、肌肉疼痛，而且一两日不能消失，这说明中间代谢产物在细胞和血液循环中堆积过多。这是无氧运动的后果，下次运动就要减量。

（4）循序渐进。这是所有运动锻炼的基本原则。运动强度应从低强度向中等强度逐渐过渡；持续时间应逐渐加长；运动次数由少增多。以上这些都要在个人可适应的范围内缓慢递增，不要急于求成。年老体弱者或有慢性疾患的人，更要掌握运动的尺度。最好在运动前去看医生，全面查体，由医生根据个人情况，开出具体的有氧运动处方，再依方进行锻炼。

5. 健脑是健身的关键

中医认为"脑为元神之府"，脑是精髓和神明高度汇聚之处，人之视觉、听觉、嗅觉、感觉、思维记忆力等，都是由于脑的作用，这说明脑是人体极其重要的器官，是生命要害的所在。健脑是健身的关键，健脑方法，大体有以下几个方面。

（1）节欲。明代著名医学家张景岳说："善养生者，必保其精。"精盈则气盛，气盛则神全，神全则身健，身健则病少，神气坚强，老当益壮，皆本乎精也。

（2）练气功，可充分发挥意念的主观能动作用，大大激发健脑强身的自调功能。气功功法很多，有不少以补脑强身为目的的功法，具体练习以气功师指点为好。

（3）注重道德修养。如豁达大度，恬淡寡欲，不患得患失追名逐利，悠然自得，助人为乐，就利于养脑；如胸襟狭隘，凡事斤斤计较，七情易动，引起脏腑气血功能失调而致病。故健脑养生，尤当注意于此。

（4）药补。分析古今健脑方药，一般以补肝肾、益精血（如山萸肉、地黄、何首乌、枸杞、菟丝子、五味子、杜仲、牛膝、当归等），助元气、活血脉（如黄芪、人参、丹参等）为主；以化浊痰、开清窍（如石菖蒲、远志、茯苓、泽泻等）为辅。临床应用当以辨证论治为原则，有针对性地配伍。此外，芝麻、动物脑等食补亦可取。

四、几种简单易行的运动养生方法

1. 步行　分变速行走法和匀速行走法两种。变速行走法是两腿按一定速度行走，可促进腹部肌肉有节律地收缩。加上双臂的摆动，也有助增加肺的通气量，使肺功能得到加强。每日步行路程以 1000~2000 米（根据自己身体状况而定）为宜。行走时尽量挺直胸部，配合呼吸锻炼，一般可采用走四步一吸气，走六步一呼气。每日行走 1~2 次，早晚进行最好。

匀速行走法是每日坚持行走 1500~3000 米的路程，行走速度保持均匀适中，并且不中断地走完全程。可根据体力逐步增加行走路程，每次走完以略疲劳为度。长距离行走主要是训练耐力，有助增强肺活量。此法需长期坚持，方能取得明显效果。可每日行走 1 次，较适合于年老体弱者。

在进行步行运动时要注意，如出现明显头昏、眼花、胸闷、胸痛等不适症状，应暂停锻炼。呼吸道感染或合并心力衰竭的老人，不宜采用步行锻炼。

2. 跳绳　实践表明，跳绳运动对减肥有明显的效果，特别是有助于减少腿部和臀部的多余脂肪。同时，跳绳对心血管能起到一定的保护作用。

（1）跳绳减肥的要领：每日跳 5 分钟为一节，每日可跳 5~6 节，每周跳 6 日，待适应后可逐步加量。长期坚持，一定可以有效地减轻体重。

（2）跳法

1）双脚齐跳，有弹回动作：每跳一次绳子，双脚再一齐在地上颠一下。

2）双脚齐跳，无弹回动作：即连续不断地跳过绳子。

3）单脚跳：就是两只脚轮流跳，很像跑步的动作。

（3）跳跃的速度：慢跳平均每分钟 60~70 次，快跳平均每分钟 140~160 次。

（4）注意事项：虽然跳绳是个不错的健身方法，但不小心很容易受伤，要注意以下事项。

1）跳绳者应穿质地软、重量轻的高帮鞋，避免脚踝受伤。

2）绳子软硬、粗细适中。初学者通常宜用硬绳，熟练后可以改为软绳。

3）选择软硬适中的草坪、木质地板或泥土地的场地较好，切莫在硬性水泥地上跳绳，以免损伤关节，并易引起头昏。

4）跳绳时需放松肌肉和关节，脚尖和脚跟用力需协调，防止扭伤。

5）偏胖的人宜采用双脚同时起落，上跃不要太高，以免关节过于负重而受伤。

6）跳绳前先让足部、腿部、腕部、踝部做些准备活动，跳绳后可做些放松活动。

3. 打乒乓球　乒乓球在我国普及程度很高，是我国的"国球"。很多家长让孩子从小学打乒乓球，目的是为了锻炼身体。最新研究表明，打乒乓球可以治疗近视。该研究主要是针对青少年进行的。近年来，青少年近视发病率一直居高不下，有些学校的学生近视患者占到80%。研究证实，单纯性近视多发生在10岁左右，孩子正常视力应在1.2以上，若视力低于1.0，应马上采取综合措施调整或治疗，因为这是预防和治疗近视的最佳时间。

造成近视的重要原因是眼睛疲劳。长期近距离看事物，晶状体总是处在高度调节状态，同时，看近处物体时，两眼球会聚向鼻根方向，使眼外肌肉压迫眼球，天长日久就造成近视。打球时，双眼以球为目标，不停地上下调节运动，可以改善睫状肌紧张状态，使其放松和收缩；眼外肌也可以不断活动，促进眼球组织血液循环，提高眼睛视敏度，消除眼睛疲劳，从而起到预防近视的作用。让患近视的孩子经常打乒乓球，每日练习1~2小时，坚持两三个月，就会收到明显效果。对老人，同样可以提高视力，消除眼睛疲劳。

4. 垂钓　钓鱼能够消除烦恼，培养耐心，还慢慢领会到垂钓过程中静中有动、动中有静的养生之道。

（1）垂钓要"动"：不时抛竿、提竿、换饵、站立、下蹲、前俯后仰，包括了体操的几种动作。甩竿时双腿站立似骑马，抛竿时一手掐线，一手执竿如射箭，类似练八段锦功法；钓到大鱼时手舞足蹈，以骑马蹲裆、扬鞭催马、海底捞月等多种姿势集于一身才能完成。如此，可使韧带、肌肉、颈、肩、肘、踝乃至手指等各部位关节得到均衡的锻炼，达到活动筋骨、振奋精神、增强体质、防病治病的目的。

（2）垂钓要"静"：静坐河边塘侧，面对旷野村色，呼吸着新鲜空气，无愁无忧，不急不躁，悠然自得，疲劳顿消，烦恼皆无，目视鱼漂，全神贯注，凝息静气，浑然忘我，杂念皆空。是一种心态的调整过程，也是定力的培养过程，心情浮躁变得温顺谦恭，情绪低沉变得心胸开阔。如此，可促进人体的生理功能优化，起到祛邪除病、延缓衰老作用。

5. 游泳　游泳帮助患慢性疾病的人尽快恢复健康，不仅去除了生理与心理上的疾病，而且能塑造出健美的体形。为什么游泳能够塑造人的优美体形，带给人健康快乐呢？

水的阻力比空气大800多倍。当人们游泳时，双臂划水、双腿蹬水或双脚打水，颈、胸、背、腰、臀等全身的肌肉都参与协调运动。根据流体力学速度与阻力平方成正比的定律，人体在水中的运动速度如果增加两位，阻力就增加4倍。因此，泳速越快，阻力就越大，越能刺激大脑皮层，反射性地调动更多的肌群运动起来，这就促使全身的肌肉得到统一有序的锻炼，尤其是胸大肌、三角肌、肱三肌和上半身的背部肌肉群。同时，游泳属于周期性的运动方式，紧张和松弛有节律地交替，长此以往，肌肉会变得柔软、坚韧而富于弹性。

当人体漂浮在水中时，四肢关节和脊柱在运动中不会受到来自周围的物理性的硬性冲击，不会对身体造成任何损伤，而且有利于锻炼骨骼系统的灵活性和柔韧性。

胖人每日坚持游泳半小时左右，可以很快起到减肥、健美双重效果，而瘦型的人坚持游泳，会增加食欲，改善消化吸收功能，逐渐健壮起来。

儿童经常游泳则会促使骨骼钙化，能有效地防止佝偻病和软骨病的发生。游泳对慢性病的辅助治疗更是效果不菲，因胸腹部受到水的压力，呼吸肌得到被动的锻炼，所以有利于气管炎、肺气肿患者的康复。游泳还对中枢神经系统有着良好的调节作用，对健忘、失眠、忧郁症和神经衰弱的人来说，能很快消除症状。对老年人则是改善心肺功能和脑微循环、延缓衰老的最佳锻炼方式之一。

6. 门球　门球运动适合各个年龄层次的人参加，这项趣味性和竞技性很强的运动项目，有利于促进人们体魄的增强。门球是一种打击球类。场地为300~500m²，场内分设三个不同方向的钢筋制小球门，称为一门、二门、三门。场地中央有根立柱，叫做终点柱。比赛时，运动员分红白两队，每队上场 5 人，一方为单号（一、三、五、七、九号击红球），另一方为双号（二、四、六、八、十号击白球），并佩带与号码相同的号码布，按顺序号依次上场击打与自己号码相同的实心球。比赛开始后，每个队员必须依次将球击进一号门、二号门和三号门，最后碰触终点柱。按照比赛规则，比赛中，运动员将球通过第一个门后，在撞击到其他球后还可以续打闪击球，即把他人的球拿到自己的球近旁，脚踏两个球，用球槌击自己的球，使其靠闪击力把他球击出。全场比赛时间为 30 分钟，如果一个队员依次将球击进三个门并最终将球碰到终点柱，就算赢得满分，在 30 分钟内率先全部得到满分的队获胜。若比赛结束时，双方队员都未得满分，则以双方的得分多少定胜负。

门球看起来简单，玩起来颇要费番脑筋，是一种既利于健身、健脑而又不太消耗体力、寓娱乐于体育运动之中的群众性体育活动。它有利于青少年长身体，发展智力，可防止壮年人早期衰老。

第十六章　唐祖宣谈服食与养生

饮食是人体营养的主要来源，是维持人体生命活动的必要条件。祖国医学非常重视饮食调理，在长期的实践中积累了丰富而宝贵的饮食调理经验，并形成了完整的饮食调理理论，为我国人民的健康长寿作出了重要的贡献。

祖国医学对饮食调理与健康长寿的关系有着深刻的见解，不仅提出了饮食调理的原则，并且还倡导了食疗、粥疗、药膳等独特的饮食调理方法，这些都是中医养生学的一个重要组成部分。

第一节　饮食与健康

历代医家都很重视饮食调理与健康长寿的关系，人体通过摄取食物获得营养以维持生命。古语云："民以食为天"，又说："安谷则昌，绝谷则危"，"安民之本，必资于食"。说明饮食是生命活动的需要，饮食调理与健康长寿关系十分密切，是健康长寿的基本保证。饮食调理得当，不仅可以保持人体的正常功能，提高机体的抗病能力，还可以治疗某些疾病，饮食不足或调理不当，则可诱发某些疾病。此外，营养摄入过多也有不良的影响。《管子》曰："起居适，饮食节，寒暑适，则身利而寿命益；起居不时，饮食不节，寒暑不适，则形累而寿命损。"上古之人都知道，保持阴阳平衡，注重调理，节制饮食，规律起居，才能作到形体健康，精神旺盛而益寿延年，更何况我们现代人呢？这些都说明，注意饮食调理，再配合其他摄生方法，则可使人体健康长寿；若饮食调理不当，则可致形体损伤，甚至寿夭。

古今综论，归纳起来有两种，一是"修性养生"，二是"服食养生"，而"服食养生"则为养生之本。古代大医学家孙思邈在提出许多养生方法中，就把"安身之术，必资于食"立于养生之基。李东垣在《脾胃论》中十分重视调理脾胃。他认为脾胃为后天之本，诸脏之母，气血生化之源，周身的精液与营养均靠脾胃供给，只有脾胃健运才能保证人体健康长寿，而脾胃的健运与否，又与饮食调理是否得当密不可分。

人们在多年的实践感知中，认识到饮食调理要食味相宜，因人而异，注重节制。这在老年人饮食调理方面尤为重要。如《千金要方》云："精以食气，气养精以荣色；形以食味，味养形以生力；精顺五气以灵，形受五气以成，若食气相反则伤精，食味不调则伤形……。"医圣张仲景曰："凡饮食滋味，以养于生，食之有防，反能为害……所食之味，有与病相宜，有与身为害，若得宜则益体，害则成疾。"这些均说明只有饮食调理得当才有益于健康长寿，饮食调理不当则损体减寿。这里所说的"当"，其意比较广泛，需要人们去深思。

年老之人，真气耗竭，五脏衰弱，全仰饮食以资气血，若生活无节，饥饱失宜，调停无度，动成疾患。所以老年人服食，以温热熟软为宜，切忌黏硬生冷。再加上人到老年，脾胃功能下降，消化功能减弱，因此，年老之人服食，不可顿饱，可以多餐多食，以保谷气长存。若顿食饱满则多伤满，由于老年人肠胃虚薄，不能消纳，故成疾患。所以，老年人的饮食要慎重保护，仔细调养。

一、饮食贵在调理

1. 善调配

（1）配伍的合理性：古人在饮食的合理配伍中，非常注重五谷为养，五果为助，五畜为益，五菜为充，气味合而服之，以补益精气。这说明，各种食物中所含的营养成分不同，只有做到各种食物合理搭配，才能使人体得到各种不同的营养成分。《素问·五常政大论》云："谷肉果菜，食养尽之。"也充分说明了粮谷、肉类、蔬菜、果品等几个方面，是饮食的主要成分，并且指出了它们在人体内有补益精气的主要作用。人们必须依据需要，兼而取之。只有主食与副食的合理搭配，才能称上合理的营养，有益于人体的健康。由于人体的生理活动需要多方面的营养，因此偏食则会导致机体的阴阳平衡失调。合理的饮食调配就是做到食品的多样化及合理的全面配伍。

（2）五味的调合性：酸、苦、甘、辛、咸不仅是人类饮食的重要调味品，而且可以促进食欲，帮助消化，也是人体不可或缺的营养物质。《素问·至真要大论》云："五味入胃，各归所营，故酸先入肝，苦先入心，甘先入脾，辛先入肺，咸先入肾，久而增气，物化之常也，气增而久，夭之由也。"说明食之五味人之五脏，五味滋五脏则五脏盛。味配错乱如火注油，则五脏损。所以合理的调合五味，对人体非常重要。否则，就会自伤其身，折寿损年。

2. 巧烹饪

中医学在烹调食品中，不但注意色、香、味、形俱全，更重要的是重视食物的制作过程，要注意保护营养成分和调和阴阳、寒热、配伍禁忌、五味等。

（1）阴阳相调：食味中的酸、甘、苦、辛、咸五味有阴阳两种属性，辛甘发散为阳，酸苦咸涌泄为阴。在五味中，有收有散，有急有缓，有燥有润，有软有坚，对人体均产生不同的影响。因此，在制作过程中必须强调阴阳相调。譬如在养阴食物中加入胡椒、花椒、茴香、八角、干姜、肉桂等辛燥的调味品，就可以调和或克制养阴品滋腻太过之偏。在助阳食物中，若加入青菜、青笋、白菜根、嫩芦根、鲜果汁及各种瓜类甘润之品，则能中和或柔缓温阳食物辛燥太过之偏。

由于五味有寒热的不同特点。寒为阴，热为阳，一般来说，辛、甘味食品具热性，酸、苦味食品多具寒性，咸味食品也以寒、凉为多。根据中医寒用热治、热用寒治的原则，体质偏寒的人，烹调食物宜多用姜、椒、葱、蒜等调味；体质偏热的人，注意制作清淡、寒凉的食品，如素菜、羹汤、果汁、瓜类等。

（2）五味相生：由于食物的五味有相互制约和生化的"相胜"、"相生"作用，所以在烹调过程中，依据这一理论，不仅使食品味道多样性，而且亦缓和了各种不同食品性味的太过，非常有利于营养和保健。例如，根据"酸胜辛"的原理，凡是辛辣食品中加入酸味，辛辣味就会减轻，且能起到收敛其辛燥的作用。又根据"甘和酸"的原理，在酸味食品中加入甜食，酸味梅汤或西红柿中加入白糖，就会产生这样的效果。五味过偏有损于健康，烹调中不宜使食品过酸、过甘、过辛或过咸。

由于年老之人脾胃虚弱，尤忌五味、寒热不和。所以，老人之食，大抵宜温热、熟软，忌黏硬生冷。脾胃喜暖恶冷，经常烹制熟食，有大益。《灵枢·师传》云："食饮者，热无灼口，寒无沧沧。"《灵枢·邪气脏腑病形》又曰："形寒寒饮则伤肺。"因此，胃寒胃弱之体弱老年人，一定要五味搭配，以温热、热软之食为宜，不食筋韧不熟之肉，不用黏硬食，无论米、面、粟、谷，无论瓜、果、菜、蔬均以熟烂为宜。

3. 食有节

（1）规律饮食：食物是供给人体营养的来源，脾胃是人体运化、吸收营养的重要脏腑。因此，在日常生活及保健中，必须强调照护脾胃，调摄饮食。若能重视营养与节制饮食，对延年益寿具有重要的意义。

　　我国在古籍中有关对饮食不节的害处论述颇多。从《管子》的"饮食不节形累寿损"到《素问·生气通天论》中的"大饮则气逆"，从《博物志》中的"食多，心塞年损"到《千金要方》中的"渴饮过多则成痰"，说的都是饮食无节给身体带来的损伤。古人将这种对身体的损伤，归纳为五患：一者大便数，二者小便数，三者扰睡眠，四者身重不堪修养，五者食物多患食不消化。凡此，皆说明饮食不节，可损脾胃，诸病丛生，折寿损命。因此，人们在日常生活中，就要做到"食唯半饱无兼味，酒至三分莫过频"。

　　（2）不偏不废：饮食有节，是指饮食应有节度和节制。老年人饮食要有规律，要掌握先饥而食，先渴而饮，不要过分饥渴后方才进食和饮水。此外，饮食时间不要太长或过短，应定时定量，不过饥过饱，不暴饮暴食，不偏食偏嗜，食物的种类与调配要合理，营养要适度，只有这样，才能使老年人身强体壮，健康长寿。如饮食不节，饥饱无度，不但会影响脏腑的正常功能，而且还会导致早衰早亡。

　　有关饮食有节的重要意义，不仅散见于我国古典医籍中，而且在我国民间亦有大量的谚语和俗语，一再强调饮食要有节。如俗语讲："少吃多滋味，多吃坏脾胃"，"若要身体好，吃饭不过饱"，"少吃香，多吃伤"，"狂欢伤身，暴食害胃"，"饥不暴食，渴不狂饮"，"暴食暴饮易生病，定时定量保安宁"，"每餐八成饱，保你身体好"，"贪得一时嘴，瘦了一身肉"，"忧多伤身，食多伤胃"，"要活九十九，每餐留一口"。这些都是我国人民强调饮食有节的名言，是长期实践经验的总结，至今仍有深刻的指导意义。

二、调理旨在适宜

　　古人十分强调饮食有方，因为饮食是健康的宏筑之基，是健康的第一要素，饮食和健康是密不可分的。

　　1. 三餐有时　定时饮食是饮食制度的基本原则，我国人民几千年以来逐渐形成了一日三餐的饮食规律，后人根据古人的经验，总结出"早饭宜好，午饭可饱，晚饭宜少"的原则，是符合饮食养生之道的。所谓"早饭宜好"，是指早餐的营养价值宜高一些、精一些，便于机体吸收，提供充足的能量；"午饭可饱"，是指午饭要保持一定的饮食量，当然，不宜过饱；"晚饭宜少"是指晚餐进食要少一些，热量要低一些。饮食以时还包括进食亦有固定的时间。有规律的定时进食，可以保证消化、吸收功能有节奏地进行活动，脾胃则可协调配合，有张有弛，使食物在肌体中有条不紊地被消化、吸收，并输布全身。如果食无定时，或零食不离口，或忍饥不食，打乱了肠胃消化的正常规律，都会使脾胃失调，造成消化吸收功能减弱，食欲逐渐减退，则有损健康。正如《尚书》谓"食哉惟时"，《千金要方》也有"饮食以时"的记载。说明定时进食能使胃肠功能正常，保持身体健康，老年人更应注意饮食以时。

　　2. 清淡饮食　我国古代养生学家一贯主张把清淡饮食作为健康与长寿的主要内容，其内容包括忌生冷、忌食肥、忌五味太过等。

　　（1）忌生冷：早在《黄帝内经》中就特别强调素食的养生方法。如《素问·生气通天论》"高（膏）粱之变，足生大丁（疔）"，就是指嗜食肥美厚味容易引起痈疮一类疾病。又《吕氏春秋》中也有"肥肉美酒，务以自强，命曰烂肠之食"的记载。《韩非子》曰："香美脆味，厚酒肥肉，甘口而疾形。"这都说明了大量食用肥肉，有害于健康。唐代医家孙思邈讲："食之不已，为人作患，是以食最鲜肴务令简少。饮食当令节俭，若贪味伤多，老人肠弱脾薄，多则不消，彭亨短气，必致霍乱。"《千金翼方》所讲的"鲜肴务令简少"，这些都是告诫人们少食荤食，不要贪味，尤其老年人的消化吸收功能较弱，更应注意这一问题。孙氏还讲："老人所以多疾者，皆由少时春夏取凉过多，饮食太冷，故其鱼脍、生菜、生肉、腥冷物多损于人，宜常断之。"进一步说明老年人的饮食应戒腥荤、生冷。

（2）忌贪肥：古代医家和养生学家在长期的临床实践中发现，清淡和素食对健康长寿具有非常重要的意义。反之，则伤身劳神。贪食肥甘厚味，容易生痰化火，引起脂肪在体内的堆积，当它附着在血管壁上时，会促使血管硬化；附着在心脏和肝脏上，会导致脂肪心和脂肪肝，也是冠心病及肝硬化的前奏；积存在皮下和腹腔内，会造成过度的肥胖，从而引起一系列的变症（如高血压、高血脂、高血糖，俗称"三高症"等）。动物肉类特别是内脏含胆固醇较高，而胆固醇虽然是人体新陈代谢不可或缺的物质，但血中含量过高，就会沉着在动脉血管的内壁上，形成动脉硬化。据不完全统计，世界各地所发现的长寿地区的人，大多以谷类、蔬菜、瓜果为主食。如前苏联的格鲁吉亚有一些著名的长寿地区，他们的饮食以蔬菜、小麦、玉米面包、酸牛奶、奶油、干酪等为主，当然亦不排除牛肉、鸡肉等。又如我国长寿之乡巴马，也是以素食为主的地区。科学家普遍认为：新鲜蔬菜、干果、浆果等食物的生物活性极高，是延年益寿的可取食品。尤其对于老年人，更应该注意控制荤食，而多食一些富有营养的清淡食品，如豆油、菜油、青菜、水果、粗粮、豆类、乳酪、海洋植物等，以保持大便通畅，健脾胃和。正如《千金翼方》所谓："惟乳酪酥蜜常宜温而食之，此大利益老年"，并指出："卒多食之，亦令人腹胀泄痢"，宜"渐渐食之"。这实乃饮食养生的经验之谈。

（3）忌五味太过："食宜清淡"并非是不吃有滋味的食品，而是说饮食五味均不要太过，特别是要注意控制盐的摄入量。饮食五味不可偏亢，五味太过各有所伤，正如《素问·五脏生成篇》曰："多食咸则脉凝泣而变色，多食苦则皮槁而毛拔，多食辛则筋急而爪枯，多食酸则肉胝而唇揭，多食甘则骨痛而发落。"由此可见，节制饮食，多食淡味，则于健康大有益处。

现代医学研究发现，高血压、动脉硬化、心肌梗死、肝硬化、脑卒中及肾病、糖尿病的增加，与饮食厚甘及过量摄盐都有密切的关系。据统计，喜食过咸食品的人，患食管癌的可能性比正常人高 12.3 倍。另外，人们在日常生活中，若过多食盐，轻则口渴，胃部灼热而疼痛，重则呕吐、下利、牙龈肿而出血，且能伤肾损肺。正如《素问·生气通天论》曰："味过于咸，大骨气劳，短肌，心气抑。"这样的见解很有科学道理。中医认为，"盐多寿短"，强调以清淡饮食为主，现代研究证实，一个健康成年人，每日盐的摄取量为 4g，这是一个具有重要意义的食盐原则。

3. 季节进补　依照中医学"天人合一"的原理，春、夏、秋、冬四季直接影响着人体的身心健康，对老年人的影响更大，除了随时注意增减衣服谨防寒暖骤变之外，还要特别注意饮食保健。

早春与冬季人体精气收藏，食补容易吸收，并可使营养物质最大限度地贮存体内，滋养五脏。尤其中老年亚健康者，脏腑衰弱、肾精不足更为明显。冬季与早春更应当注意适当进补。一般说来，根据体质的不同，有气虚、血虚、阴虚、阳虚之分，进补亦有补气、补血、补阴、补阳之别。每位中老年人最好找机会征询中医师的意见，了解自己的体质特性，以便在日常生活中选用适当的补品。

（1）随身体所需进补

1）补气：气虚是指人的机体活动能量不足，脏腑功能水平降低。主要表现是：精神委靡，行走无力，面色苍白，气短喘息，动则气喘，声音低微，胃纳不振，时有腹胀，大便脱肛，脏器下垂，容易疲乏，四肢倦怠，舌淡且边有齿印，脉细弱无力。此类体质的人，宜进食一些补气、养血的食物，如牛肉、鸡肉、鸽肉、鲫鱼、黄鳝、红枣、鸡蛋、山药、莲子、栗子、海参、花生等。

2）补血：血虚是指人体血液亏损。主要表现是：面色无华，唇甲淡白，头晕目眩，心悸怔忡，疲乏无力，形体瘦弱；或手足麻木，关节屈伸不利；或两目干涩，视物昏矇，舌呈淡色，脉细弱。此类体质的人，宜进食一些养血的食物，如猪肉、牛肉、羊肉、牛奶、野鸭、海参、龙眼肉、花生、猪肝、猪心、胡萝卜、菠菜、葡萄干、豆制品等。

3）补阴：阴虚是指人体精血津液的损耗，这种虚证老年人较为多见。主要表现是：形体消瘦，唇赤颧红，皮肤干燥，精神亢奋，心烦易怒，手脚心热，大便干燥，小便发黄，舌红苔干，脉细数。对于此类体质的人，宜进食一些滋阴润燥的食物，如海参、甲鱼、龟、鸭、鹅、银耳、兔肉、豆腐、梨子、百合、蜂蜜、芝麻、鸡蛋等。

4）补阳：阳虚与肾阳不足有密切关系。主要表现为全身功能衰退。常见的症状是：畏寒怕冷，手脚冰凉，腰膝酸痛，阳痿早泄，白带清稀，夜尿增多，脉沉而弱，舌呈白色等。对于此类体质的老人，宜进食一些温补壮阳的食物，如猪肉、羊肉、牛肉、淡菜、鹿肉、虾、鳗鱼、核桃、红枣等温热性食品。

身体明显虚弱或患有慢性疾病的人，在进补食物的同时，佐以药物补养也是很有必要的。药补也应根据身体状况。

（2）随季节不同而进补：冬春进补时，最好先调理好胃肠吸收功能。可先选用芡实炖牛肉或芡实、红枣、花生仁加红糖炖服；也可炖些羊肉，如生姜羊肉大枣汤等，都可增加滋补的效力。蔬菜可以增加维生素、矿物质等营养，还可以清除肉食中对身体不利的自由基成分，因此不要忽视蔬菜水果的补充。在进补时，最好不要食生冷、油腻的食物，以免妨碍脾胃消化功能。

冬季进补，首先要防止"无虚滥补"。中医主张"虚者补之"，无虚证就不必服用补养药物。倘无虚而滥补，则会扰乱人体脏腑之生理功能。另一方面要防止"虚不受补"，切忌不要盲目滥用不对症的补品。凡体虚气弱者进补不当，不但与病无益，还会出现一系列的不良反应。如阴虚火旺者，在服用补气补阳类药物（人参、黄芪、鹿茸之类）后，可致生理功能亢盛，出现高血压、口干、烦躁、兴奋、失眠、便秘、鼻血等症状。脾胃虚弱者，若过食海参、元鱼、梨等腻胃寒凉食品，可导致腹胀胃满，嗳气、腹泻、食少纳呆。所以，一定要针对自己的体质属性选用相对应的补养食物和药物，才能收到良好的效果。

在进补时，如遇感冒、发热、腹泻等，应暂时停止使用。

夏季天气炎热，人体容易出汗，汗出过多，则耗伤津液，而气随津泄易造成气阴不足。对于老年人来说，由于有气血不足，唾液、胃液及各种消化腺酶的分泌下降，胃肠蠕动缓慢等生理性变化，加上大量出汗和氯化钠的丢失，又会使胃液中酸度降低，大量饮水更稀释了胃液，从而促进消化吸收功能降低。因此，年老之人的夏季饮食保健，应以清热、补气阴为主。像梨、西瓜、木耳、椰子汁、豆腐、绿豆、鸭肉、兔肉、鸽肉、小麦等，都是比较适宜的。全鸭冬瓜汤、雪梨羹、绿豆汤等均适宜于老年人的夏季保健饮食。天热勿多食苦味，以养肺气。此外，夏秋之交的"长夏"季节，阳热下降，气候潮湿，是一年中湿气最盛的季节。湿热的气温环境，正是各种病菌繁殖的最好时机，饮食一定要注意卫生，以清淡、温软为宜，不可食得过饱，更不能过多地进食生冷瓜果、肥腻食物，以免加重老年人的胃肠道负担，否则会引起呕吐、腹泻、腹痛等胃肠道疾病。由于湿为阴邪，易伤阳气，脾主运化水湿，性喜燥而恶湿，因此，如果湿邪困脾，则阳气受损更甚，故长夏的饮食保健应以淡补为主。可选用党参、白术、茯苓、山药、大枣、苡米、莲子、芡实、猪肚、黄花菜、香菇等。例如，苡米炖鸡、参芪冬瓜鸡丝汤、芡实莲子汤等都是适宜长夏食用的保健膳食。

秋季经过炎热的夏天，老年人不仅机体的耗损大，而且进食往往比较少。当天气转凉后，调补一下身体是非常有益的。然而，有些人认为补就是吃补药、补品，不管自身情况如何，把人参、鹿茸、蛋白粉、蜂王浆等随意食用。其实这种补法并不科学，不但无益于健康，还有可能损害健康。对于体机没有实质性毛病和不适的绝大多数人来说，食补的作用远胜于药补。

夏天吃清淡和易消化的食物比较多，脾胃功能有所减弱。入秋以后，若马上吃那些不易消化的补品，或大量的猪、牛、羊、鸡、鸭等炖品，势必会加重脾胃的负担，甚至损害其消化功能。

入秋食补的原则应该是：既营养滋补，又要容易消化吸收。这类食物很多，这里着重推荐芡实。将芡实与瘦肉或牛肉共煮，不但味道鲜美，亦是适时补品。我国民间有用芡实60g、红枣10g、花生30g，加入适量红糖合成大补汤，具有易消化、营养高，能调补脾胃、益气养血等功效。对体虚、脾胃虚弱、贫血、气短的人都具有良好的调补作用。平时消化不良、出汗多，容易腹泻的人，经常用芡实煮粥，可以获得理想的效果。如果用芡实与瘦肉同炖，对解除神经痛、头痛、关节痛、腰腿痛等虚弱症状，也有很大的好处。老年人常吃芡实还有治疗尿频的作用。入秋后，经过服用芡实调理脾胃之后，再服用较难消化的补品，人体就容易适应了。

秋天是"贴膘"的季节，为了抵御即将到来的寒冷，适当多吃一些能够增强人体免疫力和抵抗力的食物，以维持机体内部的平衡，具有事半功倍的效果。

研究发现，某些蔬菜中含有抗癌物质，对人体具有保护作用，如果每日至少吃一种这类蔬菜，如芽甘蓝、甘蓝、花椰菜等，无论是煮食还是凉拌，都可帮助增强抵抗力。大蒜和洋葱能促进细胞膜的通透性，增进体力和免疫力，它们还有抗菌、抗癌、增进机体耐力的作用；大蒜还具有降低胆固醇的功能。海藻中含有丰富的蛋白质、纤维素、维生素和矿物质，能促进细胞膜的通透性，可以保护人体免受放射线的伤害。辣椒能加速人体的新陈代谢，消耗机体内多余的热量，促进血液循环和体内氧的流通。姜可以刺激人体的免疫系统，具有镇咳、退热、减轻疼痛及有效抑制疾病的作用；姜能杀菌和抗霉菌，是治疗风寒和流行性感冒的有效食品。草莓、樱桃、葡萄和苹果中都含有抗癌物质鞣花酸，在一定程度上有防癌作用，也十分适合慢性疲劳症患者食用。

燥是秋季的气候特点，人们常感到口干舌燥、鼻塞咽干、唇焦舌红、咳嗽无痰、皮肤干裂、大便干燥等不适。所以，入秋食补主要应平补和润补。平补即选用寒温性能不明显的平性滋补品；润补即养阴、生津、润肺。补肺润燥，应多用芝麻、蜂蜜、水果等柔软、含水分较多的甘润食物，一方面，可以直接补充水分，以防止口唇开裂等气候干燥对人体所产生的直接伤害；另一方面，通过这些食物或药物补养肺阴，防止机体受燥邪的影响而产生疾病。

4. 食宜熟软 老年人肠胃功能低下，食物生吃或吃不熟食物，伤脾害胃，不易消化，极易发病，尤应审慎。如《五十二病方》指出，凡用鹿、羊、鸡肉及各种粮谷，都必须煮熟，强调："孰（熟），饮汁。"《金匮要略·果实禁忌并治》曰："杏酪不熟，必伤人"，并强调："勿食生菜，发百病"，况且，人至中年，肾气日衰，若再食生冷，则损伤脾胃，有碍寿康。

5. 寒温得宜 《周礼·天官》一文中，非常形象地比喻饮食宜温，比如春天的气候；汤类宜热，比如夏天的气候；酱类可凉吃，比如秋天的气候；饮料可冷以解渴，比如冬天的气候。说明各种食物都要注意调节寒热，使其寒温得宜。饮食过寒过热，皆可损害五脏六腑。所以，古有"热食伤骨，冷食伤肺，热无灼唇，冷无冰齿"之说，足见调节饮食的重要。

老年人饮食宜温暖，忌寒凉。即使夏季饮冷也要适度，并佐以暖食；秋冬更应忌食生冷而暖腹温胃。如《千金翼方》中说："秋冬间，暖里腹。"《寿世保元》谈到："凡以饮食，无论四时，常令温暖，夏日伏阴在内，暖食尤宜。"由上可见，古人对调节饮食的寒热十分重视。

6. 食宜清洁 饮食卫生不仅包括要求食物清洁、新鲜，同时，又包括饮食环境的干净、安静，进食者情绪良好等许多饮食养生之道的内容。古人很注意忌食不洁之物，如《论语·乡党》曰："鱼馁而肉败不食，色恶不食，嗅恶不食"，"沽酒市脯不食"。《金匮要略·禽兽鱼虫禁忌并治》曰："秽饮、馁肉、臭鱼，食之皆伤人。"都指出腐败变质的食品，食后必会致人损伤。《金匮要略·果实禁谷禁忌并治》载："果子落地，经宿虫蚁食之者，人大忌食之"，"诸肉及鱼，若狗不食，鸟不啄者，不可食"。这都说明，古人对于不洁之物主张"大忌食之"的。老年人对疾病的抵抗力较弱，因此，更应该注意饮食卫生。例如，坚持饭后漱口；吃饭后不要立即卧床，也不要做剧烈运动；在食物的选择上，保证清洁、新鲜，除了食物清洗、煮沸加工消毒外，还必须排除食物的腐烂变质、病毒损害等。

7. 食时专一 归纳起来有四点：一是进食时不要"三心二意"，用古人的话来说，叫"食宜专攻"。边吃边看书或边思考问题，既不能品尝食物的滋味，又妨碍了消化吸收，影响人体健康。因此，古人提供食宜专攻，如《论语·乡党》"食不语，寝不言"，《千金翼方》"食勿大言"等，都强调了食宜专攻。二是食宜畅情，良好的情绪有利于食物的消化吸收，情绪波动、健康不佳、思虑过度、环境恶劣等都可影响食欲，进而妨碍健康。故古人谚云："食后不可便怒，怒后不可便食。"三是古人还认识到音乐有助于食物的消化及吸收。如《寿世保元》曰："脾好音声，闻声即动而磨食。"四是细嚼慢咽为促进消化吸收的重要环节。如《千金要方》"食当熟嚼"，《养病庸言》"不论粥饭点心，皆宜嚼得极细咽下"，《医说》"食不欲急，急则损脾，法当熟嚼令细"皆说明古代医家提倡食宜细嚼慢咽。

8. 食后调养 古人重视饭后保养，提倡饭后缓行与饭后摩腹，切忌饱后急行。饭后缓行，稍事活动，有利于消化吸收。常言道："饭后百步走，活到九十九。"《千金翼方》云："食毕行走踟蹰则长生。"《摄生枕中方》云："食止行数百步，大益人。"皆说明饭后散步，可以健身延年。为此，古人总结了三条可行之法：一是食后忌卧。饱后即卧可招致宿食停滞，脾失运化，不利消化，因而强调食后忌卧。如《千金翼方》云："饱食即卧乃生百病。"《寿世保元》曰："食后便卧令人患肺气、头风、中痞之疾，盖营卫不通，气血凝滞故尔。"二是饱勿急行。饱食后便卧不好，但饱后急行亦不利。三是饭后摩腹。《寿世保元》云："食饱不得速步走马，登高涉险。恐气满而激，致伤脏腑。饭后摩腹数百遍，仰面呵气数百口，趑趄缓行数百步，谓之消化。"《千金翼方》曰："平日点心饭讫，即自以热手摩腹，出门庭五六十步，消息之"，"中食后，还以热手摩腹，行一二百步，缓缓行，勿令气息，行讫，还床偃卧，四展手足勿睡，顷之气定"。都强调将食后摩腹列为重要的饭后保养方法之一，对于促进食物的消化吸收，具有重要的作用。

第二节　酒茶与养生

一、饮　酒

饮酒，对于中华民族来说可谓历史源远，并由此衍生了经久不衰的酒文化。从春秋战国时期招待客人"必饮酒而奉之"到唐代李白斗酒诗百篇，都说明酒在政治活动、社会礼仪及人们心目中的位置。

酒性温，味甘，辛，少饮有疏通血脉、活血祛瘀、驱风散寒、行药祛邪的功效。《内经》中已有关于古代用酒治疗的记载。《千金要方》中收集了大量的药酒方，用于各种疾病的防治。如独活酒治痹，牛膝酒治拘急，附子酒治胀满，紫石酒治虚冷，杜仲酒治腰痛等。《新修本草》载酒"主行药势，杀百邪恶满毒气"。陶弘景曾举例盛赞酒的好处："大寒凝海，惟酒不冰，明其热性，独冠群物。药家多须，以行其势。人饮之，使群弊神昏，是其有毒故也。昔三人晨行触雾，一人健，一人病，一人死。健者饮酒，病者食粥，死者空腹。此酒势辟恶，胜于食。"

酒除了有防治疾病的作用外，还可用于延年益寿。老年人阳气渐衰，血脉不畅，易受风、寒、雾、露的侵袭，如能合理适量饮酒，可以疏风通络，轻身延年。唐代医学家、药王孙思邈是一位长寿之人，他在《千金要方》中提出"冬服药酒两三剂，立春则止，此法终身常尔，则百病不生"。《保生月录》中记载："夏月清晨炒葱头饮酒一二杯，令血气通畅"，"冬日早出宜饮酒，以却寒，或噙姜以辟恶"。说明酒与药物配合使用能增强保健益寿的功效。清·徐沅青《医方丛语》中转引《归田琐录》载有"周公百岁酒"（又名"粱火酒"）能"治聋明目，黑发驻颜"，据说曾有甘肃的一位姓齐的军门，服此酒40年，寿逾百岁，"家三代服之，相承无七十岁以下人"。历代益寿延年的药酒方不下数百种，有很多在实际应用时发挥功效，如枸杞酒、生地酒、人参酒、白术酒、薯蓣酒、阳春酒、百补延龄酒等，不胜枚举。

酒的种类很多，作用也不尽相同。浸药多用白酒，做药引多用米酒，活血止痛多用黄酒。葡萄酒少量饮用，可强心提神。《新修本草》谓其"能消痰破癖"。啤酒以大麦芽发酵而成，营养丰富又可健胃消食。饮酒的数量及方法宜据各人不同的体质情况而定，不能一概而论。总的原则是少饮、淡饮，反对暴饮杂饮。如《养生要论》中引阮坚之的话讲："淡酒、小杯，久坐细谈，非惟娱客，亦可养生。"《清异录》指出："酒不可杂饮，饮之，虽善酒者，亦醉。"此外，古人还主张酒后漱口，并忌饮茶过多。如《养生要论》曰："酒之毒在齿，饮后吸水用盐漱之良。酒后啜茶过多，引入肾脏，令腰脚重坠，兼患痰饮水肿，挛躄诸疾。"

饮酒过量则损害健康，导致病患发生，甚至引起死亡。早在《吕氏春秋》中即有"肥肉厚酒，务以相强，命曰烂肠之食"的记载。《韩非子》中讲："香美脆味，厚酒肥肉，甘口而疾形。"《管子》中载，齐桓公让管仲饮酒，管仲倒掉一半，并说："弃身不如弃酒。"三国时，著名才子曹植在《酒赋》中把酒称为"荒淫之源"。梁·陈宣嗜酒如命，以"不饮为过"，最后还是说："譬酒犹水也，可以济舟，也可以覆舟。"宋代学者杨文忠喜常醉，贾存道赠诗一首，其中有"酒如成病悔时迟"句，文忠蘧然起谢，不再醉。陆龟蒙《中酒赋》中还讲："书编百氏，病载千名，将有滨于九死，谅无敌于余醒。"历代医家对于过量饮酒的害处亦有一致的认识。如《饮膳正要》谓酒："少饮为佳，多饮伤形损寿，易人本性，其毒甚也。饮酒过度，丧生之源。"《本草纲目》云："少饮则活血行气，壮神御风，消愁遣兴；痛饮则伤神耗血，损胃亡精，生痰动火"，又说："过饮不节，杀人顷刻"。

由于酒的代谢主要是通过肝脏来完成的，而酒的主要成分是酒精，化学名称为"乙醇"。白酒、大曲、白兰地、威士忌等烈性酒含乙醇量达 40% ~ 60%，还杂有毒性较大的异戊醇、甲醇等。它在代谢过程中，对肝脏有一定的侵害，且使肝细胞变性。另一方面，饮酒还具有成瘾性，过量可引起急性、慢性酒精中毒，对人体损害极大。实验表明，当人体内血液中酒精达到万分之五到千分之二的时候，就会出现醉酒的状态。当达到千分之四时，就会造成急性中毒，甚至死亡。因此，长期过量饮酒可以引起慢性中毒而招致一些疾病的发生。老年人脾胃虚弱，饮酒更应该节制。

二、饮　茶

茶味甘、苦，性微寒，有消食下气、泻热清神、明目益思、除烦去腻、祛暑止渴、利尿解毒的功效。《本草经》曰："茗茶苦，生益川谷，微寒无毒，治疗五脏邪气，益思，令人少卧，能轻身明目，去疾消渴，利小便。"相传"神农尝百草，日遇七十二毒，得茶而解之"。《唐本草》载："茶味甘苦，微寒无毒，去痰热，消宿食，利小便。"《本草纲目》云："茶苦而寒，最能降火……火降则上清"，"茶主治喘急咳嗽，去痰垢"。由于茶有上述很多益处，因此它作为人类最早的饮料之一，千百年来倍受人们的欢迎，成为人们日常生活中不可或缺之物。顾元庆在《茶普》中曰："人饮其茶，能止渴，消食除痰，少睡，利尿道，明目益思，除烦去腻，人固不可一日无茶。"

饮茶具有保健防病、延年益寿的作用。自古以来，我国人民就有饮茶的良好习惯。唐·陆羽的《茶经》三篇，《三国志》中的"或赐茶茗以当酒"及《神农本草经》都有关于茶的记述，这说明中华民族的茶文化有浓厚久远的历史。

老年人脾胃虚弱，服食常不易消化，经常饮茶，能帮助消食去腻。如有的老年人由于肾气不足，常致头昏目暗，记忆力下降，心神不安或虚火上炎，经常饮茶可提神醒脑，降火明目，宁心除烦。夏季暑盛，老人易受湿热所困，饮茶能清暑解毒、生津止渴。夏季易患肠炎、痢疾等肠道疾病，饮茶可有防治作用。医圣张仲景曰："茶治便脓血甚效。"如果制成姜茶饮用，则对痢疾的效果更好。如果与其他食物或药物配合使用，则能提高保健防病的功效，如藕茶、荷叶茶、绿豆茶、香薷茶用于防暑，薄荷茶、槐叶茶用于清热，橘红花茶用于止咳，莲心茶用于除腻，柿叶茶用于理脾，杞菊茶用于补肝肾等。另外，通过现代工艺改良的各种材料，能从不同角度补充人体的各种营养元素，经常饮用亦有保健强身之效。

茶叶中所含的药物成分非常丰富，有芳香油、咖啡因、茶碱、鞣酸、维生素及铁、锌、钙等微量元素。芳香油能使脑和心血管系统的神经兴奋，使人精神振作，心情愉悦。咖啡因是一种血管扩张剂，除兴奋大脑外，还能加强呼吸功能，提高肌肉细胞的工作量，促使汗腺分泌，并有强心、调胃、解毒的作用。茶碱能促使脂肪的消化及代谢，与咖啡因协同作用，可防体内胆固醇的沉积，预防心脑血管疾病的发生。鞣酸有收敛的作用，可防治腹泻。茶中含的营养成分为糖类、蛋白质、氨基酸、维生素及少量的矿物质，如铜、氟、铁、锌、铝、锰、钾、钙、镁等。科学家们通过观察发现，茶区的人们很少得癌症。这充分证明，茶有一定的抗癌功效，可抑制或预防癌细胞的产生。实验证明，如果把茶叶掺在饲料中，喂养带有癌细胞的小白鼠，三周后，其癌细胞有明显的抑制，甚至减少。

茶叶的种类很多，其特点和作用也存在一些差别。《本草纲目拾遗》记载有：福建武夷茶色黑味酸，最消食下气，醒脾解酒；徽州松萝茶专于化食；江西瓜片茶降火利痰；徽州角刺茶逐风治血，绝育如神。目前我国的主要茶类有乌龙茶、绿茶、红茶、白茶、花茶、砖茶等。各类茶中又有很多花色品种，仅乌龙茶就有一百多种。绿茶茶色碧绿，有生津止渴、去暑消炎的功效，适用于夏季饮用。如信阳毛尖和杭州的龙井茶以"色、香、形、味"四大特点而最享盛名。此外有珍眉、贡熙、珠茶及太湖碧螺春、黄山毛峰、六安瓜片、四川蒙顶黄芽和峨芯等。《本草绿原》谓六安茶"能清骨髓中浮热，陈久者良"。《遵生八笺》认为剑南的蒙顶石花为茶品最上。红花汤色红亮，滋味醇浓，适用于疲倦困乏时饮用，夜间宜少饮或不饮。云南滇红、四川川红为著。白茶香气清新，汤色淡黄，滋味甜醇，以"银针白毫"为最。另有"白牡丹"性质清醇，能退热降火，适合于虚火偏旺之人饮用，并可防暑。《大观茶论》曰："白茶自为一种，与常茶不同，其条敷阐，其叶莹薄。"《本草纲目拾遗》载有滇南雪茶"治胃气积痛、痢疾如神"。花茶以绿茶为坯，加茉莉、玉兰、珠兰等鲜花窨制而成，能解酒、止渴、祛暑、助消化，以福建茉莉花为最。砖茶长于消食，是少数民族不可缺少的饮料。

饮茶的时间以白天口渴、疲乏之时，工作、休息之余为宜。如《瑞草论》曰："茶之为用，味寒，若热渴、闷胸、目涩、四肢烦、百节不舒、聊四毋噪，与醍醐抗衡也。"此外，古人还主张饭后用茶漱口，如《遵生八笺》云："人固不可一日无茶，然可有忌而不饮，每食已，辄以浓茶漱口中，烦腻即去，而脾胃不损。凡内之车步间者，得茶漱涤之，乃尽消缩，不觉脱去，不烦刺挑也。而齿性便苦，缘此渐坚蜜，蠹毒自已矣。然率用中茶。"由于茶能促使胃的蠕动，并使血管扩张，增加饥饿感，并使胃酸增多，同时，茶叶中所含鞣酸遇到蛋白质能凝固成颗粒，影响消化吸收。所以，饥饿时及饭前或刚用过饭时不宜饮茶。睡前亦不宜饮茶，因为茶中的咖啡因、茶碱、可可碱有兴奋作用，会影响睡眠，茶碱的利尿作用也使夜尿增多，不利于休息。

饮茶过量或滥饮、强饮对人体有害。如每日喝一升以上茶水，可能出现维生素 B_1 缺乏症，这是因为鞣酸与维生素 B_1 结合，使其含量下降。勉强饮茶可加重胃的负担，引起消化不良。如《抱朴子养生论》曰："不饥强食则脾劳，不渴强饮则胃胀。"咖啡因可增强胃液的分泌，胃溃疡患者不宜多饮茶。茶碱能提高体温，有抗阿司匹林作用，服退热药时，不宜饮茶。茶有升高血压、加快心率、减少乳汁分泌及收敛的作用，因此，高血压、心脏病、产妇、习惯性便秘的人不宜饮茶。《本草纲目》还记载，服用某些药物时应忌茶，如土茯苓即不能与茶同用。在服用中药人参、党参等补养药及西药奎宁、铁剂、麻黄素、阿托品时，不宜用茶送服，以免降低疗效。此外，不宜饮用凉茶或隔夜茶。如《遵生八笺》中述："热则茶面聚乳，冷则茶色不浮。"所以饮茶必须保持温热，放凉则不宜再饮。茶叶不应与韭菜同食，《壶居士食忌》载有："苦茗久食羽化，与韭同食，令人身重。"又《姚希同经验方》云："凡患眼疾服羊肝者，忌服松萝茶，以沙苑蒺藜煎汤代茶。"《本草纲目拾遗》又载："患痨损得失血过多之人，脾胃必寒，最忌食茶。"

茶叶的收藏宜密封，畏香药，喜温燥，忌湿冷。煮茶宜择水，如《茶经》中说："其水用山上水，江中水，井下水。"沏茶以泉水为佳，河水须经煮沸，自来水须储存过夜或延长煮沸时间。沏茶时可先以热汤洗茶，去其尘垢，冷气。煎茶宜缓火、活火，活火谓炭火有焰者，当使汤无妄沸，渐渐由"鱼目散布，微微有声"，至"四旁泉涌，累累连珠"，"鹏波鼓浪，水气全消"。此谓"老汤三沸之法"，非活火不能成。煎茶最忌柴叶烟熏，《清异录》谓这样煎出的茶为"五贼六魔汤"。

药理和临床研究证实，乌龙茶能够显著延长果蝇的平均寿命，茶叶中所含的茶多酚能够抑制机体脂质过氧化，保证细胞不受损害，因而具有抗衰老作用。茶叶能够抑制特异性血栓形成和纤维蛋白血栓形成时间，降低血脂，降低血黏度，改善毛细血管脆性，抑制动脉粥样硬化斑块形成。茶叶又能够阻断 N-亚硝基化反应，从而抑制食管癌、腹水癌和肉瘤的产生。绿茶的抗癌作用优于红茶。茶叶还能够兴奋高级神经中枢，加快血液循环，促进代谢，醒脑提神，消除疲劳。茶叶能抑制多种致病菌，花茶抑菌作用最强，绿茶次之，红茶最差。总之，茶叶是一种健康饮料，经常饮茶对老人和亚健康患者身体有益，但不适用于脾胃虚寒、失眠及便秘患者。

总之，饮茶要人体适宜为度，分时饮服，不要以为茶有健身防病、延年益寿的作用，而不论茶的属性妄加饮服。

第十七章 唐祖宣谈食疗养生

第一节 中医基础理论和食补

食补通过合理的饮食调整补充,选取具有一定保健作用或治疗作用的食物,经过合理的烹调加工,成为具有一定的色、香、味、形俱佳的食品,通过人体吸收,达到维持人体内部环境的平衡或对人体内部的不平衡进行纠正,以达到强身健体、祛病延年的目的。所以,食补对于养生具有重要意义。食补的功效就在于为健康夯实物质基础。祖先把"美食养身"和"防病治疗"两者相互结合,溶为一体,能补能治,创造了"中华食疗学"。因此,食补是中华民族科学文化遗产中的一颗明珠,需要后人继承、挖掘和提高。

一、食补的功能作用

从中医学的角度来看,每种食物都有其独特的营养价值。许多食物本身就是中药,具有和中药一样的咸、酸、苦、甘、辛的味属,在祛病强身上都有各自的功能与作用。因此,在进行食补时,不应该刻意强调药物与食物之间的界限,而是要掌握食物的属性、功效,有针对性地进补。有一首《食疗歌》讲述了主要食物的健体祛病功能。歌中说道:"谷物菜畜养身宝,四性五味任君调。盐醋防毒消炎好,韭菜补肾暖膝腰,萝卜化痰消胀气,芹菜能降血压高,胡椒驱寒又化湿,葱辣姜汤治感冒,大蒜抑制肠炎发,绿豆解暑最为妙,香蕉通便解胃火,健胃补脾食红枣,蕃茄补血美容颜,禽蛋益智营养高,花生能降胆固醇,瓜豆消肿水利尿,鱼虾能把乳汁补,动物肝脏明目好,生津安胃数乌椒,润肺乌发食核桃,蜂蜜润燥又益寿,常食葡萄令年少。劝君不妨多食补,必定少提药包包。"由此可见,食补是全方位的、多功能的。

然而,人体是一个十分复杂的有机整体,往往受季节、年龄等因素的影响。因此,每个人都可以根据自己缺什么补什么的原则,来选择各自需要的食物。在食物的选择过程中调配要合理、适当,根据季节、气候,健康之人,老年人,体质偏寒、热之人,体型肥、瘦之人等特点来选择食物。否则,健康的人也会因失去营养平衡而招致疾病。以食物与季节关系来说,春、夏、秋、冬四季气候变化,我国辐员辽阔,东西南北气候差异较大,南方炎热、多雨潮湿,北方严寒,少雨干燥,人的功能也受到影响,因此就必须用食物来保健防病,而且适应环境,因时、因地、因人而异。

由此可见,要想强身健体,延年增寿,就要注意饮食保健,食补要优于药补。当然,这只是对保健养生者而言,若患有各种病症还应及时就医服药,且忌一味相信食补而致贻害无穷。

二、食补的性能概念

中医学早就有"药食同源"之说,许多食物即是药物,它们之间并无绝对的分界线,把食物的多种多样的特性和作用加以概括，并依据食物性能概念建立了中医食补养生理论。这一理论是与中医的阴阳、脏腑、经络、治则等中医基础理论紧密地结合在一起的，如运用中药的"四气"、"五味"理论到食物之中，认为每种食物也具有"四气"、"五味"。

食物的性能概念乃食补养生功效的秘诀关键所在，主要有"性"、"味"、"归经"、"升降浮沉"和"补泻"等。

1. 食物的性味

（1）食物的四种食性：食物主要有寒、热、温、凉四种食性，即中医所称的"四气"。其中温热与寒凉属于两类不同性质的属性。而温与热、寒与凉则分别具有共同性，只是程度上的差异。寒凉食物常有清热、泻火、养阴、解毒等作用，多用于体质偏热者或暑天食用，如在炎热的夏季选用菊花茶、绿豆汤、西瓜汤、荷叶粥等，可清热解毒、生津止渴等；温热性食物常具有温中、散寒和助阳等作用，如严冬季节选用姜、葱、蒜之类食物，以及狗肉、羊肉等，能除寒助阳、健脾和胃、补虚等。此外还有介乎寒和热、温和凉之间，即食性不甚显著、作用比较缓和的平性食物，另立平性的意义，在于区别食性的强弱，故不称为五气，仍为四气。亦有平而微寒或平而微温的，健康人一年四季均可食用。对体质虚弱、或久病而致阴阳二虚，或寒热错杂、或温热内蕴者都能适应，如谷类的米、麦及豆类等。

（2）食物的五种食味：食物的五味是从药物的五味转化借用的，是指酸辛甘苦咸五种不同的味道。食物之五味既能满足每个人的不同嗜好，又有不同的功效。《本草备要》说："凡酸者能涩能收，苦者能泻，能燥能坚，甘者能补能缓，辛者能散能横行，咸者能下能软坚，淡者能利窍，能渗泄，此五味之用也。"《内经》谓："五味入口，藏于胃，以养五脏气。"这里所说的五味即是食物，饮食五味是人体赖以生存的重要物质保证，五脏的精气也都是由食物五味来供给的。五味使食物因不同的味道而具有不同的作用。这里除五味外，还有淡味，故实际上是六味，习惯上仍称五味。《珍珠囊》："辛主散，酸主收，甘主缓，苦主坚，咸主软；辛能散结润燥、致津液、通气，酸能收缓敛散，甘能缓急调中，苦能燥湿坚阴，咸能软坚，淡能利窍。"因性味不同而阴阳属性也不同，故《素问·至真要大论》指出："辛甘发散为阳，酸苦涌泄为阴，咸味涌泄为阴，淡味渗泄为阳。"中医认为五味各具有不同的医疗作用，味同者，作用相近；味不同，作用相异。"五味"是中药学基本理论的组成部分，是中医用以解释、归纳中药药理作用和指导临床用药的理论根据之一。中医食疗在"食性"和"食味"中也是如此。五味的实质不是以口尝辨味为依据，而是以食物性质、作用特点作为定味的主要依据。

每种食物都有不同的"性味"，性和味显示了食物的部分性能，应把"性"和"味"结合起来，才能准确分析食物的功效。如同为甘味，有甘寒、甘凉、甘温之不同；同为温性，有辛温、甘温、苦温之别。因此不能将食物的性和味孤立起来，否则食之有害。只有认识和掌握每一食物的全部性能，以及性味相同食物之间同中有异的特性，才能全面而准确地了解和食用食物，才能吃得更合理、更科学，达到强身健体、祛病延年的目的。

2. 食物的归经

归经就是指食物对于机体某部位有选择性作用——主要针对某经（脏腑及其经络或某几经）发生明显的作用，对其他经作用较小，或没有作用。如同属寒性食物，虽然都具有清热作用，但其作用范围，或偏于清肺热，或偏于清肝热，各有所专。再如同为补益食物，也有补肺、补脾、补肾等不同。

归经理论源于《内经》，约在北宋时代已初步形成，至金元时代归经理论逐步充实，明清时代归经理论又有所发展，使之进一步完善。归经是以脏腑、经络理论为基础，以所治具体病症为依据，按药物的实际疗效进行分类，便于选择应用。归经与性味有关，在食补中，归经问题没有像药疗那样特别强调，食物是通常食用之品，以入脾胃为主。但食物性能有偏胜，故食物的归经理论确是古人在长期实践中得出的科学结论，需要人们在实际中继承和发展。

3. 升降浮沉　升降浮沉是指药物或食物的定向作用，即指药或食物在人体内作用的四种趋向，为金元时代名医张洁古首倡。他在所著《珍珠囊》药项下均注明，作为性味理论的补充，受到后世医家的重视，并在实践中加以肯定，成为药性理论的组成内容之一。由于各种疾病的病机和证候有向上（如呕吐、喘咳）、向下（如泻痢、崩漏）或向外（如自汗、盗汗）、向内（如表证不解）等病势趋向，因此，针对病情改善或消除这些病症的药物或食物，相对来说就分别具有升降浮沉的作用趋向。这种趋向性能，可以纠正机体气血阴阳的失调，使之恢复正常或因势利导，调其阴阳，不足则补，有余则泻，从而有助于养生治疗。

升和降、浮和沉都是相对的，升是上升，降是下降，浮表示发散，沉表示泄利等作用。升和浮的共同点是向上向外，故属阳；降和沉的共同点是向下向内，故属阴。大抵具有升阳发表、祛风散寒、涌吐、开窍等功效的药或食物，都能向上向外，药性都是升浮的；而具有泻下、清热、利尿渗湿、重镇安神、潜阳息风、消导积滞、降逆、收敛及止咳平喘等功效的药或食物则能下行向内，其性能是沉降的。因此，掌握药物或食物的升、降、沉、浮的不同属性，才能利于选择合理的食补药品或食品。

药或食物升降浮沉的性能与药或食物本身的性味有不可分割的关系，能升浮的药或食物大多具有辛、甘味和温、热性；能沉降的药或食物大多具有酸、苦、咸、涩味和寒、凉性。此外药或食物的升降浮沉的性能，还常受到加工炮制的影响，而且在配合应用中（即复方），一种药或食物的作用趋向还可能受到其他药或食物的制约，因此，应用食补时应加以注意，不要以为能补的均是好，能泻的均是坏，要掌握"阴平阳秘"，才能保证身体强健、益寿延年。

中医学的食物性味作用等理论，基本上反映了食物对人体的生理病理过程中的全部作用过程。食物中的各种营养素都有它的特殊生理功能，任何一种营养素都是不可缺少的。要想体健，必须在"谨察阴阳之所在，以平为期"的中医理论指导下，合理、有时、有序地进行食疗。

三、食补的平衡原则

1. 搭配要合理　食物的营养成分、特性和功能各具特点，地球上没有任何一种食物能完全满足人体所需的全部营养物质。因此，必须把不同的食物科学地搭配起来，才能满足人体生理活动的需要，维持人体的营养平衡。

祖国医学很早就认识到这个道理，如《素问·脏气法时论》中说："五谷为养，五果为助，五畜为益，五菜为充，气味合而服之，以补精益气。"这些论述全面概括了粮谷、肉类、蔬菜、果品等几个方面，是饮食的主要内容，只有合理配合食用，才能充分发挥它们对人体补精益气的作用。这就要求人们应根据人体脏腑、组织、器官的不同需要，兼而取之，不可偏食，此所谓"谷肉果菜，食养尽之"。

现代营养学则把食物分成主食和副食两大类。主食富含碳水化合物，主要供给人体热能，而副食如肉类、蛋类、奶类、鱼类、海产类、豆类和蔬菜类等，能提供丰富的优质蛋白质和必需的脂肪酸、磷脂、维生素、矿物质等，对人体健康起着举足轻重的作用。主食和副食所含营养成分各不相同，互为补充，共同为人体提供全面、均衡的营养。另外主食之间、副食之间的营养成分也有所差别，各有侧重，所以在具体的饮食当中，不但主副食之间要合理搭配，取长补短，同时也不能长期以一种粮食作为主食，或几种肉类、蔬菜作为副食，应当粗粮、细粮之间，各种副食之间互相兼顾。这样，一方面可以体现中华民族饮食文化的多样性，一方面可适时调节不同的食物美味，更重要的是只有如此才能保证人体维持健康、平衡的营养需要。

2. 五味要调和　与自然界万事万物一样，食物也有与"五脏"相对应的规律，即酸、苦、甘、辛、咸"五味"，分别对应肝、心、脾、肺、肾"五脏"，正如《素问·六节脏象论》里说：

"天食人以五气，地食人以五味。"具体讲就是"酸入肝，苦入心，甘入脾，辛入肺，咸入肾"，多吃酸性食物可以补肝，多吃苦性食物可以补心，多吃甘甜食物可以补脾，依此类推。同时，也可以根据五行生克变化的规律，进行食补。五行、五脏、五味的生克关系如下。

（1）五行相生：木→火→土→金→水→木。即木生火，火生土，土生金，金生水，水生木。

（2）五脏相生：肝→心→脾→肺→肾→肝。相克：心→肺→肝→脾→肾→心。

（3）五味相生：酸→苦→甘→辛→咸→酸。相克：苦→辛→酸→甘→咸→苦。

中医认为，食物的味道不同，其对于人体的作用也不尽相同。故选择食物应注意五味平衡，过偏会引起疾病的发生。如肝病忌辛味，肺病忌苦味，心肾病忌咸味，脾、胃病忌甘酸。《黄帝内经》说："谨和五味，骨正筋柔，气血以流，腠理以密，如是则骨气以精，谨道如法，长有天命。"明确指明了五味调和的重要性。

五味调和是指食物味道的浓、淡及不同味道之间的搭配要适宜，不要不足或偏亢，以免伤及人体脏腑，从而有利于五脏的相生。

3. 调理要应时 四时气候的变化对人体的生理、病理有很大影响，与季节变化相对应的风、火、暑、湿、燥、寒各有其特点，因此季节气候对人体的影响也各不相同，人们应当在不同的季节合理选择调配不同的食补。

春天气候温暖，风气当令，阳气易于升发，易致阴虚阳亢，风生木，木生酸，酸生肝。依据宜用养阴柔肝之食物调理，可选用菊花粥、芝麻粥、山药粥、红枣糯米粥等调理肝脾肾。在饮食品种上宜清淡，多吃新鲜时令的蔬菜和水果，如荠菜、苹果，少吃肥肉等高脂肪食物。

夏季气候炎热、潮湿，火气当令，易致伤暑脾湿，火生苦，苦生心。由于天气炎热，出汗较多，所以容易损伤人体阴津，此时宜食用偏于寒、凉食物，如莲子绿豆粥、解暑凉茶、荷叶粥、银花粥等清热解暑。另外，由于夏季多湿，容易影响消化功能，造成食欲缺乏，可以多吃一些清热除湿食物，如黄花菜、冬瓜等。

秋季气温凉爽，燥气当令，易致肺燥津伤，燥生金，金生辛，辛生肺。由于气候干燥，应注意少用辛燥的食品，如辣椒、生葱等，宜食用一些润肺生津的食物调理，如芝麻、蜂蜜、百合、枇杷、甘蔗、菠萝、乳品等柔润食物。

冬季气候寒冷，寒气当令，易致阳虚内寒，寒生水，水生咸，咸生肾。由于气候寒冷，要多吃一些温肾助阳的食物如牛肉、狗肉、羊肉、栗子、姜等以温肾暖胃。

4. 因人而补 因人们的年龄、体质、职业不同，滋补饮食也应有所差别。

人体在不同的年龄阶段对营养的需求有所不同，所以对饮食的要求也应各有侧重。婴幼儿，应吃各种易于消化、营养丰富的软、烂、细的食物。青少年正处于生长发育期，必须全面、合理地摄取各种营养，并特别注意蛋白质和热能的补充，才能保证身体正常生长、发育的需要。老年人则须保证钙、铁、锌等矿物质及蛋白质的补充，以防骨质疏松、脑萎缩、阿尔茨海默病等病的发生。只有根据人体各个阶段的生理变化，适当调整饮食结构，才能保证机体生理的需要，使得食物进补更有针对性和目的性。

不同体质的人，饮食也应因人而异。阴虚之人应多食补阴食品，如芝麻、糯米、豆腐、绿豆、蜂蜜、乳品、蔬菜、水果、鱼类等清淡食物；阳虚之人应多食温阳食品，如羊肉、狗肉、鹿、鸡肉、牛肉、生姜、大蒜、韭菜、辣椒等；气虚之者应食人参、山药、大枣、黄芪、黄精等补气之物；血虚者应食荔枝、黑木耳、甲鱼、羊肝及当归、杞果、山萸肉等；阳盛者宜食水果、蔬菜、苦瓜、海带，忌食牛羊狗肉、酒等辛热之物。

饮食还应随职业不同而调整。脑力劳动者平常应适当吃些健脑补脑的食品，如核桃、龙眼、芝麻、黄花菜、蜂蜜、花生、豆制品、松子、栗子等。从事重体力劳动者应当多吃一些具有补肾、强筋健骨作用的食品，如肉类、蛋奶类，以保证身体足够的能量，弥补过多的能量消耗。

另外，对于患者来说，不同的疾病也应当在平时日常饮食中多加注意，有所禁忌，如果饮食不当，就会对人体产生不良影响。如"辛走气，气病无多食辛；咸走血，血病无多食咸"其意思是说："辛味食物多有行气、散气作用，素体气虚的人不可多吃；咸食物有活血作用，血虚病人不宜多吃咸味食物。"

所以，有针对性地选择一些食物，对于患者来说尤为重要，选择得当还有助于疾病的治疗。

如高血压患者宜多吃芹菜、桃仁、新鲜荷叶、青萝卜、胡萝卜汁、山楂、番茄、花生、玉米、香蕉、苹果、糖、海带等；便秘患者宜多吃香蕉、核桃、松仁、芝麻、无花果、韭菜、苹果、蜂蜜、番薯等；糖尿病患者宜多吃菠菜、黑豆、蕃茄、洋葱、山药、糯米、芹菜等；湿热腹泻患者宜多吃苦瓜、黄瓜、绿豆等；肥胖患者宜多吃黄瓜、冬瓜等；小便不利患者宜多吃鲤鱼、葱、冬瓜、菠菜、黄瓜等。

四、四种食补要法

食补的方法主要有补气益脾法、补血滋阴法、补肾益精法和益味生津法等。

1. **补气益脾法**　补气益脾法是补气法与健脾法的合称。补气法具有补肺气、益脾气、增强脏腑功能、强壮体质等作用，适用于气虚体质者和气虚证患者；益脾法具有健脾除湿、益气升陷等功能，适用于脾虚体弱或表现为脾虚证的患者。

（1）补益肺气法：选用补益肺气的食物，或补益肺气的中药与食物配伍，经烹调加工制成饮食，用以治疗肺气虚证的方法。如选用大枣、饴糖、蜂蜜、鸡肉和人参、党参、黄精、黄芪等，分别制作而成。常用于肺虚气弱，面色㿠白，喘息短气，语声低怯，易感冒或汗出等症。

（2）补益脾气法：选用补益脾气的食物，或补益脾气的中药与食物配伍，经烹调加工制成饮食，用以治疗脾虚证的方法。如选用糯米、大枣、猪肝、鸡肉、鹌鹑和党参、白术、山药等分别制作而成。常用于脾虚、面色萎黄、精神困顿、四肢乏力、食少便溏等症。

（3）健脾除湿法：选用健脾除湿的食物，或健脾除湿的中药与食物配伍，经烹调加工制成饮食，治疗脾虚湿困证的方法。如选用莲子、芡实、薏苡仁、赤小豆、扁豆、茯苓、白术和鲫鱼、鳝鱼等，分别制作而成。常用于脾虚水湿不运，面浮身重，四肢肿胀，肠鸣、腹泻等症。

（4）益气升陷法：选用补益元气的食物，或补气升阳的中药与食物配伍，经烹调加工制成饮食，治疗气虚下陷证的方法。如选用鸡肉、羊肉、鸽肉、鲫鱼、大枣、升麻、黄芪、黄精等制成饮食，治疗气不摄血证的方法，称为益气摄血法。如选用花生、大枣、龙眼肉、鳝鱼、墨鱼和黄芪、阿胶、三七等，分别制作而成。常用于气不摄血的吐血、便血、齿衄、肌衄、崩漏等症。

2. **补血滋阴法**　补血滋阴法是补血法与滋阴法的合称。补血法具有增强机体生血功能，补充血液不足和补心养肝、濡养身体等作用，适用于营血生化不足、久病血虚及各种失血后之血虚证；如选用山萸肉、杞果、百合、当归等，分别制作而成，滋阴法具有滋补阴液、濡养筋骨、涵敛阳气等功能，如选用鳖甲、龟板、黑豆、山萸肉等，分别制作而成。适用于阴虚体质或热病久病后阴液不足的患者。

（1）益气生血法：选用具有益气生血的食物，或补气养血中药与食物配伍，经烹调加工制成饮食，治疗气血亏虚证的方法。如选用胡萝卜、菠菜、花生、大枣、龙眼肉、鸡肉、牛肉、猪肝、羊肉和黄芪、当归等，分别制作而成。常用于气血两虚、面色苍白、爪甲无华、眩晕心悸等症。

（2）补血养心法：选用补血养心安神的食物，或具有补血养心的中药与食物配伍，经烹调加工制成饮食，治疗血不养心证的方法。如选用龙眼肉、荔枝、大枣、葡萄、猪心、鸡肉和人参、当归、酸枣仁、五味子、麦冬、茯苓等，分别制作而成。常用于心血不足、心悸怔忡、健忘失眠等症。

（3）补血养肝法：选用补血养肝的食物，或补血养肝的中药与食物配伍，经烹调加工制成饮食，治疗肝血不足证的方法。如选用胡萝卜、菠菜、猪肝、鸡肝和枸杞、桑椹、女贞子、何首乌、当归等，分别制作而成。常用于肝血亏虚、视物昏花、双目干涩、眩晕、惊醒、手足麻木等症。

（4）滋阴息风法：选用滋养肝阴、平肝息风的食物，或滋阴息风的中药与食物配伍，经烹调加工制成饮食，治疗阴虚风动证的方法。如选用桑椹、黑豆、鳖肉、牡蛎肉、鸡子黄和龟板、鳖甲、天麻、菊花、白芍等，分别制作而成。常用于肝阴不足、虚风内动的手足蠕动、筋脉拘急、面色潮红、午后潮热、头目眩晕等症。

（5）滋阴清热法：选用滋阴清热的食物，或滋阴清热的中药与食物配伍，经烹调加工制成饮食，治疗阴虚阳盛证的方法。如选用梨、藕、龟肉、鳖肉、牛乳、鸡子黄和生地黄、玄参、龟板、枸杞、桑椹等，分别制作而成。常用于阴虚火旺之五心烦热、骨蒸盗汗、潮热颧红等症。

3. 补肾益精法　补肾益精法具有补肾气、充元阳、填精髓、强筋骨等功能，适用于肾气不足、精髓亏虚所致发育迟缓、早衰或遗精不育等症。

（1）补肾滋阴法：选用补肾滋阴的食物，或补肾滋阴的中药与食物配伍，经烹调加工制成饮食，治疗肾阴不足、精血亏虚证的方法。如选用芝麻、黑豆、枸杞、山茱肉、熟地、桑椹、牛乳、猪肾等，分别制作而成。常用于肾虚亏损之眩晕耳鸣、腰膝酸软、潮热盗汗、消渴、淋证、痿证、虚劳、遗精等症。

（2）温补肾气法：选用温补肾气的食物，或温补肾气的中药与食物配伍，经烹调加工制成饮食，治疗肾气虚弱的方法。如选用胡桃仁、栗子、韭菜、豇豆、狗肉、麻雀肉和肉苁蓉、淫羊藿、仙茅、巴戟天、附子等，分别制作而成。常用于腰膝酸软、畏寒肢冷、夜尿清长、遗尿、早泄、阳痿、遗精等症。

（3）填精补髓法：选用填精补髓的食物，或补肾益精的中药与食物配伍，经烹调加工制成饮食，治疗精髓不足证的方法。如选用芝麻、黑豆、龟肉、海参、淡菜、猪脊髓、羊脊髓和肉苁蓉、鹿茸、人参、枸杞等，分别制作而成。常用于肾精亏虚之腰膝酸痛、足膝痿软、须发早白、虚羸少气、发育迟缓等症。

4. 益胃生津法　益胃生津法是益胃生津法与润燥生津法的合称。益胃生津法具有益胃阴、生津液的功能，适用于津液不足之消渴口干、脘部灼热、胃痛、便秘等症；润燥生津法具有润肺燥、生津液的功能，适用于肺燥津伤、口渴引饮、咳嗽咽干等症。

（1）益胃生津法：选用养胃阴、生津液的食物，或益阴生津的中药与食物配伍，经烹调加工制成饮食，治疗胃阴虚亏或津枯肠燥的方法。如选用梨、甘蔗、荸荠、藕、牛乳、芝麻、蜂蜜和麦冬、生地、玄参、知母、石斛等，分别制作而成。常用于胃阴不足、口渴口燥、咽干、大便燥结等症。

（2）润燥生津法：选用润燥生津、滋养肺阴的食物，或清燥润肺的中药与食物配伍，经烹调加工制成饮食，治疗阴虚肺燥证的方法。如选用梨、百合、藕、荸荠、柿、枇杷、蜂蜜、冰糖、猪肺、牛乳和沙参、玄参、石斛、麦冬等，分别制作而成。常用于肺燥阴伤之鼻干、咽喉干痛、干咳无痰或痰中带血，以及肌肤干燥等症。

五、食补的九大禁忌

食药进补能祛病补虚，强健身体，延缓衰老，但是进补方法使用不当或过分滋补，则效果适得其反，反而会为补所误。以下为进补八忌，进补时应当注意，才能使食补起到真正的效果，避免滋补偏颇的危害。

1. **忌蛮补或无虚进补** 必须根据体质辨证进补，要讲究饮食有节，不可偏嗜，当补而不补，虚则更虚；不当补而补，同样有害。因此，进补不当，就可能导致气血阴阳失调，引发百病。

2. **忌喜补恶泻** 有些人一听说吃补药心理感觉就好，反之，则很是不舒服，这是"喜补恶泻"的错误心理。进补时应充分了解滋补食药的适应证，结合自己的体质情况合理使用，才能达到"补半功倍"的效果。如补阳药，性多温燥，易助火伤阴，阴虚火旺者忌用。补气药性多味甘，能壅滞中气，中焦满闷者不宜服之。补阴药与补血药，性多黏滞，妨碍运化，湿阻中焦，脘腹胀满，食少便溏者应慎用。

3. **忌闭门留寇** 应用补益食物必须掌握时机，感冒初起、急性病发病初期及高热病患者忌用补益食物。这一时期使用滋补食物，会有"闭门留寇"之弊。现代药理也证实，某些滋补食物有收敛、止汗、止泻或抗利尿作用，使用不当，就不利于病邪（感染因子、毒素）从大小便排出或发汗而解。即便在正气已虚、邪气未尽的后期，也要掌握好扶正与祛邪的关系，分清主次，适当地与祛邪药配伍。

4. **忌虚不受补** 脾胃功能虚弱的人吃了滋补食物，会出现消化不良、腹胀等症状，因此先要调理好脾胃，才能正常消化和吸收。而阴虚者更不可一味温补，应以滋养阴液为主。大病初愈、胃气初复、虚不受补者，当以开胃和中为主，兼以清淡平补之品缓缓调理，切忌大剂量进补导致胃呆气滞、中焦痞满之患。此外，进补时不要食滋腻肥厚、生冷、腥膻及过于辛辣、油炸食品，以免加重脾胃的负担。

5. **忌昂贵进补** 有些人认为，越贵重、价格越高的补品就越能补益身体。还有人说："多吃补品，有病治病，无病强身。"其实这不符合科学。过量服用参茸类贵重补药，可引起脘腹闷胀、不思饮食等症状。如体质健壮者服用，或长期大量服用，会出现补品滥用综合征。因此，进补最好在医生指导下，或根据自己体质情况正确选用补品。

6. **忌补不对症** 虚证分为阴虚、阳虚、气虚、血虚、气血两虚、气阴两虚、阴阳两虚等不同证候，对症使用才能补益身体，如不分证候、症状，乱用补药，非但不能达到补益的目的，有的还会闹出许多毛病来。另一种情况是道听途说，把没有滋补作用的药物，甚至是有毒的药物，当成养生保健之宝，长期服用，从而产生不良后果。以上情况都应该引以为戒。

7. **忌偏补** 进补要兼顾气血阴阳，不可一味偏补，过偏进补往往会矫枉过正，引起其他疾病。如阳虚之证，应该用补阳药，但若过服或过久用燥湿性强的补阳药材，阳虚证虽可消失，同时很可能造成气阴被劫，变成气阴两虚或阴虚火旺之证。

8. **忌唯补为是** 食补的同时，还应结合运动养生、保持精神愉快等途径，采用多方法的养生手段，才能真正起到强身健体、防病抗病、延年益寿的作用。

9. **忌搭配相克** 在饮食调理中，切忌搭配相克，否则不但对身体健康无益，而且还会带来不良后果。猪肉菱角同食会伤肝脏，鸡肉芹菜相伍会伤元气。牛肉栗子食后会呕吐，羊肉西瓜相会定互侵。兔肉芹菜同食伤头发，鹅肉鸡蛋同桌损脾胃。狗肉如遇绿豆会伤身，黄鳝皮蛋不可同道行。鲤鱼甘草加之将有害，蟹与柿子结合会中毒。甲鱼黄鳝与蟹孕妇忌食，鸡蛋食后再吃消化片相冲。柿子红薯搭配结石生，豆浆营养不宜冲鸡蛋。洋葱蜂蜜相遇伤眼睛，萝卜木耳同吃生皮炎。豆腐蜂蜜相伴耳失聪，菠菜黄瓜不能一起食。香蕉芋艿入胃酸胀痛，马铃薯香蕉同食面部生斑。

六、天然的进补食物好

食补不能乱补、滥补，必须讲究科学，遵循食补的原则，科学地选用天然类食物。这里根据食物的性能，分类介绍，以方便读者选用。

1. **强身健体类食物** 强身健体类食物顾名思义，是调养心神、健脑益智、强筋壮骨、滋补阴阳、抗老防衰之类的保健食物，它能使身体更加强壮、健美，心智更加聪慧、完善，生命活力更加蓬勃、持久。

（1）健脑益智类食物

1）粮食类：粳米、荞麦、大豆及大豆制品、玉米等。

2）蔬菜类：金针菜、芹菜、番茄、山药、黑木耳、银耳、香菇、菠菜、胡萝卜等。

3）瓜果类：龙眼、大枣、百合、黑芝麻、花生、无花果、核桃、葡萄、菠萝、荔枝、猕猴桃、苹果、梨等。

4）水产类：鲤鱼、牡蛎、海螺、章鱼、乌贼鱼、鲑鱼、青鱼、鳙鱼头、鳝鱼、鲱鱼、干贝、虾（皮）、海藻等。

5）蛋奶类：牛奶、鸡蛋。

（2）养心安神类食物：龙眼、莲子、牡蛎、黄鱼、猪心、胡萝卜、椰子汁、山楂、小麦、山药、蘑菇、酸枣、荔枝、味精等。

（3）强筋壮骨类食物：黄豆及豆制品、萝卜、茄子、菠菜、油菜、芹菜、大白菜、酸枣、葡萄、橄榄、黄鳝、羊骨、羊肉、牛肉、牛奶等。

（4）滋阴壮阳类食物：野核桃、韭菜、黑豆、核桃、栗、菠萝、樱桃、海虾、海参、鳗鲡鱼、虾、淡菜、雀、鹿肉、鹿鞭、狗肉、狗鞭、羊肉、羊肾、羊脂、燕窝、蚕蛹、花椒等。

（5）聪耳明目类食物：聪耳食物选用莲子、荸荠、山药、芥菜、核桃、蜂蜜等。

明目食物选用苦瓜、胡萝卜、甘薯、山药、枸杞菜、荠菜、苋菜、菊花脑、野鸭肉、青鱼、鲍鱼、螺蛳、蚌等。

（6）美容护发健齿类食物：护发食物选用芝麻、核桃、大麦、韭菜子、鲍鱼、甲鱼肉等。

美容食物选用黑芝麻、松子、栗子、枸杞、山药、黄瓜、樱桃、荔枝、牛奶等。

健齿食物选用黑豆、青豆、黄豆、豆腐丝、豇豆、白芸豆、蒲菜、莴苣、甘蓝、菠菜、银耳、葡萄、橄榄、核桃、榛子仁、西瓜子、南瓜子、虾米皮、海带、蛋黄、花椒、牛奶、芝麻酱等。

2. 抗老防衰类食物　我国早在两千多年前就已认识到食物具有抗老防衰、延年益寿之功能，历代中医文献收载了不少种类的益寿食物。采用食物调整机体功能，达到抗老防衰、延年益寿既是可能的，更是可行的。

比较有效而实用的抗老防衰的食物，以芝麻、花生、玉米、大豆、栗子、荞麦、红薯、葵花子、沙棘果、菊花、龟肉、蜂蜜、银耳、黑木耳、红枣、蘑菇、松子、酸奶、马铃薯、鱼类等为最佳。

此外，中医学说认为，凡归肺、脾、肾三经的天然食物，都补益肺、脾、肾，具有抗衰老、延年益寿的作用。其中较有效的主要有如下食物：核桃、大枣、栗子、龙眼、荔枝、莲子、百合、白果、杏仁、花生、黑芝麻、山药、芡实、扁豆、豌豆、薏苡米、蚕豆、粳米、小米、稻米、大麦、荞麦、黑大豆、黄豆、藕、荸荠、菱角、山楂、桑椹、橘、罗汉果、枸杞子、枣仁、梨、西瓜、苹果、冬瓜、大蒜、洋葱、萝卜、蜂蜜、蘑菇、银耳、木耳、木瓜、南瓜、苣荬菜、苜蓿、香椿、茶叶、紫菜、海带、海藻、淡菜、海参、牛乳、猪皮、鹌鹑蛋、猪肝、牛肉、兔肉、鹿肉、鹿鞭、鹿胎、鸡肉、鸭肉、鲫鱼、鳝鱼、蛏肉、牡蛎肉等。

抗老防衰滋补保健食物还有：茄子，大白菜，绿叶菜类如芫荽、油菜、芹菜、菠菜、苋菜和西红柿、胡萝卜、菜花、大头菜及豆制品（豆浆、豆腐、豆腐脑）、猪蹄、蛋类等。

3. 健康食品排行榜　世界卫生组织（WTO）经三年研究得出最佳食品排行榜。

（1）最佳蔬菜：芹菜、茄子、甜菜、红薯（地瓜）、芦笋、洋白菜、花椰菜、胡萝卜、荠菜、荠蓝菜、金针菇、雪里蕻、大白菜。

（2）最佳水果：猕猴桃、芒果、木瓜、草莓、橘子、柑子、杏、柿子、西瓜。

（3）最佳肉食：鸡肉、鹅、鸭。

（4）最佳食油：米糠油、玉米油、芝麻油。

（5）最佳汤食：鸡汤，特别是母鸡汤。

（6）最佳护脑食物：南瓜、葱、菠菜、韭菜、花椰菜、甜椒、豌豆、番茄、胡萝卜、小青菜、蒜苗等蔬菜；核桃、花生、开心果、腰果、松子、杏仁和大豆等壳类食物；糙米饭、猪肝。

2003年北京、上海、天津等九大城市营养学专家评出"10大健康食品"：大豆及大豆制品、牛奶和酸奶、海鱼、番茄、黑木耳和松蘑等菌菇类、绿茶、胡萝卜、荞麦、禽蛋蛋白。

7种可帮助人体新陈代谢的保健食品：玉米、海带、大蒜、苹果、牛奶、洋葱、甘薯。

2005年美国癌症研究协会公布10大抗癌食物：卷心菜、西兰花、蒜头、红椒、巴西果仁、番茄、洋葱、胡萝卜、草莓、葵花子、南瓜子。

美国研究12种水果有防癌、抗癌作用：草莓、橙子、橘子、苹果、哈密瓜、猕猴桃、西瓜、柠檬、葡萄、葡萄柚、菠萝。

中国研究17种防癌水果蔬菜：苹果、柑橘、柠檬、葡萄、草莓、木莓、香蕉、杏、油菜、荠菜、卷心菜、菜花、胡萝卜、西红柿、葱、洋葱、蒜。

美国营养专家评出的延缓衰老的10种食物：番茄、菠菜、红酒、坚果、花椰菜、燕麦、鲑鱼、大蒜、绿茶、蔓越橘。

我国科学家提出的防衰老的10种食物：苹果、矿泉水、胡萝卜、脱脂牛奶、贝类、小鸡、菠菜、麦芽、橙子、金枪鱼。

国际会议定出6种常见保健品：绿茶、红葡萄酒、豆浆、酸奶、骨头汤、蘑菇汤。

有助于心脑健康的10种食品：蘑菇、燕麦、海鱼、洋葱、黄豆、橄榄油、葡萄酒、番茄、山楂、胡萝卜。

能消耗多余胆固醇的10种食物：苹果、玉米、胡萝卜、牡蛎、杏仁、海带、大蒜、牛奶、蜜橘、茶。

能够帮助降血脂的食物：豆制品、黑木耳、番茄、荞麦、燕麦、大蒜、洋葱、鱼、茶、蔬菜和水果。

可以软化血管的9种食物：黑木耳、大枣、茄子、核桃、香菇、蜂蜜、白薯、玉米、番茄。

能防治高血压的食品：苹果、洋葱、高钙饮食（牛奶、豆类、鱼虾、芝麻）、绿茶、含钾食物（土豆、芋头、海带、冬瓜、西瓜、蘑菇、苹果、香蕉）。

能够辅助纠正记忆力下降的食物：玉米、糙大米、全小麦、黄豆、蒜头、蘑菇、酵母、奶、动物肝脏、沙丁鱼、瘦肉类及新鲜蔬菜和水果。

帮助安眠的8种食物：牛奶、小米、核桃、葵花子、大枣、蜂蜜、醋、全麦面包。

排油减肥食品：燕麦（麦片）、玉米、山药、海藻（海带、海菜）、芹菜、木瓜、普洱茶、青菜和水果。

可以解酒的9种食物：葡萄、蜂蜜、西红柿汁、西瓜、柚子、芹菜、酸奶、香蕉、橄榄。

第二节 食疗的基本原则

饮食养生保健法的基本原则应该是营养平衡，因人、因时、因地制异。营养问题是一个人文化素质的表现，怎样利用食品保持自己的健康，靠的就是自己的基本营养知识积累。没有不好的食物，只有搭配不好的食谱。

一、营 养 平 衡

人们一提及平衡膳食，就会认为是淀粉、脂肪、蛋白质的合理搭配。实际上，平衡膳食的概念应包括以下几方面。

1. 热量平衡　产生热量的营养素有蛋白质、脂肪与碳水化合物。脂肪产生的热量为其他两种的两倍多，富含脂肪的食物称为高热量食物，以畜禽肉类为代表。如果摄取的超过人体的需要，则要造成体内脂肪堆积，人变得肥胖，则易患高血压、心脏病、糖尿病、脂肪肝等多种疾病。如果摄取的热量不足人体的需要，造成营养不良，同样可诱发多种疾病，如贫血、结核、癌症等。

健康人要保持体重适中，蛋白质、脂肪与碳水化合物三种营养成分的合理的比例为 1∶1∶4.5。每日早、中、晚餐的热量分配为总热量的 30%、40%、30%，即人们常说的早餐吃好、中餐吃饱、晚餐吃少。

2. 味道平衡　食物的酸、甜、苦、辣、咸等味道对身体的影响不同。

（1）酸：酸味由食物中的有机酸产生，可提高胃酸浓度，增进食欲。酸味入肝，增强肝功能，并促进钙、铁等矿物质与微量元素的吸收。酸味食物也富含维生素 C，这些成分具有抗氧化功能，对心血管健康有益，可以软化血管，调节血脂，在益智防病方面也有显著功效。

（2）甜：甜味来自食物中的糖分，糖是人体热量的主要来源，可补气生血，解除肌肉紧张，增强肝脏功能。糖能有效地阻止癌细胞附着于正常细胞，帮助人体抵抗感冒、流行性感冒、心脏病与神经疾病的侵袭，增强记忆力，提高用脑效率。

（3）苦：苦味来自食物中的有机碱，且富含氨基酸与维生素 B_{12}，可防治巨幼细胞性贫血。

（4）辣：辣味能刺激胃肠蠕动，增加消化液分泌，提高淀粉酶的活性，并可促进血液循环和机体代谢。

（5）咸：咸味可向人体供应钠、氯两种电解质，调节细胞与血液之间的渗透压及正常代谢，在呕吐、腹泻等失水情况下，要吃咸食以补充丢失的钠。

但是，酸食吃得过多，容易伤脾，也会加重胃溃疡的病情；甜食吃得过多伤肾，升高血糖及三酰甘油，诱发动脉硬化，糖尿病患者更应远离甜食；苦食吃得过多伤肺，或引起消化不良；多食辣食伤肝、或刺激肠胃，招致直肠、肛门疾病；多吃咸食伤心，体内钠、氯增加，改变细胞渗透压，长期食用过咸食物，易导致癌症、糖尿病，加重肾脏负担，诱发高血压。各种味道的食物均应不偏不废，保持平衡，才有利于身体健康。

3. 颜色平衡　各种颜色的食物所含营养成分的侧重点不同。

（1）白：以大米、面粉等为代表，富含淀粉、维生素及纤维素，但缺乏赖氨酸等必需的氨基酸。

（2）黄：以黄豆、花生等为代表，可提供优质蛋白、脂肪及微量元素。蛋白质含量相当高，而脂肪较少，适宜中老年人和已患高血脂及动脉硬化症的患者食用。

（3）红：以畜禽、鱼肉为代表，其优质蛋白、维生素 A、钙、锌、铁等微量元素十分丰富。但维生素相对不足，脂肪较高，特别是畜肉，多食易致心脏病与癌症。

（4）绿：以蔬菜、水果为代表，是人体获取维生素的主要来源，减少心脏病与癌症的发生。

（5）黑：以黑米、紫菜、黑豆、黑芝麻等为代表，富含铁、硒、氨基酸，但蛋白质含量较少。

各色食物搭配，取长补短，营养成分种类齐全，才能达到营养均衡。

4. 荤素平衡　素食，含纤维素多，抑制锌、铁、铜等重要微量元素的吸收，含脂肪过少。常吃素者易患贫血、结核病，危害儿童发育（特别是脑发育），导致少女月经初潮延迟或闭经，也可祸及老人，引起胆固醇水平过低而遭受感染与癌症的侵袭。

荤食也不可过量，高脂肪与心脏病、乳腺癌、中风等的因果关系早有定论。荤素应平衡，以脂肪在每日三餐热量中占有 25%～30% 为宜。

5. **酸碱平衡** 食物有酸碱之分，并非指味道而言，而是指食物在体内最终代谢产物的性质。凡最终代谢产物为带阳离子的碱基者为碱性食物，如蔬菜、水果、奶类、茶叶等，特别是海带等海洋蔬菜，为碱性食品之冠。最终代谢产物为带阴离子的酸根者为酸性食物，如肉、大米、面粉等。酸性食物蛋白质多，碱性食物富含维生素矿物质。酸性食物会使体液偏酸，引起轻微酸中毒，易招致风湿性关节炎、低血压、腹泻、水肿、偏头痛、牙龈发炎等疾患。碱性食物会使体液偏碱，易招致高血压、便秘、糖尿病、骨质疏松症、动脉硬化乃至白血病等病。

机体体液最好是酸碱平衡并略偏碱性的状态，酸碱食物的比例掌握不可忽视。

6. **阴阳平衡** 中医认为，根据体质特点，利用食物的温、凉、寒、热、平性来调节人体阴阳，达到防病保健目的。

（1）温热性食物：谷豆类的面粉、豆油、酒、醋等；瓜菜类的生姜、大葱、大蒜、胡萝卜、香菜等；水果类的龙眼、荔枝、大枣、莲子、核桃、花生、葡萄、乌梅、木瓜、李子、栗子、橘子、桃子等；肉类中的羊肉、狗肉、鸡肉、鹿肉、牛肉等；水产类的黄鳝、虾、草鱼等。

（2）寒凉性食物：谷豆类的荞麦、大麦、绿豆、豆腐、豆豉、豆浆等；瓜菜类的苋菜、菠菜、油菜、白菜、黄瓜、西瓜、竹笋、芋头、茄子等；水果中的梨、菱、柑、香蕉、甘蔗等；肉类中的兔肉、鸭肉等；水产类的鳗鱼、螃蟹、牡蛎、田螺等。

其他食物则多为平性。要结合自己的体质特点，参照上述食物的性质安排食谱。

1998 年我国卫生部从保障人民身体健康出发制定了饮食八原则：一是食物多样，谷类为主；二是多吃蔬菜、水果；三是常吃奶类、豆类制品；四是经常吃适量的鱼、禽、蛋、瘦肉，少吃肥肉和荤菜；五是掌握自己的饭量，保持适宜的体重；六是吃清淡、少盐的东西；七是饮酒要限量，不要过度饮酒；八是吃清洁卫生、不变质的食品。

另外，中国营养学会根据我国国民的实际情况拟绘了一个居民膳食食物宝塔，分 5 层：第一层即宝塔底，谷类食物，以各种粮食为主，轻体力劳动者每日 500g；第二层是蔬菜和水果，一般正常人，每日吃 400～500g 蔬菜、100～200g 水果；第三层是鱼、肉、蛋等动物性食物，一般是鱼 200g、肉 50～100g、蛋 20～50g；第四层是奶和牛奶，一般每日喝 250～500ml；第五层是盐和糖，盐每日的食量不超过 4g，糖每日吃得不要太多。

二、因人、因时、因地而异

1. **因人而异** 人体是一个复杂的有机体，尽管人体的结构和功能基本相同，但不同种族、性别、年龄、血型、性格、体质的人则各有差异，每个人饮食习惯各有特点。饮食养生不能千篇一律，应该在遵循基本原则的基础上，根据各自的机体功能状态、生活习性、经济条件、生活环境等因素，养成各自的饮食养生原则。

2. **因时而异** 春夏交替的时节，气温变化大。这种气候条件下，人的呼吸道容易受致病细菌、病毒的侵袭；消化道容易受饮食凉热的影响造成脾胃不和，再加上穿衣没规律，很容易生病。这个季节平时可以喝一点绿茶。在饮食上要注意"清淡、去燥"。可以选用小米、玉米、豆类等烹制一些粥、汤，选用像猪肝、松花蛋等一类食品。新鲜蔬菜中的黄瓜、西红柿、菠菜、油菜等，都是这个季节应该多吃的膳食品种。

夏季气温高，人体丢失的水分比其他季节要多，必须及时补充。一谈到水，人们往往会想到市场上销售的"纯净水"、"太空水"。其实，蔬菜中的水分，是经过多层生物膜过滤的天然、洁净、营养且具有生物活性的水，是任何工厂生产的饮用水所无法比拟的。夏季正是瓜类蔬菜上市旺季，含水量都在90%以上。冬瓜含水量居众菜之冠，高达96%，其次是黄瓜、金瓜、丝瓜、佛手瓜、南瓜、苦瓜等。吃500g瓜菜，就等于喝450ml高质量的水。另外，所有瓜类蔬菜都具有高钾低钠的特点，有降低血压、保护血管的作用。

夏季气温高，病原菌滋生蔓延快，是人类疾病尤其是肠道传染病多发季节。这时多吃些"杀菌"蔬菜，可预防疾病。这类蔬菜包括大蒜、洋葱、韭菜、大葱、香葱、青蒜、蒜苗等。在这些葱蒜类蔬菜中，含有丰富的植物广谱杀菌素，对各种球菌、杆菌、真菌、病毒有杀灭和抑制作用，其中，作用最突出的是大蒜。研究表明，大蒜的有效成分主要是大蒜素。由于大蒜中的蒜酶遇热会失去活性，为了充分发挥大蒜的杀菌防病功能，最好生食。上述葱蒜类蔬菜都具有不同程度的杀菌抑菌作用，常吃有益。

深秋，天气逐渐从凉爽转冷，气候干燥，常会感到口唇干燥、咽干、皮肤发涩，这是由于干燥气候消耗了人体的大量津液的缘故，这时一定要注意养阴。

在进食的调理上，除遵照原来的荤素搭配、平衡膳食的原则外，要注意少食辛燥的食品，如辣椒、生葱等。宜食芝麻、糯米、乳品等柔润食物。古人认为："晨起食粥，推陈致新，利膈养胃，生津液，令人一日清爽。"因此，早餐最好喝上一碗粥，能润燥滋阴，益于养生。

患者秋季更需忌口。感冒发热，切勿再吃辛辣食物。各类麻辣烫、火锅之类的食物，哪怕味道再诱人，也要忍一忍；久病之人要忌食猪头肉、鹅肉、鱼腥类食物；经常患胃满、呕吐、恶心等病之人，最好少进甜食；满脸长"痘"之人，或者患疮痈肿毒之人应忌羊肉、蟹、虾及辛辣刺激性食物；咳喘痰多之人，应忌酸涩之物，可用梨和冰糖煮水喝，以润肺化痰。

深秋天凉，也可因时用些药膳。秋季，五脏中肺气当令，需要平补，适宜食用菊花肉片等药膳，同时也可选用四季皆宜的药膳，如茯苓包子、银耳羹等。

在保健品的选择上，应当记住，任何保健品都是在合理膳食的基础上起辅助性作用的，不要因为选用了一些保健品就忽略了合理膳食。

3. **因地而异**　人类生活在地球上，一切生命活动无时不受地理环境因素的影响。地球上不同的区域有山区、平原之分，高原、盆地之别，内陆、沿海之差，森林、沙漠之异……不同区域的地质条件、生态环境、水文资源、风俗习惯等各不相同，因而人的体质功能、生活方式也存在差异。饮食养生保健的方法，应根据各自所处的区域条件，做适当调整。

第三节　唐祖宣对常用补品解读

大枣、龙眼、人参、核桃、木耳、芝麻、百合、莲子、猕猴桃、灵芝、山药、阿胶等补品，是食补常用的上乘之品，具有很好的滋补保健作用，被广泛用于滋补养生，深受大众欢迎和喜爱。这里对这12种补品分别加以介绍。

一、益气健脾用大枣

大枣是我国药食皆用的果品之一，它与桃、梨、梅、杏共誉为中国五大名果。既尝美味，又补身体。鲜枣有"天然维生素丸"之称，民间更提倡"天天吃大枣，青春永不老"。古籍《山海经》、《尔雅》及《神农本草经》等对大枣均有记载。《神农本草经》将其列为上品，称大枣有"主心腹邪气，安中养脾，助十二经。平胃气，通九窍，补少气，少津，身中不足，大惊，四肢重"等功效。《长沙药解》称："大枣，补太阴之精，化阳明之所。"大枣味甘，性温，归脾、胃经，有补中益气、养血安神、缓和药性的功效，适用于中气不足、血虚证、脏躁证及缓和峻烈药物的药性等。

大枣于秋季果实成熟时采收，拣净杂质，晒干，或烘至皮软，再行晒干，或先用水煮至果肉柔软而皮未皱缩时即捞起，晒干。大枣依加工方法不同而有红枣、黑枣之分。大枣稍经沸水烫过后晒干，枣皮发红，称为红枣。大枣稍经沸水烫过后，再熏焙至枣皮发黑发亮、枣肉半熟、干燥适度为止，称为黑枣。两者来源相同，但用于制作黑枣的原材料等级要求较高。

大枣晒干后又称干枣、干赤枣；因大枣味美功良，所以又称美枣、良枣。我国大枣主要产于河南、山东两省。此外，河北、陕西、山西、四川、贵州等地亦产。以河南新郑所产者质量为最佳，山东产量最多。

1. 性能与功用　大枣味甘，性温；归心、脾、胃经。具有补益脾胃，益气养血，安定心神，调和营卫，解药毒，缓和药性等功能。

大枣的滋补作用主要有以下几个方面。

（1）用于脾胃虚弱所致倦怠乏力、食少便溏诸症。

大枣能补益脾胃，故脾胃虚弱者，常以大枣作食疗之品；更常作人参、白术等补益药的辅助之品，用于脾虚诸症，治疗脾胃湿寒、饮食减少、完谷不化等。如《和剂局方》参苓白术散，以枣汤调服，以增强补益脾胃之功效。若脾胃不和、干呕恶心、腹胀食少者，常与生姜、甘草等同用，以调和脾胃。

（2）用于气血不足诸症。凡气虚、血虚或气血两虚者，大枣每为常用之品。对气虚症，常与补气的人参同用。血虚症，常与养血的当归、白芍等同用。若气血两虚之症，常于补气养血方中加用本品。若心脾两虚，气血不足，惊悸失眠，可将本品加入补益心脾剂中，如归脾丸等。若情志抑郁，思虑过度，脏阴暗耗，致成脏躁，悲伤欲哭，数欠伸，哈欠频作，常与甘草、小麦同用，以润养脏阴，如《金匮要略》甘麦大枣汤。

（3）用于表证营卫不和见头痛发热，汗出恶风诸症。

大枣常与生姜同用，可助桂枝、白芍调和营卫治中风发热、恶风、汗出等症。如医圣张仲景所创的调和营卫的名方——桂枝汤，即是此例。

（4）用于药性峻烈、有毒之剂以解药毒，调和药性。

大枣之味大甘，可缓和或减少某些峻烈药物的毒性和不良反应，如《伤寒论》逐水之十枣汤、《金匮要略》泻肺之葶苈大枣泻肺汤、《千金要方》治历节疼痛之大枣汤等方中，皆用大枣，一则取其缓解大戟、甘遂、芫花、附子之毒性和葶苈子之峻烈之性；二则取其甘味护养胃气，以防伤正。

此外，现常以大枣煎服，治贫血、肺痈吐血并妄行、诸疮久不瘥、风沿烂眼、卒急心痛、过敏性紫癜、肝炎、肝硬化等疾病。

2. 临床运用

（1）预防输血反应。在输血患者中，输血前15～30分钟服红枣汤（红枣20枚，地肤子、炒荆芥各9g）。此法在临证时非常有效，但对少数用激素未能防止反应者，该法亦无效。

（2）降低血清谷丙转氨酶水平。对急慢性肝炎、肝硬化的患者，每晚睡前服红枣花生汤（红枣、花生、冰糖各30g，先煎花生，后加红枣、冰糖）1剂，30日为一个疗程。对血清谷丙转氨酶升高效果比较满意。但对合并胆囊炎、风湿合并心力衰竭患者，应配合清热利湿或祛风除湿药。

（3）治疗疬病（精神恍惚，心烦失眠），用大枣15枚、浮小麦50g、甘草10g，煎煮1小时，去甘草后食用。可益气养心，安神定志。

（4）治疗肺肾虚损（咳嗽气喘，腰膝酸软），用大枣20枚、杏仁10g、白果仁10g、核桃仁10g、鸡肉200g，调料少许。将鸡肉洗净切小块，与诸药用文火炖煮1小时，分早、中、晚食用鸡肉、诸仁及大枣，并喝汤。可补肺肾，止咳喘，益精血。

（5）治疗性功能减退，用大枣 20 枚、全虾 50g、韭菜 10g、大米 100g。将全虾（不去头及外壳）洗净切段，大枣破开去核，韭菜洗净切小段，与大米同煮为粥，早晚食用，可益气壮阳、提高性功能。

注意：煎煮大枣时，可将大枣破开，有利于有效成分的煎出，增加药效 2～3 倍。大枣味甘，性温，食用过多会助湿生痰蕴热，有湿热痰热者不宜食用。

3. 药理作用　现代研究表明，大枣营养丰富，既含蛋白质、脂肪、粗纤维、糖类、有机酸、黏液质和钙、磷、铁等，又含有许多种维生素，故有"天然维生素丸"之美称。大枣所含的维生素不仅品种多，而且含量高，如每百克鲜枣含维生素 C 高达 380～600mg，是苹果的 70～80 倍、桃子的 80～100 倍；维生素 P_3 多于 300mg。正因为大枣富含多种生物活性物质，故具有多种药理作用。

（1）中枢抑制作用。大枣具有催眠及改善睡眠作用。因此，大枣能安神定志，提高睡眠质量。

（2）保肝作用。实验证明，大枣有保肝作用。

（3）增强肌力作用。实验证明，大枣有增强肌力作用。

（4）抗变态反应作用。大枣所含环磷酸腺苷易透过白细胞膜，使细胞内环磷酸腺苷升高，抑制了白三烯的释放，因而具有抗变态反应作用。

（5）抗肿瘤作用。食用大枣可明显减少肿瘤发生率，具有抗肿瘤作用。

4. 鉴别选购　大枣具有以下特征：为椭圆形或球形，长 2～3.5cm，直径 1.5～2.5cm。表面暗红色，略带光泽，有不规则皱纹。基部凹陷，有短果柄。外果皮薄，中果皮棕黄色或淡褐色，肉质柔软，如海绵状，黄棕色，富糖性而油润。果核表面呈暗红色，纺锤形，两端锐尖，质坚硬。气微香，味甜。

因此选购红枣时，应参考上述性状特征，从以下几个方面着手。

（1）果形短壮圆整，颗粒大小均匀，核小，肉厚，皮薄，皱纹少而浅。

（2）掰开枣肉而不见纹丝（断丝），肉色淡黄。

（3）捏之干燥而不粘手，有紧实感。

（4）食之甜味足，肉质细。

符合以上条件的大枣，方为上品。

二、润肺食百合

我国民间素有喜食百合的习惯。随所配物品的不同，可将百合制作成不同的茶点、汤饮等。其实，百合不但作为一种食品素为人们所喜爱，而且作为一种中药，对人体具有治疗和保健作用。因其药食两用，价廉物美，素为医家和患者喜用。

百合为百合科植物百合、卷丹、山丹、川百合等的肉质鳞茎。其基叶大，花白者，即为百合；细叶，花红者，即为山丹；花黄有黑斑，叶间有黑子者，即为卷丹。我国供药用和食用的百合多为卷丹。另外，还有川百合，其主要分布于四川等西南地区。百合的名称，主要以其植物的形状命名。百合之名始见于《神农本草经》。因其鳞茎由鳞瓣数十片相合而成，故名百合。百合又有许多别名，如重箱、百合蒜、蒜脑薯、摩罗等。

1. 化学成分　每100g鲜品百合中含蛋白质4g，脂肪0.1g，糖类28.7g，粗纤维1g，磷91mg，钙9mg，尚含有各种维生素及多种生物碱。百合的地下鳞茎、种子及花均可药用。

2. 性能及功用　百合甘寒滋润，质厚多液，归心、肺、胃经。有滋养润肺、止咳、养阴、清热、安神、利尿等功效，又是富有营养的食品，为润肺、止咳、宁心、安神、清利二便的食品和滋补品，多用于肺燥咳嗽、咯血和热病之后余热未消，以及气阴不足而致的虚烦惊悸、失眠、心神不宁等症。咳嗽哮喘的老年人服后可润肺止咳，神经衰弱和失眠患者服后可宁神镇静，并能利尿消肿，具有补脑健胃、抗衰老的功能，为老年人的滋补强壮和抗衰老健身之品，是慢性支气管扩张、结核病、肺癌患者较为合适的食疗品，对低热、烦躁、失眠患者也甚适宜。同时可治胃病、肝病、贫血等。实验表明，百合有升高外周白细胞，提高淋巴细胞转化率和增强体液免疫功能的活性。百合含有秋水仙碱，当溶液浓度为 10mg/ml 时进行体外组织培养，有明显抗癌作用，受到人们的重视。百合含磷量很高，磷是构成细胞核蛋白的主要成分，能促进葡萄糖、脂肪、蛋白质代谢，又是各种酶的主要组成成分，对维持血液酸碱平衡有重要作用，可延缓机体的衰老过程。

百合也常用于心火肺热引起的皮肤病，如湿疹、皮炎、疮疖、痱毒和痤疮等。食用百合不但可起辅助治疗作用，而且可使皮肤变得细嫩，富有弹性，减少皱纹。对于因内热引起的大便秘结、小便赤热，服用百合有清内热、利二便的功效。

百合还可加冰糖、大米等煮成百合粥，有润肺、调中、镇静、止咳、养阴、清热的作用，对肺弱、肺痿、咳嗽、咯血、神经衰弱、慢性支气管炎、妇女绝经期神经症、癔症等都有辅助治疗作用。百合加杏仁制成百合杏仁粥有润肺、止咳、清心安神作用，适用于病后虚热、干咳劳嗽；加杏仁、赤豆、白糖等熬成百合杏仁赤豆汤，有润肺止咳、除痰利湿作用，适用于痰多咳嗽、喘息、口干、小便不利等症；百合还可加糖熬成糖水百合，对病后余热未清所致的虚烦不眠有疗效，对肺燥干咳、痰中带血患者亦适宜。干百合200g研碎，另用大枣6枚煮烂，去核，加红糖后倒入百合粉中煮成糊状，添入糯米粉做成弹丸汤圆，有健脑、益智、扶衰、抗老、开胃醒脾的作用，是癌症患者的康复佳膳。

3. 服用方法　百合的服用视其不同的用途，而有不同的服用方法。

（1）做食品：多以鲜品为主，也可用其干品。先除去其须根，洗净，剥取鳞片，以水浸泡一些时间，其间多换几次水，以减轻其苦味。可以单独蒸食，每次 10~30g；也可与米同煮，煮成粥食，或配其他药品、食品，煮成汤、糕等食用。此外。鲜百合也常常与其他蔬菜一起被烹任为菜肴。

（2）做药品：百合作为药品既可以内服也可以外用。内服主要入汤剂，每次 10~30g。如用于润肺止咳则多蜜炙用，而用于清心安神则多生用。如用于疮痈、湿疹等则多用百合的鲜品，适量捣碎外敷。

4. 临床运用

（1）治疗消化性溃疡。用百合、枳实、呋喃唑酮，按 10：10：1 的比例配制。共研细末，入胶囊，每次 3 粒，每日 4 次，空腹服。总有效率为 97.5%，在缓解疼痛方面疗效显著。

（2）外用止血。取百合粉15g，加入蒸馏水配成15%混悬液，再加温约至60℃，搅动成糊状，待冷，放入2~4℃冰箱内冻结；冻结成海绵状后再放入石灰桶内，或用纱布包好挂起，使之慢慢解冻，继将海绵体中水分挤去，再剪成所需大小与形状，装在瓶内高压消毒。临床以百合海绵填塞治疗鼻衄及用于鼻息肉切除、中下鼻甲部分切除术等术后止血。

5. 注意事项　百合无论是作为药品还是作为食品，并不是随意、随时、任何人都可以用的。有些人服用以后，不但无效，反而会出现腹泻等不良反应。因此，百合的服用须注意以下事项。

（1）百合为甘寒滑利之品，药性偏于寒凉，有一定的滑肠通便作用。因此，对于素来脾胃虚弱、肠胃虚寒、经常腹泻的人，就不宜用百合，以免引起或加重腹泻。即使是本来肠胃功能正常之人，腹泻时也应不用百合，正如《本经逢原》所谓"中气虚寒，二便滑泄者忌之"。

（2）百合虽然能用于咳嗽人群，但主要用于阴虚之慢性咳嗽，而不能用于一般的风寒咳嗽。因风寒咳嗽的治疗宜散、疏、宣，而忌收、敛、润。而百合全无宣散之性，而具润养之功，用之反而会造成"闭门留寇",而使咳嗽更难治疗,甚则加重咳嗽,变生他故,故《本草求真》指出百合"初咳不宜遽用"。

三、健脑益肾吃核桃

核桃在国际市场上与扁桃、腰果、榛子并列为世界四大干果。被誉为"大力士食品","营养丰富的坚果"、"益智果",在国内享有"万岁子"、"长寿果"、"养人之宝"的美称,具有卓越的保健效果和抗衰功能,已经为越来越多的人所推崇。

核桃又名胡桃,原产我国,现除极寒地区外,全国各地都有栽培,主要优良品种有山西汾阳光皮绵核桃、河北昌黎露仁核桃、新疆纸皮核桃及东北核桃等。核桃仁营养价值高,可药用。

1. 性能及功用 核桃仁味甘、涩,性温,归肾、肺经。质润敛降,温肾益精,敛肺定喘,润肠通便。主治腰膝冷痛,阳痿遗精,尿频遗尿,发白齿摇,肺肾虚喘,肠燥便秘,石淋,疮疡瘰疬等。

核桃仁中医处方名又叫胡桃、胡桃肉等。它有补血益精、润肠补肾、敛肺定喘、止咳化痰、荣毛发、润皮肤等功能,适用于肾亏腰痛、肺虚久咳、气喘、大便秘结、健忘倦怠、食欲缺乏、腰膝酸软等症。《本草纲目》记载,核桃"补气养血,润燥化痰,益命门,利三焦,温肺润肠,治虚寒喘咳,腰脚重痛,心腹疝痛,血痢肠风"。《开宝本草》记载,核桃"久服令人肥健,润肌、黑须发"。据报道,给犬喂含胡桃油的混合脂肪饲料,可使其体重很快增长,并能使血清蛋白增加,而血胆固醇升高却较慢。所以,核桃仁是难得的一种高脂肪性补养品。

核桃仁含丰富的磷,对大脑神经有较好补养作用,从事脑力劳动或神经衰弱患者每日食9粒核桃仁,对补充营养极有好处。此外,核桃仁的脂肪还润滑大肠,通利大便且作用平和,适用于年老体虚、病后津亏的大便秘结者。

2. 药理作用

(1)富含宝贵的亚油酸和亚麻酸:亚油酸和亚麻酸是人体必需的两种脂肪酸。亚油酸对维持细胞膜和亚细胞膜的结构和功能具有重要作用,老年人缺乏亚油酸会出现磷状皮屑、脱发和伤口难以愈合等症状。亚麻酸具有抗炎、抗血栓形成、抗心律失常、降低血脂、舒张血管的特性,还有益于预防和治疗冠心病、糖尿病、类风湿、皮炎、癌症、抑郁症、神经分裂症、痴呆、过敏、哮喘、肾病和慢性阻塞性肺病等。核桃十分适合老年人食用,以弥补一般食物里不能补充的这两种宝贵营养素。

(2)促进生成脑黄金DHA:DHA是不饱和脂肪酸二十二碳六烯酸的缩写,对大脑细胞特别是脑神经传导和突触的生长发育有着极其重要的促进作用。多吃核桃能促进脑神经发育和脑神经纤维髓鞘的形成,同时,能生成具有脑黄金之称的DHA及在脑细胞间传递信息的重要物质乙酰胆碱。因此,常吃可明显提高记忆力和判断力,有很好的健脑益智功能,是健忘、头晕及心悸患者的营养佳品。

(3)降血脂、预防动脉硬化和冠心病:核桃含有65%的脂肪,其主要成分是对人体有益的亚油酸甘油脂,在人体内生成卵磷脂,两者具有乳化、分解油脂的作用,能降低血脂、软化血管、清理血管、阻止胆固醇的形成并使之排出体外。其作用相当于"深海鱼油"中的卵磷脂,非常易于人体吸收。常食核桃,能减少肠道对胆固醇的吸收;核桃对心脏的保护是双重的,在降低饱和脂肪酸和胆固醇的同时,还可以增加动脉血管的弹性,十分适合动脉硬化、高血压和冠心患者食用。

(4)预防老年性痴呆:核桃中的磷质对脑神经细胞有良好的保健作用,其干果仁更含有蛋白质、脂肪、碳水化合物、粗纤维、钙、磷、铁、胡萝卜素、维生素 B_1、维生素 B_2、维生素 C 等物质。常食既能强健身体、延缓衰老，又营养大脑，提高记忆，增强大脑功能，预防老年性痴呆。

（5）补肾：核桃含丰富的维生素 E 及微量元素锌、镁及锰，它们是组成性腺和脑垂体的重要成分。中医认为"肾乃先天之本"，而核桃甘温，最具补肾作用，可提高机体预防疾病的能力。核桃有补气养血、润燥化痰、温肺补肾等功效。核桃肉能平喘止咳，可治肾虚喘咳、腰痛脚软、小便频繁、大便秘结等症。

（6）美容：核桃含有的亚油酸，是使皮肤滋润充盈、红润、细腻光滑的营养物质；丰富的维生素 E 能保护皮脂和细胞蛋白质及皮肤中的水分，促进人体细胞的再生与活力。核桃不仅可以延缓白发的生长，使头发乌黑亮泽，还可以预防指甲断裂。此外，核桃仁还可治尿路结石。

3. 服用方法及注意事项　核桃仁的服法很多，有人主张开始时每日服 1 枚，每 5 日加 1 枚，至 20 枚止。周而复始。一般来说，核桃仁入药常用量为每日 10~30g。用于定喘止咳宜连皮用；润肠通便宜去皮用；排结石宜食油炸酥，捣如膏状服用。作为食用，可生食，亦可煮熟或做成各种菜肴食之。在服用核桃的过程中，应注意以下几方面。

（1）服硫酸亚铁等剂时不应食用。食物中的鞣酸可与铁剂结合生成不易溶解的物质，使铁元素吸收减少，药物疗效降低。核桃仁为富含鞣酸的食品，故服用铁剂时不应食用。

（2）服用各种酶制剂时不应食用。酶制剂可与核桃仁中的鞣酸结合成鞣酸蛋白，使酶制剂失去活性，故服用酶制剂时不应食用核桃仁。

（3）服用洋地黄、洋地黄苷片等强心苷类药物时不应食用。洋地黄等药物可与核桃仁中的鞣酸结合，生成不溶性沉淀物，降低药物疗效，故服用洋地黄等药物时不应食用核桃仁。

（4）服用碳酸氢钠时不应食用。碳酸氢钠类药物可与核桃仁中的鞣酸起反应，使其失去药效，故服用碳酸氢钠类药时不应食用。

（5）肺脓肿患者不应食用。核桃仁虽有纳气定喘止咳的作用，但味甘可助湿生痰，温可助热。《本草经疏》记载，核桃仁"肺家有痰热不得施"。肺脓肿则为痰热内聚、腐败血肉所致，故肺脓肿患者不应食用。其他呼吸系统疾病有痰热者也不宜食用。

（6）慢性肠炎患者不应食用。核桃仁富含油质，可润肠通便，慢性肠炎患者食用会明显加重病情。

4. 临床运用

（1）治疗男性不育症。核桃仁 30g，益智仁 9g，车前子 12g。用此三味药，随症加减，文火煎服，治疗男性不育症，有效率达 94.82%。

（2）治疗肾虚耳鸣、遗精。核桃仁 3 个，五味子 7 粒，蜂蜜适量。于睡前嚼服。常用此方治疗，1~2 个月内即可获愈。

四、降压抗癌黑木耳

　　近代药理研究发现，黑木耳中含有一种多糖体，有一定的抗癌活性，是一种极好的免疫促进剂，能显著提高人体的免疫功能。因此，经常食用黑木耳，可以增进身体健康，在某种程度上还可预防癌症的发生。黑木耳又名云耳、木耳、木檽、木蛾、树鸡，为木耳科植物木耳的子实体，是生长在朽木上的一种食用真菌。我国人工栽培黑木耳已有 1000 多年历史，《神农本草经》、《齐民要术》、《新修本草》、《本草纲目》、《圣济总录》、《御药院方》、《海上方》等古籍对其生产和食用均有记载。如明·李时珍《本草纲目》说："木耳生于朽木之上，无枝叶，乃湿热余气所生。曰耳曰蛾，象形也。"干燥的黑木耳呈不规则块片，多卷缩，表面平滑，黑褐色，底面较淡，水浸泡后膨胀，色泽转淡，柔润而微透明，表面有滑润的黏液气味，味淡。由于生长环境、气候、条件和采集时间不同，质量也各异。通常小暑前采的"春耳"，朵大、肉厚、质佳；立秋后采的

"秋耳"，朵略小质次之；小暑至立秋前采的"伏耳"，大小不均，质量较差。我国东北、东南、西南各地均产黑木耳，一般以干燥、朵大、肉厚、无树皮杂质者为上品。

1. 性能及功效 黑木耳味甘，性平。归肺、脾、大肠经。体轻质润，可散可敛。主要有益气润燥，散瘀止血，降压作用。主治肺虚久嗽，腰腿麻木，手足拘挛，肠燥便秘，咯血，衄血，崩漏，血痢，痔血，血淋，高血压，跌打伤痛等。

2. 药理作用及研究 黑木耳营养丰富，除含有大量蛋白质、糖类、钙、磷、铁、钾、钠、少量脂肪、粗纤维、维生素 B_1、维生素 B_2、维生素 C、胡萝卜素等人体所必需的营养成分外，还含有卵磷脂、脑磷脂、鞘磷脂及麦角甾醇等。糖类有甘露聚糖、葡萄糖、木糖、戊糖、甲基戊糖等。

黑木耳对动脉硬化、冠心病、肿瘤等有很好的食疗作用，另外具有抗生育作用。现代药理研究证实，木耳有抗凝、升高白细胞、抗血小板聚集、抗血栓作用，另外还有降血脂及抗衰老作用。

黑木耳滋阴润燥，活血止血，益气强身，可用于治疗高血压、妇女产后虚弱及痔疮出血等。黑木耳还因其胶体吸附力强，能够消化纤维，可起到"洗胃"的作用，有消除尘毒、防止吞噬细胞变性和坏死、防止淋巴管炎和阻止纤维性变化、预防矽肺形成的功效。所以，它又是矿山、冶金、纺织、理发工人最理想的保健食品。

国内外最新的研究结果表明，黑木耳具有化解体内结石的功效。黑木耳中所含有的发酵素和植物碱能够有效地促进消化道与泌尿道内各种腺体的分泌，催化体内结石并润滑管壁，促使结石排出。此外，黑木耳所含的无机盐能够促使体内的各种结石产生化学反应，化解结石。

黑木耳所含的蛋白质、脂肪、糖类，不仅是人体必需的营养成分，也是美容的物质。其胡萝卜素进入人体后，转变成维生素 A，有润泽皮肤、毛发的作用。卵磷脂在体内可使体内脂肪呈液质状态，有利于脂肪在体内完全消耗，带动体内脂肪运动，使脂肪分布合理、匀称；纤维素促进肠蠕动，促进脂肪排泄，有利于减肥。

木耳的服用并无特别之处。其虽为药食两用品，但目前以食品的形式使用为多。作药品应用时，既可内服，也可外用。内服每次 9～30g，煎汤服用，或研末冲服；外用时取适量木耳，研成细末状调敷患处，或浸泡后消毒，外贴伤口。

木耳当作食品使用时，视其不同的制作方法而有不同的使用常识。一般来讲，无论是做点心、佐餐，还是菜肴，都应浸泡洗净，或煮，或煎，或炒。

3. 注意事项 木耳虽是食疗佳品，应用广泛，但并非人人可用，时时可用，必须注意下列事项。

（1）木耳有润燥滑肠之功，故大便不实、溏薄者慎用。

（2）鲜木耳不宜食用。据报道，有食用鲜木耳者，虽经浸泡 9～50 分钟，煮食后，次日被日光照射而引起植物日光性皮炎。但食用干燥木耳则无类似反应，即使在食干木耳后立即接触日光也不发病。因此，不宜内服鲜木耳，以免引起植物性皮炎。

4. 临床运用

（1）治疗血痢日夜不止，腹中疼痛，心神满闷。黑木耳 30g 煮熟，用盐、醋拌木耳，食毕，喝汤。

（2）治大便干燥，痔疮出血。黑木耳 5g，柿饼 30g。同煮烂，随意吃。

（3）治一切牙痛。黑木耳、荆芥各等分。煎汤漱之，痛止为度。

五、益肝补肾黑芝麻

芝麻自古以来就被认为是强壮益寿的高级食品。我国有以芝麻作为补养食品的传统。芝麻榨油名麻油、香油，也可药用，但芝麻多油脂，易滑肠，脾弱便溏者当忌服。中医学认为，芝麻是一种发物，凡患疮毒、湿疹等皮肤病者，应忌食。黑芝麻原产西域大宛，汉代张骞始引入，故名胡麻。《本草衍义》云："胡麻诸家之说参差不一，止是今脂麻，更无他义，盖其种出于大宛，故言胡麻。"因其色黑脂多者良，故名黑芝麻、乌麻、黑脂麻、乌芝麻等。

1. 性能及功用 黑芝麻味甘，性平，入肝、肾、肺、脾经，质润清香，性缓而降。补肝肾，益精血，润燥通便。主治肝肾不足，头晕耳鸣，腰膝酸软，须发早白，目暗不明，风痹瘫痪，虚弱羸瘦，肌肤干燥，妇人乳少，肠燥肠秘，痈肿疮疡，风癞疠疡，瘰疬，痔疾。

2. 化学成分 含脂肪、细胞色素 C、蛋白质、叶酸、甾醇、芝麻素、芝麻酚、维生素 E、糖类、卵磷脂及较多的钙。每 100g 黑芝麻含蛋白质 21.9g，高于鸡蛋和瘦牛肉的蛋白质含量；脂肪 61.7g，多于肥牛、羊肉的蛋白质含量，且多为不饱和脂肪酸，其中的亚油酸高达 50%，高于其他植物油；另外，还含有钙 564mg，磷 368g，铁 50mg。其铁含量之高，是许多食物无法比拟的。

3. 临床运用 黑芝麻具有滋养肝肾、润肠通便及益血乌发的作用。《神农本草经》说它"主伤中虚羸，补五内，益气力，长肌肉，填髓脑"。《名医别录》说它能"坚筋骨，明耳目，耐饥渴，延年"等。中医学认为，黑芝麻性平，味甘，能养血补肝肾，可治疗肝肾不足的虚损病，使筋骨坚强而有力。老年、产后及病后体弱、大便秘结、头昏腰酸者，可将黑芝麻炒熟，研成细末，加入适量的蜂蜜，每日吃 3 ~ 4 匙，收效良好。老年性哮喘患者常食黑芝麻，既有治疗效果，又可平和稳定。高血压、慢性神经炎、末梢神经麻痹患者，常食黑芝麻也有一定的好处。黑芝麻具有以下医疗作用。

（1）强壮身体，益寿延年，用于体弱补益，特别是阴虚补益更佳。李时珍在《本草纲目》中说："胡麻……补五内，益气力……久服轻身不老。"常用黑芝麻、白茯苓、生干地黄、天门冬各 240g，研细散，每服 3 ~ 6g，食后温水服下。

（2）滋补肝肾，用于眩晕、健忘、须发早白、腰膝酸软的治疗和补养。常用巨胜子、白茯苓、甘菊花等分。炼蜜丸，如梧桐子大，每服 9g，清晨白汤送下。

（3）润养脾肺，有一定益气之功。常用胡麻仁 90g，熟干地黄、麦冬各 60g，人参 30g，甘草 15g。上为散，每服 12g，水煎去滓，食前温服。

（4）用于肺阴虚的干咳、皮肤干燥及胃肠阴虚所致的便秘。常用黑芝麻、生首乌、胡桃仁等量。首乌水煎取汁，胡桃仁、黑芝麻研末去渣，以适量蜂蜜制成膏剂。每日 3 次，每日 10 ~ 20g。

（5）用于产后阴血不足所致的乳汁少及产后补养，有养阴血增乳汁之功。

（6）可降低胆固醇，防治动脉硬化、高血压等；外用可解毒生肌。

（7）动物实验表明，黑芝麻对子宫有兴奋作用，对肾上腺皮质功能有抑制作用，有增加血细胞容积的倾向，还有致泻作用。

4. 注意事项 芝麻作为药用时，内服煎汤一般每日用量 9 ~ 15g；或可入丸，散外用；外用适量，煎水浴或捣敷。食用时应注意。

（1）芝麻以粒整齐、润泽、无虫蛀、无发霉者为佳。已发霉变质者禁用。

（2）应注意与亚麻的种子，亦叫壁虱胡麻的种子相区别。亚麻种子惯称"胡麻籽"，功用与芝麻不同，应注意区别。

（3）白芝麻有润肠便、滋阴血、增乳功效；黑芝麻有滋补肝肾、滋润五脏功效。

（4）腹泻者禁用。《本草求真》："下元不固而见便溏，阳痿，精滑，白带，皆所忌用。"

六、养心安神话桂圆

桂圆是一种家喻户晓、历史悠久的药食两用品。对人体具有良好的补益、调节作用，是防病治病、养生保健的常用品。无论是在民间还是在医药界，对桂圆的使用已积累了丰富的经验，使用得当，可收到明显的效果。

桂圆为无患子科植物龙眼的假种皮，又称龙眼肉、圆眼肉等，是我国有名的传统水果，防病治病之佳品。主要产于我国福建、台湾、广东、广西、云南、贵州及四川等地，一般在 7～10 月份果实成熟时采摘。果实形状浑圆，外有果壳，黄褐色，顶端纵向裂开不规则块片，长约 1.5cm、宽 1.5～3.5cm、厚不及 1mm。果肉新鲜时乳白色，半透明，饱含水分，味甜如蜜。以个大、肉厚、质细软、色棕黄、味浓甜、半透明为佳。新鲜果实易于腐败，不耐贮藏和运输。加工后变成暗红色，除食用外，中药方中亦常使用。

桂圆含有葡萄糖、蔗糖、酒石酸和维生素 A、维生素 B 及少量脂肪、腺嘌呤、胆碱、酸类等，还含有蛋白质及多种氨基酸。所含物质除营养全身外，特别对脑细胞有一定的补养作用。据美国一研究结果显示，其对增强记忆和消除疲劳特别有效。

桂圆自古便是滋补佳品。李时珍在《本草纲目》中说："食品以荔枝为贵，而资益则龙眼为良，盖荔枝性热，而龙眼性平和也。"严用和《济生方》治思虑劳伤心脾有归脾汤，取甘味归脾，能益人智之义。常用桂圆煮粥食用，可延年益寿，使人年老而体若少年。《名医别录》称其能养心益智。桂圆肉、核、皮及根均可作药用。

桂圆有益心脾、补气血、安心神的作用，入心、脾经，用于久病体虚、年老及产后虚弱、心悸、健忘、失眠等；其生津滋润五脏的作用可治疗阴虚津伤之证，对大脑皮质有镇静作用，对癣菌有抑制作用。

桂圆肉的浸剂，在试管内对奥杜盎小芽胞癣菌有抑制作用。桂圆叶适用于外伤，有止血、消炎作用，可开胃益脾、补心长智。果核为收敛止血药。但桂圆温而滋腻，内有痰火、湿滞、停饮者，不宜食用。

桂圆的服用方法并不特别。因桂圆既是药物也是果品，因此在服用方法的选择上也必须考虑到药物还是果品。一般而言，桂圆的服用有以下几种方法。

1. 生食　多以食用新鲜的桂圆肉为主，其味甘汁多，甜美无穷，性也较平和，温性较小，但有明显的季节性，多在初秋时节。须指出的是虽然新鲜桂圆味美怡口，性也较平和，但一次不能食用过多，每次食用量控制在 10～15 个，每日不宜超过 50 个，因其性能毕竟偏于温性，多食则宜生火助热。除了生食桂圆外，也可生食桂圆干。相对新鲜桂圆，桂圆干的水分明显减少，湿热之情也较明显，因此每次食用量宜控制在 6～10 个，每日不宜超过 30 个。

2. 煮汤服用　这是桂圆最为常用的服用方法。既可单独煮汤服用，也可根据需要在医生的指导下适当加用一些其他具有药用、保健作用的物品，共同煮汤服用。一般煎汤服用时，桂圆干的剂量在 10～15g，多则 30～60g，桂圆也可用其他食物一起煮汤食用，但必须依据个人体质而定。

3. 临床运用

（1）治疗失眠、气血亏虚、心脾两虚引起的失眠、心烦、气短乏力。常用桂圆肉、党参各 15g，当归、炙甘草各 10g，五味子 18g，麦冬 9g，水煎服，每日一剂。用此方治疗常获奇效。

（2）治疗咯血，肺气不足引起的咯血、咳嗽、咽痛等症，常用桂圆肉、阿胶各 12g，麦冬 9g，沙参、黑黄各 15g，生甘草 10g，水煎服，每日一剂，可起收敛止血、消炎作用。

4. 食用制剂　在许多情况下，尤其是根据疾病治疗和养生保健的不同需要，用桂圆配伍其他药物和辅料制作成不同的剂型，以便长时期食用。常用的剂型有浸膏、浸酒或入丸、散剂等。要说明的是这种加工方法必须在医生的指导下进行，或由专人进行加工。

无论是以何种方法食用桂圆，都必须注意以下事项。

（1）不能大剂量长期服用，以免助火伤阴而造成体内的阴阳平衡紊乱。

（2）阴虚火旺，内热重者应慎用、少用或不用。因桂圆性味偏于温性，易伤阴助火生火，而使体内阴更亏火更旺。

（3）痰湿重，腹胀满者应慎用、少用。因痰湿困阻脾胃，造成脾胃功能紊乱，气机不畅，而往往出现腹胀满闷、口黏苔腻等现象。桂圆虽能健脾胃，但其补益之性甚大，味甜汁浓，易助湿生痰。因此对于痰湿重之人，服用桂圆反而会加重痰湿的滋生。

七、补脾健胃用莲子

莲子系睡莲科植物莲的成熟果实，以补为主，以收为辅，兼有一定清热作用的药物和食品，应用广泛，喜食者甚多，人们既可在家自己制作莲子食品，也可在饭店的餐桌上品尝由莲子做成的美味佳肴。可以说，莲子是一种价廉物美，集养生、抗病治病于一体的上等补品。

1. 化学成分 莲子含碳水化合物62%，蛋白质6.6%，脂肪2.0%，并含钙、磷、铁等元素。脂肪中脂肪酸组成主要为：肉豆蔻酸、棕榈酸、油酸、亚油酸、亚麻酸。果实含和乌胺，果皮含荷叶碱、原荷叶碱、氧黄心树宁碱和N-去甲亚美罂粟碱。

2. 性能及功用 莲子味甘、涩，性平。归脾、肾、心经。莲子以莲之种子入药。李时珍的《本草纲目》指出"莲者，连也，花实相连而出也"，故名莲子，以其形状和生长特性而命名莲子。去皮，生嚼能除烦止渴，涩精和血，止梦遗，调寒血，治心肾不安、心悸失眠、遗精等。莲子煮食可治脾胃虚弱、心动而神不安等症。莲子加人参、茯苓、白术等制成参苓白术散，可治脾胃虚弱、不思饮食、泄泻不止等症。莲子加麦冬、黄芩、地骨皮、人参等制成清心莲子饮，可治心神不安、劳伤白浊、干渴溲少、心火上炎等症。莲子加猪苓、泽泻等制成莲米散，可治老人五更泄。莲子加巴戟天、补骨脂、山茱萸等制成莲实丸，可治泄泻、滑精等症。莲子还可煮成各种药粥，对滋补身体甚有益处。如莲子加红枣煮成红枣莲子粥，能强心益脾、安神降压、补血通脉，常食可加强心脏功能，促进血液循环，稳定血压，增加食欲，安神入睡。莲子加山药、葡萄干等制成山莲葡萄粥，可补脾益心，适用于面目黄白、乏力倦怠、瘦弱、腹胀便溏等。莲子加薏苡仁、冰糖、桂花等制成薏米莲子粥，能健脾祛湿、清热益心，适用于食欲缺乏、大便溏泄、女子带下过多、湿热上蒸而致心悸失眠等症。莲子加龙眼、红枣、糯米等制成龙眼莲子粥，能益心宁神，适用于心阴血亏、脾胃气虚而致心悸、健忘、面黄肌瘦、便溏等症。莲子加金银花、白糖等制成银花莲子粥，能清热解毒、健脾止泻，适用于热毒内扰、暴泻、痢疾、发热、肛灼、心烦等症。莲子加大米、冰糖等制成莲子粥，能益气力，除百疾，厚肠胃，固精气，强筋骨，补虚损，利耳目，除寒湿，止渴去热，补中养神，平静性欲，轻身延年。

莲子还可用于制作多种营养丰富味美的佳肴和点心，如莲子和百合、银耳、鹌鹑蛋等可制成益寿长春蛋，能益智安神、健脾开胃、补脑补心。莲子与芡实、茯苓、山药、薏苡仁、扁豆、党参、白术、大米等可制成八宝饭，营养丰富，色香味佳，有补脾胃、抗衰老的功用，适用于体虚乏力、虚肿、泄泻等症。莲子还可用于烧鸡、烧肉、烧甲鱼，制做成冰糖莲子汤、桂花莲子汤、葡萄莲子汤、银耳莲子羹等美味菜肴和甜羹汤，均滋补可口。莲子还可做成糯米莲子卷、莲子桂花糕、莲子饼等食品，老幼皆喜爱。

莲子水煮后切开，去皮，晒干，加黄连、人参等可制成开噤散，对于虚弱久痢、呕逆不能食的患者是一剂良药。

3. 莲子的使用方法 莲子的服用形式，主要以煎汤内服为主，常规剂量为6～15g，也有根据病情需要，将莲子制成丸剂或散剂使用。

莲子在用法上有生用、熟用及去皮去心的不同，因而在功能上也有所差异，因人、因病而异。

（1）莲子生用善于清心、除烦，且能止咳涩精；熟用则长于补脾、理肠胃，治疗泄泻、久痢。

（2）莲子去心，只用莲肉，则偏养脾胃，而补肾功能不足；同时，莲子去心，其清心宁神的作用明显降低。

（3）莲子去皮，则无涩味，其功能则专于补脾，而收敛作用显著减少。

因此，对于莲子的服用，必须视病症和身体状况，在药用部位的选择上有所侧重。

4. 临床运用

（1）治小便白浊，梦遗泄精，用莲肉、益智仁、龙骨各等分，研细末，每服6g，空腹米汤送服。

（2）保胎。莲肉120g，砂仁60g，共为细末，每早服三四匙，用米汤调服。

（3）治盗汗。莲米7粒，黑枣7枚，浮小麦、马料豆各30g，水煎服。

5. 注意事项　莲子服用得当，长期坚持，确有很好的效果，但并非人人可长期服食。一般来讲，须注意以下四点。

（1）大便秘结者不宜食用。莲子收涩作用较强，食后可使便秘加重。

（2）不宜生食。莲子性涩滞，影响脾胃消导，《本草拾遗》记载："生则胀人腹。"故莲子不宜生食。

（3）血压过低者不宜食用。莲子心所含的生物碱具有明显的降压作用，血压过低的患者食用则会加重病情。

（4）淋症患者不宜食用。淋症患者小便涩滞不畅，忌食敛涩性的食物。莲子收敛固涩，食用后可加重淋症患者的病情，故不宜食用。

（5）《随息居饮食谱》："凡外感前后，疟、疸、疳、痔，气郁痞胀，溺赤便秘，食不运化及新产后皆忌之。"

八、平补三焦怀山药

1. 药理研究　本品含0.012%的薯蓣皂苷元，并含有皂苷、黏液质、淀粉、维生素C等。药理实验表明，山药煎剂对家兔离体肠管节律性活动有明显作用，还具有降低血糖作用。怀山药为薯蓣科多年生蔓生草本植物薯蓣的块根，以产于河南博爱、武陟、温县等地古怀庆所属之地质量最佳，称怀山药。河北、山西、山东及中南、西南地区亦有栽培。霜降后采挖。洗净，刮去粗皮，或用硫黄熏过，晒干或风干成为毛山药；或再经浸软，搓压为圆柱状，磨光者称为光山药。因山药既可补气又可养阴，作用和缓，不寒不燥，补气而不滞，养阴而不腻，有平补三焦之称，是一种药食共用的佳品。

2. 性能与功用　山药味甘，性平，益气补肺，固肾益精。主治脾虚泻泄，久痢，虚劳咳嗽，消渴，遗精，带下，小便频数等症。

3. 临床运用

（1）用于脾胃虚弱、食少倦怠、便溏久泻、小儿营养不良及脾虚白带等症。本品为具滋养性的平补脾胃药，为单味大量持续服用，但多配入复方中，如治脾虚腹泻，每与党参、白术、扁豆、莲子等补养脾胃药合用；脾虚白带证，常以本品同白术、芡实、云苓等配伍。

（2）用于肺虚久咳、虚劳痰嗽。本品能补脾胃而益肺气。如《医学衷中参西录》治虚劳痰嗽，即之同车前子配用。若属脾胃两虚气喘之咳者，可与五味子、山茱萸等配用。

（3）用于肾气不足、遗精、尿频等证。本品有一定补肾固精作用。可与山茱萸、熟地、金樱子等配用，以增强疗效。

（4）用于消渴病的气阴两亏证。多与黄芪、天花粉等配合应用。

（5）用于年老体衰，本品同曲米酿酒，或与人参、山萸肉、五味子适量，浸酒适量饮。

4. 注意事项　本品适于气阴不足诸证。本品养阴助湿，凡湿盛中满、积滞者忌服。

九、养阴清热猕猴桃

猕猴桃兼有橘子、香蕉、草莓和西瓜的味道，营养丰富，清香可口，被誉为水果之王，可鲜用、加工及入药。

猕猴桃，又名藤梨、羊桃、猕猴梨、狐狸桃、刺梨、毛梨。我国秦岭以南都有栽培，主要品种有中华猕猴桃、罗枣猕猴桃、狗枣猕猴桃等。

1. 化学成分 猕猴桃性寒，味甘、酸，无毒，每100g果实含蛋白质1.6g，脂肪0.3g，糖类11g，抗坏血酸300mg，硫胺素0.007mg，磷42.2mg，氯26.1mg，钠3.3mg，钾320mg，钙56.1mg，铁1.6mg。

2. 历史渊源 猕猴桃生长在深山野林，为猕猴所喜食，其得名也与此有关。猕猴桃长期被视为野果，其食用性鲜为人知，但可入药。我国古代医学文献早有记载，唐代名医陈藏器说，猕猴桃有"调中下气"的作用，可治疗"骨节风，瘫痪不遂，长年白发"，但没有留下具体的制剂和配方。《开玉本草》记载，猕猴桃"止暴温，解烦热，压丹石，下石淋"。其他如《食疗本草》、《本草拾遗》、《得配本草》、《本草纲目》等均有记载。

3. 功效与主治及现代研究 猕猴桃具有止渴、解热、止痛、通淋下石、滋补强身、清热利尿、生津润燥、健胃和中、健脾止泻等功效。其果、花、叶、根均可入药，可用于治疗肝肾阴虚、伤暑烦热、燥热伤肺、脾胃气虚、消化不良、久痢泄泻、骨节风痛、咽喉肿痛、内痔出血、糖尿病、黄疸、淋症、痔疮、烦热口渴等病症。

猕猴桃含丰富的糖类、脂肪、蛋白质、维生素及无机盐。维生素C含量很高，每100g果肉含50~400mg，还含有许多氨基酸和解肮酶。

现代医学认为，食用猕猴桃及其果汁制品，有防癌与杀伤某些癌细胞的作用。据报道，猕猴桃所含维生素C在人体中利用率高达94%。动物实验发现，亚硝基化合物能使怀孕动物的胚胎死亡及发生畸形，如果同时喂以猕猴桃汁，不但能保持胚胎不死、无畸形，并且发育良好。这一实验说明，猕猴桃汁能阻断体内外致癌物亚硝基化合物的合成，从而防止这类物质所引起的肿瘤。

北京大学生物系陈德明等在实验中发现，猕猴桃中存在可杀伤离体癌细胞的"多肽"，多肽对离体艾氏腹水癌细胞及宫颈扁平上皮癌细胞均有杀伤作用。他们认为，猕猴桃抗肿瘤、抗衰老作用是个很有希望的研究课题。不少学者认为，猕猴桃是一种有益的长寿果品，称它为"长生果"。

实验研究证明，猕猴桃鲜果及制品，可防止亚硝胺致癌物在人体内合成，并有降低血中胆固醇及三酰甘油水平的作用，对高血压、心血管疾病有明显疗效。猕猴桃能明显延长实验动物的缺氧存活时间，增强生物体的缺氧耐受力，说明对机体缺氧有保护作用。猕猴桃具有清热通淋功效，常用来治疗食欲缺乏、消化不良、反胃呕吐及烦热、黄疸、消渴、石淋、疝气、偏堕、痔疮等症。猕猴桃对麻风病还有非常明显的疗效。此外，猕猴桃的果肉里还含有一种酶，有助于肉类纤维蛋白质的分解，使肉质变得滑嫩。据介绍，常吃猕猴桃的人，皮肤特别细嫩光滑，富有弹性，猕猴桃又被誉为"青春果"。

猕猴桃的色、香、味俱佳。果皮为淡褐色，果肉青绿或嫩黄，果心乳白，切成片，晶莹透明，并有放射状的美丽花纹。除鲜食外，可以加工成许多产品，如糖水罐头、果汁、果酱、果酒、果干、果脯、蜜饯，也是制糖果、糖浆、饼干、汽水、冰淇淋、果馅、糕点的配料。

此外，猕猴桃还可以烹制食品，如"里脊桃汁"、"猕猴桃羹"和"奶油桃片"等。

4. 注意事项 猕猴桃既可食用，也可药用，但在服用过程中，每日食用量为2~4枚，一般来说，常用量为每日10~30g。同时还应注意以下几方面。

（1）慢性肠炎患者不宜食用。猕猴桃味甘酸，可生痰助湿致满，性寒伤阳，《开宝本草》记载，猕猴桃"冷脾胃，动泄澼"，食后会加重慢性肠炎泄泻患者的病情，故慢性肠炎患者不宜食用。

（2）黄疸性肝炎属寒湿内盛者不宜食用。黄疸性肝炎寒湿内盛者应温中燥湿，忌食寒凉性食物。本品性寒伤阳，且甘酸助湿，故黄疸性肝炎属寒湿内盛者不宜食用。

（3）不宜与动物肝脏、蕃茄、黄瓜等食物一起食用。动物肝脏可使食物中所含的维生素 C 氧化，蕃茄中的抗坏血酸酵酶、黄瓜中的维生素 C 分解酶均有破坏食物中的维生素 C 的作用。猕猴桃为富含维生素 C 的水果，故不宜与动物肝脏、蕃茄、黄瓜等食物一起食用。

十、健脾补气用人参

人参历来是祛病滋补、延年益寿的珍品。它味甘，性温，大补元气，健脾补肺，益智健脑，生津止渴。《神农本草经》说："人参主补五脏，安精神，定魂魄，止惊悸，除邪气，明目，开心益智，久服轻身、延年。"

1. 性能及功用 人参味甘、微苦，性微温。归肺、脾、心、肾经。气雄体润，升多于降。补气固脱，健脾益肺，宁心益智，养血生津。主治大病、久病、失血、脱液所致元气欲脱，神疲脉微；脾气不足之食少倦怠，呕吐泄泻；肺气虚弱之气短喘促，咳嗽无力；心气虚衰之失眠多梦，惊悸健忘，体虚多汗；津亏之口渴、消渴；血虚之萎黄、眩晕；肾虚阳痿，尿频，气虚外感。

人参对老年人智力减退、记忆力消失、思维迟钝等都有治疗作用。医学临床通常采用人参来提高老年人对环境的适应能力，提高人体的免疫力效果颇为显著。由于人参有很好的抗衰老作用，合理服用有助于延年益寿，对老年痴呆、脑动脉硬化、耳鸣耳聋、震颤麻痹、前列腺炎、前列腺肥大、小便频多，以及一些退行性疾病，如颈椎病、肩周炎、腰腿痛等，均有良好的防治效果。

2. 药理作用 现代研究发现，人参含有 29 种三萜苷类成分，并含有 16 种以上的氨基酸，9 种糖，3 种脂肪酸，3 种甾醇，7 种维生素，2 种挥发油，3 种黄酮类物质，12 种无机元素，3 种酶，以及葡萄糖苷、人参奎酮、胆碱甾醇、磷脂等化学成分。

研究证实，人参对机体的衰老具有全身性、多方面的延缓效应。它能提高细胞的寿命，延缓组织结构随年龄老化；可提高和调节神经系统、内分泌系统和免疫系统的功能，增强机体特别是老年机体对各种有害刺激的非特异性防御能力，能对衰老机体的各种生理、生化变化起到良好的调整保护作用。

人参延年益寿的主要成分是人参果皂苷。人参果皂苷对机体神经系统及内分泌功能的失调和免疫功能均有一定的调节作用，并能促进动物心、肝、脑、骨髓组织和器官中的蛋白质与脱氧核糖核酸、核糖核酸的生物合成，增加物质代谢、抗氧化，从而发挥延缓衰老的作用。人参含有的麦芽醇有抗氧化活性，可与机体内的自由基相结合，具有良好的抗衰老作用。

3. 注意事项 人参作为一种"适应原"性药物，虽可以增强机体的抵抗力，对各种有害刺激有抗御作用，对人体许多重要的生理活动都有双向调节作用，但服用人参或人参制剂，也可能出现类似皮质醇增多的症状，表现为高血压、神经过敏、易激怒、失眠、皮疹和五更泻等人参滥用综合征，所以，要特别注意用量和服用的时间、时机。

人参用量的多少与服用什么种类的人参、什么情况下服用等因素有关。红参性偏热，西洋参性偏凉，1 次服用量不宜超过 3g，生晒参性较平和，剂量可适当增大，可服用 6g。如较长时间服用，量宜减半。如欲用于祛病补虚，或补虚救脱，量可增至 2~3 倍，甚至更多，但须在医生指导下服用。

服用人参切忌长时期连续服用。一些特殊情况需常服人参者，可以 10 日为一个周期，小剂量服用，每日服用 1～3g，在连续服用 10 日后停服 1 周，然后继续服用 10 日，如此反复进行。

人参服用的时机，就机体而言，应当在有"虚"的表现时有选择地服用。体质虚弱，病弱正虚，适宜于服用补益的人参，而体质强实，邪盛正不虚，即不宜于用人参进补。尤其是感冒初起之时，心情恼怒之时，食积胀痛之时，更当注意。所以说，服用人参要避"实"。这个"实"指的就是形体壮实和病邪盛实时应谨慎服参。虚者当补。

4. 临床运用

（1）治疗心律失常，将人参原药切成 0.5～1mm 半透明饮片，每日早晨或晚上临睡前取 1 片置口中慢慢含服，治疗阶段日含 2 片，巩固阶段日含 1 片。

（2）治疗老年血瘀证，阳痿及精子减少症，癌症放疗、化疗所致的白细胞减少症等，多用人参口服液 10ml，日 3 次口服，或用人参 3～6g，水煎服，常用可增强其他药物的疗效，缩短疗程。

十一、益寿延年食灵芝

作为中国传统的滋补强壮、扶正固本、抗衰防老的珍贵补品，灵芝历来受到人们的青睐，其药性平和，滋补作用缓和，适合老年人和病后康复者食用。

1. 灵芝的分类 灵芝又名菌灵芝、木灵芝，为担子菌类多孔菌科植物，是寄生于栎及其他阔叶树根部的蕈类。伞状，坚硬，木质，菌盖肾形或半圆形，紫褐色有漆状光泽。各地均有分布，近来有人工培养。培养品形态有变异，但其疗效相同。古人称五色灵芝，有青芝、赤芝、紫芝等，功用相似。

2. 性能及功用 灵芝味甘，性平，无毒，归肺、心、肝、脾经。紫灵芝含麦角甾醇、有机酸、氨基葡萄糖、多糖类、树脂及甘露醇。一般灵芝含麦角甾醇、树脂、脂肪酸、甘露醇和多糖类，还含生物碱、内脂、香豆精、水溶性蛋白质和多种酶类。

灵芝具有养心安神，补肺益气，滋肝健脾作用。主治虚劳体弱，神疲乏力，心悸失眠，头目昏晕，久咳气喘，食少纳呆等症。

灵芝是传统的滋补强壮、扶正固本、抗衰防老、延年益寿的珍贵药物，古代流传灵芝是"治百病"的"仙药"。现代药理研究也证实，灵芝对机体有多种正向调节作用，能防止衰老和提高身体的抗病力。实验研究还表明，灵芝有抗癌、改善心肌代谢、降血脂、镇痛、抗惊厥、抑制多种细菌、升高白细胞和提高机体特异性免疫力的作用，并有明显的保肝作用，既是强身保健的佳品，又是抗癌、抗衰老、抗疲劳的要药。

3. 临床运用

（1）治矽肺。灵芝酊内服，每日 3 次，每次 10ml。

（2）治对口疮。灵芝研碎，桐油调敷患处。

（3）治鼻炎。灵芝 500g，切碎，小火水煎 2 次，每次 3～4 小时，合并煎液，浓缩后用多层纱布滤过，滤液加蒸馏水至 500ml，滴鼻，每次 2～6 滴，每日 2～4 次。

灵芝用量一般是每日 1.5～3.0g，研碎冲服，或浸酒服。目前服用灵芝制剂也很普通，灵芝制剂种类繁多，如灵芝孢子粉、灵芝片、灵芝注射液、灵芝强体片等，可根据经济情况和具体病症来选择。值得注意的是，灵芝药性平和，补益作用和缓，长时间服用才起作用，另外，灵芝滋补作用很强，一般高血压患者不宜多服。

十二、滋阴补血用阿胶

阿胶为马科动物驴的皮，经漂泡去毛后熬制而成的胶块，古时以产于东阿而得名，又称为驴皮胶。以原胶块打碎，开水化服，入煎剂烊化服，或用蛤粉炒成阿胶珠煎服。

1. 性能与功用

（1）药理研究：本品多由胶原及部分水解产物所组成，含氮16.34%～16.54%，基本上是蛋白质。水解产生多种氨基酸，其中有赖氨酸10%、精氨酸7%、组氨酸2%等。

（2）性能及功用：现代药理学研究表明，阿胶具有强大的补血、抗休克、防止肌变性、促进钙的吸收、促进淋巴细胞转化等作用。阿胶味甘、性平，滋阴、补血、安胎。主治血虚，虚劳咳嗽，吐血，衄血，便血，妇女月经不调，崩中，胎漏。

2. 临床运用

（1）本品补血作用较佳，有加速血液中红细胞和血红蛋白生成的作用，为治血虚的要药。适用于血虚萎黄、眩晕、心悸等证。常与当归、熟地、黄芪等配伍应用。

（2）有显著的止血作用。适用于虚劳咯血、吐血、尿血、便血、崩漏等多种出血证。常与蒲黄、生地配伍，治吐血、衄血；与艾叶、生地、白芍等配伍，治妇女血崩及胎漏下血，如胶艾汤。

（3）用于热邪伤阴，阴虚火旺所致的心烦不眠，能滋阴以降火。常与黄连、白芍同用。如黄连阿胶鸡子黄汤。对于热灼真阴、虚风内动所致的手足瘛疭等证，亦可应用。常同鸡子黄、生地、龟板等滋阴潜阳药配伍，如大定风珠。

（4）用于阴虚肺燥，咳嗽痰少，咽喉干燥。每与马兜铃、牛蒡子、杏仁等配伍，如补肺阿胶汤。

（5）冬季进补：阿胶500g，兑黄酒800ml，加入冰糖、核桃仁、黑芝麻、龙眼肉等，浸泡24小时，置容器内隔水蒸炖3～4小时，再加红枣搅匀1小时，即可离火，冷却待用。每次半匙（约10g），开水调服，每日2次，于每年冬至日开始，服81天。服药期间，忌浓茶、萝卜。

（6）适用于白细胞减少症：阿胶、黄芪各15g，水煎服；或用成药复方阿胶浆，每次10～20ml，每日2次，适于化疗、放疗所致者。

3. 注意事项

本品其性滋腻，故脾胃虚弱者慎服。凡消化不良，呕吐泄泻者忌服。

第十八章 唐祖宣谈祛病养生之方：药膳

药膳是在中医药理论指导下，防治疾病、调补虚损、增强体质、减缓衰老、延年益寿的一门临床实用学科。

药膳的内在机制是以药物和食物为原料，通过药物与食物的合理配制，寓医于食，药借食力，食助药威，从而达到调整人体脏腑的阴阳偏颇、气血盛衰、寒热虚实之效果。

第一节 药膳的作用

药膳是食物和药物在中医药理论指导下，经过特殊配制和加工的一种膳食，是随着中国饮食文化和中医药文化的发展而逐步发展起来的，是我国中医药学的一个重要组成部分。药膳既是一种功能性食品，又是一种特殊的受人喜爱的中药剂型。所以，自古就有药食同源的说法。药膳的作用可概括为祛除疾病和防病养生两大功用。

一、祛 除 疾 病

临床中，当疾病初起或发展到某个阶段，人们常以药膳为主或辅助治疗疾病。如女子腹中寒痛，产后虚寒疼痛，人们常用具有温经、散寒、止痛功效的当归、生姜配羊肉熬汤服用，温病热甚、灼烧肺胃阴津、口中燥渴、咳唾白沫，黏滞不爽常以梨汁、荸荠汁、鲜芦根、麦冬汁、藕汁服用，疗效就显著。有时，在临床治疗的同时，也常以药膳辅助以增强药效，缩短病程。如用具有软坚散结、通乳功效的穿山甲熬制鲫鱼汤，具有利水消肿的赤小豆、冬瓜汤，这些都是配合临床治疗妇女产后乳汁不下、肾炎水肿的有效药膳。有些疾病的后期及长期患慢性疾病的人群，常常会处于脾胃虚弱的状态，这时若配以健脾益胃、养血生精的药膳，就可顾护正气，提高机体抗病能力，从而达到康复的目的。

二、防 病 养 生

古人说："圣人不治已病治未病，不治已乱治未乱。"这句话充分体现了两千多年前，我们的祖先就提出以预防为主的"治未病思想"，这和现代医学所提出的人类"亚健康"概念是相符的，因为随着工业的发展、经济的繁荣、空气的污染、生活节奏的加快和人际关系的复杂化，许多人群就处在健康与患病之间的过渡状态，这种状态就叫亚健康状态。据统计，约60%的中国人即7亿左右的国人正受亚健康状态的折磨，这些人一般情况下能正常学习、工作和生活，但显得生活质量差，工作效率低，极易疲劳，有时伴食欲缺乏、失眠健忘、精神委靡、焦虑忧郁等表现。虽然从临床医学角度分析，其病理改变及多种检查不足以作为明确诊断为某种疾病的依据，即从医学上无法明确诊断为某种疾病，但很大程度上是某种疾病的潜伏期，是一种趋向疾病的状态。针对这类人群，人们运用药膳多以防病养生为主，重在养与防。而且如今，随着人类社会老龄化进程的加快和受"崇尚绿色，回归自然"潮流的影响，药膳在养生保健、延年益寿方面的研究和应用越来越受到现代人们的关注。后面笔者向大家推荐了一些防病养生的药膳，以供实践中参考借鉴用。

第二节　药膳的理论及应用

一、中医理论在药膳中的运用

祖国医学在药膳理论上进行了较为广泛的研究，如《内经》、《伤寒杂病论》、《太平惠民和剂局方》等著作，都有关于药膳的论述。药膳作为中医药学的一个重要组成部分，遵循中医药学的基本理论配伍膳食，则是药膳的灵魂。

1. 整体观念在药膳中的运用　整体观念是中医学的基本特点之一。中医学认为，人体是一个有机整体，人体与自然界也是一个有机整体。五脏是构成整个人体的五个系统，人体的所有器官都可以包括在这五个系统中，构成人体的脏腑组织之间，在结构上不可分割，在功能上相互协调、相互作用，在病理上相互影响；并且"人与天地相应"，即机体的内在生理、病理变化与外在自然环境的一切变化都有着密切的联系。整体观念讲的就是机体自身的完整性与自然界的协调性和统一性。这一观念贯穿于中医学对人体生理、病理的认识及其诊断、治疗疾病和养生防病各环节之中。药膳学同样也将整体观念融合到自身的理论体系中。

首先，药膳是通过协调人体自身的完整性和统一性而起作用的。药膳的精微物质通过消化吸收，化生为人体的气血津液，为人体各脏腑组织器官功能活动提供物质基础；药膳以自身的性味功效对人体脏腑组织器官产生作用，是以五脏为中心的，《灵枢·五味》载有："五味各走其所喜，谷味酸，先走肝；谷味苦，先走心；谷味甘，先走脾；谷味辛，先走肺；谷味咸，先走肾。"说明了五味与五脏的关系。《灵枢·九针论》说："五走，酸走筋，辛走气，苦走血，咸走骨，甘走肉。"阐明了五脏受五味滋养，使气血充盛，体现出正常的生命活动。但是，过食五味，也会损伤五脏之气与五体。反之，当五体有病时，又可通过五味对五脏的作用加以节制，如《灵枢·九针论》有："病在筋无食酸，病在气无食辛，病在骨无食咸，病在血无食苦，病在肉无食甘。"由上可见，药膳对人体作用是以五脏为中心，并通过五脏影响全身组织器官的。

其次，药膳具有协调人体与自然界相统一的作用。中医学的整体观认为"人与天地相应"。人类生活于自然界中，自然界是人类生存的条件，也是引起疾病发生的重要外在因素。人与自然界息息相关，自然界的一切变化都可以直接或间接地影响人体，使人体发生相应变化。《灵枢·五癃津液别》说："天暑衣厚则腠理开，故汗出……，天寒则腠理闭，气湿不行，水下留于膀胱，则为溺与气。"《素问·六元正纪大论》根据四时气候的变化指出"用热远热"、"用温远温"、"用凉远凉"、"用寒远寒"的治疗原则，是说气候寒凉的季节，应避免食用寒凉的药物或饮食，温热的季节，要避免食用温热的药物或饮食，如冬季用附片羊肉汤、夏季用绿豆粥，就是实例。《周礼》中的"食医"就是根据四时机体所需五味的特点，主张饮食调味应"春多酸、夏多苦、秋多辛、冬多咸，调以滑甘"。

2. 阴阳学说在药膳中的运用　阴阳学说贯穿于中医理论体系的各个方面，是用来说明人体组织结构、生理功能和病理变化及指导临床诊断和治疗的。它是中医学最重要、最核心的东西。人们常说"西医治标，中医治本"，这个本就是阴阳，阴阳就是关系到方方面面最原本的东西。阴阳两者之间的平衡协调，即"阴平阳秘"是人体生命活动的基础。当人体阴阳任何一方偏盛偏衰，都可导致机体发生病理变化。药膳的运用就是以调整阴阳，使之趋于动态平衡为目的。《素问·至真要大论》提出："谨察阴阳所在而调之，以平为期。"并有"寒者热之，热者寒之，微者逆之，甚者从之，坚者削之，客者除之，劳者温之，结者散之，留者攻之，燥者濡之，急者缓之，散者收之，损者益之"等一系列治则。所以药膳治疗也应对阴阳偏盛表现为邪气盛的实证，泻其有余；对阴阳偏衰表现为正气不足的虚证，补其不足；对虚实夹杂者，则泻实补虚兼顾；并结合"阳病治阴，阴病治阳"、"壮水之主，以制阳光"、"益火之源，以消阴翳"等治疗方法。

3. 五行学说在药膳中的运用　中医学运用五行学说中五行的特性来认识和阐述人体脏腑系统的功能与属性，以五行之间的生克关系来分析研究人体脏腑系统功能之间的生理关系，以五行之间的生克乘侮来阐释五脏之间相互影响及疾病之间的相互传变，并依此指导疾病的诊断和制订治疗原则。同样地，五行学说对中医药膳也具有重要的指导作用，临床上许多施膳原则，都是以五行学说为指导的。如《金匮要略》中提到"见肝之病，知肝传脾，当先实脾"，临床中治疗肝病时，常配以健脾和胃之药膳，如用郁金佛手粳米粥就是为了疏肝解郁、理气健脾，以防肝病传脾。又如，温热病发展过程中，由于热邪伤阴，胃阴受损的患者病情进一步发展，则易耗伤肾阴，导致两脏俱虚，根据虚则补其母，可用滋水涵木法，施以滋补肝肾的滋补药膳为宜。

4. 气血津液学说在药膳中的运用　中医学认为：气、血、津液是构成人体的基本物质，是脏腑、经络等生理活动的物质基础。这三者均是构成人体和维持人体生命活动的最基本物质，三者均离不开脾胃运化而生成的水谷精气的充养。所以临床施膳时，特别强调调理脾胃的重要性。脾胃健运，则元气充足而百病不生；脾胃失运，则元气不足而易生疾患。

气、血、津液三者存在着相互依存、相互作用和相互影响的关系。因而，无论在生理或病理状态下，气、血、津液之间存在着极其密切的关系。在药膳养生保健及治疗疾病时，也须依据中医"气为血帅"、"血为气之母"、"津血同源"、"气能生津、化津、摄津"、"津能载气"、"有形之血不能速生，无形之气当能速补"等理论，辨证施膳。

5. 辨证论治在药膳中的运用　中医学诊断和治疗疾病时的主要方法是辨证论治，辨证是治疗的前提和依据，论治是治疗疾病的手段和方法。辨证施膳是辨证论治在药膳中的具体应用，就是当疾病诊断明确之后，确立治则与治法，选择相宜的药膳食品，给予针对性的治疗。辨证施膳的过程是理法方药在药膳学中的具体体现，是药膳治病、健身、延年的重要环节。因此在药膳治疗之前，重点在于辨别"证"的异同，而不在于辨别"病"的异同。

（1）根据病性施膳：病的性质有寒热之分，寒热是阴阳偏盛偏衰的具体表现，食物和药物同样也有寒热之别。如食物中的面粉、姜、葱、蒜、羊、犬、牛肉属温性；而小米、绿豆、白菜、西瓜、甲鱼属寒性。可根据"寒者热之，热者寒之"的原则，利用药膳的偏性来调整阴阳的平衡。寒证应予以热性药膳，忌食生冷咸寒；外感风寒证可选食适量的生姜、葱、蒜等辛散之品；热盛伤津，可选食西瓜、绿豆、梨等寒凉滋阴之品。

（2）根据病位施膳：药食共具辛、甘、酸、苦、咸五味。《内经》中指出，五味入胃后，各走其所喜脏腑和部位，分别滋养所喜脏腑之气。五味对人体既可单独发挥作用，又可相互共济。所以，可以针对不同部位和脏腑之病，依据五味与五脏之间所喜所克的规律发挥药膳的疗效。如《灵枢》说："病在筋，无饮酸；病在气，无食辛；病在骨，无食咸；病在血，无食苦；病在肉，无食甘。"

（3）根据虚实施膳：疾病的过程就是一个邪正相争的过程，而邪正的消长决定着疾病的发展与转归。人们治疗疾病就是为了扶助正气，驱除邪气，中医学认为"邪之所凑，其气必虚"。按照"虚则补之"的治则及人们常说"药补不如食补"，遵"五谷为养，五果为助，五畜为益，五菜为充"的原则应用补益的药膳，增强体质，提高抗病能力而恢复健康。对于所谓的实证，根据"实则泻之"的原则，运用具有汗、吐、下、清、消、活等功效的药膳而祛除病邪，达到邪去正复、恢复健康的目的。人们运用药膳治疗疾病时，能起到单独用药治疗所不能起到的作用，充分发挥了药物和食物的协同作用。

二、药膳的应用原则

药膳在防病治病、保健养生、康复中有重要的作用。尤其对一些慢性病、老年病、不愿意服用"苦药"的人群，运用药膳可使他们在享受美味的同时，还可得到治疗和保养调理。在应用药膳时，要遵循一定的原则，要有针对性，要针对根据不同的人群，不同的疾病和疾病的不同阶段对症立方，采用不同的药膳。

1. **因证用膳**　中医讲究辨证施治，证是疾病处于某一阶段的临床表现，是疾病的病因、病机、病性、病位及疾病的发展趋势，机体自身调节能力的具体反映。辨证施膳是药膳的特点和精华，也是药膳认识疾病和治疗疾病的基本原则，只有准确地对症施膳才能保证药膳发挥最佳的效果。

2. **因时施膳**　《灵枢·邪客》有"人与天地相应"之说，人类生活在自然界之中，自然界有人类赖以生存的必要条件，同时自然界四时气候变化对人体的生理、病理变化都有着直接或间接的影响。因此在组方施膳时，为了减少自然界的变化对人体的影响，必须注意采用相适宜的方法和药膳。如春夏季节气候由温渐热，阳气升发，人体腠理疏松开泄，易致阴虚阳亢，不能用那些辛温发散之药膳，以免开泄太过，耗伤气阴；秋冬季节，气候由凉变寒，阴盛阳衰，人体腠理致密，阳气秘藏于内，要慎用苦寒之品，以防伤阳。应用药膳时，药膳的温热当避气候之温热寒凉，一般情况下，春夏养阳，秋冬养阴可以有效增强体质，提高机体的适应能力。

3. **因地施膳**　我国幅员辽阔，不同的地理环境，由于气候条件及生活习惯的差异，人的生理活动和病理变化亦各有其特点。即使相同的病证，施膳亦应差别对待。同样施以温里回阳的药膳，在西北地区，药量宜重，而在东南温热地带，药量就要轻些。东南地区地势低，阴寒之气缺乏，气候温热，病多湿热，宜选甘淡寒凉之品；西北地带势高，气候寒冷，阳热之气不足，宜用辛辣温热之药膳。

4. **因人施膳**　由于人的性别、年龄、体质、生活习惯的不同，应用药膳时也应照顾到个体差异。妇女在经期、妊娠、产后，宜常以八珍汤、四物汤等配膳；老年人气虚血衰，生理功能减退，多患虚证，宜平补，多用十全大补汤、复元汤等组方配膳；小儿生机旺盛，但脏腑娇嫩，气血未充，生活不能自理，多饥饱不均，寒温失调，应以调养后天为主，促进生长发育，常用药膳如八仙糕等；胖人多痰湿，宜清淡化痰，当忌肥甘滋腻；瘦人多阴亏津少，应滋阴生津，不宜温热之品。

三、药膳的治则、治法

早在《内经》就有"其在皮者，汗而发之；其高者，因而越之；其下者，引而竭之"、"虚者补之，实者泻之"、"热者寒之，寒者热之"等关于治疗原则的论述，为后世立法的依据。清代医家程钟龄在《医学心悟》提出论病之情则以寒、热、虚、实、表、里、阴、阳八字统之，而论病之方，则以汗、和、下、消、清、温、补八法尽之。八法以八纲辨证为依据，高度概括了治法的重点所在。药膳以八法为依托，结合自身的特点及使用范围，常用的治法有汗法、清法、温法、补法、消食法、理气法、祛湿法、下法等，其中以补法用之最广。

1. **汗法药膳** 指除具有疏散外邪、解除表证作用外，尚可通畅气血、调和营气的一类药膳，又称解表药膳。主要用于外感初起，如恶寒发热、头痛顽强、肢体疼痛、无汗或有汗等表证。根据表寒证、表热证分别选用辛温解表药膳和辛凉解表药膳。

2. **下法药膳** 指具有通下大便，以排除肠内积滞、荡涤实热等作用的一类药膳。药膳所用下法多为润下法。用于阴液亏耗过度引起津枯肠燥，大便艰难。如常用桑椹膏，有补肝肾、滋阴液之功，治疗阴血亏虚便秘。

3. **温法药膳** 指具有温中祛寒作用的一类药膳。用于脾胃虚寒证，如生姜、当归、羊肉汤、附子羊肉汤等。

4. **消食法药膳** 指具有消除食滞作用的一类药膳，用于饮食太过，以致脾失健运，胃失和降而引起的嗳腐吞酸、胀满恶食之证。

5. **补法药膳** 指具有增强体质，改善机体虚弱状态作用的一类药膳。适用于一切虚证。药膳最大特长就是治疗中医辨证属虚证的疾病。因其性平和，补益强身，男女老少皆宜，故临床应用范围较广，应用最多。在辨清证候的性质后，可分别采用补气、补血、滋阴、补阳等法。

6. **理气法药膳** 指具有调畅气机作用的一类药膳，适用于气机阻滞或气机逆乱的证候。肺主一身之气，气内行于里，升降出入，充沛于全身而无处不到。一旦运行失常，就会产生各种疾病。气机失调包括气滞、气逆、气虚、气陷等几种情况。常见气滞、气逆者居多。故有行气药膳、降气药膳的不同。

7. **祛湿法药膳** 指具有祛除湿邪作用的一类药膳。临床上有外湿、内湿之分。外湿多因淋雨涉水，或久居潮湿之地，以致机体感受湿邪；内湿多因长期嗜酒好茶，或过食生冷，以致中阳不振所致。药膳常用燥湿化浊、清热除湿、利水渗湿法。

8. **清法药膳** 是清除热邪的方法。清法应用范围较广。包括清气分热法、清营凉血法、清脏腑热、清虚热等法。

四、药膳的配伍方法

药膳配方，不是简单的几种药物或食物相加，而是按照一定原则进行配方的。药膳配伍，是在中医基础理论的指导下，采用一种或一种以上的药物和食物配合应用，发挥相互协同作用。适当的配伍，可通过相互影响调整药物的性味功能，以增强药物的疗效。药膳组方可能是两味或多味，无数量限制，但总以药味少而精、疗效高且安全为宜。虽有一些统一的原则，但不是一成不变的，可根据患者的阴阳偏胜偏衰、病性的变化、体质的强弱、年龄及风俗习惯的不同灵活加减。

根据药膳的具体运用情况，药膳的配伍大致可概括为以下几方面。

（1）相须相使：使用性能基本相同或某一方面性能相似的药品食物相互配伍，能够不同程度增强原有的功效和可食性。如山药与母鸡配伍使用，明显增强补益强壮作用。黄芪炖鲤鱼，黄芪益气可增强鲤鱼利水消肿之功。

（2）相恶：两种物料配伍使用，由于相互牵制，一种物料能减低另一种物料的不良反应。人参配萝卜，因萝卜耗气，能降低人参的补气作用。

（3）相畏相杀：两种物料配伍使用时，一种物料能降低另一种物料的作用，甚者相互抵消作用。如食用螃蟹常配用生姜，以减轻螃蟹的寒性，并解蟹毒。

（4）相反：指两种物料配伍时，能产生毒性反应或不良反应。

在药膳配伍时，相须、相使、相畏、相杀等作用应加以运用；而相恶、相反等则属配伍禁忌。

五、药膳的配伍禁忌

人们常说，"是药三分毒"，"药补不如食补"，药膳虽是一种功能性食品，是为祛除病症、防病养生而设，有一定的功效，适用范围、禁忌证，用之得当，疗效显著，用之不当，则适得其反，所以药膳的应用又不同于一般食饵，人们要根据病情需要而选用适宜的药膳。《饮食辨录》中说到，"饮食得宜，是为药饵之助，失宜则反与药饵亦为仇"，这就提示人们，虽然药膳对人体有益，但不可盲目施膳，切忌乱用、滥用，一定要注意药物之间、药物与食物之间、食物与食物之间的配伍禁忌，有针对性地辨证施膳。

1. **药物之间的配伍禁忌**　要使中医药治疗疾病取得良好的疗效，关键就在于能够在辨证的基础上，针对疾病的性质，根据药物的性味，归经及方剂配伍的原则，合理正确地选药组方。"十八反、十九畏"是人们已知的药物配伍禁忌，在药膳配伍中也应加以注意，而且在药膳选料时人们应多选用功效、性能互补、相须相使为用的药物互相配伍。因为药膳主要用于疾病的辅助治疗及病后调养及养生保健，所以，人们在临床中经常用的反佐配伍法，如寒性药与热性药配伍、补气药与行气药相伍在药膳中应少用。

2. **药物与食物的配伍禁忌**　药膳时如果食物种类选择得当，具有相应的食疗性能，加之与药物的合理搭配，可使药借食性、食借药力，发挥互动效应，而起到祛除疾病、强身健体、延年益寿的作用。我国相关文献，都有许多关于药物与食物的配伍禁忌，如猪肉反乌梅、桔梗；狗肉恶葱；鲫鱼反厚朴忌麦冬；鸭蛋忌李子、桑椹子；羊肉忌南瓜；鳖肉忌苋菜；鸡蛋、螃蟹忌柿、荆芥；茯苓忌醋；葱忌蜂蜜；人参恶黑豆，忌山楂、萝卜、茶叶等。

3. **食物与食物之间的配伍禁忌**　《饮膳正要》中谈到"盖食不欲杂，杂则或有所犯，知者分而避之"，说明食物之间亦是存在配伍禁忌。据有关文献记载，马肉、兔肉不可与姜同用，羊肝不可与椒同食，牛肝不可与鲇鱼同食，牛肠不可与狗肉相配，鹌鹑肉不可与猪肉同吃，野鸡不可与荞麦同食，杨梅不可与生葱同吃，柿子不可与蟹同食。此外，胡萝卜、黄瓜等含有分解维生素 C 的食物，不宜与白萝卜、芹菜等富含维生素 C 的食物配伍；牛奶等含钙丰富的食物不宜与菠菜、紫菜等含草酸较多的食物一同食用。

以上这些可供人们制作药膳时参考。

第三节　唐祖宣对养生保健方剂解读

养生保健方剂是选择具有补益、抗衰老作用的药物，根据体质情况，酌定用量，按照组方原则，妥善配伍而成，是传统医学养生保健中的主要内容之一。其剂型通常分为汤剂、散剂、丹剂、膏剂、酒剂、药膳等。

人体虚损不足诸证类型很多，归纳起来有阴虚、阳虚、气虚、血虚及气血双虚五种类型。因此，养生保健方剂在用途分类上相应地分为补阴类、补阳类、补气类、补血类、气血双补类。

应用方剂首先要根据年龄、性别、工作、生活环境、体质与季节的不同情况，准确地选用一定的剂型、方法进行补益，严禁无虚滥补、片面进补，做到适身而补、适时而补、适量而补。

一、汤 剂

汤剂是将配好的药物，放入砂锅或铝锅内，加水浸泡透后，再煎熬至一定时间，去渣取汁，做内服用，在传统医药学中是较为实用的剂型之一。其特点是疗效快、吸收快，能加减运用，较全面而灵活地顾及病人的各种病症的复杂性、特殊性。

1. 补气类

（1）四君子汤：人参10g，白术9g，云茯苓9g，炙甘草6g。水煎服，人参另煎，将药汁同人参汁搅匀后服用，2次/日，早晚各1次，有益气健脾功效，适用于脾胃气虚的脏腑怯弱、面色萎白、语声低微、四肢无力、食少便溏、心腹胀痛及消化不良等。实验证明，本方能调整胃肠功能，增强机体细胞免疫和体液免疫功能，使网织红细胞明显增多，并可促进网织红细胞转化为红细胞。

（2）补中益气汤：黄芪15~20g，炙甘草5g，人参、当归、白术各10g，陈皮6g，升麻、柴胡各3g。水煎服，1剂两煎，早晚各服1次，空腹服用。有补中益气、升阳举陷功效，适用于脾胃气虚、中气下陷所致的神疲乏力、少气懒言、气短自汗、食欲缺乏、饮食无味、久泻久痢、脘腹坠胀等证；又可用于慢性胃炎、慢性肠炎、慢性肝炎、营养不良性贫血、重症肌无力、胃下垂、肝下垂、子宫下垂、脱肛、可复性腹股沟疝、下颌骨习惯性脱位、低血压、功能性低热、乳糜尿、梅尼埃病等属于脾胃气虚、中气下陷者。实验证明，本方能增强心肌和横纹肌的兴奋作用，同时又有提高机体细胞活性和促进代谢的作用，还可提高机体细胞免疫功能。

（3）保元汤：黄芪12g，党参12g，肉桂5g，炙甘草5g，生姜5片。水煎服，1剂两煎，早晚各服1次，有补气温阳的功效，适用于气虚所致的精神倦怠、饮食少进、面色㿠白、心悸气短、常自汗出、动则尤甚、易感冒、恶风怕冷及痘疮气虚顶陷等。研究证明，本方具有较好的抗休克和显著的免疫促进功能，同时具有促进造血干细胞增殖的作用。

2. 补血类

（1）四物汤：当归10g，川芎8g，白芍12g，熟地15g。水煎服，1剂两煎，早晚各服1次，有补血活血、调血功效，适用于血虚所致的头晕眼花、视物模糊、心悸心慌、失眠健忘、面白无华、肢体麻木、冲任虚损、营血虚滞、月经推迟、月经量少、崩中漏下、血瘕块硬、阵发疼痛、妊娠宿冷、胎动不安、血下不止、色淡等；又可用于贫血、神经衰弱、视神经萎缩、功能性低热、慢性荨麻疹等而属血虚者。实验证明，本品能促进急性贫血的细胞再生，并对细胞免疫有促进作用。

（2）当归补血汤：黄芪20g，当归6g。水煎服，1剂两煎，早晚各服1次，空腹服用，有补气生血功效，适用于劳倦内伤、气弱血虚、阳浮外越所致的肌热面赤、烦渴欲饮，以及妇人行经、产后血虚发热头痛，或疮疡溃不愈合者。实验研究表明，本品能促进红细胞的再生，提高机体对氧的利用率，增加耐缺氧能力，保护心肌细胞，改善血液流变学，增强免疫功能。

（3）归杞汤：当归12g，鸡血藤12g，枸杞子12g，川芎5g。水煎服，1剂两煎，早晚各服1次，空腹服用，有补血活血、滋养肝肾之功效，适用于阴血亏虚、肝肾精血不足所致的头晕眼花、视物模糊、腰膝酸软、肢体麻木、屈伸不利、手足拘挛、须发早白等。

3. 补阴类

（1）六味地黄汤：熟地15g，山药12g，山茱萸12g，茯苓10g，泽泻10g，丹皮10g。水煎服，1剂两煎，早晚各服1次，空腹服用，有滋补肝肾之功效，适用于肝肾阴虚所致的腰膝酸软、头晕目眩、耳鸣耳聋、小儿囟门不合、遗精多梦、骨蒸潮热、或足心热、或虚火牙痛、牙齿松动易脱、咽干口燥等，又可用于高血压病、慢性肾炎、慢性肾盂肾炎、肾上腺皮质功能减退症、肺结核、神经衰弱、糖尿病、性功能减退、围绝经期综合征、小儿发育迟缓、中心性视网膜炎、视神经炎、视神经萎缩等属于肝肾阴虚者。实验研究表明，本品能增强体力，促进机体免疫功能，改善肾功能，有降压、降血脂作用。

（2）沙参麦冬汤：沙参15g，玉竹10g，麦冬12g，桑叶10g，扁豆10g，天花粉10g，生甘草3g。水煎服，每日1剂，分2次服用，有清肺养胃、生津润燥之功效，适用于燥伤肺胃所致的咽干口渴、干咳少痰、喉痒声嘶、干呕呃逆、胃烧灼热、隐痛、大便干燥、舌红少苔；又可用于慢性支气管炎、百日咳、麻疹肺炎恢复期、贲门痉挛、慢性咽喉炎、干性胸膜炎等属于肺胃阴虚证者。实验研究表明，本品对胃黏膜损伤具有良好的保护作用。

（3）壮腰益肾方：诃子25g，紫草茸15g，枇杷15g，杜仲20g。研粗末，水煎温服，成人每服5g，日服2次，有滋阴降火、壮腰益肾之功效，适用于肾阴虚火旺之腰痛。

4. 补阳类

（1）益精补肾汤：桑螵蛸15g，制首乌15g，覆盆子30g，菟丝子10g，补骨脂10g，苍术15g。水煎服，早晚各服1次，有补肾暖脾、填髓益精之功效，适用于脾肾阳虚、精髓亏损的精子稀少、活动率低下之男性不育症等。

（2）大建中汤：党参12g，川椒8g，干姜10g，饴糖30g（兑服）。水煎服。溶饴糖水合药汁，早晚各服1次，空腹服用，有温中补虚、降逆止痛之功效，适用于中焦脾胃阳气虚衰、阴寒内盛所致的脘腹疼痛、呕不能食、形寒肢冷、腹泻便溏，亦可用于胃肠痉挛、胃及十二指肠溃疡、幽门梗阻、蛔虫性腹痛、肠结核等同属于中阳虚衰、阴寒内盛者。研究表明，本方具有保护胃黏膜，利胆和镇痛作用。

5. 气血双补类

（1）八珍汤：当归10g，川芎5g，白芍6g，熟地15g，人参3g，白术8g，茯苓8g，炙甘草5g，加生姜3片，大枣2枚。清水煎服，人参另煎，合药汁，早晚各服1次，有调畅营卫、补益气血之功效，适用于气血双虚所致的月水不调、脐腹疼痛、面色苍白或萎黄、头晕眼花、四肢倦怠、气短懒言、心悸怔忡、食欲减退等症。实验研究证明，本方有促进红细胞再生的作用，且能使血压很快恢复正常。

（2）过敏性紫癜方：黄芪10g，当归15g，龙眼肉15g，五味子15g，大枣10枚，黑豆30g。水煎服，每日1剂，日服2次，早晚服，有益气补血、强心健脾之功效，适用于气血不足、心脾两虚的过敏性紫癜。

二、散　　剂

根据需要将药物碾研成为均匀混合的干燥粉末（细末或粗末），称为散剂。散剂分内服和外用两种：内服散剂，末细量少者，可冲服。末粗量多者，可加水煮沸20分钟左右，取汁服用；外用散剂一般作为外敷、撒布创面患处，也可用于点眼、吹喉。

散剂亦是养生保健的重要剂型之一。具有用量小、吸收较快、不易变质的优点，而且，经济便用，工艺简单，在养生保健方面发挥着一定作用，无论是急补，还是慢补，都有其实用价值。

1. 补气类

（1）参苓白术散：莲子肉500g，薏苡仁500g，砂仁500g，桔梗500g（炒），白扁豆750g（姜汁浸炒），白茯苓1000g，人参1000g，甘草（炒）1000g，白术1000g，山药1000g。研细末，每日服2次，每次服6~10g，枣汤冲服，有益气健脾、渗湿止泻之功效。适用脾胃气虚所致的饮食不消、食少便溏或吐或泻、肢倦乏力、形体消瘦、胸脘满闷、面色萎黄等症。又可用于慢性胃肠炎、营养不良性水肿、小儿消化不良、慢性肾炎尿蛋白日久不消等属于脾胃气虚者。实验研究表明，本方能增强肠道的吸收功能。

（2）人参蛤蚧散：全蛤蚧1对，杏仁150g，炙甘草150g，人参60g，茯苓60g，贝母60g，桑白皮60g，知母60g。研细末，每日服3次，每次服6g，空腹温开水冲服，有益气清肺、止咳定喘之功效，适用于久咳气喘、痰稠色黄或咳吐脓血、胸中烦闷、身体日渐羸瘦、满面生疮、遍身黄肿等属于肺肾气虚者。

（3）洋参灵芝三七散：西洋参30g，灵芝90g，三七30g，丹参45g。研细末，每日服2次，每次服3~5g，温开水冲服，有益气养阴、通络止痛之功效，适用于气阴两虚的冠心病。

2. 补血类

（1）山药内金散：淮山药100g，鸡内金50g。研细末，每日服2次，每次服12g，温酒冲服，有补脾肾、通血脉之功效，适用于脾肾精气血亏虚所致的闭经、神疲乏力、食少、面黄肌瘦等症。

（2）杞地二花散：枸杞子200g，熟地黄200g，杭菊花100g，密蒙花150g。研细末，每日服2次，每次服10g，温开水冲服，有补肝益肾、养血明目之效，适用于肝肾阴血亏虚的头晕目花、干涩目痛、畏光发胀、视物不清、面色无华、腰膝酸软等症。

3. 补阴类

（1）补肺阿胶散：阿胶45g，牛蒡子7.5g（炒香），炙甘草7.5g，马兜铃15g，杏仁6g，糯米30g，研细末，每日服3次，每次服3~6g，饭后温开水冲服，有养阴、补肺、化痰之功效，适用于肺阴虚热盛所致咳嗽气喘、咽喉干燥、咯痰不爽或痰中带血等症。

（2）十精散：菟丝子30g，熟地30g，五味子30g，川杜仲30g，巴戟天30g，川石斛30g，甘菊花30g，钟乳石30g，人参30g，云母30g。研细末，每日3次，每次服10~12g，温开水冲服，有补肾益气、养肝明目之功效，适用于肝肾阴精亏虚、元气不足所致的形体消瘦、神疲乏力、气短懒言、面容憔悴、腰膝酸软、筋骨痿弱、头晕眼花、视物不清、耳鸣失聪、须发早白、牙齿松动、脱落等；又可用于中老年气虚阴精亏虚者，经常服用能抗衰老、延年益寿。

（3）秦艽鳖甲散：鳖甲150g（醋炙），地骨皮150g，柴胡150g，秦艽100g，当归100g，知母100g，乌梅100g，青蒿100g。研细末，每日服2次，每次服10~15g，淡盐水冲服，有滋阴养血、清热除蒸之功效，适用于阴虚所致的形体消瘦、困倦乏力、骨蒸劳热、骨蒸潮热、午后颧红、五心烦热、失眠多梦、盗汗咳嗽、口干咽燥、男子梦遗等；又可用于肺结核、肠结核、淋巴结核、再生障碍性贫血、小儿夏季热等属于阴虚内热者。

4. 补阳类

（1）鹿角散：鹿角30g，柏子仁30g，菟丝子30g，蛇床子30g，车前子30g，肉苁蓉30g，远志30g，五味子30g。为散剂细末，每日早晚各服1次，每次8~10g，温酒或淡盐水送服，有壮元阳、补心肾之功效，适用于心肾阳虚所致的形寒怕冷、腰背冷痛、四肢不温、心悸怔忡、胸部憋闷、阳痿不举等症。

（2）温脾散：党参150g，丁香100g，附子片180g，藿香100g，肉桂50g，木香30g。为散剂细末，每日3次分服，每次5~8g，温开水冲服，有补气温中、止痛之功效，适用于脾胃虚寒所致的脘腹胀痛、呕吐清水、食欲缺乏、大便清稀质冷等；又可用于胃与十二指肠溃疡、慢性胃炎、幽门梗阻、慢性肠炎等属于脾胃虚寒者。

5. 气血双补类
泰山磐石散：人参100g，黄芪120g，当归120g，续断120g，白芍100g，熟地120g，白术100g，砂仁50g，川芎30g，炙甘草50g，黄芩100g，糯米300g。研细末，每日服2次，每次服10~12g，温开水冲服，有补气健脾、养血安胎之功效，适用于妇女气血两虚所致的面色萎黄、倦怠乏力、或肥而不实、或瘦而血热、或脾肝素虚，不思饮食、胎动不安、屡有堕胎、小腹坠胀、腰膝酸楚、妊娠阴道流血等症；又可用于先兆性流产、习惯性流产等属于气血亏虚者。

三、丸（丹）剂

丸剂是将药物细末用蜜、水、米糊或药汁等赋形剂制成的圆形固体剂型，通常分为蜜丸、水丸、糊丸、浓缩丸4种，是较为广泛应用的剂型之一。丸剂的制作较为复杂，但具有体积小的特点，携带、贮存、服用都比较方便；丸剂的另一特点是吸收缓慢、药力持久、对慢性虚弱疾病尤为实用，是慢补的重要措施之一。

1. 补气类

（1）人参健脾丸：人参60g，白术60g（土炒），陈皮60g，山楂45g，枳实90g，和神曲糊为糊丸，每日服2次，每次服9g，米汤送服，有健脾益气、消食和胃之功效，适用于脾胃气虚所致的食欲缺乏、消化不良、脘腹呕恶、腹痛便溏、久泻痞积等症。

（2）人参固本丸：人参60g，天门冬120g，麦门冬120g，生地120g，熟地120g。为小蜜丸如梧桐子大，每日服2次，每次服50~60g，温酒或淡盐水空腹送服，滋阴清热、补肺益肾等功效，适用于脾虚烦热、金水不足及肺气燥热所致的作渴作嗽、小便短赤、涩滞如珠及大便干结等症。

（3）山萸丸：山茱萸30g，熟地30g，菖蒲15g，远志45g。为小蜜丸如梧桐子大，每日服2次，每次服20丸，空腹服，有益气养阴、补心强志之功效，适用于气阴两虚、心肾不足所致的恐怖惊悸、恍惚健忘、烦闷、羸瘦等。

2. 补血类

（1）何首乌丸：何首乌120g，川牛膝120g，熟地120g，赤芍120g，酒煮米糊为丸，每日服3次，每次服10~12g，温酒或米汤空腹送服，有滋阴血、壮筋骨之功效，适用于阴血亏虚、经脉失养所致的腰膝酸软、筋骨酸痛、手足麻木、四肢关节活动不灵活、指趾挛急等；又可用于风湿性关节炎、类风湿关节炎、肩周炎、雷诺征、腰肌劳损等属于血虚失养者。

（2）王母桃丸：制首乌60g，熟地60g，枸杞子45g，白术60g，巴戟天30g。为小蜜丸，每日服10~12g，温开水空腹送服，有补脾肾、益精血、悦容颜、乌须发之功效，适用于脾肾虚弱、精血不足所致的形体消瘦、面容憔悴无华、头晕目眩、视物模糊等，并有抗衰老、延年益寿之功效。

（3）七宝美髯丹：制首乌500g，黑豆800g，白茯苓250g，菟丝子120g，枸杞子120g，补骨脂60g，牛膝120g，当归120g。先将首乌、黑豆合在一起蒸晒3次，然后同其余药物研成细末，为蜜丸，每日服2次，每次服10~12g，温开水或淡盐水送服，有补肾固精、乌发壮骨、继嗣延年之功效，适用于肝血肾精亏虚所致的形体消瘦、面容憔悴、头晕眼花、视物模糊、须发早白、头发枯脆不泽、齿牙动摇、梦遗精滑、崩漏带下、腰膝酸软、筋骨无力、耳鸣失聪、精液稀少、阳痿不育、性功能减退等。中老年肝肾精血亏损者经常服用，能抗衰老、延年益寿。

（4）扶桑至宝丹：嫩桑叶500g，黑芝麻150g，白蜂蜜500g，先将桑叶研为细末，黑芝麻洗净后捣烂，加水熬成汁，然后掺入桑叶末，炼蜜为丸，每日服2次，每次服10~12g，早用淡盐汤送服，晚用温酒送服，有养血祛风、润肠通便之功效，适用于肝经虚热引起的头晕眼花、迎风流泪、须发早白、大便干结者。

3. 补阴类

（1）黄精二子丸：黄精100g，枸杞子100g，女贞子100g，泽泻100g。炼蜜为丸，每日服3次，每次10~12g，温开水送服，有滋阴补血、降脂去浊之功效，适用于肝肾阴虚所致的须发早白、眼目干涩、视物模糊、面色萎黄、记忆力减退等症。

（2）首乌延寿丹：制首乌200g，豨莶草40g，菟丝子50g，杜仲25g，牛膝25g，女贞子25g，霜桑叶25g，金银花12g，生地15g，桑椹子50g，金樱子50g，旱莲草40g。炼蜜为丸，每日服2次，每次服10~15g，温开水空腹送服，有补肝肾、养精血、强筋骨之功效，适用于肝肾阴血亏虚所致的形体消瘦、面容憔悴、头晕眼花、须发早白、头发稀疏易脱、干枯不泽，腰膝酸软，筋骨痿软无力、耳鸣失聪或重听、遗精早泄、精液稀少、夜尿频多等；又可用于高血脂症、高血压、腰肌劳损等属于肝肾阴血亏损者。经常服用可抗衰老、延年益寿。实验研究表明：本方可降低动脉粥样硬化的血清胆固醇，减轻动脉内膜斑块的形成和脂质沉积。

（3）左归丸：熟地 240g，炒山药 120g，枸杞子 120g，山茱萸 120g，川牛膝 90g，菟丝子 120g，鹿角胶 120g，龟板 120g。炼蜜为丸，每日 2 次，每次服 15g，空腹淡盐水送下，有补益肾阴之功效，适用于真阴不足所致的头目眩晕、腰痛腿软、遗精滑泄、自汗盗汗、遗溺不禁、口燥咽干、渴欲饮水等症。

4. 补阳类

（1）肾气丸：干地黄 240g，山药 120g，山茱萸 120g，泽泻 90g，茯苓 90g，牡丹皮 90g，桂枝 30g，炮附子 30g。为蜜丸，每日服 2 次，每次服 15g，温开水送服，有温补肾阳之功效，适用于肾阳不足所致的腰痛脚软、下半身常有冷感、少腹拘急、小便不利或小便频数，以及脚气、消渴、转胞等症。

（2）右归丸：熟地 240g，炒山药 120g，山茱萸 90g，枸杞子 120g，鹿角胶 120g，菟丝子 120g，杜仲 120g，当归 90g，肉桂 60～120g，制附子 60～180g。为蜜丸，每日服 2 次，每次服 15g，温开水送服，有温补肾阳之功效，适用于元阳不足、先天禀衰、劳伤过度、肾阳不足、命门火衰所致的久病气衰、神疲乏力、畏寒肢冷、饮食少进、或反胃噎嗝、或阳痿遗精，或大便不实，甚则完谷不化，或小便自遗，或水邪浮肿，或腰膝软弱，下肢浮肿等症。

（3）延生护宝丹：菟丝子 90g，肉苁蓉 60g，韭菜籽 120g，蛇床子 60g，雄蚕蛾 60g，木香 15g，白龙骨 30g，鹿角 30g，桑螵蛸 30g，干莲花心 30g，葫芦巴 30g，丁香 15g，乳香 15g，麝香 5g。将乳香和其他药末，不停地搅拌，煮至微沸，熬如稠糊，待稍冷制成丸剂，每日服 3 次，每次服 12～15g，空腹用温酒或淡盐水送服，有温肾壮阳、固摄下元、通利血脉之功效，适用于阳虚所致的形寒怯冷、腰膝酸软冷痛、阳痿不举、精冷不育、遗精早泄、性功能减退、夜尿频多，妇女宫寒不孕等症；又可用于中老年阳气亏损者，经常服用能抗衰老、延年益寿。

5. 气血双补类

人参鹿茸丸：人参 75g，鹿茸 60g，当归 120g，杜仲 120g，补骨脂 120g，巴戟 120g，牛膝 120g，菟丝子 120g，茯苓 120g，黄芪 120g，香附 120g，黄柏 120g，龙眼肉 120g，冬虫夏草 30g。为蜜丸，每日 2 次，每次服 9g，温开水或温酒送服，有补血生精、益气养神之功效，适用于气血虚弱所致的神经衰弱、目暗耳聋、耳鸣重听、腰腿酸软、遗精盗汗、气短多汗、全身乏力、神经症、阳痿不举、心悸怔忡、妇女产后虚弱等；又可用于中老年气血双虚者，经常服用可益寿延年。

四、膏　剂

膏剂，是传统医学中的常用剂型之一。根据用途和制作上的不同，可分为内服膏剂与外用膏剂两大类。

（1）参芪膏：黄芪、党参。有补益元气之功效，适用于体弱气虚、四肢无力等一切病症。

（2）蛤蚧党参膏：蛤蚧、党参。有补气益精之功效，适用于脾胃气虚所致的一切病症；又可用于肺肾气虚所致的病症及阳痿。

（3）当归养血膏：当归膏、阿胶。有滋补阴血之功效，适用于血虚所致的头晕眼花、心悸不宁、面白无华、形体消瘦等症。

（4）泽肤膏：牛骨髓、酥油。有益精养血、润泽皮肤之功效，适用于精血气虚所致的皮肤干燥、瘙痒脱屑等症。

（5）苹果膏：鲜苹果、蜂蜜。有滋阴、生津、开胃之功效，适用于心、肺、胃阴津不足所致诸症。

（6）二冬膏：天门冬、麦门冬、蜂蜜。有润肺止咳、生津止渴之功效，适用于肺胃燥热、痰涩咳嗽。又可用于肺结核、慢性咽炎、干燥性鼻炎等症。

（7）八仙长寿膏：熟地、山萸肉、山药、丹皮、茯苓、泽泻、麦冬、五味子、蜂蜜等，有滋阴固摄之功效，适用于阴虚所致的病症。久服可益寿延年。

（8）首乌延寿膏：何首乌、生地、菟丝子、怀牛膝、炒杜仲、桑椹子、金樱子、黑芝麻、旱莲草、女贞子、金银花、豨莶草、桑叶、蜂蜜。有滋补肝肾、强筋壮骨之功效，适用于肝肾阴虚所致的须发早白、发脱稀疏、腰膝酸软、遗精早泄、夜尿频多、耳鸣失聪、未老先衰等症。

（9）益胃膏：党参、白术、茯苓、白豆蔻、煨肉豆蔻、缩砂仁、山药、木香、丁香、炙甘草等。有温补脾胃之功效，适用于脾胃阳虚所致的食差、呕吐、泄泻、食物不化及慢性胃炎、消化道溃疡、慢性肠炎、慢性肝炎等病症。

（10）锁苁膏：锁阳、肉苁蓉、蜂蜜。有润肠通便之功效，适用于老年阳虚便秘等症。

五、药　酒

药酒是一种浸出制剂，是选用适当的中药和可供药用的食物，用白酒或黄酒浸泡后，去渣取出含有效成分的液体，用以补养体虚或治疗疾病的传统剂型。这种药饮合一的独特方式，不仅具有配制和服用简便、药性稳定、安全有效、人们乐于接受的特点，而且通过借助酒能"行药势"的功能，充分发挥其效力，提高疗效。

药酒的品种繁多，但不外乎祛风湿、疗跌打损伤和补虚损3类。在使用方法上，分内服和外用两种。用于补益、抗衰老方面的药酒，多以内服为主；外用药酒多用于治疗跌打损伤方面。

1. 补气类

（1）抗衰仙凤酒：肥母鸡1只，大枣200g，生姜20g，白酒2500ml。将鸡去毛、肠、洗净切小块，枣去核，姜切薄片，共装一瓦坛内，将白酒入内，密封坛口，放在锅内隔水（水浸至坛身一半为宜）武火煮沸，再用文火煮2小时后即可，每日服2次，服用时加热，随意饮用，有补气益精、强身健体、益寿延年之功效，适用于精气亏虚所致体质虚弱形体消瘦，精神疲惫，面色萎黄，食欲缺乏，气短懒言，产后乳少，病后体衰等症。

（2）回春酒：人参30g，荔枝肉1000g，白酒2500ml。将人参切薄片，荔枝去核去壳，装入绢袋，加白酒，密封置阴凉处，7日后开坛取饮，每日2次，每次饮20~30ml，有补元气、益脾肺、生津液、安心神之功效，适用于元气亏虚、脾肺气虚、阴津不足所致的神疲气短、动则出汗、喘促、食差、易疲劳，性功能减退，易感冒等症。

（3）参芪酒：党参30g，黄芪30g，山药20g，云苓20g，白术20g，扁豆20g，甘草20g，大枣30g，白酒1500ml。将药研粗末，用细纱布包扎好，加白酒密封置阴凉处，14日后开封饮用，每日服2次，每次服10~20ml，温饮，有补气、健脾、养血之功效。适用于脾胃气虚所致的神疲乏力、形体消瘦、肢体麻木等症。

2. 补血类

（1）阿胶酒：阿胶80g，黄酒500ml。用黄酒阿胶文火煮化，待冷收瓶中备饮，每日服3次，每次饮20~30ml，有补血、滋阴、润肺之功效，适用于血虚所致的面色不华、面黄肌瘦、心悸心慌、四肢麻木，肺阴亏虚所致的虚劳咳嗽、痰少带血等症。

（2）五味子当归酒：当归60g，白芍30g，北黄芪30g，白术20g，冰糖50g，白酒1500ml。将冰糖溶化细滤备用，再将余药研为粗末，用细纱布袋装好扎紧口，放入酒坛中，密封21日后，开封加冰糖摇匀饮用，每日 2 次温饮，每次饮 10～25ml，有补血益气、增进食欲、强身壮体之功效，适用于血虚气弱所致的面黄肌瘦、精神委靡、气短懒言、食欲缺乏、头晕目花、视力减退、心悸怔忡、爪甲枯脆、手足麻木等症。

（3）五精酒：黄精 200g，枸杞子 250g，天门冬 250g，炒白术 200g，松叶 300g，白酒 3000ml。将上药研粗末，加白酒密封常摇动，15 日后开封饮用，每日饮 2 次，每次服 10～20ml，有补益精髓、抗衰延年之功效，适用于精髓亏虚所致的形体消瘦、倦怠乏力、面色萎黄、食欲缺乏、心悸失眠、目暗昏花、视物模糊、早衰发白、齿松易脱等症。对于中老年精血亏虚者，经常服用可抗衰老、延年益寿。

3. 补阴类

（1）双参酒：西洋参 30g，沙参 20g，麦冬 20g，黄酒 800ml。上药研粗末，加黄酒文火煮沸，冷后密封，每日摇动数次，7 日后开封，加凉开水 200ml，摇匀备饮，每日饮 2 次，每次饮 10～20ml，有滋阴益气、生津润燥之功效，适用于气阴双虚所致的心烦体倦、气短汗出、口渴多饮、咽干唇焦、小便短少、皮肤干燥及热病后期形消体瘦、饥而不欲食、烦躁、夜卧不宁等症。

（2）乌发益寿酒：女贞子 80g，旱莲草 60g，黑桑椹 60g，黄酒 1500ml。研粗末，入黄酒坛中，密封 14 日后开封取饮，每日饮 2 次，每次饮 20～30ml，有滋养肝肾、乌发益寿之功效。适用于肝肾阴虚，血热煎灼所致的须发早白、枯脆不泽、稀疏脱落、头晕目眩、目花发胀、视物不清、腰膝酸困、耳鸣失聪、骨蒸潮热、手足心低热等症；又可用于中老年阴虚体弱者，久服可健身、益寿延年。

（3）春寿酒：天门冬 60g，麦门冬 60g，生地 60g，熟地 60g，山药 50g，大枣 50g，白酒 3000ml。将上药粗碎（大枣去核），用细纱布袋装好紧口，放入白酒坛中，密封 7 日后开封取饮，每日饮 3 次，每次饮 10～12ml，有滋阴养血、健脾补肾、益寿延年之功效。适用于阴血亏虚、兼有脾失健运的腰膝酸软、头晕耳鸣、须发早白、午后低热、盗汗烦渴、梦遗早泄等症。中老年阴血亏虚者久服可益寿延年。

4. 补阳类

（1）助阳益寿酒：党参 20g，熟地 20g，枸杞子 20g，沙苑子 15g，淫羊藿 15g，公丁香 15g，远志肉 10g，广沉香 6g，荔枝肉 10 个，白酒 700ml。将上药研为粗末，用绢袋装好入白酒坛中，密封 3 昼夜，开封后用文火煮沸，冷后加封，置冷水中拔去火毒，经 21 日后，开封取饮，每日空腹温饮 2 次，每次饮 10～12ml，有补肾壮阳、益肝养血、健脾和胃、延年益寿之功效，适用于肾阳亏虚所致的阳痿不举、遗精早泄，肝肾精血亏虚所致的腰膝酸软、头晕眼花、心悸心慌、失眠多梦，脾胃气虚所致的气短乏力、面黄肌瘦、食欲缺乏、干呕呃逆、便溏泄泻等症。老年阳气虚者，久服可延年益寿。

（2）蛤蚧参茸酒：蛤蚧（干品）1 对，人参 30g，鹿茸 6g，肉苁蓉 30g，桑螵蛸 20g，巴戟天 20g，白酒 2000ml。先将鹿茸切薄片，人参切小段，蛤蚧去头足，余药研粗末，一起用细纱布袋装好入白酒坛中密封，14 日后开封取饮，每日空腹饮 2 次，每次饮 10～15ml，有补肾阳、壮元气、益精血之功效，适用于肾阳亏虚、元气虚损所致的形寒怕冷、四肢不温、阳痿不举、神疲气短、精冷稀少、妇女宫寒不孕等症。

5. 气血双补类

（1）补血益气酒：人参 30g，白茯苓 60g，枸杞子 60g，天门冬 80g，麦冬 80g，生地 120g，熟地 120g，砂仁 20g，沉香 9g，木香 15g，白酒 500ml。将上药粗碎，用绢袋装好入酒中，密封 3 日后，隔水煮半小时左右（以酒色为浅黑色为度），取出密封后放阴凉处，4～5 日后开封取饮，每日饮 2 次，每次饮 10～12ml，有益气补血、滋阴养精之功效，适用于气血亏虚、阴精虚损之症。

（2）周公百岁酒：黄芪 60g，党参 30g，白术 30g，茯神 60g，当归 36g，肉桂 18g，生地 40g，

熟地 40g，麦冬 30g，茯苓 30g，五味子 24g，山茱萸 30g，枸杞子 30g，川芎 30g，龟板胶 30g，羌活 25g，防风 30g，陈皮 30g，白酒 5000ml。将上药粗碎，用细纱布袋装好入酒坛中密封，14 日后开封饮用，每日空腹饮 3 次，每次饮 10～12ml，有壮元气、益精血、活血脉、延年益寿之功效，适用于元气亏虚、精神不足所致的病症；又可用于中老年虚衰之症，久服可益寿延年。

六、药　　茶

药茶有两种类型，一种用中药以开水冲泡或稍加煎煮而供饮用；另一种是以茶叶为主，辅品配伍适当的药物，用开水冲泡以供饮用，有人称之为药疗。饮服方式与日常饮茶基本相同。茶方有单味，也有复方，既能防病治病，又能益寿延年，用途较为广泛。除了具有茶叶本身的作用外，还具有所配伍药物的功效。其特点是取材简易，组方精练、灵活，使用方便，人们乐于接受。

（1）芝麻养血茶：黑芝麻 6g，茶叶 3g。将黑芝麻炒黄后，与茶叶一起加水适量，煎煮或沸水冲泡 10 分钟，每日饮 1～2 剂，1 剂可多冲泡几次，有滋补肝肾、养血润肺之功效，适用于肝肾亏虚所致的皮肤粗糙、毛发黄枯或早白、耳鸣等症。

（2）枸杞五味茶：枸杞子、五味子等份。研粗末，用沸水冲泡，每日 2 次，每次 5g 代茶饮用。有滋补精血之功效，适用于精血不足、头晕耳鸣、视物昏花、遗精、慢性肝炎等症。

（3）枣茶：红枣 10 枚，茶叶 5g，白糖 10g。先将洗净的红枣与白糖水水煎至枣烂，再将茶叶用沸水冲泡 5 分钟，将枣、茶合在一起搅匀饮、食，每日 1 剂，不拘时服，有补精养血、健脾和胃之功效，适用于久病体虚、贫血及维生素缺乏症等症。

（4）八仙茶：粳米、黄粟米、黄豆、赤小豆、绿豆（五者炒香熟）各 250g，细茶叶 500g，净芝麻 375g，净花椒 75g，净小茴 150g，炮干姜 30g，炒晶盐 30g。研细末等分拌匀，装瓷罐贮藏，用时以沸水冲泡，每日饮用 3 次，每次 6～9g，有补精润肤、保元固肾之功效，适用于气血不足及产后、病后体虚之症，倦怠疲劳，畏寒、四肢不温，皮肤燥涩，易感冒及命门火衰、肾气不足等症。

（5）牛乳红茶：鲜牛乳 100ml，红茶、食盐各适量。用水煎红茶浓汁合煮沸的牛乳，加少许食盐，和匀饮服，每日 1 剂，晨空腹饮用，有滋养气血、补肝强身之功效，适用于气血不足及产、病后体虚之症。

（6）党参红枣茶：党参 15g，大枣 10 枚，煎汤代茶饮，每日 1 剂，不拘时服，有补脾和胃、益气生津、调营卫之功效，适用于胃虚食差、病后体虚、大便溏稀、消瘦乏力、贫血少津、女子脏躁、营卫不和等症。

（7）返老还童茶：乌龙茶 3g，槐角 18g，何首乌 30g，冬瓜皮 18g，山楂肉 15g。将上 4 味药煎沸 20 分钟左右，取沸汁冲泡乌龙茶饮用，每日 1 剂，不拘时服用，有滋补肝肾、润须乌发、降脂减肥、延年益寿之功效，适用于肝肾阴虚、头晕眼花、耳鸣、毛发枯黄、头发早白及肥胖症、高血压、高血脂、动脉硬化症等症。

（8）西洋参茶：西洋参 1～2g。切成薄片，以沸水冲泡 20 分钟，代茶饮。每日 1 剂，不拘时服，有益气生津、润肺清热之功效，适用于肺、胃阴虚，低热或虚火上炎之口舌糜烂、口干等症。

（9）莲子茶：茶叶 5g，莲子（带蕊）30g，冰糖 20g。先将莲子用温水浸泡数小时后，加冰糖与适量的水，文火煮烂，再用沸水冲泡茶叶，取茶汁兑入即可饮服，每日 1 剂，不拘时服，有养心益肾、清心安神之功效，适用于心气不足、心悸怔忡等症。

（10）首乌松针茶：何首乌 18g，松针（花更佳）30g，乌龙茶 5g。加水煮沸 20 分钟，取沸汁冲泡乌龙茶 5 分钟即可，每日 1 剂，不拘时饮，有补精益血、扶正祛邪之功效，适用于肝肾亏虚及从事化学性、放射性、农药制造、核技术工作、矿下作业等人员；或用于放化疗后白细胞减少等患者。

（11）甜菊茶：甜叶菊6~9g，用沸水冲泡5分钟即可饮，每日1剂，不拘时饮用，有养阴生津之功效，适用于胃阴不足、口干口渴。亦可用于高血压、糖尿病、肥胖症或应限制食糖的患者。

（12）珍珠茶：珍珠、茶叶各适量。将珍珠磨极细粉，瓷罐封贮备用，每10日服1次，每次服2~3g，用沸水冲泡的茶汁送服，有润肌泽肤、葆青春、美容颜之功效，适用于面部皮肤衰老等症。

七、药　膳

药膳是将药物与食物结合，通过烹调加工制成具有一定色、味、形的美味佳肴。药助食威，食借药力，相辅相成，既不同于一般剂型，又有别于普通饮食，是一种既有药物功效，又有食物营养双重效益的特殊食品，是防病治病、补益强身、益寿延年的良好剂型，用途较为广泛，效果极为满意，凡能掌握一般的烹调方法，都能使用此剂型。

药膳的品种虽是依据其制法而定，但不外乎普通食品的种类范围，如药粥、药菜、药饼等。在药物配伍上，也同其他剂型一样。临床上常分为治疗类药膳，防病强身类、延年益寿类药膳。所谓的防病强身、益寿延年类药膳，就是传统的养生保健药膳，又称补益药膳，主要用于身体虚弱，气血、阴阳不足的患者，对于中老年人无病强身、益寿延年尤为适宜。

1. 补气类

（1）清蒸人参鸡：鸡500g、人参10g，将鸡宰杀后，除去毛和内脏，洗净，放锅中加水同人参切片共煮2小时后，食肉喝汤。补中益气，适用于劳伤虚损、食少、倦怠健忘、眩晕头痛、阳痿、尿频、气血津液不足等症。

（2）补虚正气粥：炙黄芪20g，党参10g，粳米100g，白糖适量，将黄芪、党参切片，用清水浸泡40分钟，按水煮提取法，提取黄芪、党参浓缩液30ml。粳米洗净煮粥，粥将成时加入黄芪、党参浓缩液，稍煮片刻即可。大补元气，健脾胃，疗虚损，抗衰老。适用于劳倦内伤、五脏虚衰、年老体弱、久病赢瘦、心慌气短、体虚自汗、慢性泄泻、脾虚胃弱、食欲缺乏、气虚浮肿等一切气衰血虚之症。服粥期间忌食萝卜和茶。

（3）山莲葡萄粥：山药50g，莲实50g，葡萄干50g，白糖适量。洗净山药，切成片，温水浸泡莲实，去皮、芯，同葡萄干一起入砂锅用武火煮沸，文火煮烂熟，加入白糖即成。有补脾益心之功效，适用于面色黄白、乏力倦怠、形体虚弱、便秘腹胀等症。

（4）人参粥：人参3g，粳米100g，冰糖适量。人参、粳米加清水入砂锅内熬粥，粥成后加入冰糖汁食用。有益元气、补五脏之功效，适用于久病赢瘦、五脏虚衰、食欲缺乏、失眠健忘等症。

2. 补血类

（1）鸡肉银耳汤：公鸡肉150g、水发银耳50g、火腿肉50g、笋片25g、水发冬菇50g、鸡汤、味精各适量。将鸡肉洗净，切成鸡肉丝；银耳、火腿肉、笋片、冬菇放入砂锅中下鸡汤，武火煮30分钟，放入鸡肉丝再煮15分钟，加味精调味即可食用。具有补虚温中、滋阴补血功效，用于体质虚弱、贫血者，补肾益精，养血。适用于精血亏损、体质虚弱、生理功能减退、遗精、小便频数等症。

（2）天麻炖鸡汤：天麻片10g、老母鸡1只、生姜3块，将天麻洗净，生姜洗净切丝，老母鸡杀后去毛及内脏，填入天麻片和姜丝于鸡腹中，放入炖锅，加清水适量，武火煮沸，再改用文火炖至鸡熟烂即可。分数次饮汤吃鸡肉。补血和血、息风。用于病后虚弱、眩晕反复发作。

（3）烩鳝鱼丝：鳝鱼500g，红糖、植物油、酱油、醋、豆粉各少许。将鳝鱼去头、骨、内脏，洗净切丝，先用炒锅煸炒后备用，烧热锅，放植物油，待九成熟，将鱼丝放锅内，加以上调料，武火翻炒，再用水、豆粉勾芡即成。有补虚、补血、消肿之功效，适用于中老年人营养不良性水肿。

（4）双仁桂圆羹：柏子仁9g，酸枣仁12g，生龙骨9g，生牡蛎9g，炒乳香3g，炒没药3g，龙眼肉30g，藕粉25g。将上6味药煎煮1小时取汁，藕粉用温水拌成浆待用，取药汁与龙眼肉用文火同煎1小时，加入藕粉浆，单方向快速搅拌至熟即可。有养血安神之功效，适用于心悸失眠、健忘、烦躁不安等心血虚症。

3. 补阴类

（1）龙眼二冬鲍鱼汤：天冬30g，麦冬30g，龙眼肉20g，鲍鱼肉60g。将天冬、麦冬、龙眼肉洗净，鲍鱼用开水浸发3小时，洗净，切片，然后全部用料放入炖盅内，加开水适量，炖盅加盖，文火隔水炖3小时，调味即可，饮汤吃鲍鱼肉。滋肺补肾，益精壮阳。适用于肺阴虚的干咳、咯血；肾阴虚的阳痿、遗精；血虚的再生障碍性贫血及糖尿病等。

（2）玉参焖鸭：玉竹50g，沙参50g，老鸭1只，葱、生姜、味精、精盐各适量。将老鸭宰杀后，除去毛和内脏，洗净，放砂锅（或瓷锅内），将沙参、玉竹放入，加水适量。将锅置灶上，先用武火烧沸，再用文火焖煮1小时以上，使鸭肉煮烂，放入调料，饮汤吃鸭。补肺，滋阴。适用于肺阴虚咳喘，糖尿病和胃阴虚的慢性胃炎，津亏肠燥引起的大便秘结等阴虚症。

（3）灵芝饼：灵芝6g，瘦猪肉100g，鸡蛋1只，姜、葱、盐、味精适量。灵芝为末，猪肉成泥，加入上述调料，打鸡蛋拌匀，上笼武火蒸熟，有安神益气、养阴之功效，适用于神经衰弱、老年慢性支气管炎、慢性胃炎。还可以护肤保颜。

（4）山药茯苓包子：山药100g，茯苓100g，面粉200g，白糖150g，猪油、青丝、红丝适量。将山药、茯苓为末，加水成糊状，上笼蒸半小时后，入面粉及上述调料，做成包子，上笼蒸熟即可。此方为3~5人分量。有益脾胃、补气阴、涩精气之功效，适用于食少、消渴、尿频、遗精、遗尿等属于脾胃气虚之症。

4. 补阳类

（1）冬虫夏草鸭：雄鸭1只，5~10枚葱姜，食盐各适量，雄鸭去毛及内脏，洗净后，放在砂锅或铝锅内；再放入冬虫夏草和食盐、姜、葱等调料，加水，以小火煨炖，熟烂即可（或将冬虫夏草放入鸭腹内，置瓦锅内，加清水适量，隔水炖熟，调味服食）。补虚助阳。适用于久病体虚、贫血、肢冷自汗、盗汗、神疲乏力、腰膝无力、阳痿遗精等症。

（2）壮阳狗肉汤：狗肉250g，附片15g，菟丝子10g，食盐、味精、生姜、葱、料酒各适量，将狗肉洗净，整块放入开水锅内氽透，放入凉水，洗净血沫后捞出，切成3cm见方的块；姜、葱切好备用。狗肉放入锅内，同姜片煸炒，加入料酒，然后将狗肉、姜片一起倒入砂锅内；同时将菟丝子、附片用纱布装好扎紧，与食盐、葱一起放入砂锅，加清汤适量，用大火烧开，文火煨炖，煮至肉熟烂。有温肾助阳、补益精髓的功效。适用于阳气虚衰、精神不振、腰膝酸软等症。服用时，拣去药包不用，加入味精，吃肉喝汤。每日2次，作餐食。

（3）山药羊肉汤：羊肉500g，淮山药50g。洗净羊肉，切山药为薄片备用，用烧法将羊肉炖至酥烂，捞出晾凉（同葱、姜、胡、椒、酒一起炖），切成片，再将原汤去葱姜，加盐、味精搅匀后，同山药片一起入羊肉碗内即成。有补脾益肾、温中暖下之功效，适用于虚劳骨蒸、下元虚冷等症。

（4）首乌炖蛋：制何首乌15g，鸡脯肉80g，鸡蛋2只，姜、盐、味精、料酒适量。将首乌煎煮取汁，合鸡脯泥及上述调料加入鸡蛋浆中，上笼蒸熟即可。有补肝肾、益精血之功效，适用于体虚、须发早白、脱发、血虚证、未老先衰、阳痿、慢性肝炎、高血脂、冠心病等症，尤其对虚不受补者更有疗效。

5. 气血双补类

（1）当归黄芪乌鸡汤：乌鸡肉250g、当归15g、黄芪20g，将乌鸡肉洗净，切块，当归、黄芪洗净，一齐置瓦锅内，加水适量，文火煮熟，调味服食。气血双补。适用于气血阴阳俱虚之证，症见少气懒言，乏力倦怠，眩晕心悸，自汗或盗汗，骨蒸潮热或畏寒肢冷及月经病气血不足症见经期不准，经量少而色淡，神疲气短，多梦失眠，头昏腰酸，面色苍白等。

（2）香酥参归鸡：仔鸡一只，党参20g、白术10g、当归10g、熟地15g、花椒10g、姜块、精盐、五香粉、酒、菜油、葱适量，将党参、白术、当归、熟地去净灰渣，烘干，制成粉末。仔鸡宰杀后取出内脏，宰去足爪，洗净。精盐、酒适量与中药末调匀，抹在鸡身内外，放入蒸碗内，加笼蒸熟透，取出拣去姜、葱、花椒。炒锅置旺火上，下茶油烧至七成熟，将鸡入油锅炸成金黄色，至皮酥捞出。有补血活血、补脾益气功效。适用于气血不足所致的头晕、眼花及产后乳少等症。

（3）地骨爆肉：地骨皮12g，陈皮10g，神曲10g，嫩羊肉250g，羊肝250g。将上药煎煮40分钟，取汁浓缩备用，烧热油锅，待油九成熟，入羊肝、羊肉丝爆炒至熟，加药汁、葱、豆豉、盐、糖、料酒，待沸时勾芡出锅。有补气养血之功效，适用于久病体虚消瘦等症。

（4）归参炖母鸡：母鸡1只，当归15g，党参15g。将鸡杀后去毛、内脏，洗净，将药装入鸡腹腔内，放入砂锅内，加水、葱、姜、料酒、盐，炖熟。有益气养血、补虚之功效。适用于久病体衰、反胃少食等症。

第四节　唐祖宣对常见病与药膳的体会

随着医学知识的逐渐普及，广大群众对常见病及慢性病已有一定的诊治常识，亦能选用适宜的药膳辅助治疗。这里介绍几种治疗常见病的药膳，供读者根据自己的体制及病情选用。

一、适宜治疗感冒的药膳

（一）黄芪枳壳鱼

【用料】　鲫鱼1尾（150～200g），黄芪15～20g，炒枳壳9g。

【制法】　将鲫鱼洗净，去鳃、鳞、内脏。先煎黄芪、枳壳，30分钟后下鲫鱼，鱼熟后，加少量姜、盐调味。取汤饮之。

【功效】　健脾和胃，补中益气。

【主治】　恶寒发热，鼻塞流涕，倦怠无力，腹胀，舌质淡或淡胖，边有齿痕，苔薄白，脉细弱无力之脾气虚弱者。

【按语】　鲫鱼、黄芪益气健脾，枳壳调和中气，三味合用，具有补气之功效。不仅适用于脾气虚症老人感冒常饮，也可用于脾胃气虚所致的其他慢性疾患。

（二）川椒梨

【用料】　大雪梨一个，川椒50粒，面粉50g，冰糖30g。

【制法】　将梨削去外皮，在其表面均匀地戳约50个小孔，把川椒逐个按入孔内。面粉加适量水，揉成面团，擀成薄皮，包在梨的表面，在热柴草炭内煨熟，或放在烘箱内烤熟。取出梨，剥去表面外皮，扒去川椒不用。将冰糖放在锅内，加少许水炼成糖汁，浇在梨上，即可食之。

【功效】　温中，散寒，止咳。

【主治】　恶风（或恶寒），发热，咳嗽，气短，舌质淡，苔薄白，脉浮虚之肺气虚弱者。

【按语】　这个"川椒梨"药性平和，对体弱肺虚、外感风寒、寒热咳嗽者均有疗效。

（三）山药百杏粥

【用料】　鲜山药30g，百合20g，杏仁（去皮）10g，粳米60g，生姜15g，大葱茎2根。

【制法】　前4味熬粥，后2味煎汤，与米粥同食之。

【功效】　健脾、润肺、止咳、定喘。

【主治】　恶寒发热，咳嗽，腹胀，舌淡苔白，脉细弱之脾肺气虚者。

【食法】　每日1~2次。食量小的老人，可按比例减量食之。

【按语】　山药益气、补肺、养阴，百合清热降泄、润肺止咳，杏仁止咳平喘。以上诸味配伍，共奏补脾益肺、止咳平喘之功，可使脾肺气虚之感冒早日痊愈。

（四）桂皮狗肉汤

【用料】　黄狗肉500~2000g，桂皮、小茴、八角、苹果、生姜、盐各适量。

【制法】　将狗肉洗净切块，加入调料炖熟食用。

【功效】　补益肾阳、温健脾胃。

【主治】　恶寒发热，鼻塞流清涕，四肢不温，腰酸膝冷，神疲倦卧。舌体嫩胖或有齿痕，舌质淡，苔白滑，脉沉迟细弱或大无力。最适于脾阳虚证老人食用。

【按语】　狗肉咸温，入脾胃肾经。补中益气，温肾助阳，同时又配伍辛热之暖脾胃，散风寒、行气之桂皮、小茴香、八角、实为纠正脾肾阳虚之佳品。如感受风寒，可在调料中加入大葱、芫荽两味。

二、适宜治疗胃炎的药膳

（一）良附粥

【用料】　良姜、香附各9g，粳米100g。

【制法】　将良姜、香附两味水煎，滤汁去渣，加粳米及适量水，共煮成粥。

【功效】　温中散寒，理气止痛。

【主治】　适用于胃痛时作，遇寒加重，得暖则减，苔薄白，脉弦紧，胃痛属胃寒或兼气滞者。

【食法】　1日内分2次服食。

【按语】　良姜辛温，温胃散寒、行气止痛，香附理气解郁，共用对脾胃中寒、脘腹冷痛、呕吐泄泻者大有裨益。

（二）黄精粥

【用料】　黄精30g，党参15g，黄芪15g，淮山药80g，黑糯米60g。

【制法】　先将黄精、党参、黄芪、淮山药、黑糯米洗净。然后把全部用料一起放入锅内，加清水适量，文火煮成粥，去黄芪，调味即可。

【功效】　益气补虚，健脾和胃。

【主治】　慢性胃炎属脾胃虚弱者，症见饮食减少，体倦乏力，面色萎黄，脉虚软无力。

【食法】　随餐食用。

【按语】　本方中黄精、党参、黄芪补中益气，淮山药、黑糯米健脾和胃，体现了对中焦脾胃虚弱的养护调理。但在使用本方时应注意实证患者慎服或禁服。

（三）韭菜生姜奶汤

【用料】　韭菜250g，生姜30g，牛奶250g。

【制法】　先将韭菜去黄叶、洗净、切碎，生姜去皮拍碎，用洁净的纱布绞取汁液。然后，把上述汁液加入牛奶中，一起放入锅内，文火煮沸即可。

【功效】　温暖脾胃，降逆止呕。

【主治】　胃炎属脾胃虚寒者，症见呕吐时作时止，口淡乏味，神疲倦怠，面色白，四肢不温。亦可用于胃癌、食管癌有上述表现者。

【食法】　随餐食用。

【按语】　韭菜温脾肾之阳，生姜温中健脾、和胃降逆，牛奶经实践证明对胃溃疡、胃炎引起的胃黏膜损伤有保护作用。阴虚火旺者禁服此方。

（四）五爪龙佛手瘦肉汤

【用料】　猪瘦肉250g，五爪龙60g，佛手10g。

【制法】　先将五爪龙（切碎）、佛手洗净；猪瘦肉洗净，切块。然后把全部用料一起放入锅内，加清水适量，武火煮沸后，改小火煮1~2小时，调味即成。

【功效】　补气健脾，行气止痛。

【主治】　慢性胃炎属脾虚气滞者，症见胃脘胀痛，时发时止，痛连两胁，嗳气泛酸，饮食减少，体倦乏力，大便溏薄。

【食法】　随餐食用。

【按语】　本方适用于脾虚气滞者，五爪龙偏于补虚，佛手偏于行气，两药相互为用，相得益彰。更用瘦猪肉补虚，其效更佳。

三、适宜治疗胃溃疡的药膳

（一）陈皮紫苏粳米粥

【用料】　陈皮10g，紫苏叶12g，生姜4片，粳米60g。

【制法】　先将陈皮、紫苏叶、生姜洗净，用水煎去渣取汁。然后把粳米洗净，加入药汁中，文火煮成粥。

【功效】　行气化滞，利水通便，和胃止呕。

【主治】　胃溃疡属脾胃气滞者，症见食欲缺乏，胃脘饱胀，恶心呕吐，嗳气频发；亦可用于消化不良。

【食法】　随餐食用。

【按语】　陈皮主要功效为理气和中、燥湿化痰、利水通便；而紫苏叶主要功能为宣肺、理气、和中。两药共同作用金（肺）土（脾胃），达到培土生金、子健母旺之效。因此对气喘、痰湿困阻脾胃者效果尤佳。

（二）党参猪脾粥

【用料】　猪脾1具，党参15g，陈皮6g，粳米60g，生姜3片，葱白少许。

【制法】　将猪脾洗净，切薄片；葱白、陈皮洗净，切粒；生姜洗净，切丝；党参、粳米洗净。把党参、粳米放入锅内，加清水适量，文火煮沸后下陈皮，再煮成粥，然后下猪脾、姜、葱煮熟，调味即可。

【功效】　补益中气，健脾开胃。

【主治】　胃溃疡、胃炎属脾胃虚弱者，症见体倦乏力，食饮缺乏，食后饱胀，或消化不良。

【食法】　随餐食用。

【按语】　中医认为"以脏补脏"，以猪脾补人脾，更以党参补气，陈皮和中，粳米补虚，生姜温中，葱白调味，诸品共奏益气和中、健脾和胃之效。气虚体燥、阴虚燥咳、吐血及内有实热者慎服。

（三）丁香肉桂鸭

【用料】　水鸭500g，丁香5g，肉桂5g，草豆蔻5g，陈皮3g，砂仁3g，生姜、葱白适量。

【制法】　先将丁香、肉桂、草豆蔻、陈皮、砂仁洗净，用水浸泡，并煎取药汁；水鸭活杀，去毛、肠脏，吊干水。然后起油锅，用生姜、葱爆香水鸭，加入药汁，加酱油、酒、精盐、白糖适量，焖至鸭肉熟即可。

【功效】　温中散寒，健胃止痛。

【主治】　胃溃疡、胃炎属脾胃虚寒者，症见胃脘冷痛，呕吐，反胃，饮食减少。

【食法】　随餐食用。

【按语】　本方中丁香、肉桂、草豆蔻、陈皮、砂仁、生姜均为温中燥湿、行气和胃之品，一方面纠水鸭之凉性，另一方面对脾胃虚寒有纠偏作用，一举双得。胃阴不足及胃内实热者非本方所宜。

四、适宜治疗腹泻的药膳

（一）三花田鸡汤

【用料】　田鸡250g，金银花30g，鸡蛋花12g，木棉花15g。

【制法】　先将田鸡活杀，去皮、脏杂及头爪，取肉洗净；金银花、木棉花、鸡蛋花洗净。然后把全部用料一起放入锅内，加清水适量，武火煮沸后，文火煮1小时，调味即可。田鸡为益虫，现为国家保护动物，因此可用人工养殖的牛蛙代替。

【功效】　清肠泄热，去湿止泻。

【主治】　急性肠炎属肠胃湿热者，症见泄泻腹痛，泻下不爽，大便秽臭，肛门灼热，身热口渴，小便短黄。

【食法】　随餐饮汤食用。

【按语】　方中金银花、木棉花为清热解毒、凉血止血之品，更配牛蛙之凉性，共奏清热祛湿之功。故本方只适用于肠胃湿热之泄泻用。

（二）茴香肉桂炖牛肉

【用料】　牛肉250g，小茴香3g，肉桂皮3g，黄酒1匙。

【制法】　先将牛肉洗净，切块；小茴香、肉桂皮洗净。然后加盖，文火炖2~3小时，调味即可。

【功效】　补益脾胃，温肾止泻，行气止痛。

【主治】　慢性腹泻属脾肾虚寒者，症见久泄不止，大便清稀，顽谷不化，面色萎白，神疲乏力，饮食减少，甚则脱肛；亦用于慢性胃炎，症见体弱食少，胃脘冷痛者。

【食法】　随餐饮汤食肉。

【按语】　小茴香和肉桂对消化系统均有明显的调节作用。现代研究发现，小茴香能促进肠蠕动，有利胆和抗溃疡作用；肉桂对胃溃疡模型有预防保护作用，还有抑制胃肠平滑肌痉挛、缓解肠道痉挛疼痛等作用。两药与牛肉、黄酒配伍，对慢性腹泻效果明显。由于本方偏于温补，因此胃肠湿热者应禁用。

（三）栗子山药粥

【用料】　栗子60g，淮山药30g，生姜4片，红枣5个，粳米60g。

【制法】　先将栗子（去皮）、淮山药、生姜、红枣（去核）、粳米洗净。然后把全部用料一起放入锅内，加清水适量，文火煮成粥，调味即可。

【功效】　健脾止泻，补中益气。

【主治】　慢性肠炎。症见饮食减少，体倦乏力，大便泄泻。

【食法】　随餐食用。

【按语】　栗子、淮山药均补中益气、健脾和胃。山药还有补肾固精作用，更用姜、枣、粳米温中补虚，因此，本方对脾肾两虚引起的肠炎效果更佳。

五、适宜治疗高血压的药膳

（一）参贝海带汤

【用料】　海参2条，干贝2个，水发海带100g，夏枯草20g，枸杞子10g，姜、葱、料酒、盐、味精等。

【制法】　海参、干贝浸泡一夜，海参放姜葱煮软；将夏枯草煎取汁；把干贝、海参、海带切细，共放入炖盏内，放入枸杞子、姜、葱、料酒等炖汤，7碗水炖至3碗半。加入夏枯草煎取的汁倒入上述汤中即成。

【功效】　滋阴补肾，清热，化痰，散结。

【主治】　高血压病属痰热者。

【食法】　分2次服食，每周2次。

【按语】　海参主要成分是酸性黏多糖、海参毒素和海参素三种，其中海参酸性黏多糖有抗凝血酶作用，类似肝素。海带内含有的海带氨酸，有降压作用，海带聚糖有降血脂作用。

（二）胡萝卜海蜇粥

【用料】　胡萝卜120g，蜇皮、粳米各60g。

【制法】　先将胡萝卜削皮，洗净，切片；海蜇皮浸软，漂净，切细条备用；粳米洗净；然后把全部用料一起放入锅内，加清水适量，文火煮成稀粥，调味即可。

【功效】　清热，润燥，化痰，宽中利肠，滋阴明目。

【主治】　高血压病、冠心病属痰热者。另外对胃肠积滞，食欲缺乏，久痢，目昏夜盲亦有一定疗效。

【食法】　随餐食用。

【禁忌】　脾胃虚寒者不宜食用。《本草省常》云："宜熟食，多食损肝难消，生食伤胃。"

（三）天麻龙骨牡蛎粥

【用料】　天麻、龙骨、牡蛎各 20g，米适量。

【制法】　将天麻、龙骨、牡蛎煎汁去渣，加入米煮粥。

【功效】　平肝潜阳，息风通络，止痛。

【主治】　高血压引起的头晕、头痛，失眠多梦，耳鸣耳聋等症。

【食法】　随餐食用。

【按语】　天麻含生物碱、苷类、香英兰醇、维生素 A 等，有镇静、镇痛等作用。龙骨、牡蛎含碳酸钙、磷酸钙、铁、镁、铝、钾等微量元素。长期服用易致纳呆腹胀、便秘等。

（四）葛根薏苡仁粥

【用料】　粉葛根 120g，生薏苡仁、粳米各 30g。

【制法】　先将粉葛根去皮，洗净，切片；生薏苡仁、粳米洗净；然后把全部用料一起放入锅内，加清水适量，文火煮成稀粥。

【功效】　清热利尿。

【主治】　高血压、冠心病属肝阳亢盛或湿热壅塞者。

【食法】　随餐食用。

【按语】　葛根分野葛根、粉葛根两种，常用粉葛根。现代研究证实，葛根具有抗炎解毒作用，其提取物有强心作用，能降压、减缓心率，对平滑肌有收缩和舒张功效，另外具有抗肿瘤及增强记忆力作用。

（五）竹荪柳菇煲丝瓜

【用料】　竹荪 6 条，丝瓜 1 条，柳菇 100g，枸杞子 10g，葱、鸡高汤、食盐各适量。

【制法】　将竹荪洗净，去除沙子和杂质，然后泡水使其软化，切成小块或小段备用；将丝瓜削皮，切成易入口的块状；将预先准备好的鸡高汤倒入汤锅里，放进竹荪、丝瓜、枸杞子、柳菇，待再次滚沸后，调小火炖煮 30 分钟。熄火前，加入适量食盐和葱丝调味，即可食用。

【功效】　补益心肾，活血通络。

【主治】　高血压、高脂血症，并有防癌强身作用。

【食法】　随餐食用。

【按语】　竹荪又称为竹参，可降压、降低胆固醇，预防血管硬化，柳松菇素和纤维素为防癌、强身、平衡血压、降低胆固醇珍品。此菜有很好的降压降脂，美体养颜作用。

（六）芹菜炒淡菜

【用料】　芹菜 150g、淡菜 30g，姜丝、蒜茸各少许。

【制法】　先将淡菜浸发，洗净，下开水淖过，备用；芹菜去根，叶洗净，切段；起油锅，将芹菜炒至八成熟，滤去水分，备用。起油锅，下姜丝、蒜茸爆香，下淡菜微炒，再下上汤（或清水）少许，炒熟，调味，加入芹菜拌炒，下芡粉即可。

【功效】　高血压属阴虚阳亢者，症见腰膝酸软，头晕耳鸣，心悸失眠或盗汗，口渴等。

【食法】　随餐食用。

【按语】　芹菜作为高血压的辅助治疗，已被广大群众所熟知，但许多人不知芹菜淖后的芹菜水降压也有较好的作用。因此，建议高血压患者可以一试。

（七）菊花决明子粥

【用料】　菊花 10g、决明子 10～15g，粳米 50g，冰糖适量。

【制法】　先把决明子放入砂锅内炒至微有香气，取出，待冷后与菊花煎汁，去渣取汁，放入粳米煮粥，粥将熟时，加入冰糖，再煮 1～2 沸即可食用。

【功效】　清肝明目，降压通便。

【主治】　适用于高血压、高脂血症及习惯性便秘者。

【食法】　每日 1 次，5～7 日为一个疗程。

【按语】　菊花、决明子都有平肝、清热、明目作用，菊花内含挥发油、菊苷等，能扩张周围血管而有降压作用，决明子含大黄酚、大黄素甲醚、决明素、大黄酸、决明子内脂、维生素 A 类等物质，有降低血压和明显降低血清胆固醇的作用。

【禁忌】　脾虚便溏、中气下陷，脾肾阴虚者忌用。

（八）绿豆海带粥

【用料】　绿豆、海带各 100g，大米适量。

【制法】　海带切碎与其他 2 味同煮成粥。

【功效】　清热解毒，降压。

【主治】　高血压所致之头晕眼花、耳鸣、面红目赤、舌红、苔黄、脉弦数。

【食法】　长期当晚餐食用，根据患者饭量而定量。

【按语】　绿豆甘寒，清热解毒、利水，海带咸寒，软坚、利水，富含海带氨酸，该物质对平滑肌有显著的抑制。

六、适宜治疗高血脂的药膳

（一）茵陈荷叶粥

【用料】　茵陈 15g，新鲜荷叶 1 张，粳米 100g，砂糖适量。

【制法】　将茵陈、鲜荷叶洗净煎汤，取汁去渣，加入洗净的粳米同煮，待粥将熟时，放入砂糖稍煮即成。

【功效】　解暑热，散瘀血。

【主治】　高脂血症、肥胖症、高血压及感受暑热、头昏脑胀、胸闷烦渴等。

【食法】　早晚餐温热服食。

【按语】　茵陈主含挥发油、黄酮类化合物，有利胆保肝、降血脂、扩张血管、降血压作用，鲜荷叶有解暑去热之效。

（二）发菜马蹄粥

【用料】　发菜 15g、马蹄 120g、粳米 60g。

【制法】　先将发菜用清水浸泡软，用生油搓洗干净；马蹄去皮，洗净，切片；粳米洗净。然后，把全部用料一起放入锅内，加清水适量，文火煮成稀粥，调味即可。

【功效】　清热除烦，排毒，通便，利尿。

【主治】　高脂血症属肝阳亢盛型，症见头目眩晕，心烦口苦，咽喉干燥，小便短黄，大便干结者。

【食法】　随餐食用。

【禁忌】　脾肾虚寒者不宜食用本品。

【按语】　发菜、马蹄目前作为保健食品已风靡全国。因其具有良好的清热、排毒、通便作用，因此能降低血脂、胆固醇，净化血液起到"消瘀"作用。

（三）冬菇云耳瘦肉粥

【用料】　猪瘦肉60g、冬菇15g、云耳15g、粳米60g。

【制法】　先将冬菇、云耳剪去蒂脚，用清水浸软，切丝备用；猪瘦肉洗净，切丝，腌制备用；粳米洗净。然后，把粳米、冬菇、云耳一起放入锅内，加清水适量，文火煮成稀粥，再加入猪瘦肉煮熟，调味即可。

【功效】　补益脾胃，润燥。

【主治】　高脂血症、动脉粥样硬化症，亦可用于肿瘤的防治。

【食法】　随餐食用。

【按语】　冬菇、云耳均为菌类植物，现代研究发现具有软化血管，降低血液中血脂、胆固醇含量的作用，因此，具有防病延年之功。

（四）三七首乌粥

【用料】　三七5g，制何首乌30～60g，粳米100g，大枣2～3枚，冰糖适量。

【制法】　先将三七、何首乌洗净放入砂锅内煎取浓汁，去渣，取药汁与粳米、大枣、冰糖同煮为粥。

【功效】　益肝养肝，补血活血。

【主治】　老年性高血脂，血管硬化，大便干燥等病症。

【食法】　早餐、晚餐服食。

【按语】　方中三七散瘀止血，药理研究表明，能明显增加冠状动脉血流量，减少心肌耗氧，有迅速而持久的降压作用。制首乌生精补血，药理研究表明可治疗高胆固醇血症、高血压、冠心病。

注意大便溏薄者忌服，忌吃葱、蒜、萝卜。

（五）双玉粳米粥

【用料】　玉米粉20g，粳米100g，玉竹10g，红枣10个。

【制法】　先将红枣洗净，去核，玉竹洗净入锅煮熟，然后切成小粒；玉米粉和水调成糊状；将粳米洗净后与红枣、玉竹粒一同加水入锅煮粥；米将软时，再慢慢加入玉米粉糊搅匀，继续煮片刻，同时不断搅动，直至粥溢香气即成。

【功效】　补中健胃，益肺宁心，养阴润燥。

【主治】　高脂血症。

【食法】　每日1～2次。

【按语】　据现代医学研究证明，玉米胚中的玉米油含有丰富的不饱和脂肪酸，玉米油是一种胆固醇吸收的抑制剂，有降脂和预防冠心病作用。玉竹有扶正固本、降血糖、强心，增强免疫功能的作用，可用以预防和治疗老年人常见的心脑血管疾病和糖尿病、肺结核等症，并起到延寿作用。

（六）素烩三菇

【用料】　冬菇、蘑菇、草菇各25g，嫩玉米笋片50g，鲜汤适量，粉芡、调料各少许。

【制法】　先将冬菇、蘑菇、草菇入清水泡发洗净，入油锅煸炒，之后加入鲜汤、嫩玉米笋片同煮，待熟后再加入粉芡和调料（盐、味精等）翻炒片刻即可。

【功效】　益气，补脾胃。

【主治】　高脂血症，高血压，并有防癌之功。

【食法】　随餐食用。

【按语】　食用菌不仅营养丰富，还是防病治病的药物，具有降脂降压、止血活血、祛痛祛湿等作用，还含有干扰素诱发物，可促进机体产生干扰素，增强免疫功能，阻扰干扰病毒和癌细胞生长，因此有抗癌防癌之功效。

（七）五味银叶红枣蜜

【用料】　五味子、红枣各250g，银杏叶500g，蜂蜜1000g，冰糖50g。

【制法】　将五味子、银杏叶、红枣洗净，共入锅中煮3次，去渣合汁，加入蜂蜜、冰糖，上火慢熬半小时，冷却后装瓶备用。

【功效】　养五脏，助心血，通脉软坚。

【主治】　适用于高脂血症，动脉硬化，冠心病及高血压患者。

【食法】　每日2次，每次2匙，早晚饭后用开水冲服。此方可长期使用。

【按语】　方中五味子味酸、甘，益气生津、补肾宁心，红枣味甘性平，补脾益胃、养血安神，银杏叶提取物可扩张血管，改善微循环。

【注意事项】　本方偏滋腻，凡湿阻中满者慎用。

（八）豆腐冬菇肉汤

【用料】　豆腐250g，冬菇30g，猪瘦肉250g，红枣4个，生姜4片。

【制法】　先将冬菇用清水浸发，剪去菇脚，洗净；豆腐切块；红枣（去核）洗净；猪瘦肉洗净。然后，把猪瘦肉、冬菇、红枣、生姜一起放入锅内，加清水适量，武火煮沸后，文火煮1小时，下豆腐再煮半小时，调味即可。

【功效】　补益脾胃，滋阴润燥。

【主治】　高脂血症及高血压属气阴两虚者，症见面色萎黄，饮食减少，神倦乏力；亦可用于产后体弱，症见乳汁不足，头晕眼花；阴亏气弱之眩晕，心悸；癌症属阴亏气弱者。

【食法】　随餐饮用。

【按语】　现代人的饮食结构已发生了明显变化，食用时讲究色、香、味俱全。本汤具备了高蛋白、低脂肪，且具有较高的营养价值，属保健之佳品。

（九）山楂降脂茶

【用料】　鲜山楂30g，生槐米5g，嫩荷叶15g，草决明10g，白糖适量。

【制法】　将前四味放入砂锅中煎煮，待山楂酥烂时，用汤勺将山楂压碎，再煮10分钟左右，滤取煎液，加入白糖即可，温服或凉饮。

【功效】　化瘀行滞。

【主治】　适用于高脂血症患者。

【食法】　代茶饮用，频频饮服，每日1剂。

【按语】　鲜山楂具有散瘀行滞作用，其他药皆有清热祛火之效，煎服可有化瘀祛火之功，中满湿盛者慎用。

（十）消脂健身茶

【用料】　焦山楂、生黄芪各 15g，荷叶 8g，当归、泽泻各 10g，生大黄 5g，生姜 2 片，生甘草 3g。

【制法】　以上八味同煎汤。

【功效】　益气消脂，通腑除积。

【主治】　适用于高血脂、动脉硬化、高血压、肥胖等。

【食法】　代茶随饮，或每日 3 次。

【禁忌】　脾虚便溏者不宜饮用。

【按语】　本方药物多含解脂、降压物质，可扩张脑血管，降低血液黏稠度，改善脑血液循环，改善血管粥样硬化病变。

七、适宜治疗糖尿病的药膳

（一）南瓜煨田鸡

【用料】　南瓜 250g，田鸡 90g，大蒜少许。

【制法】　将田鸡去内脏及外皮，洗净；南瓜去皮，切块；大蒜去衣，捣烂。然后起油锅，放入大蒜煎香，再放入南瓜炒熟，加清水适量，放入田鸡，文火煮半小时，调味即可。

【功效】　补气益阴，健脾开胃，化痰排脓。

【主治】　糖尿病并发肺脓疡属气阴两虚，正虚邪实者，症见口燥咽干，烦渴喜饮，咯吐脓痰，久涎不净，盗汗自汗，形体消瘦，舌嫩红，脉虚数等。

【食法】　随餐食用。

【按语】　南瓜为葫芦科植物，现代多用于糖尿病患者的饮食治疗，以其益气生津、解毒消肿见长；田鸡为益虫，现为国家保护动物，因此可用人工养殖的牛蛙替代。由于本方药品偏于滋补，因此对中焦脾胃有实滞者不宜应用此方。

（二）茄子炒牛肉

【用料】　茄子 100g，牛肉 60g，生姜 10g，大蒜少许。

【制法】　先将茄子洗净，切片，清水浸渍 1 小时；牛肉洗净、切片，生姜洗净、切丝，取食盐、生粉少许，互为混匀；大蒜去衣、捣烂，起油锅，放入大蒜，随后放入茄子片，炒熟铲起；另用油起锅，下牛肉料，炒熟，并与茄片混匀，调味即可。

【功效】　清热养胃，宽肠散血。

【主治】　糖尿病属胃有积热，下移大肠者，症见消谷善饥，食不知饱，能食而形瘦，大便秘结，或大便不畅，便血鲜红，先血后便，舌红苔白，脉滑数。尤宜于糖尿病兼有肠风便血者，现多用于糖尿病兼有痔疮者。

【食法】　随餐食用。

【按语】　糖尿病患者多维生素缺乏，而茄子富含人体必需的多种维生素，因此常作为糖尿病患者的膳食调养。因其性偏凉，故阳虚体弱则非本方所宜。

（三）海藻牡蛎汤

【用料】　海藻 24g，新鲜牡蛎（壳、肉同用）150g、生姜、红枣少许。

【制法】 将海藻、牡蛎、生姜、红枣（去核）洗净，放入瓦锅内，加清水适量武火煮沸后，文火煮 2 小时，调味即可。

【功效】 滋阴消痰，软坚散结，平肝潜阳。

【主治】 糖尿病并发肺结核属阴虚火旺者，症见呛咳痰少，黏稠难咯，骨蒸内热，口燥咽干，颧红盗汗，心烦失眠，声嘶失音，形体消瘦，舌红苔少，脉细而数。

【食法】 随餐饮用。

【按语】 海藻、牡蛎均有软坚散结作用，而糖尿病并发肺结核多属阴虚火旺，顽痰胶结难解，故用两品滋阴消痰、软坚散结。现代药理研究，牡蛎壳 90% 以上为碳酸钙，并含有镁、铁、钠、锶、铝、硅、钛、锰等微量元素，因此，对糖尿病患者大有裨益。由于本方偏于寒凉，因此阳虚体质之糖尿病患者非本方所宜。

（四）葛根饮

【用料】 粉葛根、麦冬各 9g、牛奶 100ml。

【制法】 把葛根、麦冬洗净，用 100ml 水煎煮 25 分钟，倒出汁液，再加入 50ml 水煎 25 分钟，除去葛根和麦冬。然后，把药液和牛奶搅匀，中火烧沸即成。

【功效】 滋阴补肺，生津止渴。

【主治】 常用于温病口渴和内伤消渴，症见口燥咽干，烦渴喜饮，肠燥便秘，舌红少苔者。

【按语】 葛根轻扬升浮，入脾胃升清阳，鼓舞胃中津液上行而止渴，麦冬甘寒质润入胃而滋阴生津。牛奶甘寒，富含蛋白质及多种微量元素，养血脉，滋润五脏，补虚损，止渴。三物合用，共奏清热生津、滋阴润燥之功效，对糖尿病大有裨益。

（五）猪脊羹

【用料】 猪脊骨 1 具、大枣 150g、莲子 100g、广木香 3g、甘草 10g。

【制法】 将广木香、甘草等用纱布袋盛装缝口，一同放入锅中，加水适量，小火炖至 4 小时，分顿食用，喝汤并食肉、枣、莲子。

【功效】 益肾滋胃，养阴生津。

【主治】 适用于眩晕、口目干涩、手足心热、躁动难寐等阴虚火旺的老人，特别是能主治饮多、食多、尿多的糖尿病三多症。

【按语】 猪脊骨甘寒，熬汤食用润肠胃、生津液，莲子养心益肾补脾，木香芳香行气，使该羹滋而不腻，因猪脊骨性寒，脾虚便溏者慎用。

八、适宜治疗冠心病的药膳

（一）山楂山药枸杞兔肉汤

【用料】 兔肉 500g，枸杞子 15g，山楂子 30g，淮山药 30g，红枣 4 个。

【制法】 先将枸杞子、山楂子、淮山药、红枣（去核）洗净；将兔肉洗净，切块，去油脂，用开水余去血水。然后，把全部用料一起放入锅内，加清水适量，武火煮沸后，文火煲 2～3 小时，调味即可。

【功效】 养阴补血，活血化瘀。

【主治】 冠心病、动脉粥样硬化属阴虚血瘀者，症见眩晕耳鸣，腰膝酸软，睡眠欠佳，五心烦热，健忘失眠，或胸闷不舒，甚则胸痛，脉细涩。

【食法】　随餐饮汤食肉。

【按语】　兔肉为高蛋白、低脂肪食品，枸杞子、淮山药、红枣补肝健脾和中，其中的生山楂在本汤中尤为重要。现代药理研究证实，生山楂具有强心、改善心肌缺血作用，能改善冠状动脑血流量及心肌耗氧量，同时具有降压、降血脂作用。因此，建议中老年人多食生山楂。

（二）西洋参田七炖鸡肉

【用料】　鸡肉 120g，西洋参 10g，田七 3g。

【制法】　先将西洋参洗净，切片；田七洗净，切片；鸡肉洗净，切粒。然后把全部用料一起放入盅内，加开水适量，炖盅加盖，文火炖 2~3 小时。

【功效】　补气养阴，生津止渴，清降虚火，化瘀止痛。

【主治】　冠心病、心绞痛或心律不整属气阴两虚、心血瘀阻者，症见心悸气短，体倦汗出，口渴咽燥，心胸刺痛，时发时止，夜间尤甚，睡眠不安，心中烦热，舌淡有瘀，脉细弱或结代。

【食法】　随餐饮汤食肉。

【按语】　西洋参能增加心肌血液量，降低冠脉阻力，并减少心肌耗氧量，能改善心律及心率，纠正房性期前收缩、室性期前收缩、窦性心律不齐及心室颤动，还有抗休克及提高免疫力等作用。田七（又名三七参）具有双重作用，在心血管方面主要有负性频率及负性肌力作用，能扩张血管、降压、抗心律失常、抗动脑粥样硬化，还有耐缺氧及抗休克等作用。因此，西洋参与田七共制成汤，两者药理作用相得益彰。

（三）牡蛎肉烧紫茄子

【用料】　紫茄子 500g，牡蛎肉 150g，料酒、精盐、味精、白糖、胡椒粉、葱、姜、蒜茸、植物油、鸡汤。

【制法】　把茄子洗净切成 6cm 长条，炸熟；将葱、蒜、姜、牡蛎肉下锅煸炒，烹入料酒，投入茄子，加入鸡汤、糖、盐、味精、胡椒粉焖烧片刻，用水淀粉勾芡即成。

【功效】　散血止痛，去瘀消肿，利尿宽肠。

【主治】　高脂血症。

【食法】　随餐食用。

【按语】　紫色茄子含有丰富的维生素 P，具有提高微血管抵抗力和防止小血管出血等作用。牡蛎肉富含微量元素锌及牛黄酸等，有助于降低血脂。

（四）木耳炒豆腐

【用料】　黑木耳 150g，豆腐 60g，葱、蒜各 15g，花椒 1g，辣椒 3g，食油适量。

【制法】　先将锅烧热，下菜油，烧至六成熟时，下豆腐，煮十几分钟，再下木耳（黑木耳），翻炒，最后下辣椒、花椒等调料，炒匀即成。

【功效】　益气活血。

【主治】　冠心病的治疗和预防。

【食法】　每日吃 1 次，佐餐，常服有益。

【按语】　黑木耳有明显抗凝作用，能抑制血小板聚集，降低血小板黏附率及血液黏度，因此具有抗血栓形成作用。另外，黑木耳还有降血脂及抗衰老等作用。因此，该方适用于心血管患者及中老年人延年益寿之药膳。

九、适宜治疗神经衰弱的药膳

（一）桑椹蜜膏

【用料】　鲜桑椹 1000g（干品 500g），蜂蜜 300g。

【制法】　将桑椹洗净水煮，每 30 分钟取煎汁 1 次，加水再煎，共取 3 次，合并煎液，小火煎熬浓缩至稠黏时，加蜂蜜，沸时停火，待冷装瓶。

【功效】　滋阴补血，润肠通便。

【主治】　用于治疗中老年人神经衰弱、失眠健忘、须发早白、目眩耳鸣、大便秘结等症。

【食法】　每日 2 次，每次 1 匙。

【按语】　方中桑椹味甘、酸，性寒，具有滋阴补血之效，蜂蜜补中止咳润肠，合用则阴血得补，肠燥便秘得下。

（二）灵芝粉蒸肉饼

【用料】　灵芝 3g，猪瘦肉 100g。

【制法】　先将灵芝洗净，稍烘干后研末；猪瘦肉洗净剁烂，上碟，放灵芝粉末拌匀，加酱油调味，隔水蒸熟即可。

【功效】　益气养血，安神定志。

【主治】　神经衰弱属气血不足、神不守舍者，症见心悸易惊，失眠健忘，或梦多浅睡，或气短痰多等。

【食法】　随餐食用。

【按语】　灵芝作为延年益寿之佳品。其主要功效为养心安神，补肺益气，滋肝健脾。《中国传统补品补药》："养心安神，补肺益气。运用于血不养心，心悸失眠健忘……"因此，灵芝用作神经衰弱患者的调理，效果颇佳。由于本方偏滋补，故实证患者慎服。

（三）鲍鹌蛋

【用料】　水发鲍鱼 100g（干品 50g），鹌鹑蛋 100g，鸡清汤 250g，精盐、白糖、酱油、味精等调料，湿淀粉、麻油、胡椒粉、葱花、黄酒、姜适量。

【制法】　取水发鲍鱼剔除边皮杂物洗净，切成薄片，放入碗内，加黄酒、葱、姜及少量清汤，隔水蒸 1 小时取出。鹌鹑蛋加水煮熟去壳取蛋，泡入冷开水中。将鸡清汤烧沸，放入鲍鱼片，加精盐、白糖、酱油、味精等调料烧滚后，用湿淀粉勾薄芡，入鹌鹑蛋，淋上麻油，撒上胡椒粉、葱花即可食用。

【功效】　补益气血，强身健脑。

【主治】　对中老年人神经衰弱、须发早白、四肢酸软、肾虚阳痿等症有一定的治疗作用。

【食法】　随餐食用或佐餐。

【按语】　鲍鱼为补肝肾、养血益精之品，其内含蛋白质及 20 余种氨基酸营养成分。鹌鹑蛋能滋肾健脑，强筋壮骨，补益气血。鹌鹑蛋含有多种磷脂、维生素，其中人体必需的氨基酸品种齐全。两者合用是中老年人较好的滋补佳品。

（四）清蒸葡萄枸杞

【用料】　葡萄干 60g，枸杞子 30g。

【制法】　把葡萄干、枸杞子放碗内，隔水蒸熟。

【功效】　补气养血，强身益智。

【主治】　神经衰弱属气血不足者，症见体弱健忘，动作缓慢，反应迟钝，视物不清等。

【食法】　1 次食用，每日 1 次，连续服食。

【按语】　葡萄干的主要成分为葡萄糖及少量的食物纤维，能给大脑提供充足的能量。枸杞子滋养肝肾之阴，从而达到祛相火，使相火不扰及君火（心）。心神得安，则睡眠佳，大脑能得到充分休息而精力充沛。

（五）花生焖牛筋

【用料】　牛蹄筋 60g，花生米 100g。

【制法】　将花生米洗净；牛蹄筋洗净，稍浸切短段。然后把全部用料放入锅内，加清水适量，武火煮沸后，文火焖至花生、牛筋熟稔，调味即可。

【功效】　补中和胃，益气强筋。

【主治】　神经衰弱属气血不足者，症见精神不振，容易疲劳，腰膝乏力，或时有筋急，或妇女哺乳间乳汁缺乏等。

【食法】　随餐食用或佐餐。

【按语】　牛蹄筋富含大量胶原性物质，能补虚损、强筋脉，更配高蛋白之花生米，其效尤佳。

（六）百合粥

【用料】　百合 30g，大米 50g，冰糖适量。

【制法】　先将百合用清水浸泡半日，去其苦味，再加大米 50g，共煮至米熟有清香气味，加冰糖适量。

【功效】　补气养血，清心安神。

【主治】　老年人体弱多病，心血不足，往往导致心肾不交，失眠多梦，健忘，心烦意乱，多愁善感，甚至整夜不能入睡。

【食法】　早晚各服 1 次，失眠严重者，可冲服朱砂 1g，每日 2 次。

【按语】　百合内含有少量淀粉、脂肪、蛋白质、微量生物碱。具有清热养阴、润肺安神的功能，是治疗神经衰弱、强壮滋补的有效药物。

十、适宜治疗肝硬化的药膳

（一）杞果麦冬鸡蛋羹

【用料】　鸡蛋 4 个、枸杞子 10g、花生米 30g、猪瘦肉 50g、麦冬 10g、精盐、淀粉、味精各适量。

【制法】　枸杞洗净在沸水中略汆一下；麦冬洗净于水中煮熟剁成碎末；花生米炒脆；猪瘦肉切成丁；鸡蛋打在碗中加盐打匀隔水蒸熟，冷却后切成粒状备用。将锅置旺火上加花生油，把猪肉丁炒熟，再倒进蛋粒、枸杞子、麦冬碎末，炒匀加精盐，淀粉勾芡，加味精调味，盛入盘中铺撒脆花生米即可。

【用法】　佐餐食用，每日 2 次。

【功效】　滋补肝肾、强身明目。

【主治】 适用于慢性肝炎、早期肝硬化等。

【按语】 麦冬滋阴，枸杞壮阳，两药相配调理阴阳，不温不燥，作用较为平衡。鸡蛋、瘦肉含少量脂肪，富含蛋白质，适于肝病者食用。这道菜营养价值高、口感好且能强身，常食有益健康。

（二）鲤鱼苡米大蒜粥

【用料】 鲤鱼250g，薏苡仁30g，大蒜20g，大米100g。

【制法】 鲤鱼洗净切块，与薏苡仁、大蒜、大米一齐煮成粥，调味食。

【功效】 补脾益肾，利水渗湿。

【主治】 腹胀如鼓、按之坚满、如囊裹水，唇干口燥，鼻衄，心烦潮热，舌红绛或光剥，脉细数，肝肾阴虚型肝硬化。

【按语】 鲤鱼味甘寒，含丰富的蛋白质、氨基酸，长于利小便、消肿。大蒜具有杀菌抗菌作用，薏苡仁甘淡，微凉，健脾清热，善利水，凡湿盛在下者最宜适用。

（三）鲫鱼羹

【用料】 大鲫鱼500g，大蒜头2个，川椒3g，陈皮5g，春砂仁5g，荜茇3g。

【制法】 将鲫鱼去内脏洗净，然后将葱酱盐椒蒜等全部用料放入鱼肚，煮熟作羹食。

【主治】 腹胀如鼓、按之坚满、面色苍白或暗晦、肢冷畏寒、便溏、身倦无力。舌质淡红，苔白，脉细弱，脾肾阳虚型肝硬化。

【按语】 鲫鱼健脾利湿，温中下气。大蒜辛温，行滞气，暖脾胃，消癥积，解毒杀虫。川椒、砂仁、陈皮、荜茇温中健脾燥湿，诸药合用，对肝肾阳虚患者有良效。

十一、适宜治疗肝炎的药膳

（一）栀子粥

【用料】 栀子仁3~5g，大米50~100g。

【制法】 栀子仁研成细末，同时大米煮为稀粥，粥将熟时，调入栀子末稍煮即成。

【功效】 清热泻火。

【主治】 适用于黄疸性肝炎，也可辅治胆囊炎、目赤肿痛、急性结膜炎。

【食法】 每日2次，2~3日为一疗程。

【禁忌】 不宜多食久服，大便稀薄者忌用。

【按语】 栀子苦寒，清热泻火，凉血解郁，治利胆退黄，内生虚热，祛湿退黄非此物不可，又对心经留热，小便赤涩效佳，因其苦寒，同大米合用，顾护胃气，以防伤胃。

（二）冬菇黄鳝饭

【用料】 黄鳝60g，冬菇30g，粳米190g。

【制法】 先将黄鳝活宰，去肠脏，用盐腌洗干净，放入开水中脱去血水、黏液，切段，用生姜、酒、盐等腌制；冬菇浸软，去蒂、切丝。然后把粳米洗净，放入锅内，加清水适量，煮至饭初熟，加入上料，文火煮透即可。

【功效】 补益气血，除湿去黄。

【主治】 慢性肝炎、迁延性肝炎属气血两虚者，症见面色萎黄，神疲乏力，食欲减退，右胁时痛，头晕眼花，睡眠多梦，舌淡脉虚。

【食法】　随餐食用。

【按语】　黄鳝为水、陆两生动物，大多时间生活在水中，因此其性偏寒凉，能补益气血，促进肝功能的恢复。冬菇为菌类植物，内含多种保护肝脏、促进肝细胞修复的成分。两者配合粳米健脾补虚，共同完成肝脏的调理。由于本方偏凉，因此，湿寒内盛者本方不宜。

（三）丹参红枣牛蛙汤

【用料】　丹参25g，牛蛙250g，红枣4个。

【制法】　选鲜活牛蛙宰，去内脏、爪及皮，洗净；丹参、红枣（去核）洗净。然后把全部用料一起放入锅内，加清水适量，武火煮沸后，文火煮2小时，调味即可。

【功效】　活血散结，养肝健脾。

【主治】　慢性肝炎、迁延型肝炎属肝郁血瘀者，症见胸胁隐隐作痛，痛有定处，胁下可触及痞块（肝脾肿大），体倦乏力，食欲减退，舌暗淡或边尖有瘀点，苔薄白，脉细弦或细涩。

【食法】　随餐饮汤食肉。

【按语】　"一味丹参，功同四物汤"。现代药理研究发现，丹参对肝脏缺血再灌注损伤、急性肝损伤有明显的保护作用，对实验性肝硬化有防治作用，能明显降低胶原蛋白含量及血清γ-球蛋白含量。因此，丹参配合牛蛙、红枣，一方面益气养血，另一方面健脾和中，共同促进消化系统肝胃的功能，从而有利于肝炎的康复。

十二、适宜治疗慢性气管炎的药膳

（一）醋制杏仁核桃

【用料】　苦杏仁600g，核桃仁300g，生山药900g，面粉1800g，食盐600g，陈醋1500g。

【制法】　取苦杏仁置于瓷罐中，倒入陈醋，加盖泥封，埋入地下1米深处，49日后取出，清水洗净苦杏仁，去皮阴干后，与核桃仁、生山药共研细末；将面粉炒熟，加入上药及食盐调匀即成。

【功效】　补肾纳气，止咳平喘。

【主治】　用于老年人支气管哮喘、慢性喘息性支气管炎、肺气肿、心源性哮喘等。

【食法】　夏至后第4日开始，每日早晨取药末30g冲开水250ml，调成糊状服食。每料服4个月，每年1料。

【按语】　方中杏仁止咳平喘；核桃仁有补肾助阳，补肺敛肺之效；生山药补脾益胃，养肺固肾；面粉味甘，性凉，无毒，补中、益气脉；醋有滋养阴液、消食健胃之效，食盐有固肾之作用。合用则益肾纳气，平喘止咳。

（二）大蒜炒肉

【用料】　大蒜头10个，猪瘦肉90g。

【制法】　将大蒜切成薄片，猪瘦肉切片，按炒菜常规，炒熟即成。

【功效】　解毒杀菌，祛痰止咳。

【主治】　慢性气管炎咳嗽。

【食法】　佐餐吃用，每日1~2次。

【按语】　大蒜炒肉的功效主要是由大蒜的作用来完成。现代药理研究发现，大蒜油可减轻高脂动物冠状动脑内斑块及病变程度；对高脂血症有明显降低作用，同时还有消炎、抗菌、抗肿瘤作用等。本方用于慢性支气管炎，主要是通过改善心肌功能，从而达到平喘镇咳作用。

（三）木耳粥

【用料】　黑木耳5g，大枣5枚，粳米100g。

【制法】　将黑木耳放入温水中泡发，洗净撕成瓣状，把粳米和大枣洗净，同入锅中加水适量，武火烧开，转文火炖熟。至黑木耳熟烂、粳米成粥后，加入冰糖汁即成。

【功效】　滋阴润肺。

【主治】　肺阴虚之咳嗽、咳血、气喘等症。

【食法】　随餐服食。

【按语】　木耳性平，味甘，为益气强壮养生之品；大枣甘温，补益脾胃，养血安神；粳米有益气补中之功。合用冰糖，则益气补中，养阴润肺。

【禁忌】　脾虚肠滑者不宜食用。

（四）海蜇拌白萝卜丝

【用料】　海蜇皮120g，白萝卜60g，冰糖少许。

【制法】　先将海蜇洗去盐味，白萝卜切成细丝；两者混合，加水600ml，煎至300ml取汁，余下之海蜇、萝卜丝，拌入冰糖。

【功效】　祛痰止咳。

【主治】　慢性支气管炎。

【食法】　佐餐日饮汁2次。

【按语】　海蜇能减弱心肌收缩力，降低血压，有扩张血管作用；白萝卜能消食宽中，行气通便。两者一方面通过改善心脏而止咳，另一方面通过"肺与大肠相表里"而改善肺的功能而止咳，从而达到使肺气宣肃功能正常。

（五）苏子粳米粥

【用料】　苏子10g，粳米50～100g，红糖适量。

【制法】　将苏子捣成泥，与洗净的粳米、红糖同入砂锅内，加水煮至粥稠即成。

【功效】　降气消痰，止咳平喘，养胃润肠。

【主治】　适用于急性、慢性支气管炎，支气管哮喘所致的痰多气逆而咳喘，胸闷诸症。还可用于胃气上逆所致的呕吐等症。

【食法】　每日早晚温热服，3～5日为1疗程。

【按语】　苏子能降气消痰，止咳平喘，温中开胃，宽肠通便。《药品化义》云："苏子主降……。《经》云膻中为上气海，如气郁不舒，及风寒客犯肺经，久遏不散，则邪气与真气相持，致饮食不进，痰嗽发热，似弱非弱，以此清气开郁，大为有效。"因此，临证时应斟酌。

（六）百合杏仁粥

【用料】　鲜百合50g，杏仁10g，粳米50g，白糖适量。

【制法】　将杏仁去皮、尖，打碎，同鲜百合、粳米共煮为稀粥，加白糖适量温服。

【功效】　滋阴润肺，止咳平喘。

【主治】　适用于病后虚弱，干咳痨嗽，肺炎，慢性气管炎。

【食法】　每日早晚服用。

【按语】　百合为甘寒滑利之品，清热泄降。杏仁降气平喘，润肺止咳，两药合用对肺热壅盛之喘咳效验。

【禁忌】　风寒咳嗽及脾胃虚者不宜食用。

十三、适宜治疗关节炎的药膳

（一）参蒸鳝段

【用料】　党参 10g，川当归 5g，鳝鱼 1000g，火腿片 150g，调料适量。

【制法】　将鳝鱼去鳞杂、头，洗净，切段；锅内放清水、葱、姜、黄酒适量煮沸后，将鳝段放入沸水锅中烫一下捞出，整齐地排列在小盆子上，而后放火腿片、参、归、葱、姜、黄酒、胡椒粉、食盐及鸡清汤，盖严，棉纸浸湿，封口，上笼蒸约 1 小时后取出，启封，去葱、姜，加味精即可。

【功效】　补虚损，祛风湿。

【主治】　适用于腰膝酸软，筋骨疼痛，风湿性关节炎等。

【食法】　每周 2～3 剂。

【按语】　方中党参、当归益气补血；鳝段补中益血，除风湿；火腿味咸，性温，能健脾开胃、生津益气。合用则气血充盈，以祛外邪。

（二）木瓜薏苡粥

【用料】　木瓜 10g，薏苡仁 30g，粳米 30g。

【制法】　木瓜与薏米、粳米一起放入锅内，加冷水适量，武火煲沸后文火炖薏苡仁酥烂即可食用。喜欢吃甜食者可加入白米 1 匙。

【功效】　祛风除湿，通络止痛。

【主治】　对下肢踝，膝关节疼痛，筋脉不舒，湿痹重者，常食有较好疗效。

【食法】　宜每日或间日食用。

【按语】　木瓜味酸、涩，性温，治脚气、湿痹、关节不利，有祛风通络、平肝和胃之功。药理学证明：木瓜具有抗炎、抗风湿的作用，是祛风湿的主药。薏苡仁有利水渗湿、健脾止泻、清热除痹之功。两药均有祛风湿、通经络、舒筋骨、止痹之功。两药同用，养肝舒筋，利湿消肿，和胃消胀，其效益彰，是关节炎患者的首选药膳。

（三）三风白鸽汤

【用料】　白鸽 1 只，钻地风 25g，海风藤 15g，防风 9g，生姜、红枣米酒少许。

【制法】　将白鸽去毛、肠杂，洗净、斩块；钻地风、海风藤、防风、生姜、红枣（去核）洗净。把全部用料一起放入瓦锅内，加清水适量，文火煮 2 小时，调味即可。

【功效】　祛风除湿，活血舒筋，通络止痛。

【主治】　风湿性关节炎初起属于风湿侵袭经络者，症见关节肿痛，游走不定，伴发热恶风，汗出，倦怠乏力，饮食如常，二便自利，舌苔薄白，脉滑数。

【食法】　随餐饮用。

【禁忌】　风湿痹症日久不愈，属肝肾亏损、气血不足者忌食。

【按语】　钻地风、海风藤均为祛风湿，通经络之要药。现代药理研究发现，海风藤有抗内毒素作用，对血小板激活因子有拮抗作用，同时还有抗氧化作用。防风具有镇痛、抗炎免疫作用等。诸药与血肉有情之品鸽肉，健脾和中之生姜、大枣、米酒为伍，其效更佳。

（四）龙凤煲

【用料】 老母鸡1只，乌梢蛇1条，淮山药、枸杞子、沙参、红枣各10g，食盐、味精、姜片等调味品各适量。

【制法】 将母鸡宰杀后，去毛杂，洗净，切块；蛇宰杀后，去皮、胆、血、头，切段；诸药择净，与鸡肉、蛇肉一同放入大砂锅中，加入清水及调味品等，上火煲至熟即成。

【功效】 祛风除湿。

【主治】 适用于风湿性关节炎、类风湿关节炎。

【食法】 每周2~3剂。

【按语】 方中老母鸡性温，补虚，祛邪；乌梢蛇祛风通络；山药、枸杞补脾益肾；沙参、红枣益气健脾补血。药食共煮则共奏补脾益肾、祛风除湿之效。

（五）龟鹿杞参膏

【用料】 龟胶250g，鹿角胶500g，枸杞子200g，人参100g。

【制法】 先将枸杞子、人参煎煮3次，过滤，取其浓汁与龟胶、鹿胶同化收胶。

【功效】 填精补髓，补血止血，益气强筋。

【主治】 肥大性关节炎、结核性关节炎等属于精髓不足、筋骨失养者，症见腰膝酸软，不能久坐，筋骨无力，不耐劳累，四肢拘挛，活动不灵，饮食如常，形体消瘦，舌嫩红，脉细弱或沉缓。

【食法】 每日2次，每次9g，加米酒少量炖化，开水冲服。

【按语】 龟胶、鹿胶均为血肉有情之品，龟胶性凉，善于补阴，鹿胶性温，善于补阳，起阴阳俱补作用；更用枸杞子、人参滋阴补气养血，全方共奏气血阴阳共补，因此，对体虚之关节炎有效。但是，由于该方偏于滋补，故正邪俱实，湿热下注之体则非本方所宜。

（六）西洋参炖蛇

【用料】 西洋参5g，乌蛇1条，猪腿肉250g，调味品适量。

【制法】 先把西洋参洗净，放碗中，清水少许浸4小时，取出切片后仍放回碗内清水中。乌蛇去皮杂，飞水，再放清水中洗净。猪腿肉洗净，剁块，飞水。取大炖盅1个，把蛇盘放在盅里，然后把猪腿肉、生姜和陈皮放下，加入绍酒、米醋、食盐适量，纳入参片及泡洋参的水，再加入清水适量，盖上盅盖，用一条湿水纱纸将盅盖口密封，隔水炖4小时即成。

【功效】 益气养阴，祛风除湿。

【主治】 适用于风湿性关节炎、类风湿关节炎。

【食法】 每周2~3剂。

【按语】 方中西洋参补气养阴，乌蛇祛风通络，猪腿肉能滋阴润燥。合用则益气养阴，祛风除湿。

（七）川牛膝羊肉汤

【用料】 羊肉90g，川牛膝12g，当归9g，玉竹15g，枸杞子12g，生姜少许。

【制法】 把全部用料洗净，放入瓦锅内，加清水适量，文火煮2~3小时，至羊肉酥烂，调味即可。

【功效】　养血强筋，补肝肾，引血下行，活血通痹。

【主治】　风湿性关节炎、类风湿关节炎等属于筋脉失养者，症见下肢挛痛，麻木不仁，活动不灵，伴心悸眩晕，咽干口渴，目昏耳鸣，舌淡白，脉沉细。

【食法】　随餐饮用。

【按语】　牛膝以四川产地出为佳，现代研究证实，川牛膝有抗炎和镇痛作用。当归养血活血、枸杞子滋养肝肾。诸药配合温补之羊肉，则达到养血活血、经络通畅之效，风湿痹痛自然消失。

十四、适宜治疗肾炎的药膳

（一）车前叶粥

【用料】　鲜车前叶 30 ~ 60g，葱白 1 茎，粳米 50 ~ 100g。

【制法】　将车前叶洗净，切碎，同葱白煮汁后去渣，然后加粳米煮粥。

【功效】　利尿，清热，明目，祛痰。

【主治】　适用于患有小便不通，尿血，水肿等症的急性肾炎患者。

【食法】　每日 2 ~ 3 次，5 ~ 7 日为一疗程。

【禁忌】　患有遗精、遗尿的患者不宜食用。

【按语】　车前叶甘寒，清热、利水，治疗小便热秘不通，赤涩淋沥。葱白辛平，发表，使水从表解。两药合用，是急性肾炎患者的较好药膳。

（二）山药汤圆

【用料】　生山药 150g，糯米粉 250g，白糖适量，胡椒粉少许。

【制法】　将生山药洗净蒸熟去皮，加白糖、胡椒粉，压拌调匀成泥馅；用清水调糯米粉，做成粉团作汤圆皮，包成汤圆，煮熟即可。

【功效】　补肾益阴。

【主治】　肾病日久属精亏肾寒者，症见面色苍白，腰膝乏力，精神倦怠，头晕目眩，或遗精滑泄等。

【食法】　随餐食用。

【按语】　生山药补肾固精。慢性肾病大多免疫力下降，本品对细胞免疫和体液免疫均有较强的促进作用，可以提高机体的免疫力，从而达到使肾病康复的目的。

（三）大蒜焖花生

【用料】　大蒜 100g，花生米 120g。

【制法】　将大蒜去皮洗净、花生米洗净，一起放入锅内，加清水适量，武火煮沸后，文火焖至花生熟透，调味即可。

【功效】　健脾祛湿退肿。

【主治】　肾病浮肿属脾虚湿盛者，症见四肢困重，下肢浮肿，饮食无味，神疲乏力，小便不利，大便溏薄等。

【食法】　随餐食用或佐餐。

【按语】　慢性肾炎患者大都存在免疫力下降问题。大蒜能提高机体淋巴细胞转化率及 E-玫瑰花结形成率，促进血清溶血素的形成。本方用大蒜配花生米，以大蒜提高机体免疫力，花生米纠正慢性肾炎引起的低蛋白血症，两者相得益彰。

（四）花生红枣焖猪尾

【用料】　花生米 60g，红枣 4 个，猪尾 1 条。

【制法】　先将花生洗净，猪尾刮净毛，洗净斩小段。然后把全部用料放入锅内，加清水适量，武火煮沸后，文火焖至花生熟透，调味即可。

【功效】　健脾和胃，益肾利水。

【主治】　各种肾病日久不愈属脾肾两虚者，症见面色㿠白，腰痛无力，下肢浮肿等。

【食法】　随餐食用或佐餐。

【按语】　实践证明，大多动物的尾巴均有补肾壮阳作用。本方用猪尾补肾阳，肾阳充沛方能化气行水。枣、花生米既可健脾和胃，又能补充蛋白的丢失，实乃慢性肾病之良方。